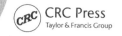

CRC Press
Taylor & Francis Group

精益管理界诺贝尔奖 ——"新乡奖"获奖作品

美系精益医疗

大 全（上册）

［美］查理·普罗兹曼　　［美］乔治·梅泽尔　　［美］乔伊斯·克尔察尔　　著　　任晖　译
Charles Protzman　　George Mayzell, MD　　Joyce Kerpchar　　　　　　陈莉

LEVERAGING LEAN IN HEALTHCARE

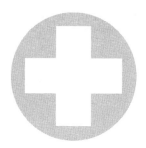

人民东方出版传媒
People's Oriental Publishing & Media

东方出版社
The Oriental Press

Leveraging Lean in Healthcare / by Charles Protzman; George Mayzell, MD; Joyce Kerpchar / ISBN：978-1-4398-1385-0

著作权合同登记号　图字：01-2019-2235 号

图书在版编目（CIP）数据

美系精益医疗大全：上、下册／（美）查理·普罗兹曼，（美）乔治·梅泽尔，（美）乔伊斯·克尔察尔 著；任晖，陈莉 译. —北京：东方出版社，2019.9

（精益医疗）

书名原文：Leveraging Lean in Healthcare

ISBN 978-7-5207-1162-3

Ⅰ.①美… Ⅱ.①查… ②乔… ③乔… ④任… ⑤陈… Ⅲ.①医药卫生管理—美国 Ⅳ.①R199.712

中国版本图书馆 CIP 数据核字（2019）第 179997 号

美系精益医疗大全（上、下册）

作　　者	［美］查理·普罗兹曼 Charles Protzman　　［美］乔治·梅泽尔 George Mayzell，MD　［美］乔伊斯·克尔察尔 Joyce Kerpchar
译　　者	任　晖　陈　莉
责任编辑	崔雁行　高琛倩
出　　版	东方出版社
发　　行	人民东方出版传媒有限公司
地　　址	北京市朝阳区西坝河北里 51 号
邮　　编	100028
印　　刷	北京文昌阁彩色印刷有限责任公司
版　　次	2019 年 11 月第 1 版
印　　次	2019 年 11 月第 1 次印刷
开　　本	880 毫米×1230 毫米　1/32
印　　张	21.25
字　　数	445 千字
书　　号	ISBN 978-7-5207-1162-3
定　　价	198.00 元
发行电话	（010）85924663　85924644　85924641

目　录

推荐序一 ……………………………………………………… 001

推荐序二 ……………………………………………………… 004

推荐序三 ……………………………………………………… 009

译 者 序 ……………………………………………………… 013

前　　言 ……………………………………………………… 018

作　　者 ……………………………………………………… 022

第一部分　精益概论和历史

第 一 章　精益介绍 ……………………………………… 003

第 二 章　精益历史 ……………………………………… 045

第 三 章　批量模式与精益思想和流动的对比 …………… 062

第 四 章　丰田模式可否被应用到医院? ………………… 086

I

第二部分　精益工具、方法和应用

第 五 章　精益和变革管理 …………………………………… 117

第 六 章　精益基础 ………………………………………… 163

第 七 章　精益的基本概念 ………………………………… 234

第 八 章　基础精益工具 …………………………………… 256

推荐序一

2001 年，受学校任命组建清华大学工业工程系，学校邀请美国工程院院士萨文迪教授担任首届系主任，我跟他共事十年。萨文迪教授提及他的博士指导小组成员之一是与泰勒同时代的美国工业工程学科的奠基人吉尔布雷斯夫人。起源于美国的工业工程被称为培养效率专家的学科，工业工程学科也是美国福特汽车公司大规模生产方式的理论源泉。2008 年，"精益"一词的发明人詹姆斯·P. 沃麦克到清华访问并做演讲，谈及精益生产起源于日本丰田汽车公司的现场实践，在丰田被称为"丰田生产方式"。"丰田生产方式"的发明人丰田公司的工业工程师、副总裁大野耐一先生在他所著的《丰田生产方式》一书中写道："不妨说'丰田生产方式'就是丰田式工业工程。因此不论是大规模生产方式（福特生产方式），还是精益生产（丰田生产方式），实际上都是以工业工程理论为基础，有效组织和管理汽车制造厂的最佳应用实践。"

"丰田生产方式"在 20 世纪 70 年代引起全球关注，原因就是人们发现，在石油危机后经济低速增长的环境下，丰田汽车公司的业绩亮眼，具有更强的抗萧条能力。1985 年，美国麻省理工大学用了五年时间，深入丰田汽车公司进行研究，并同时对 90 多家汽车厂进行对比分析，于 1992 年由沃麦克领衔撰写了《改变世界的机器》一书，书中首次将"丰田生产方式"定名为"精益生产"。四年之后，续篇《精益思想》出版，进一步从理论高度归纳了精益生产中所包含的新的管理思维，并将精益生产扩大到制造业以外的所有领域，尤其是服务业。精益生产方法外延到企业活动的各个方面，不再局限于生产领域，从而促使管理人员重新思考企业流程，消灭浪费，创造价值。

精益思想最成功的应用领域是制造业，今天，几乎没有大中型制造企业是不运用精益思想或者实施精益生产的，精益生产已被证明对制造企业竞争力提升发挥了重要作用。进入二十世纪，面对医疗成本的日益增长，精益思想越来越成为很多国家提升医疗效率和质量、降低医疗成本的选择，越来越多的医院运用精益思想改进他们的医疗运营。中国正处在深化医改的时代背景下，精益医疗会对中国医疗服务改革以及建立现代医院管理制度提供有益的新思路。

本次出版的一套六本书都是有关精益医疗的，曾荣获"精益管理界"的诺贝尔奖：新乡奖。第一本《美系精益医疗大全》全面介绍精益医疗概念，系列中的其他五本则分别关注医疗的一个特定领域，介绍在这些领域中如何通过实施精益，取得重要的流程和质量改善。书中有大量精益医疗的实践描述，以及案例研究和经验教训。本套书既详细介绍了精益理念、精益工具和精益方法论，也针对不同的医疗实践领域介绍了多样化的精益改善活动，示范如何运用精益的工具和理念实现对医疗流程和质量的持续改善。同时，也为读者提供了一个可以复制或者修改后运用在自己组织机构中的实践范本。

精益思想充满活力和生命力，精益医疗、精益服务、精益开发、精益创业等新的应用领域层出不穷。这套书体现了精益思想在医疗行业的最新理论方法和最佳实践，对医疗管理的实践者和研究者都是十分有价值的。我郑重地推荐给读者。

郑力，2019 年 9 月于清华园

推荐序二

　　首先，本书三位作者的合理组合，奠定了为读者提供丰富精神食粮的基本前提。查理·普罗兹曼是一位有 20 多年的从业经验的精益管理专家，并在职业生涯后期致力于精益管理在医院中的应用转化；乔治·梅泽尔既是一位出色的医疗专家，也是多项先进医疗管理工作的推进者，在工作中逐步融合了精益管理思维和方法，是精益医疗的实践者和倡导者；乔伊斯·克尔察尔是一位高级医疗管理专家，在 20 多年医疗管理经验的基础上，开展了多年的精益和六西格玛管理的顾问工作。三位作者从各自不同角度为本套书提供了丰富的素材，无论翻阅到哪一章节，读者都能够感受到理论与实践相结合的实用气息。这部著作巧妙地将精益管理从最早的丰田汽车生产管理模式逐步延伸到在美国制造企业的普遍应用，并进一步转移和融入到医院管理的各种情境当中，不仅探索了精益管理国际化的现实成功案例，且比较巧妙地实证了跨行业（从制造业到医疗行业）实施精益管理的可行性和现实性。

　　本套书的结构安排十分值得玩味。书中主要是从精益概述和精益方法工具两方面做了安排，并没有直接或重点切入精益医疗这个主题，而是在系统阐述精益管理故事的过程中，技巧性地对精益医院管理内容做了融入性安排，产生了潜移默化的效果。深入阅读后可以发现，第一本书《美系精益医疗大全》

中第一部分不仅对精益概念和精益历史做了介绍，更有价值的是做了两方面延伸内容的分析，一是对批量生产与精益生产在思维方式、价值流动特点方面做了对比；二是探讨了精益生产方式是否可以被应用到医院管理这个核心问题上，在从不同视角运用多个示例进行分析的基础上，给出了合理结论：结论一，某种意义上，医院和制造业大致相同，需要通过均衡化、一个流或者更小批量的方式，为患者提供更高效的医疗服务；结论二，虽然仍然面临一些挑战，但是精益管理适用于医疗管理环境，医疗管理应该朝着准时化、均衡化、自働化等精益的方向来构建高水平的医疗服务体系，并应持之以恒地通过改善消除各种浪费，以向社会和患者（客户）提供更满意的服务。

　　本套书有一个明显超越很多精益生产或精益管理作品之处，就是重点强调了精益与变革管理的关系，本质上揭示了世界范围内众多企业和医院实施精益管理成功与失败的根本原因——精益从根本上是组织变革，既要解决事的问题，也要解决人的问题，而且人与事要有机结合。原因在于：精益的实现必然与组织变革伴生，需要通过组织和制度变革产生精益推动力和保障力，进而使组织和制度系统不断从精益能力创建过程中获得变革的导向和动力。因此，我本人十分认同作者的观点，即精益的成功不仅需要组织中成员的执行力和改善力，尤为重要的是组织成员应当优先从管理层获得决策力、战略定力和精益领导力。

　　书中的精益基础部分，设计了实现精益的 BASICS 方法论。该方法论在某种意义是整合了 ECRS、PDCA、DMAIC 等经典的工业工程理论和方法的结果，形成了一个比较有一般借鉴意义

的实施模型，并按照 B、A、S、I、C、S 的顺序递进完成了后续
内容，比较系统地呈现了作者们对精益管理实现过程的内心思
考和演绎逻辑。书中除了集中对精益方法和精益工具做了大量
阐述，还用了较大篇幅并借助精益在医疗系统中的应用实例，
深入探索人与精益的复杂关系问题，包括对高级管理者、部门
经理、业务主管，乃至一般员工与精益实现的相互影响关系的
分析。这部分内容与前面提及的变革管理遥相呼应，反映了社
会学、心理学、行为学等与精益方法、工具使用的内在关系，
突显出作者在精益实践中识别问题的深度。个人认为，这部分
内容恰恰是本套书的与众不同之处，也是本套书所呈现出来的
更具价值的内容。总体而言，本套书内容不仅为企业和医院管
理者推行精益管理提供了极具价值的经验、建议和方法指导，
也为这些管理者提出了善意警示：再好的理念和方法都需要落
实到人的行为改进和组织变革中，并固化到组织文化中。

　　我国的医院管理与美国、日本和西欧发达国家，都存在显
著不同，客观讲，我国的医疗效率是比较高的，但是我国医院，
尤其是公立医院的资源浪费是巨大的。我国当前的主流医疗管
理仍然是专家型管理模式。这种模式不断强调技术、设备的先
进性，却难以使技术和设备应有的效能得到有效发挥，因此难
以解决社会（人民群众）对高质量和高效率医疗服务需求与医
疗服务供给能力不足之间的突出矛盾问题，这种矛盾问题在中
心城市医院显得尤为突出。毋庸置疑，很多医院试图通过增加
医护工作者负担的方式来解决问题，这不仅造成医护工作者工
作负荷过大、心理压力过大和离职率高等现实问题，而且难以
有效消除不断激化的医患矛盾。医院更应该通过建立精益管理

的系统性理念，运用有效消除医疗资源浪费的科学工作方法，优化医疗服务的流程和体系，建立起富有价值创新导向的内生机制来解决问题。显然，医疗管理部门和医院高层管理者有责任探索更加科学的方式和方法来化解这些矛盾问题，社会相关组织和服务机构也有义务推动医院开展精益管理创新活动。排除人口和文化特性的差异，书中阐述的一般性精益理念和方法，对我国的医院推行精益管理确实有很好的借鉴意义。如果细细品味，很多实例已经直接或间接地为医疗管理当局和医院管理者提供了打开精益之门的钥匙。如同制造业实施先进制造管理模式变革一样，精益管理也是医院转型升级的必由之路，改进质量、提高效率并活化人的价值，是精益的本质属性。精益医疗管理已经在我国的部分地区率先取得了良好示范性成果，比如天津泰达心血管医院、台州（恩泽）医院、广东省中医院等，而且精益医疗正在长三角、珠三角地区悄然兴起。可以预期，精益医疗将很快会在中华大地得到广泛普及。

我们在学习、应用和推广精益医疗管理方式的过程中，无论是医院管理者，还是精益管理咨询专家，在汲取本套书中丰富营养的同时，建议大家还要注重基础精益方法和工具以外的一些重要内容，比如我们的国情和地域文化差异、精益变革或改善的基点、精益方法背后的基础理论和方法，也包含日益兴起的信息技术和智能技术对精益的作用等。很重要的是，在我国推行精益医院管理或精益医疗管理，需要结合自身情况构建与之相适应的方法论，而且这一方法论本身也应该是权变的，因为任何两家医院都是不完全相同的。

很荣幸受邀为本套书做序，在阅读和学习本套书的内容时，书中的一些观点、策略、方法与我本人的思想不断产生碰撞和交融，使我对东西方组织精益管理的异同有了更深刻的理解，对思考和解决我国企业和医院中的问题提供了一些启示，受益颇多。

受知识、阅历和能力的限制，本人很难将本套书的优点、亮点一一列举和准确表达出来，所提出的一些观点未必准确，不足之处，敬请谅解。希望借此机会与关注和推进精益管理的诸君共勉！

工业工程与精益管理专家
天津大学教授刘洪伟

推荐序三

　　随着医改的进一步推进，医院管理面临前所未有的挑战。药品零加成、耗材零加成、按病种付费，以及三级公立医院绩效考核体系的建立，无一不意味着新挑战与新机遇。患者来到医院既有医疗需求，也有服务需求，医疗安全质量需要不断提高，科室建设与人才培养面临压力，医院运营效率也需要提高，到处都有问题需要解决。如何系统性地解决医院管理过程中出现的各种问题，并构建一套行之有效的管理体系，从而增强医院的竞争力，是亟待解决的问题。

　　精益管理思想，正是一套系统性的管理方法，帮助医院不断消除工作中的各种浪费，解决实际问题。我们看到患者排队等待时间减少，非计划拔管率下降，配药内差减少，出院流程加快，急临医嘱准时，手术室利用效率提升，内镜中心与B超效率提升，药库周转天数下降等等。在解决一个个具体问题的过程中，精益实践者对于工作的理解加深，解决了具体问题，更重要的是掌握了科学解决问题的能力，逐渐形成持续改善的文化。

　　精益虽然起源于日本丰田汽车，但是精益在医疗行业的大部分先行者都来自美国。美国医疗行业也面临着极大的挑战（譬如高额的医疗成本），有一些医院开始在困境中寻求破局之路。很多医院也选择了精益，例如美国西雅图市的弗吉尼亚梅森医院是个典型样板，一个体现了美国医疗行业诸多弊端的样板，这些弊端在当今的美国医疗界依然存在，而且屡见不鲜。"梅森医院在艰难的情况下选择了精益，经过十多年的努力，历经磨难，实现凤凰涅槃，成为医疗行业的标杆。"（《医改传奇——从经典到精益》，人民军医出版社，2014）"位于威斯康星州的泰德康医疗中心也同样在一把手的带领下，从2005年开始通过系统性地实施精益医疗，在5年时间里，实现了医疗质量提高，患者满意度提高，同时利润上升的瞩目成绩。"（《精益医疗》，机械工业出版社）精益医疗也逐渐在美国医疗系统被广泛接受，包括麻省总院、约翰·霍普金斯、哈佛附属妇女儿童医院、梅奥诊所、密歇根大学医院等顶级医院也开始通过实施精益来提高医疗质量安全、提高运营效率以及提高患者满意度。

精益医疗在中国的实践才刚起步不久，最早是GE医疗开始在医院开展六西格玛绿带和黑带的培训、认证，在局部开展六西格玛的改善项目。但是局部的改善很难见到系统性的成效。2012年开始，在美国UL公司（Underwriter Laboratories Inc.）、精益企业中国（Lean Enterprise China，LEC）等咨询和研究机构的带领下，有一些大型的公立三甲医院开始系统性地实施精益变革。如浙江省台州医院，在"新乡奖"卓越运营模型的基础上，从愿景使命价值观开始，通过战略展开体系和A3问题解决，建立了结合自身实际的精益管理系统。经过十几年坚持不懈的努力，浙江省台州医院成功实现了精益转型，并在2019年获得中国质量协会的"全国质量奖"，成为医疗行业第一家获此殊荣的组织，成为中国医院卓越运营的典范。其他例如，广东省中医院、南方医科大学深圳医院、宝安中医院（集团）、广州中医药大学深圳医院、东莞市儿童医院等也结合自身实际在坚持着精益实践。精益医疗的星星之火已经开始燎原，精益企业中国的精益医疗绿带培训项目已经开展了9期培训，在几十家医院培养了超过300名经过精益医疗绿带课程培训和认证的医护人员，成为精益医疗的先行者。从诸多医院的实践中，我们可以看到，精益医疗不只是可能，而是必然。

虽然早些年已经有介绍精益医疗的书籍在国内翻译出版，包括前面提到的《医改传奇》《精益医疗》等。但是这套书更为系统地介绍了精益的起源，并结合医院的实际案例介绍了在医院实施精益问题解决的 BASICS 模型：基线—评估—建议方案—实施—检查—维持。这个模型基于我们耳熟能详的 PDSA 循环，实质上是科学的逻辑基础。本套书给我们在医院实施精益变革提供了一个逻辑框架，同时以翔实的案例和通俗的解释介绍了实施精益变革过程中可能会用到的各种精益工具。本套书获得了 2013 年新乡大奖。本书作者查理先生有在医院实践精益的丰富经验（译者任晖先生也来自丰田，具有丰富的精益实践经验），将这些来自生产领域的工具"翻译"成为医护人员更容易理解和接受的语言。

实践和研究都一致表明，仅在局部实施精益或者改善，不仅不能实现系统改善，也不能很好地维持。在医院实施精益是艰难的组织变革，需要系统的变革管理和专业咨询顾问的支持，更需要一把手的亲自参与以及其他机关部门的支持，最终实现组织文化的转变，建立一个持续改进的组织。正如书中提到的：精益是要致力于建设精益文化，而不仅是精益工具的应用。

　　我很希望看到更多的医院加入到精益实践中来，共同在艰难的环境下摸索出一条适合我们中国实际情况的精益医疗实践之路，为健康中国添砖加瓦。

精益企业中国（LEC）

精益医疗总监罗伟

译者序

本套著作覆盖了丰富的精益医疗理论和实践案例，通过精益文化变革，让医疗流动起来，传递以人为本，让患者和医者快乐的理念。期待此套著作能够帮助中国医院建立以人为本、赋能传承的医院精益管理系统——鼓励医护员工敢于暴露问题，持续参加精益改善。

我曾经是传统的精益实践者，长期专注于丰田模式的实践，在精益方法论的实施与创新中摸索出"适合丰田体系外的精益套路——培育精益领导力"。几年前，我转型为非传统服务业的精益实践者。为此，我对中国医院现状和实施精益医疗的必要性，略谈个人感悟。

我曾经陪同年迈的母亲去某代谢病门诊挂号、诊断、取药，足足花费了3个小时，当时我在内心揣摩：除了运用精益简化门诊流程，如果均衡化安排患者预约门诊时间，减小患者批量，可以缩短门诊等待时间。还有一次，父亲住院两周后，出院前一天，做一个核磁检查，在放射科等待了近2.5小时，事后住院部护士长神秘地告诉我："这是凭借个人关系找到放射科，给您的父亲插队，您应该知足吧?"我一脸苦笑。如果实施住院部模型，关注患者的价值，提前计划患者的出院时间和每日医疗活动，打破部门之间的壁垒，建立住院部与辅助服务部门（例如放射科）的信息流，创造单例患者流，实施这个住院部模型，患者一定会快乐吧!

当前,中国一些医院开始尝试导入精益,大多数医院从 5S 和 QCC 品管圈入手,做一些点改善项目,我们称之为碎片化应用精益工具,没有建立长远精益战略和规划、没有建立领导力的管理职责和绩效牵引的机制,用以打造循序渐进的全员参与的精益推进体制和培育精益人才的精益系统,难以维持和巩固。由此,这些点改善项目经常是不了了之,没有与医院中长期的绩效发展和人才培育的目标,建立链接和长效机制。

2019 年初《国务院办公厅关于加强三级公立医院绩效考核工作的意见》的总体要求中提出的基本原则是:三级公立医院坚持公益性导向,提高医疗服务效率。以满足人民群众健康需求为出发点和立足点,服务深化医药卫生体制改革全局。三级公立医院绩效考核指标体系由医疗质量、运营效率、持续发展、满意度评价等 4 个方面的指标构成。

以上内容让我陷入深深的思索中,中国正面临医疗组织改革和体制多元化,伴随着保险公司和各级政府不断削减成本,医院实施精益的决定最终将不再是一种选择,而是医院生存和提升竞争优势的必要条件。医院必须能够在尽可能少的空间,以最少的库存、最少的员工和最少的错误,提供尽可能好和多的服务。大型三甲医院生存的唯一途径是实施精益、降低成本,让中国国民看得起病。医者仁心,善莫大焉。医者精益,善莫大焉。

精益源于制造业,我根据丰田 TPS 系统和丹纳赫 DBS 系统,勾勒出精益组织的精益模型和理想状态,其同样适用于医院:

1. 建立组织的精益文化:精益需要领导每日带领员工进行

PDCA 改善，消除不需要、不合理、不均衡。精益文化关注"尊重与持续改善"。丰田 TBP 问题解决的十个意识是指导员工解决问题的思维和行为的准则！这十个意识包括客户至上，经常自问自答"为了什么"，可视化，根据现场、现物、现实进行管理决定等。

2. 建立组织的选人、用人、育人、留人的人事体制，彻底落实"以人为本""造车先育人"的尊重文化。薪酬福利、培训晋升、业绩考核的人事制度——提高员工凝聚力和敬业度，建立公开、公平、公正的绩效管理环境，用以引导持续改善。

3. 建立全员每日维持和改善的体制：每日运用目视化精益工具暴露问题，运用 A3 方法解决问题、维持和改善 QCD 绩效，培养精益人才。

目视化包括：质量确认台；变化点管理板；晨会和分层审核报告；方针管理重点工作、开展目视化；多能工目视化；物料流动和齐套配送等。

4. 为了实现方针管理的绩效目标和精益人才培养，建立突破性改善团队问题解决的机制和年度重点项目报告机制：例如 War Room、VSM 改善追踪和定期评审等。

精益模型只是一种理论模型，那么，如何在医院落地精益管理呢？

首先，什么是精益医疗的价值呢？从身体上或者情感上改变患者至更好的状态，患者愿意为感知到的增值活动买单；以患者为本的人文关怀，医生及时给患者看病，护士对患者耐心、服务周到、专业。

在医院建立精益系统，50% 是实施精益工具。这是精益的科学管理部分。在医院实施价值流、产品加工流、全面作业分析、换型等精益工具识别浪费时，需要测量大量的数据。许多医院拥有大量的数据，但必须将它们整合到一个数据库中，并且需要清晰定义"数据收集触点"。然后，运用四大原则——消除、重新安排、简化和合并，提升增值比例。建议医院部署精益时，运用适合医院 PDCA、DMAIC、BASICS 的系统问题解决模型，实施由批量到精益的转型，并结合点改善和自下而上的个人改善提案，创新可持续的精益实施系统。

精益医疗的精髓在于根据患者的流动和平准化安排工作负荷。倘若医生每日查房时采用批量处理，支撑服务部门会产生多米诺效应。在短时间内，成批的医嘱被发送到支撑服务部门，例如化验室、药房、放射科。由于需求的波动，系统承受瞬时的巨大工作负荷压力，医护员工感到非常沮丧。通过改善，均衡查房时间和消除批量处理，缩短医疗服务时间和患者等待时间，患者快乐；员工工作负荷均衡化，医者快乐。

在医院建立精益系统时，另外的 50% 是"人员"的文化变革管理。首先，精益文化变革是医院一把手工程。变革管理之前，医院应该向医护员工传达精益变革的迫切性和对员工有什么好处，促成员工认可精益。在变革管理之中，职责和数据始终是贯穿的一条红线，领导者垂范 Gemba Walk（走动管理）和教练员工，制定长期精益路线图和目标，先期投入资源，为员工提供改善时间，调动员工参与改善的积极性，建立每日精益推进体制（例如精益套路、管理白板会、分层审核和 A3 等），使得一线主管从维持工作发展为改善和育人的精益管理者。在变革管理的维持阶段，循序渐进地建立医院的精益文化，包括坚持更新标准作业和建立改善提案奖励系统，不奖励应急解决问题的救火英雄，培训员工的精益能力，完善培训、职级晋升通道，以及绩效评价、薪酬分配，引导员工的持续改善行为。此外，在医院内创造公正和免责的精益文化氛围，当问题发生时，医护员工能够立即勇于承认错误，把问题暴露出来，及时调查管理系统的根本原因并采取对策，这是真正的、了不起的精益文化转型。精益是一把手参与并建立核心价值观，精益是领导者每天教练员工实施 PDCA 改善。

中国面临人口老龄化，伴随着"全面大健康"政策的落地，医院和养老机构实施精益转型是趋势使然。精益实践者有责任回到精益的原点，让患者和医者快乐。如果能够助推把精益管理引入中国医院，创新医院以人为本、培育精益人才的核心理念，将是我们莫大的荣幸。

陈莉老师负责翻译了《美系精益医疗大全》第十三、十四章，《美系精益医疗之外科案例》全书，《美系精益医疗之支撑服务案例》第一、二章，以及本套书的图表翻译。我参与了整体的翻译工作，并统校全套著作。感谢查理先生在大洋彼岸，对每个英文缩写的出处和词汇难点，给予及时和专业的回复。

因时间和能力所限，译稿难免存在疏漏，有未能将原书语言字字珠玑地译为中文的地方，实属遗憾。我想写书、翻译都是一种治学和精进之道，欢迎精益医疗的同人，帮助我们持续改善，并成为我们的老师。

任晖，2019 年 8 月于天津

前　言

　　本套书旨在为医疗高级管理者、领导者、经理、流程优化团队成员和具有求知欲的一线员工提供参考指南，他们期待实施并借助精益将企业转型为高质量患者医疗业务的系统，这里每一个字都很关键。精益是对流程的一种不同的思考方式。高质量地治疗病人对于医疗服务无比重要。我们不鼓励工作更快或更加紧张，因为"匆忙造成浪费"，就是说匆忙时我们就会犯错误。"业务"是指将精益应用于可看作一个流程的任何环节，包括患者护理、信息系统或业务系统（会计、计费、市场等）的所有部分。为了减少整个系统的运行时间，所有业务流程的各个环节都应该流动起来。交付指的是将您的产品或服务交付给客户。交付的重点是能给客户增添何种价值。系统意味着我们试图改善的每一个流程都与其他流程链接或与其他流程集成。在大多数情况下，医疗是通过一个被集成的交付网络或系统实现的。改变一个流程，而不影响其他几个流程，是十分困难的。当您把所有这些放在一起时，对任何组织来说都面临着非常大的文化变革。文化变革意味着，如果您切实运用这些精益概念和工具，您就会成为世界级的领导者。如果您已经开始或正在考虑波德里奇或新乡奖，运用精益六西格玛会积极影响几乎所有的奖项评价标准。波德里奇和精益是无止境的，是持续不断的迭代式改善。

　　第一本书《美系精益医疗大全》按照章节划分。由于这些章节大多数都是独立设计，因此您会在书中发现一些重复，包括一些重复的概念，甚至一些经验教训之间的相似性，因为我们觉得这样的重复对读者是重要的。第一本书分为两个部分：

　　第一部分，第一章至第四章，包括定义精益是什么，以及发展到今天日臻完善的精益旅程中独特的历史故事。我们还想诠释丰田生产系统（Toyota Production System，TPS）与科学管理之间的联系，以及弗兰克、莉莲·吉尔布雷思和弗雷德里克·泰勒之间的联系。也有一个鲜为人知的组织称为民间联络小组（Civil Communication Section，CCS），它是由弗兰克·波尔金霍恩、荷马·萨拉索恩和我的祖父查理·普罗茨曼组成的。

　　我们阅读了超过 300 本这些人写的关于精益、六西格玛和全面质量管理的书籍，其中许多书籍来自生产力出版社。我们感谢诺曼·博德克，他是该领域的先驱。本套书主要关注精益。我们的经验是，大部分精益医疗生产力改善，都起步于实施精益。我们建议首先使用精益概念和工具来优化流程和消除浪费，然后应用六西格玛工具来减少流程中的波动。由于前四章更多地关注精益的介绍和历史，因而涉及许多制造的实例。

　　第二部分，从第五章开始，描述每一个精益工具和概念及如何应用它们。它们根据常规的使用顺序和层次上的优先次序加以组织，但应该注意的是并非所有的工具都被使用。我们针对手头的问题选用合适的工具。我们把工具放在一个被称为 BASICS 的版式里。许多组织已经对自己的精益问题解决模型进行了标准化，而一些组织已经对六西格玛的 DMAIC（设计、测量、分析、实现、控制）模型或 PDCA 进行了标准化。精益工具可以被整合到 DMAIC 或任何其他模型；然而，精益工具倾向于在 DMAIC 模型内跨越类别地运用。不管您运用什么样的模型都不重要，只要每个人都明白他们在实施精益六西格玛改善时所运用的"工具"就可以了。

本套书的其他五本——《美系精益医疗之化验室案例》《美系精益医疗之急诊部案例》《美系精益医疗之门诊部案例》《美系精益医疗之外科案例》《美系精益医疗之支撑服务案例》，详细介绍了如何在各种医疗流程中实施精益。我们花了很多年研究，在小型、中型、大型医疗系统和组织中实施精益，我们发现分享经验教训是非常有价值的。每本书的开始部分从传统的观点出发，描述每个区域通常的运营情况，并描述典型问题。然后，我们通过各种精益实施方案，展示了我们如何使用价值流和其他精益工具。我们引入可落地的蓝图，因此结果可以被复制或修改，以用于其他机构。每本书还囊括了实例、故事、案例、结果和经验教训。

本套书提倡基于可测量结果的理念哲学，清晰测量在质量和效率上的改善结果。我们要指出的是衡量投资回报（Return on Investment, ROI），面临着有形和无形的挑战。

精益不仅仅是运作层面的行动。如果实施得当，精益理念将驱动组织内各个环节和区域的改善。本套书没有覆盖实现精益业务交付系统的全部知识、技术，但我们力求覆盖大多数业务流程都相通的最基本的知识，鼓励读者通过阅读与这个主题相关的许多其他佳作，并与寻求建立精益组织的人士互动，以获得更多的知识。在书中，我们会提及额外的参考书。

　　如何应用精益文化将在书中予以讨论，包括实施持续改善和科学管理原则，使人们基于对数据与主观意见的比较，做出管理决策。书中的工具和实施技巧旨在帮您避免习惯性思维，让您看到基于谁和最终会给客户带来什么样的增值并做决策。

　　本套书强调精益六西格玛之旅的重要性。倡导追求永无止境的持续改善，因为总会有更多的浪费被发现，需要被消除。

　　读者在每一次成功后都会感到兴奋，还会从每一次失败、挫折中吸取教训。您会在追求精益的过程中找到快乐，因为您和您的组织能够完成的事情是无穷尽的。祝您精益之旅顺利！

　　千里之行，始于足下！

查理·普罗兹曼 III，MBA，CPM，

乔治·梅泽尔，MD，MBA，FACP，

乔伊斯·克尔察尔，PA-C

作 者

查理·普罗兹曼 III，MBA，CPM

1997 年 11 月，查理·普罗兹曼组建了业务改善集团，LLC（B.I.G）。B.I.G 位于 MD 巴尔的摩，致力于实施精益思想和精益业务交付系统（LBDS）。

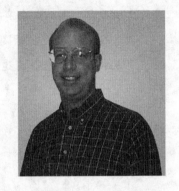

查理有 26 年以上物料和运营管理经验。他在联合信号（现称霍尼韦尔）工作了 13 年，在那里他曾任航空航天战略运营经理，是第一位联合信号的精益大师。他获得了许多特别的表彰和降低成本的奖项。在联合信号工作时，查理是 DBED 的马里兰联盟的外部顾问。他为世界级标准文件给予了输入建议，并协助前三个初始的 DBED 世界级公司评估。查理在全世界传授学生关于精益原则和全面质量管理。

查理在过去 16 年里一直在美国实施成功的精益生产线转型、改善活动、管理业务系统改善（业务部门精益）。除了制造业，他还专注于医院/医疗的精益实施。

查理拥有马里兰州洛约拉大学的文学学士和工商管理硕士学位。他目前是 SME、SAE、IIE 和心理类型协会的成员。他是一名有特许认证资质的 MBTI 教练。他是 APICs、AME 冠军俱乐部和 NAPM 组织的前任成员。

乔治·梅泽尔，MD，MBA，FACP

乔治·梅泽尔博士是一个董事会认证的内科医生和老年病医生，具有超过 10 年的患者护理经验和超过 15 年的行政卫生行业经验。

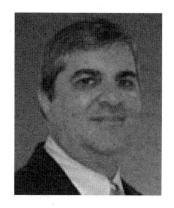

从 2008 年 12 月开始，梅泽尔博士在麦瑟迪斯特·勒·邦霍尔医疗中心担任高级副总裁和首席患者护理主任。麦瑟迪斯特位于 TN 孟菲斯，由七家医院系统构成，拥有超过 1600 张被认证的病床。他负责患者护理操作和监管制度的准备就绪。此前，他曾担任麦瑟迪斯特德国小镇医院的首席医疗运营官（CMO）。

除了曾任佛罗里达大学的指导教师外，梅泽尔博士还在佛罗里达州的蓝十字蓝盾公司工作，他直接参与了医疗管理活动，包括疾病管理、利用率审查、申诉和不满、病历管理、药房效益、支付绩效和医疗风险。

乔伊斯·克尔察尔，PA-C

乔伊斯·克尔察尔拥有超过 28 年的医疗行业经验，目前担任奥兰多佛罗里达医院外科发展研究所的主任，该医院是基督复临会卫生系统的一部分，是一家急性护理的三级医院，一年治疗超过 1500 万名患者。她于 2001 年加入佛罗里达医院，从事

精益高级顾问超过 5 年，范围跨越
八个院区的各种临床部门，她具有
六西格玛黑带，是一名被认证的
MBTI 教练。

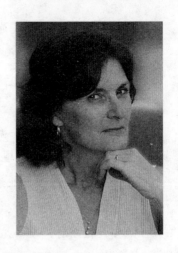

她的职业生涯起步于担任心血
管、胸外科和（大部分时间）医
疗护理科的委员会认证助理医师。
在加入佛罗里达医院之前，她在医
疗相关行业中担任过各种行政职
务，其中包括管理医疗和与保诚医
疗签署服务和同。保诚医疗在佛罗里达州中部九个县服务了 20
万名会员，与阿维欧集团产品管理签署服务合同。阿维欧公司
向医疗机构提供信息技术支持，为科技初创公司进入商业和市
场提供战略咨询。

克尔察尔女士热衷于在医疗流程中实施精益、消除浪费、
减少错误、提高整体质量水平、降低医疗成本。

第一部分

精益概论和历史

第一章
精益介绍

执行概要

鉴于精益源于制造业，正在调整并且开始被应用于医疗领域，所以本章首先介绍几个制造业的精益故事。在制造业环境下，精益原则以其最纯粹的形式，被所有读者真正地理解。所有已被学得耳熟能详的精益经验，同样适用于精益医疗，并且可以提供实例。本章也会对"大公司通病"这个话题进行讨论。

在大多数医院或者医疗护理区域内，实施精益所期待的积极改善成果，在本章中，予以了简要概述。这些改善成果是基于功能的，因为大多数医院，目前仍然是基于功能的。一些医院正在迈向医疗服务线的概念，其结果也将转换为服务线的改善成果。许多公司会尝试精益。根据以往的经验，尝试精益的公司的比例如下：

● 40%的公司要么没有接触过精益，没有涉足过精益，要么选择不去尝试精益。

● 40%的公司会尝试精益，并且争取获得成功。

● 20%的公司会尝试精益，并且取得一定程度的成功（20%中的5%的公司将继续改善，将精益带入到更高的阶段）。

典型的精益改善成果，当被给予充分的时间，实施精益可以收获：

- 提高效率 20%—80%
- 减少库存 50%—90%
- 缩短生产周期 50%—99%
- 节约空间 30%—50%
- 减少间接成本 10%—30%

关键知识点

- 医院可以运用精益改善流程
- 实施精益的经验教训可以帮助提升全员接受精益，以帮助医院顺利实施精益
- 精益可以提升以顾客价值为中心，高质量、高性价比的服务水准

介绍——什么是精益？

没有问题是最大的问题。

——大野耐一
丰田生产方式之父

介绍精益思想和丰田生产方式（*Toyota Production System*，TPS）的书籍，当今有数百本。精益（Lean）是起源于制造业的术语，描述经营公司的一种管理模式。精益化管理模式需要全员不断地识别和消除浪费，并在整个组织中建立有效的流动。"价值流"这个术语，现在被用来描述从原材料、制造、配送、批发、零售到回收利用的制造或服务流程。虽然医疗护理和服

务组织或许不从原材料开始，甚至不制造产品，但仍然拥有向患者提供医疗护理服务的价值流。

本书的目的是让读者对精益思想和精益原则有一个全面的认识，以及理解精益思想如何被运用于医疗护理区域。这本书主要是针对医疗行业的管理者，从首席执行官到一线主管；同时，此书也有助于任何想要进一步深入学习精益思想的精益爱好者。此书的读者对象群，是已经初识精益思想或已导入精益改善活动的群体。精益概念最初从制造业发展而来，所以我们在本书中，使用了一些制造业术语和案例，以便向读者清晰地解释其本身的含义。精益原则已经适用于医疗领域，因此读者需要能够举一反三、转换所引用的制造业案例，以便融会贯通，将它们运用到医疗服务的环境中。

精益是描述管理哲学和管理思维的一个术语。精益的根在美国，但是我们今天所知道的精益，已经被丰田提升到了一个崭新的水平，并在丰田全公司内推广。精益，如果正确实施，是在一个企业内的所有部门实施精益改善，其需要经历一次重大的文化变革。如果只是面对一线工作员工，实施精益就不会成功。这意味着，如果精益与六西格玛要想期待真正的成功，实施必须覆盖所有功能部门（如财务部、市场部、信息系统等），覆盖从董事会到患者的各层级人员，以及覆盖企业内部的全部价值流。精益原则是基于今天众所周知的丰田生产方式。自 1945 年大野耐一（Taiichi Ohno）在日本机加工车间启动精益改善以来，丰田汽车公司便一直致力于实施和改善精益原则的实际应用。

我对精益思想的介绍——查理·普罗兹曼

我们都以不同的方式介绍精益，有时是通过朋友、文章、书籍，或者只是访问已经实施精益的公司。我想和大家分享我最初迈入精益的经历，您可以看到我在制造业的经验或许和您在贵司、医疗环境中实施精益的经验是多么相似，我们很多人都接触过精益原则，但是我们没有意识到这一点。

以下是几则制造业的故事，这些故事揭示了我在初步了解精益世界和成长过程中所学到的重要经验。每个故事都可以以某种方式与医疗护理领域联系在一起。无论您是精益新手，还是正在沿着精益成熟的道路前行，当您阅读这些故事时，我鼓励您反思自己运用精益的经验。我相信您将会发现一些相似之处。

虽然当时我并不知道精益，但我与精益的历史是从我们工厂的一位新总经理（GM）开始的。当时，我被提升为"码头到仓库入库"的物流经理，管理所有发往工厂的供应品和物料。我负责接收和存储，以及将齐套零件供给到生产现场。我们的生产现场那时饱受严重断料（缺少原料）的困扰，我们的成品无法按计划发货。当我第一次参观收货区时，我在一间大仓库里发现了几个月前就放在那里的几箱原料，无法通过检验和进货流程。

我的总经理给了我具体的指导，每次只给检验部发送一箱原料。当时，我不明白这将如何帮助我们解决严重的原料积压问题。我与另一位新上任的检验经理柯蒂斯·麦克特以及其他员工一起工作，引进条形码识别技术，并创建了微软 Access 数据库，用来记录到货地至仓库流程中的每一个物料项目。我们将每一个物料项目从检验工序中取出，放入一个存放区，一次向每位检查员发出一箱原料，并将每箱原料的信息记录到数据库中。当检验员完成了检验工作，检查员回来拿取另一箱原料，令人惊奇的事情突然发生了：在仅仅2周的时间内，我们将原料积压的库存天数从12周降低到6周！另外，我们发现，没有多余的库存，检验部的空间宽敞了。我们还发现，我们已经重复订购了许多被认为已经丢失的原料。在4周的时间内，我们将原料积压的库存天数降低到2周的积压，而在6周的时间内，我们赶上了发货进度。我们腾出了大量的空间，现在每一个物料项目都顺畅地通过到货地至仓库的流程。这是我们第一次学习到单件流（Lean）的真正威力，尽管当时我们并不理解它。

当我们回过头来分析原料积压问题的根本原因时，我们发现检验进度落后如此多的原因是我们正在批量检验物料项目。在这种情况下，批量检验意味着检查员进入到货地存储区，抓取四五个批量物料，通常选择最容易检验的物料批量。当我们清洁检验区时，我们发现每个工作站里，都布满了检查员正在"检验"的物料。检验员并非完成一批量物料的检验，而是打开每个批量的物料，对每个批量的物料实施第一次检验，然后再对每个批量的物料实施第二次检验等，直到完成所有批量的检验。这意味着在所有批量的物料完成最后一次检验之前，每个批量的物料都被卡住了。搬运和寻找浪费了大量的时间，我们的管理人员已经变成了每日救火员和高薪的催交协调员。

经验教训: 批量处理环境充满了浪费、库存、空间不足和交付延误。与批量处理模式相比，单件流提升了流程绩效（质量、成本和交付）。批量处理环境创造了对更多空间和更多员工需求的感知。在批量处理环境中，员工总是首先实施最简单的作业任务。当您在一个区域实施"改善"后，可以更容易对该区域进行监督管理，为改善提供了时间保证，并且可以更加直观地识别出需要改善的地方。因此，在特定的区域或者流程中，改善成果可以快速获得。运用根本原因分析的方法进行问题解决，是最为彻底的问题解决方法，所以问题永远不会重复发生。

注意: 就技术而言，精益是一段持续改善的旅程，精益改善是不间断的，精益改善永远不会有终点。精益改善这个精益术语在整本书中时常提及，是指在一个区域，首次运用或者实施精益原则。

我在精益的下一个经验是有关于运用滑移线。我们部门主要为军队制造电子电路板和系统设备。在晶体管和二极管排序机器上，我们投入了大量资金，这样就可以把它们放到另一台机器上，然后将晶体管和二极管安装到电路板上。接着，电路板将转移到另一组功能布局的设备（"类似的"机器放在一起），这些设备将集成电路芯片安装到电路板上。我们将发送从仓库一楼和二楼提取的齐套零件（有时对应几百块的电路板）。然后，将这些零件从一个停车场运输到生产大楼。这些齐套零件会慢慢地从一台机器转移到另一台机器。我们正在实施大联盟的"批量生产"。我们有一群物料、库存和生产控制人员，负责跟踪工厂内进行批量加工的所有物料。当被通知齐套零件中存在零件短缺时，发现了问题，我们经常一次将多达一周的齐套零件放行到生产现场。如果操作员有一个零件的质量不良问题或者丢失了一个零件，他就会从下一组齐套零件中"拿走"这个零件，造成下一组齐套零件的零件短缺。

注解： 我们在医院实施手术的过程中也发现了类似的问题。如果一个供应品丢失了，而下一台手术器械手推车上恰好有这个供应品，那么医护员工会找到解决当前按时手术的方法，从而导致下一台手术供应品短缺。为了解决目前的危机，我们毫不犹豫地打开下一台手术所需的手术包，甚至不惜延误下一台手术。

从一个批量切换到另一个批量，机器所花的时间越长，我们运转机器所用电路板的批量就会越大。生产现场上有太多手推车物料，它们处在不同的未完成阶段，以至于找到某个特定客户的订单十分困难。随着批量的增加，生产电路板通过整个工厂的时间会越来越长，导致我们的生产落后于交货期，并且要求我们去挑选我们不得不提速的批量，进行优先生产（通常是基于抱怨声音最强的客户）。

注解： 此流程类似于急诊部的分诊流程，即患者就诊不是按照先入先出（FIFO）的顺序，而是根据患者的抱怨程度进行分诊。如果患者被要求等待，那些需要更紧急关注的患者可以得到优先就诊，伴随着时间的推移，"等待"的患者会变得不满意，声音最响亮的患者通常会得到下一个优先就诊的机会，谚语说得好，"会叫的骡子多吃草"。门诊部也是如此。一般来说，患者等待的时间越长，医生或者护士就需要花更长的时间来安抚他们。如此，造成了下一位患者的延误。

当所有的零件都安装完毕后，在一台巨大的机器上进行波峰焊接电路板，由几位员工实施零件检查，以修复机器造成的全部缺陷问题。具有讽刺意味的是，有些电路板太糟糕了，我们把它们送到了我们所谓的"医院"进行修复。许多生产厂家设置了专门指定的区域，对零件或产品实施返工；这些具有实际用途的返工单元通常建立在工序流程和工厂布局之中。我们之所以建立这些"医院"区域，因为我们假定无法解决设计问题或者流程中的根本原因问题，所以，实际上我们有计划实施返工。

有一次，当生产进度变得非常糟糕时，生产经理说："让我们建立一个滑移线！""这是一条临时的搬运线，连接在一起，包括几个立式工作站，安装沿着搬运线长度的两个可调节轨道。"电路板与滑移线的轨道匹配，电路板从一位操作者滑移到另一位操作者。每位操作者手握3—4个零件，他们将零件组装到电路板上，再将电路板传递到下一个工作站。这个故事的精彩之处在于，按照此方法，我们生产电路板的速度如此之快，以至于我们可以在1—3周内，追赶上已过交付期的客户订单。这条生产线几乎没有返工，因此不需要"医院"区域。我们现在知道在当时我们建立了"精益"生产线，而当时我们对此一无所知。

当然，当我们赶上生产进度之后，在有人建议我们重新设置滑移线之前，我们又回到了在机器上批量生产所有零件的时期。为什么我们没有想到设置滑移线呢？因为我们把所有的金钱和时间都花费在了旧设备和旧系统上。以往的经理们花费了很多时间来整理投资回报率（ROI），用以证明我们购买的所有资本设备都是合理的，我们不会就这么放弃它们。毕竟，员工们的工作描述、培训和报告都是围绕这些批量处理的过程构建的。正是我们在这些"系统"上的投资，阻碍了我们标准化滑移线类型的组装。

在此期间，一本名为《改变世界的机器》的新书问世，作者是吉姆·沃尔迈克和丹·琼斯。这本新书阐述了麻省理工学院耗时5年对汽车工业的研究成果。此外，由乔尔·巴克制作的一部名为《商业的范例》的新视频，也于同期发行。经理们阅读《改变世界的机器》，并且观看《商业的范例》后，我们开始意识到能够改善流程，并且取得显著的改善成果。最后，我们建立了一个精益示范区，用于其他公司的高绩效工作团队和精益系统进行标杆学习。

经验教训：当我们正在做精益之事时，我们并不一定意识到自己正在做精益，即使我们意识到这一点，我们也不一定会想到需要标准化所做之事。大批量导致了更长的交付时间，增加了库存。与批量处理模式相比，单件流提升了流程绩效（质量、成本和交付）。单件流消除了数百辆我们不再需要的储存库存手推车，并且腾出了超过50%的生产空间。我们还停用了仓库大楼，停止发放齐套零件，而且腾出了空间把所有的物料置放在车间现场，减少了寻找、救火和催交协调。传统的批量处理系统、财务系统和管理哲学阻碍了精益系统的实施。在工序流程中建立返工区域，消除了运用根本原因分析的方法进行问题解决的需要，从而接受把返工作为工序流程的一部分，降低了整体作业标准的质量因素。

我的下一例精益体验是有关"计数器装袋机"的故事，"计数器装袋机"的功能是清点我们给车间现场配送的配套零件包中的螺丝。在我赴任前一年左右，前任总监说服了高层管理者需要购买这种设备。安装"计数器装袋机"的目的是释放一个人力，提升作业速度。然而，当我接管这个部门时，我发现没有员工使用过这台机器，甚至只有一位员工知道如何运转这台机器。"计数器装袋机"已经处在需要保养维护的状态了（没有预算资金实施设备维护），这是原本应该节省的人力，但员工不得不站着看管机器，以防机器停机或者卡料。这台机器占用了宝贵的空间，与仓库的正常物流背道而驰。所有的零件贮存在楼上，并且在楼上清点，但是"计数器装袋机"却置放在楼下，因为楼下适合放置这台机器。当我们分析机器清点和螺丝配送流程时，我们意识到机器产生错误的数量和机器"停机"（不能运转）的频率时，我们发现，实际上手工清点螺丝会更加快速。作为一名年轻好胜、有些天真的经理，我决定提交报废这台机器的请求。前任总监听到了报废机器的风声，当面质问我。然后，财务部说我们无法报废这台机器，因为它还未被注销，如果我继续坚持报废机器的行动方向，我的工作岗位会受到威胁。因为变革代理人的第一条规则就是"生存"，所以我保留了这台机器……但是我们永远不能使用它！随着时间的推移，当我们把工厂搬迁到一个精益的环境时，整个仓库都消失了，我们最终还是报废了这台机器。

经验教训：自动化和引入新软件不一定能够解决问题。自动化不一定能够释放人工，在某些情况下，还会导致需求更多的人工。如果您买了一台机器，它应该能节省出一个人力的时间。他们不应该是以防机器停机或者故障的看管者。

直接与丰田打交道

在一次公司培训中，我们汽车集团的一位同事给我讲了下面这个故事。有一家汽车零件公司想要供应丰田火花塞零件。丰田坚持先收到该公司的零件样品之后，再决定是否将其作为供应商。该公司从生产批量中提取出最好的零件样品，并且寄送给丰田。丰田对零件样品进行了分析，并且告诉该公司他们不会采购其产品，因为质量低下。该公司询问是否有任何一个火花塞不符合零件的质量规格。丰田表示，这些零件样品都符合质量规格。那么，问题出在哪里了呢？丰田回应说，问题在于，当他们完成了对火花塞随机样本的测试之后，实际上能够确定这些火花塞的加工顺序。他们还注意到，由于规格的变化，这个零件加工过程并没有处在受控状态。这意味着火花塞的质量属性可能已经超出了质量规格，而且在某些时候，会十分糟糕。这些表明该汽车零件公司没有足够的过程控制能力，同时，也不具备六西格玛提及的术语——过程能力。

经验教训：批量处理系统，并非总是如此，但通常它们对过程几乎没有控制。批量处理系统将重点放在了运用检验、"经验"或者统计过程控制（SPC），来满足质量规格，而不是建立一个由人、机、料组合，具有能力的制造过程。具有能力的制造过程，通常是设计人、机、料组合的最佳参数水平，用以制造零缺陷的合格零件。

向日本供应商下订单

在另一个案例中，一家日本供应商下订单，采购零件。在正常的采购订单条款上，他们规定了质量标准，其中规定"批量"的发货零件的合格率必须达到97%。日本供应商将3%的零件装进了一个标签为"不合格"零件的袋子后，再将其发货。当被问及这样做的原因时，日本供应商说他们这样做，是为了满足我们97%的可接受零件标准。

经验教训：坚持100%无缺陷的产品。

针对质量的态度——美国与日本的对比

汽车二级供应商X公司的生产线出现了问题。这个问题转变成了逾期交货和对客户的失信。其中一家客户是美国公司，一家是本田（Honda）。两家客户都安排了访问该公司，以便直接找出问题所在，以及查明他们如何解决问题。X公司的几名员工被高级管理层指示准备一份精美PPT演示报告资料，旨在帮助他们摆脱困境。美国客户到达后，被带到一间会议室，里面摆满了各式各样的美味早餐。X公司向美国客户发表了PPT演示报告，描述了延误交货的问题以及将要采取的纠正措施。

美国客户享用了午餐，然后快速地参观了生产线，回到家里，对这个逾期交付的解决方案十分满意。第二天本田客户到达。X公司将本田客户带到会议室，里面摆满了美味佳肴，并且表示他们打算再次发表这份精心打磨的PPT演示报告。本田公司告诉他们不要想PPT演示报告的事情了，把他们带到现场，让他们看看问题的解决方案。本田向X公司询问了问题的根本原因，本田发现X公司找到的是问题的症状，而不是问题的根本原因。本田与X公司一起工作、合作了3天，发现了真正的根本原因、对策和纠正措施。

经验教训：您不能通过PPT演示文稿报告、在办公室审核报告，或者倾听别人的想法来解决问题。作为一名经理或者领导者，如果您果真想知道现场发生了什么，必须亲临现场，并且观察现场，获得第一手的问题资料。

精益和医院

我们如何将制造现场的运营模式与医院提供的服务模式进行比较呢？

首先，我们都同意医院不是工厂。工厂与产品打交道，医院与人打交道。虽然，在工厂的产品不能够和我们说话，但是患者在接受我们的治疗之前、其间和之后，会和我们说话。

前文概述的制造业精益故事表明，在实施精益之前，制造实体对他们的制造流程知之甚少。在许多情况下，如果记录在案的话，这些制造流程的记录也很糟糕。这些制造业精益故事还表明，应用精益解决方案，会带来显著的改善成果。我们发现，医疗护理环境的组织和流程，与工厂的组织和流程并没有太大的不同。鉴于医疗护理组织架构的形式，大多数部门都是局部的本位主义，而高级领导者的办公室有时位于办公楼顶层，甚至位于几英里之外的另一栋大楼，他们每天大部分工作时间都花费在会议上。医疗护理组织的高级领导者没有时间亲临现场——"真正的产生客户价值的地方"，在现场第一手了解您的医院里发生了什么。我们所见过的大多数医疗护理组织的领导者团队，对其价值流或者流程的互相关连性，缺乏清晰的理解。在当前的文献资料中，这些被称为"大公司通病"。具有讽刺意味的是，这个制造业的专用术语中含有医疗领域的引申含义"通病"。

　　以下是这种疾病最严重的症状：

　　1. 员工们什么工作也完成不了，因为他们总是在会议中。没有有效地召开会议，员工开会到场迟到，没有得出任何共识结论，没有记录任何行动计划，没有后续跟踪。

　　2. 您的员工们不将客户放在第一位，他们更关心的是内部政治。

　　3. 从一线现场到总裁，该公司拥有五级以上的层级结构，对任何类型的挑战、领导者倡议或者客户反馈都反应迟钝。做一个决定需要花费一个多小时。

　　4. 公司聘请顾问来做战略规划。

　　5. 公司往往以牺牲专业洞察力为代价强调内部共识。

　　6. 编制预算的流程需要花费一个多星期，在某些情况下，需要花费3—6个月，然后财务部决定预算。

7. 公司会对员工们的意见做出反应，做出"下意识的、未经思考的"决定，而不是根据数据和事实来发现问题、原因和采取行动。

8. 对过去的辉煌历史高谈阔论，以牺牲未来的梦想为代价，存在普遍的自满和停滞。

9. 权力、忠诚和尊重被对权力的渴望取代，并且以牺牲员工的利益为代价。

10. 您为一些给您企业交税的服务付钱。

我们假设大公司通病开始于领导者从身兼数职转变为被分配到一个特定部门，担任职务，而不是负责价值流。这开始于"那不是我们的工作"的讨论或者开始于"他们在做我们的工作"地盘之争的讨论。精益的目标是回到管理的基础上面。我们需要恢复秉承公司忠诚度的理想状态，身怀广泛的业务领域知识，拥有能够在工作中培训员工的主管们，通过内部晋升和内包（而非外包）我们的产品和服务，来培育我们的领导者。

在您理解精益范例之前，批量处理的概念最初似乎是违反直觉的。前文的精益故事表明，批量处理占用了大量宝贵的资源、时间、空间和"停滞"的现金，以及缺乏整体流程控制和由此产生的返工。这种行为或者思维就是我们最近新造的不关联政治的名词"大批量坚守者"。前文的精益故事表明，我们都是从学校或者工作中学到的类似范例，开始从事我们的工作。如果我们在过去的20—30年里，一直按照类似范例工作，我们为什么应该改变呢？"我们看不到改善的机会，而当我们最终看到这些改善机会时，我们昂贵的设备和基于库存的批量处理系统、财务系统和文化都阻碍了我们精益前行的道路。在实施精益之前，我们坐在会议室里，倾听经理们向高级领导者们陈述工厂车间的生产进度报告，这些生产进度报告是彻头彻尾的谎言。如果经理从不离开他/她的办公室，他/她将如何知道车间的实际问题，车间的生产也不会有任何积极的进展，或者如何报告车间生产进度实情呢？信息一层一层向上传递到首席财务官、首席执行官或者董事会，可靠度又如何呢？

医院情况也是如此。当我们最初参观医院时，我们能看到各种物料，从护士放在口袋或者书桌抽屉里的一批贮藏物料，到橱柜、架子和装满库存的房间。其中，很大一部分是我们所说的"以防万一"库存。我们始终听到，"我们需要更多的空间"，"我们没有足够的空间"，"我们的工作站太小了"，或者"我们区域的布局设计得很糟糕"。我们看到医院里到处都是批量处理模式。希望在某一时刻，我们能够看到并开始认识到有必要开启我们的改善之旅和我们对消除浪费的不断追求。当您确实决定开启精益之旅时，您必须意识到且承认您对流程或者如何改善这些流程知之甚少。记住，您今天遇到的所有问题，都是您或者您之前的在岗人士在过去所做的改变的结果。您必须摒弃旧的工作方式，以及以结果为基础的强力管理方式（即告诉您的经理们，他们必须在一个月内提高客户满意度），因为这会导致盲目的和不理智的管理行为。这种反应性的管理方法建立了一个"鲁莽行事"的心态，增加了流程变异，并且导致不计其数的应急解决和救火的发生，最终建立测量指标，告诉您想要听到的信息，而不是您需要知道的信息。

当我们开始理解精益六西格玛工具的作用，以及精益是一种管理哲学和一种不同的思维方式，我们能开始看到精益在医疗护理领域的各种应用成果——消除浪费、建立流动和提升速度。

在制造业，大多数工厂制造产品，而其他工厂维修产品。如果您思考一番，医院更多的是做维修业务。无论我们在医院、独立的急诊部、紧急护理中心，还是在任何类型的临床医疗部门工作，我们往往是诊断某人的身体问题，制定护理治疗方案，然后实施该治疗方案并监控结果。如果我们在康复中心、临终关怀中心、疗养院或者长期护理机构，我们通常会参与实施护理计划的一部分，并且对患者的身体状况和精神状况进行实时监控。正是在这种观念下，人们在医疗护理领域和工厂领域之间发现了许多类似的联系。医疗护理企业就像工厂一样，拥有基于许多流程的"系统"，并且设计了许多流程。我们都拥有政府和外部监管机构来处理这些问题，创造一个不确定的政治和经济未来。我们在工作中都有正式和非正式的系统，任何流程都可以改善，从而使得流程达成精益的理想状态。

一些地区的医院和医疗机构的运营模式几乎和工厂相同。营养服务、工程/设备维护、洗衣服务、化验室和药房等部门职能与制造业的对应部门职能非常相似。工厂和医院虽然非常不同并各具特点，但在实施持续改善方面，存在许多相同的挑战和问题。在这些区域中，对精益原则、概念和工具的接受通常更加容易实现，但请记住，运用精益工具、消除浪费可以应用于整个医疗护理体系中。

您能期待什么结果？

至今，我们在医院实施精益已经很多年了。我们的客户极大地改善了他们的医院和诊所的交付系统。在营养服务区域和许多其他医院流程中，人工成本降低了 50% 或者更多。我们在大多数区域的工作效率从 30% 提高到 50% 以上。我们的住院日（我们也称为医疗交付时间）已经缩短了高达 80%。我们把在急救室等待看病的时间从 14 小时缩短到 30 分钟以内，促成了"患者流失率"（LWSD）的下降，因而医生的工作效率大幅度提高。化验室切换时间缩短了 50%，外科和药房减少了数百万美元的库存。我们还能够在目前手术安排的时间框架内，为每位外科医生增加多达 20% 或者更多的手术台数。实施精益六西格玛战略收获的改善成果与企业投入的资金成正比。如果您的首席执行官和董事会精通精益六西格玛原则，最优秀的员工致力于并且支持实施初始的改善活动，那么运营绩效将会取得出色的成果。如果您拥有支持精益的首席执行官和董事会，并将他们最好的员工投入到精益改善活动中，他们会看到优秀的改善成果，但是可能无法维持改善成果。如果您的首席执行官和董事会不理解精益，也未给予精益正确的支持，让最容易从岗位释放的员工参与到精益改善活动中，他们就会看到时好时坏的、不稳定的改善结果，不会维持改善成果。此外，最优秀的改善成果在组织中，需要被认可，这些组织制定了一个改善收益监控的标准流程，用以确保可持续性的发展和采纳、建立持续改善文化。

CEO 和精益

在这本书的不同章节中，会多次强调精益是一次旅程。一些医院和诊所已经尝试过精益或者六西格玛，但都有糟糕的经历。这是十分不幸的，因为这些糟糕的经历往往会伤害他们整体改善的信心和氛围。许多医院已经开始使用六西格玛工具，虽然取得了良好的改善效果，但在一个几乎没有标准化流程的复杂的系统中，他们难以减少变异。我们在美国的经验是：

● 40%的公司要么没有接触过精益，没有涉足过精益，要么选择不去尝试精益。

● 40%的公司会不断地尝试精益，并且争取获得成功。可能已经获得局部卓越：其中一些项目已经改善完毕，一些项目已经巩固改善成果。

● 20%的公司会尝试精益，并且取得一定程度的成功（20%中的5%的公司将继续改善，将精益带入到更高的阶段）。

　　尽管这些统计数据可能让一些人士质疑为什么要尝试精益之旅，但我们已经发现从事精益的组织所取得的业绩，超出传统的流程改善活动的业绩水平。我们相信，对于组织在精益之旅中所遇到的问题进行深入的讨论，分享经验教训，帮助组织理解什么能够帮助精益的成功实施，将会提高精益成功的概率，并且维持精益的速度。我们将在本书的后面章节，探讨这些经典的评论。归根到底，实施精益并不容易；然而，如果正确地实施精益，精益的改善成果会非常显著。精益医疗的广泛涌现将会有助于实现以客户为中心、高质量、低成本的医疗护理系统。

　　在实施精益六西格玛的最初几年里，我们一般从实施精益开始起步，然后实施六西格玛的改善活动。通常，首席执行官们在看到精益改善成果之前，会"支持"精益改善活动，而不是领导精益改善活动。因此，精益之旅的最初改善通常会在整个组织内的各种活动或者实施中产生"局部卓越"。如果首席执行官没有认识到在学习精益价值的过程中所获得的收益，并且开始用精益原则来以身作则，那么组织将很难维持精益改善成果，因为即使是最善意的首席执行官也会驱动错误的行为。

如果首席执行官参加精益改善，推动精益作为战略计划的一部分，然后结合"方针管理"（战略部署）或者"自下而上"的改善计划，他们将会看到真正的基线改善成果。改善成果将会达成直接成本节省和显著的成本规避。我们将成本节省定义为那些直接达成盈利目标的项目，成本规避则是指如果我们不减少需求，就会增加成本的那些项目。此外，消除流程中的浪费会减少流程步骤，减少发生错误的机会，因而提高客户满意度，最终可以提高质量管理水平。

我们一家医院客户，在最初实施精益的 5 年，已经节省了数百万美元的成本，避免了雇用更多的人工，也避免了投资建设项目。请注意，我们在最初实施精益的 5 年，对这些改善成果进行了量化。大多时候，医院并没有立即看到巨大的基线改善成果，因为需要时间来改善整个运营系统，然而，一些项目却能迅速带来巨大的收益成果。质量水平和服务水平可以大幅度提高。客户满意度以及医生、外科医生和员工的满意度也会得到提高。有一项投资需要正确地实施精益，然而这项投资应该可以被财务收益抵消（有时是 10 倍的本金返还）。

精益不是一次轻而易举的投机活动或者经营项目。精益需要大量的培训和锲而不舍的精神，有时还需要大力推动才可以实现。

不幸的是，在精益变革管理过程中，将会有"受害者"，因为不是每位员工都认可精益；因此，可能需要将员工放在不同的"公交车上的座位"（或者完全不同的公交车）上，然而，让员工"乘坐正确的公交车并坐在正确座位上"的好处，是非常值得做的，其有益于组织的发展。我们真诚地相信，由于当今医疗领域存在诸多不确定性，如果医疗护理机构想要生存，它们必须实施精益。汽车工业就是一个很好的例子。您可以看到，那些没有采用精益或者采用精益较晚的公司，发生了什么。早期采用精益六西格玛的医院在 20 世纪 90 年代末，就开始实施精益六西格玛。医疗领域远远落后，但仍能迎头赶上。伴随着保险公司和政府不断削减成本，实施持续改善的决定最终将不再是一种选择，而是医院生存的必要条件。

典型的精益测量指标和改善成果

在下面的章节中讨论的改善成果和测量指标是非常具有代表性的，但也不能百分之百保证。改善成果高度依赖于文化、设备、布局、培训和维持所有精益系统实施指导方针的能力。改善成果可能会因部门和维持全新的精益流程方法所需的数据而有所不同。在所有区域中，需要测量、监测关键个别操作岗位的周期和关键流程的周期；通常周期的数据是不可获得的或者当前没有被测量的。通过实施精益，来缩短周期。

在精益实施期间，我们看到了一些典型的改善成果，但是如果没有资源投入、监督管理和认可，这些改善成果是不会发生的。精益是一场文化变革，精益应该成为您公司经营战略规划的重要组成部分。潜心实施精益 2—3 年，才看到精益开始积极影响到基线测量指标，这些并不少见，即使您在正在实施改善的区域，也能看到立竿见影的改善成果。精益不是一个快速解决方案。精益应该被认为是一个承诺，精益一旦开启，将永远不会有终点。

真正接受文化变革的医院将会超越竞争对手，改善患者的就医体验。不接受文化变革的医院，最终可能无法生存。医疗机构认证联合委员会（JCAHO）、国家医疗管理局（AHCA）和其他监管机构正在开始支持精益改善。真正精益的医院机构不惧怕审核，而是将审核结果视为改善的机遇。如果我们的流程都实现了真正的标准化，我们还会惧怕审核吗？我们应该期待审核为我们暴露浪费和为我们提供改善机会。

医疗护理改善协会（IHI）和其他组织也同样信奉精益，而且出版精益书籍和精益文章。五年前，医院和精益在互联网上的点击率非常低；今天，每天会有 137 万次医院和精益互联网的点击次数，甚至更多。精益的目标是让您能够看到浪费并消除所看到的浪费；然而，当我们看到浪费时，我们中的大多数人并没有真正意识到浪费的存在。

部门潜在的精益回报

下面小节描述了医院科室期待的改善成果；精益改善的好处包括有形的（"硬性"）和无形的（"软性"），参考表 1.1。

典型的改善成果/投资回报率（ROI）和实施精益

不可否认，投资回报率是非常重要的测量指标，它可以测量您的精益改善是否成功；然而，投资回报率本身可能是一个非常具有误导性的测量指标，而且不是任何精益实践者的真正目标。

在当今的制造业和医疗护理组织中，投资回报率往往等同于一件事——裁掉全职员工（FTE）。没有人愿意承认这一点，但在许多组织中，相比于全能的节省全职人力工时，质量、安全和库存都是次要的。很多时候，作为精益咨询顾问，甚至在首次会议之前，首席执行官和首席财务官会对我们提出要求——预先规定我们将要裁掉全职员工的人数。

一位同事在结束参观工厂时，犯了顾问常见的错误：他说，在他看来，这家工厂的员工人数可以减少50%。我们听到的下一个消极的杂音，是石匠公司选择了一块厚板，并将50%的裁员目标铭刻在厚板上面，确保所有员工都能有谋生之道。与此同时，副总裁［绰号阿提拉（Attila）］拿出了那个闪亮的皮箱，里面布满蓝色天鹅绒的内饰，还有那个再熟悉不过的球杆，如果他的每名下属不能达成50%的裁员目标，他就会用球杆揍他们！

在过去的几年里，精益顾问在一个又一个的组织从事精益咨询，并且被要求站在预先报价的投资回报率后面实施精益改善，对精益顾问来说，这些非常令人沮丧。每个人都对实施精益感兴趣，并且真的认为他们想要实现精益。他们知道他们需要实现精益，他们知道他们使得流程支离破碎，增加了内部成

表1.1　分区域投资回报率（ROI）总结

急诊部（门诊患者）	外科	化验室
	有形的投资回报率（ROI）	
直接通过精益改善活动提高接待的患者人数，而不是让患者流失（通常需要布局的改变，精益让我们能够预知接待患者的能力）	住院前检查的改善——员工人数不变的情况下有能力接待更多的患者（通常需要布局的改变。精益让我们能够预知接待的能力——使用测试化验室的能力）	在相同的时间内，有能力完成更多的化验（提高化验数量的机会）
缩短从患者抵达医院到就医的周期（关键的生产力指标），从而降低患者流失率	通过改善，有能力在相同的时间内实施更多的手术台数	潜在减少编制
（在医护员工数量不变的情况下）增加接待的患者人数，同时减少加班时间	潜在的在无菌处理部门减少员工人数，在手术室灵活配置人员（根据需求）	节约空间
减少供应物料的库存数量	同样的库存潜在地获得更大的成本降低，降低器械包的需求量，减少过量和过期的物料报废	减少库存
提高医生的效率	减少手术取消和手术延误的情况，从而缩短手术换台时间	减少过量和过期的物料报废
缩短门诊患者的住院日	增加手术的数量（如果市场预测也是精益活动的组成部分）	通常是，更好的质量和样本追踪
潜在缩短住院患者的住院日	改善患者手术的准备状态，从而提高首台手术按时开始的比例	提高化验产能
提高医生和员工的满意度、士气，从而减少员工的流失率	随着（总体）缺陷数量的降低，手术创建时间更快，减少设备的替代和升级	更快地得到化验结果——患者安全
	提高医生和员工的满意度、士气，从而减少员工的流失率	员工和医生离职率降低

药房	放射科/超声	住院部医疗交付能力	营养科
有能力用更短的时间和更少的空间，配更多的药	有能力在不增加编制的情况下，提升接待的患者数（能力）	有能力增加接待的患者数，不一定要减少编制	减少人员编制
潜在地减少药房的人数（全职医护员工）	在某些区域，减少积压的（未完成）订单数（预约申请）	可以为急诊部或其他区域提供更多的空间（减少患者占用的床位）	减少库存
减少过量配药的浪费和减少静脉注射溶液的浪费	有可能减少员工人数或减少员工加班时间，或者在人数不变的情况下，完成更多的检查工作量	提高员工满意度，减少流失率	减少空间
减少库存		缩短住院日	潜在地消除食物冷藏流程
更快处理紧急医嘱和正常医嘱		可以为急诊部、麻醉后护理病房和其他区域提供更多的空间	
提高药房配药能力		减少或消除转院	
显著减少或消除过期药物			

急诊部（门诊患者）	外科	化验室
		无形的投资回报（ROI）
减少医护员工的寻找动作	均衡手术安排模式	提高患者和员工的满意度
	标准作业提高了通用方案的合规性，改善了第三方审核结果	
	缩短患者的手术时间，减少术前和麻醉后护理病房床位	
		挑战
对于实施新系统模型的改变，初期抗拒巨大	医生排班可能会变化，需要投资排班的软件、患者预约提醒联络的软件	通常需要重要的布局调整
当选择指标或者大"Y"，例如患者满意度或者住院日，这些可能需要改善规划（或者一系列的精益改善活动），因为有很多"X"影响患者的满意度指标的达成	均衡化工作安排可能带来预约时间政策的变化——手术结束时间和释药时间的标准化，增加进行中/急诊手术的回顾。可能需要外科服务线手术室分配的变化，导入手术日程安排规则	通过采用新型自动化设备，可以节省投资
采集数据以支持投资回报率（ROI）	将需要医生在标准医嘱组合方面的合作，以及就周期和手术换台时间的常见定义达成一致，创建外科医生协会，参与或开发实施法则，例如取消手术，损失预约时间等，升级报告流程，器械包和设备的标准化	对于采血化验室，将调整员工排班
	可能需要劳务费修正首选卡，实时更新首卡，持续地（项目完成后）按照标准水平予以调整	可能需要改变技能组合和岗位描述
	可能需要投资库存跟踪系统（RFID），可能需要供应链合同谈判	需要站姿作业，而不是坐姿作业
	对翻转室和准备室的改变——与翻转室、麻醉室进行和使用相关的决定和沟通，如有需要，也包括翻转室周围环境使用优先级的规定	
	可能需要改变麻醉的合同，需要回顾和标准化麻醉的指南。标准化患者的现场准备。强制提前72小时实施疼痛敏感度术前检查，手术前24小时麻醉检查手术，决定取消/未来损失预约时间	

（续表）

药房	放射科/超声	住院部医疗交付能力	营养科
提高患者和员工的满意度	提高患者和员工的满意度	提高患者和员工的满意度	提高患者和员工的满意度
减少紧急医嘱			
潜在的增加配药交付的频率	可能需要改变登记的方式	可能需要员工排班变化（根据需要）	可能需要供应商重新谈判
可能需要 1 班倒的技术员或护士资源，以便进货	可能需要改变排班的流程	文化转变（在交接班期间接收住院部患者）	可能需要启动资金，用于布局调整，移除或者采用不同的设备
使用点的药房占据楼层位置受阻	可能需要市场部努力，以利用多余的放射科的产能，获得额外的收入	需要获得医生及（或）住院医生的支持，打破"批量查房"的习惯，改变出院流程	可能需要改变菜品
数据采集以支持 ROI	数据采集以支持 ROI	住院医生将拒绝"住院部模型"医疗护理	数据采集以支持 ROI
		组织内的一些部门将"去集中化"——分散或者重排	

本，飙升了库存，以及面对不断下降的偿付而生存的目标；然而，追求投资回报率通常成了最突出的关注点。

高级管理者必须理解，投资回报率可以用临床医疗改善、财务业绩、市场份额增加和服务改善等形式予以呈现。一般来说，大多数精益改善活动为多个领域提供了好处。投资回报率以节省硬性美元的形式呈现，如节省全职人力工时（提高工作效率，减少使用短期合同或者临时合同制护士），节省运营成本，缩短住院日，减少药物浪费，减少患者的过度医疗，以及节省供应品成本。节省软性美元，如成本避免（避免新的基建建设，在相同或者更少的空间做更多的工作，节省资本美元），此外，当组织有一个与精益相结合的实施规划，用以发展他们的业务之时，收入增加（回填损失时间或者提升产能的机会）才会被予以承认。改善首台手术的准点率和降低手术换台时间，使得相同或者更少的医护员工在相同的工作小时内，提高了做手术的产能。如果投资回报率是您项目的主要目标，建议所有项目都聘请一位财务分析师（至少兼职）来帮助计算组织认可的财务投资回报率。如果预计改善项目具有提高产能的机会，必须邀请市场部参与，制订并执行一项计划，推动更多企业回填因消除浪费而"释放"出来的时间，否则就无法实现真正的价值。

最具挑战性的，是对精益改善项目投资回报率的金额达成一致。一般来说，组织的财务部门只对"基线"感兴趣，换言之，"他们什么时候可以调整部门预算并显示预算削减呢？"高级管理者必须保持开放的心态，愿意挑战那些认为每一个改善项目都必须节省大量硬性美元的人士。节省硬性美元能够且将会实现，但并非每个项目都能够立即得到回报，而且可能需要更长的时间，才能节省硬性美元。

当组织的倡导者开始参与精益部署之时，所有的"眼睛"都将盯住精益改善活动。我们相信投资回报率被予以强调的原因，是每个人都听说过其他行业、医疗机构的潜在改善机会和改善成功案例。高级管理者希望确保他们倡导的改善项目取得圆满成功。如果他们雇用顾问，他们想要证明为顾问的服务所支付的价格是正确的。组织必须认识到，每一个精益改善活动都会获得并应该获得成功；然而，必须建设正确的基础设施，用以培训、实施和维持改善成果。当组织内发生文化转型，并且在整个组织中，无论是纵向还是横向，都"认可"精益，这是被予以公认、最为成功的投资回报率。观察和消除浪费是组织运营业务的手段，利用精益工具，如现场巡视（去现场、观察流程）和实施自上（领导者）而下（现场）的标准作业。我们经常被问到要多长时间才能看到改善成果。在流动和工作效率方面，可以看到立竿见影的成果，而财务方面的成果显现可能滞后。维持能力需要被予以证明。

经验教训：当您建立了一种每天不间断的、持续改善的文化，您会知道您将在精益文化的道路上走得更远，而不仅仅是坚持优先实施那些可感知的、收益丰厚的投资回报率项目！

当前，美国受到"短期关注"的驱动。我们总是担心下一个季度的业绩。虽然短期关注是重要的，但如果要生存下去，就必须将我们的决策机制转换为长期关注。投资回报率往往具有短期关注的特质。通常，规定投资的回收期在一年以内。丰田汽车着眼于长期关注和长远规划；一些公司，包括丰田、SC 强生、美敦力和优力勤制药公司，据传都有 100 年的商业计划。

经验教训：仅仅关注投资回报率的解决方案很简单，然而，需要锲而不舍的耐心才能够实现。最终，"流程"和布局的效率决定需要多少名全职员工。当浪费已经被消除，被设计为"柔性"的流程和布局，详细地说明了为有效地实施特定作业任务，员工所需的技能。如果我们关注于改善流程，投资回报率就会自动生成、水到渠成。

在 X 医院，我们在一个只有 11 名员工、使用批量模式的营养部，实施了精益改善项目。精益分析工具的数据显示我们仅需要 6 名员工就可以在一半的工作时间内，运转流程，并且 100% 达成更好质量，用以支持当前的患者需求。释放 5 个人力是一个巨大的投资回报率。尽管如此，管理层还是不相信能够释放 5 个人力的事实，为了确保万无一失，他们为该流程保留了 8—9 名员工。在他们看来，保留 8 名员工给了他们一个 2 名员工的缓冲。从本质上讲，这个营养区域的运转情况更加糟糕，因为他们保留了额外的员工。这意味着余下的 8 名到 9 名员工中有 2 名—3 名员工的工作时间是空闲的。6 个月后，我们被告知该营养区域运转情况糟糕，我们没有达成该区域的投资回报率目标。那么，当管理层不愿意听取意见或者不愿意负责落实释放更多人工的后续行动，将投资回报率放在一起，有什么好处呢？

经验教训：当确定减员之时，管理层必须有勇气在不裁员的前提下，根据事实采取行动，做出相应的调整。

在 X 医院，精益食品生产线从每天 8 个人力生产 8 小时，改善为每天 3 个人力生产 4 小时。在此情况下，管理层对改善负责，在建立生产系统之后，管理层带领团队辛勤工作，持续地改善生产系统。改善食品生产线用了一年多的时间达成目标，而且这条食品生产线的工作效率比精益改善预期的工作效率还要高。

所以耐心和毅力是实现精益转型成功的关键。实现精益转型成功，真正需要的是高层"高级领导者"领导力的承诺，推动文化变革、采用精益思想和部署精益改善活动。丰田汽车不可能在一个月内实现精益转型成功。实施 TPS 系统花费了许多年的时间，现在丰田仍在致力于完善 TPS 系统。当医疗护理组织开启他们多年的精益之旅之时，他们需要确定什么是投资回报率的接受标准，以及如何在整个企业中清晰地说明精益的好处，用以维持持续改善的不间断循环。

经验教训：真正精益的公司不再追踪投资回报率。他们实施精益，是因为专注于持续的流程改善，持续的流程改善对于患者和组织的生存，是一件正确的事情。

MBA、投资回报和精益

投资回报率的真正好处是什么？我们都被教导需要使用投资回报率，但我们很少正确地使用它们，也很少跟进看看我们是否得到了好处。精益的哲学是，与其使用投资回报率方法，不如做"对流程正确"的事情。正如尤达所说,"我们必须忘却我们所学过的。"肯尼斯·霍博和威廉·霍博在畅销书《清教徒的礼物》中指出,虽然获得 MBA 学位有很多好处,但自 20 世纪 70 年代以来,MBA 学校一直在培养"职业经理人"。我们相信,正如本书假设的那样,MBA 课程是罪魁祸首,它损害了我们许多制造业和医疗护理机构,也损害了美国维持和发展制造业基地的能力。

要想成功实施精益系统,我们必须"忘却"在 MBA 课程上所学过的 30%—50% 的理论知识。事实上,1984 年在我们 MBA 课堂上的一本运营理论和管理的书籍涉及 8 页,阐述了日本正在使用另一个所谓"准时化"(JIT) 和看板的系统,其在美国很难实施,因为我们的文化和惯例与日本大不相同。作者扼要介绍了约翰·迪尔公司的 JIT,最终却严重偏向于 MRP。这种情况正在慢慢地改变,因为一些著名的商学院现在正在教授精益,而且同一本书的后续版本更侧重于介绍准时化系统。

经验教训:传统的 MBA 学习培育了财务投资回报率驱动的组织文化和业务模式,阻碍了向精益系统的转型。

精益和系统思维

水煮青蛙综合

如果一只青蛙被扔进一锅沸水里,它会从热锅中立即跳出来。如果把青蛙放在一壶水中,慢慢地把水加热到沸腾,我们晚餐时就可以享用"青蛙腿"了。

这个经典故事重点阐述的观点是，在做了同一份工作几个月到一年后，我们中的大多数人并没有真正意识到我们周围存在大量的浪费。毕竟，这些浪费已经成为我们熟悉风景的一部分。有的时候，这些浪费只能被"外来人"看到，除非我们训练自己，擦亮双眼，才能再次看到这些浪费。当我们识别浪费，询问为什么存在这些浪费之时，我们经常遇到的回答是，"我不知道"，"因为我们一直这样做"，或者"这是我做的方式，但其他人的做法都不尽相同"，或者"当我到来的时候，我觉得那样做很愚蠢，但没有人会听我的建议，告诉我只需要我做什么什么，所以我就放弃了"。

家庭作业：回想一下您赴任当前工作岗位的第一天。有没有什么事情让您看到或者听到，然后您对自己说："哇！我真不敢相信他们会这样做！"然后问问自己："您今天还这样做吗?"这是水煮青蛙综合征的小测试。

系统思考原则

精益培育系统思维。精益工具旨在帮助人们看到从服务或者产品的开始或者起点，到服务或者产品交付给客户结束的价值流，从而使运营系统更加透明化。医疗领域中，大多数固有的效率低下是由整个医院系统的缺陷造成的。因为大多数组织被分割为各个部门——具有局部的本位主义，所以员工可能没有被培训、组织或者激励，用以理解整个系统是如何工作的。如此，在确定问题真正的根本原因方面，带来了挑战。在我们的经验中，我们发现医院和所有医疗护理的集成交付系统都面临类似的挑战。造成问题或者浪费，通常不是个人或者工人，而是系统内部固有的浪费，导致员工工作效率低下。因此，解决问题的唯一方法就是改变系统。我们发现与系统有关的下面挑战：

- 系统对我们的控制要大于我们对它的控制。
- 世界通过各种系统运转，但我们没有受过理解或者管理系统的训练。
- 系统中包含的库存与系统中固有风险的数量成正比。
- 系统结构决定管理行为和组织绩效。
- 我们大多数人在真空中做决定；我们只看到系统中的一部分，我们的部门未看到更加宏观的整体。
- 要改变系统，您必须改变结构，而不是症状。
- 小事件引发大反应，造成混乱。
- 今天的问题来自昨天的解决方案。
- 越容易看到整个系统，就越容易修复系统的元素。
- 系统结构的微小变化可以导致行为的巨大变化。

以上的陈述代表了系统的挑战。伴随着我们对精益系统有了更好的理解，并且对为什么以及如何实施精益医疗有了更深入的理解，我们将开始理解精益如何帮助打破大多数系统中存在的壁垒。当我们打破壁垒之后，我们便创造了更好的工作流程和沟通机制，我们更好地理解我们交付给客户的价值流或者服务。总之，在"系统思维"的背景下，实施精益原则为企业消除浪费且最终生存提供了坚实基础。如果给定时间、正确地实施精益，如果修订了精益节约的核算方法，那么精益可以提供非凡的成果。

经验教训：精益业务交付系统是一段不断追求消除浪费和减少错误的旅程。通过理解和利用"系统思维"，使得更多的医疗护理组织能够提供患者负担得起的医疗护理，并且最终以医疗覆盖范围、质量和成本的形式，推动未来真正的医疗改革。

家庭作业：从系统思维的角度分析您的组织。今天，谁对跨越多个部门的整个系统或者流程负责呢？组织中的哪些变化将有助于分配整个系统的所有者，而不是分配单个部门或者单个流程的所有者？您当前的组织结构是如何阻拦系统思维呢？

用系统思维审查医院

TPS 或者丰田生产系统，有时被称为"思维生产系统"，是丰田公司开发的一种集成系统。TPS 是将丰田管理哲学和标准作业有效融合到产品的最佳生产方式，为客户提供高附加值的产品。

提供医疗产品和服务还需要一个集成的交付模型，该模型从需要服务的客户开始，启动一系列集成的活动以产生期待的结果（图 1.1）。医疗护理机构需要一种管理哲学、标准化的操作和流程、供应商参与和精细化物流，以向客户交付最高质量的产品。

患者交付流程

急诊部就诊时间：
3月、5月、10月数据

急诊部就诊时间：5小时20分钟（提前2小时16分钟平均就诊延误时间）和23小时观察5月和10月数据	安排床位需求：5小时23分钟（6小时6分钟SD）50%的IP输入
术前准备（提前2小时）手术时间（162分钟）平均就诊延误时间5月和10月数据	麻醉后护理病房>2小时住院时长14%的患者需留时间平均为2小时8分平均为2小时（5.8分钟/患者）标准差2小时14分钟 差1小时14分钟（135例患者中的5%~0.25%的患者）
直接入院 →床位需求要分配 无可用数据	床位分配 →患者抵达 无可用数据
导管室 无可用数据	

病房护理-治疗时间：
住院日（估计）——4.4天治疗和康复时间说明：
- 平均6.06天医疗住院日（30%）
- 估计（根据药品相关团队（DRG）的估计报告不包括门诊（L&D）=5.1天住院日
- 90%或更多手术未治疗用于急诊部和直接入院的患者是可预期的下面方块内的情况更多应入院的患者

写出院医嘱 →患者离开

患者离开 →保洁员工到达

保洁员工到达→床位打扫干净

床位打扫干净 →患者占用

NO DETAILED DATA AVAILABLE

因出院地点不同而不同　因一天中的时间不同而不同　房间打扫干净　可能有重叠的部分

决定入院直到治疗开始　|　治疗开始到恢复或符合标准　|　满足标准到D/C医嘱书写

急诊部：8小时43分钟
手术：6小时56分钟
直接入院：待定

前端

预计8小时 [0.25住院日（LOS）2小时45分钟最佳时间]（临时医嘱）首到有床位

后端

图1.1　患者医疗交付流程。注意那些标注"无可用数据"的地方。精益项目通常需要的那些当前不存在的数据，必须通过报告、员工手写记录或直接观测手工获取。此图表由卓越经营咨询公司的起亚·卢首次创建。

　　当我们把医院看作一个系统时，我们识别输入和输出，但系统作为一个整体是非常依赖于它的所有构成要素的。如果系统中的一个构成要素失效，就会影响整个系统的运行。例如，如果急诊部人满为患，正在等待住院床位，那么术后监护科可能也在争夺同样的床位，两者都正在争夺同样的后勤支持资源，例如运输，甚至可能争夺 CT 时间间隙（图 1.2）。此外，我们发现住院部病房等待药房完成医嘱配药，而医院的所有区域都在等待化验结果。

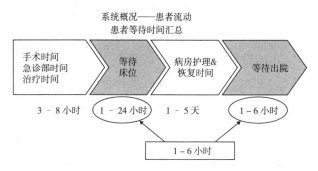

图 1.2　医院系统患者流动概述。整个系统中的等待时间影响我们整体的住院日。此图表由卓越经营咨询公司的起亚·卢首次创建。

　　例如，医生需要化验结果才能准许患者出院。如抽血护士未能及时抽取患者血样，或者化验室将化验结果送交医生延误了，医生在查房时，就不能准许患者出院。这些可能会导致进一步的延误。在许多情况下，对患者而言，最多推迟一天，因为一旦医生离开医院或者忙着做手术，就更难找到他/她了。延误还会影响医院为下一例患者床位的清洁和切换的能力，这反过来，可能会阻碍整体流动，并且在急诊部中或者手术室中制造瓶颈。这些延误大多隐藏在住院日之内，对医院而言，是非常昂贵的。

　　经验教训：医院是一个复杂的系统，会产生系统型的问题。系统的构成要素之间都是相互依赖的。这些系统型的问题需要系统思维工具来予以解决；然而，我们大多数人从未受过系统思维的训练。

　　为了在系统层级上进一步强调医院内部的相互关系，我们可以查看与床位可用性相关的系统供应者（图1.3）。医院的主要供给者（输入）或者供应者包括通过急诊部进入的患者、外科手术患者、住院部患者和门诊部患者以及住院患者、计划入院的患者。次要供给者（输入）或者供应者包括医学治疗区域例如心脏导管实验室的患者、电生理学实验室（EP）的患者，放射部的患者以及从其他医院、疗养院转移入院的患者。当患者离开医院或者诊所时，系统会产生输出（图1.4）。他们以门诊患者的身份离开系统，或者通过办理出院手续离开系统，例如从住院部病房回家、送到专业护理机构（SNFs）、其他扩展护理设施（康复等）。门诊患者可以在同一天从急诊部或者手术室被送回家。整个流程的限制包括：

　　●床位的需求数量与床位的供应数量匹配不当（包括专业护理机构等）

　　●缺乏对床位的供应（入院患者）和需求（时间问题）的理解

　　●整个医院的换型时间长（手术换台、床位清洁切换等）

　　●半夜做患者人数调查以便为其住院出账单，导致患者

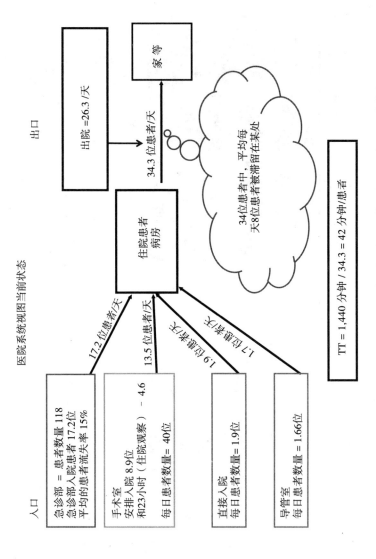

医院系统现状视图（流入和流出）。此图表由卓越经营咨询公司的起亚·卢首次创建

图1.3 医院系统现状视图（流入和流出）。此图表由卓越经营咨询公司的起亚·卢首次创建

医院系统视图当前状态

入口

出口

出院=26.3/天

家 等

34.3位患者/天

34位患者中，平均每天8位患者被滞留在某处

TT = 1,440 分钟 / 34.3 = 42 分钟/患者

住院患者
病房

急诊部 = 患者数量 118
急诊部入院患者 17.2位
平均的患者流失率 15%

17.2位患者/天

手术室
安排入院 8.9位
和23小时（住院观察）— 4.6
每日患者数量 = 40位

13.5位患者/天

直接入院
每日患者数量=1.9位

平均每日 1.9

导管室
每日患者数量 = 1.66位

平均每日 1.7

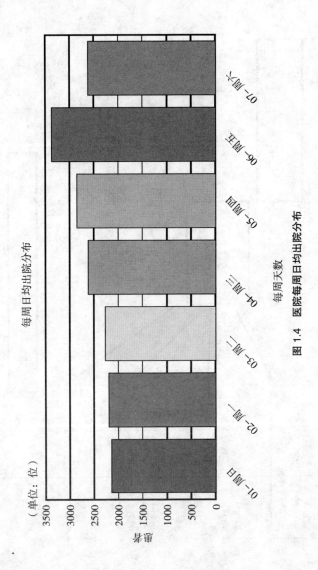

图 1.4 医院每周日均出院分布

滞留

● 配置员工与需求的不匹配（未根据需要配置员工、进行传统的班次分配和缺乏监控所造成的）

● 通常是集中式的支持流程，阻碍流动：

· 运输

· 挂号

· 预订安排

· 药房

· 核心和非核心化验室

· 营养服务

· 餐饮

· 工作场所保洁

· 放射检查

· 计费

· 保险验证

· 预订安排中心

· 住院前检查

· 工程/设备维护

然后还有其他部门，如市场部、财务部和信息系统。所有这些区域都在集成交付系统中发挥作用，并且包含巨大改善空间的流程。

鉴于精益原则面向文化和流程的改善，我们可以得出这样的结论：TPS模型可以，并且已经应用于医疗领域。此外，如果正确地实施精益，人们可能会发现在新系统中这些区域的交互方式发生了一些重大变化。TPS 不能像在丰田汽车工厂那样完全应用或者复制，但所有的原理和技术都可以应用于任何医院流程或这个功能区域。

　　有趣的是，美国全国大多数医院都拥有类似的交付系统。因此，一所医院的业务问题的解决方案通常可以转移到其他医院。然而，由于每家医院的组织结构不同，我们不能采取"千篇一律"的解决方案。即使我们可以部署解决方案，解决方案也只是解决等式的一部分。

第二章
精益历史

执行概要

第二章概述了精益的历史和发展历程，以及精益向医疗领域的转移。精益起源于美国，由美国人首创，后来被日本人加以完善。本章将简单阐述医院的演变过程——从济贫院演变为目前复杂的系统驱动实体。本章还将讨论一些不同的历史参考文献，包括：

- 泰勒系统
- 吉尔布雷斯系统
- 亨利·福特和爱迪生系统
- 新乡系统

关键知识点
- 精益的发展历程

精益简史

当您阅读时，请回顾您的医疗护理组织多年来所走过的历程，请回顾以往质量改善活动的实施情况，以及各个州实施了哪些改善活动，目前仍在使用的改善活动是什么。请思考那些成功的和不成功的改善活动，以及那些成功的因素和失败的因素是什么。

亚当·斯密——单件流和标准作业的先驱

在亚当·斯密18世纪的著作《国富论》中，他推测第一位描述劳动分工的现代作家是威廉·佩蒂爵士。佩蒂写道："那些掌握海上贸易的人可能比其他人更容易运输，利润更高；制衣流程包括制作薄纸板、纺线、编织、绘图、制衣、熨烫、包装，制衣流程化的成本比用同一双手笨拙地完成上述全部的制衣流程的成本会更低。"亚当·斯密（Adam Smith）描述了一家大头针工厂，在那里，他们实验将工作分解成一个个容易处理的小任务，并将小任务分配给所有工人。在这个实验中，他能够迅速扩大产量。他把制针工作分配给10名工人，他们做18种不同的作业任务。一名工人将铁丝拉出来，另一名工人把铁丝拉直，第三名工人把铁丝剪断，第四名工人把铁丝弄尖，第五名工人研磨铁丝顶部，以便接上头部，以此类推。当工人们非常努力工作的时候，他们可以每天生产12磅或者每天制作48000个大头针。此外，亚当·斯密发现了一个附带的好处，即培训工人细分任务比从起步阶段就培训每名员工每个任务，更加容易和高效。如果让一名未经培训的工人完成制造一枚大头针的所有作业任务，那么如果他一天能制造20枚大头针，就十分幸运了。

自从这种劳动分工的概念被引入以来，劳动分工已经对纯粹的手艺人构成威胁，他们专门从事单一品种产品的制作，为了满足订制客户的要求，每一个产品的制作是不同的。这就是汽车工业在 20 世纪初的生产方式，直到今天，许多美国公司仍然按照这种方式生产产品。请思考，在生产不同设备（样式、尺寸和功能等略有差异）的工厂中，支持这样的生产会是多么复杂的一件事。每台设备都需要图纸，另外由于没有维护所需的标准配件，所以需要将设备返回工厂进行维护。

1777 年，乔治·华盛顿下令建立斯普林菲尔德军械库制造枪支子弹，用以支持革命战争。军械库在 1794 年制造了第一支火枪。1819 年，托马斯·布兰查德发明了一款专用车床，用以制造质量一致的库存产品。历史学家认为，法国军方首次尝试使用可互换的零件制造轻武器。早在 1765 年，钟表制造商霍诺雷·勒布朗（Honore Le Blanc）就被任命管理三个武器库。1785 年，勒布朗向时任美国驻巴黎公使托马斯·杰斐逊（Thomas Jefferson）展示了一套拆卸的火枪锁。杰斐逊发现他可以使用随机挑选的零件重新组装这些火枪锁。他在报告中声称，当武器需要修理时，其优势"显而易见"。然而，在英国和新英格兰的机床制造商制造了革命性的新机床之前，利用可互换零件是不可能的一件事。

泰勒系统演变批量生产

我们今天拥有的许多系统都可以追溯到弗雷德里克·W. 泰勒，他被誉为"时间研究之父"。泰勒的改善方法是："你做，我会思考。"泰勒的使命是培养"一流的能工巧匠"，帮助工人们从"计件工资"中赚更多的钱。当时，泰勒优化了批量生产模式。

查尔斯·贝多克斯——美国泰勒主义事业的推动者

1918年，查尔斯·贝多克斯发现了工作研究的重要性，在俄亥俄州克利夫兰成立了一家管理咨询公司，引入了一种技术，对计时操作员完成的工作的单独动作要素进行评级，并且发布了影响未来所有工作研究的疲劳宽放表。他把自己的名字赋予了泰勒的工作单位，这些单位变成了"贝多克斯单位"。到20世纪30年代，大约有200家美国公司采用了他的系统，包括通用电气（General Electric）、金宝汤（Campbell Soup）和古德里奇橡胶（Goodrich Rubber）。查尔斯·贝多克斯的工业遗产一直存在于世界各地的工作场所。

时间研究

从本质上来讲，时间研究是把秒表举过某人的头顶，计算出每一个作业步骤需要花费多长时间。秒表测时不是一种"对人友好的技术"。正常的时间研究的方法会产生一个问题，它会让人感觉自己就像机器人。传统的时间研究的一个案例是，咨询师跟随护士几天或者几周的工作，然后告诉领导，他们所跟随的护士，没有给予任何智慧输入，没有人知道他们应该裁减多少名员工。我们认为这种时间研究的活动是片面的，伤害自尊心的。医院内的护理和医疗支持任务并不是精确的科学，因为它们涉及的与人的互动是有感情的，而不是汽车或者机器。

吉尔布雷斯系统——消除动作浪费

在名为《动作研究》的著作中，弗兰克·吉尔布雷斯阐述了他如何将动作研究技术应用到砌砖工人的操作方面。他被称为"动作研究之父"。动作研究对工人友好，时间学习则恰恰相反。在泰勒塑造"一流能工巧匠"的实施过程中，这名工人并没有得到太多的发言权。吉尔布雷斯和泰勒生活在同一个时代，吉尔布雷斯经常在泰勒的周日讲座中代替泰勒；然而，他们吵了一架，闹翻了，从此分道扬镳，各走各的路了。弗兰克去世之后，是他的妻子莉莲·吉尔布雷斯继承了他的动作研究工作。

动作研究

弗兰克·吉尔布雷斯发现了 18 种基本动作，并自己命名了"动素或者动作要素"（吉尔布雷斯的一种变体，向后拼写）。动作研究的最大优势在于识别和消除动作浪费，而动作浪费是精益思想的七大基本浪费之一。与时间研究相同，动作研究也有与每一作业步骤相关联的时间元素；然而，动作研究是在一种宽松的环境下实施的——操作员分享他们的改善提案，如何才能高质量、轻松地完成这项工作。因此，动作研究成为工人和管理层实现双赢的一种手段。当我们减少浪费的动作，工人的工作就会变得更加轻松，他们会更加喜欢工作，工作也会做得更加快速。

吉尔布雷斯的动作研究概念通过同名著作和电影《儿女一箩筐》，被广为人知。故事按照事件发生的顺序记载了弗兰克·吉尔布雷斯是如何采用同样严格的工作标准，并尝试将这些工作标准应用到抚养 12 个孩子的家庭和管理家庭方面的。《儿女一箩筐》的故事很幽默，因为囊括了洗澡、刷牙和扣衬衫扣子的最佳方法。

精益概念起源于美国

1926 年，佐吉创办了丰田自动织布工厂。佐吉和他的儿子喜一郎发明了一种梭织机，如果线断了，它就会自动停机。这就是自働化（Jidoka）概念的启蒙理念。1929 年，丰田喜一郎（Kiichiro Toyoda）前往美国纺织公司普拉特兄弟（Platt Brothers），学习美国的制造方法，并且尝试为自己拥有专利的纺纱机寻找被许可者。当他看到美国所有的汽车时，他决定投身于制造汽车的事业。当时，通用和福特占据了日本汽车市场 84% 的份额。1934 年至 1935 年，在丰田自动织布厂内，丰田开发了第一款丰田汽车——A1 和 G1。1937 年，丰田自动织布厂从丰田汽车公司中剥离出来。在拜访完福特工厂之后，丰田喜一郎在 1941 年至 1950 年成为丰田社长，并提出了"准时制"（JIT）的概念。当时，美国的生产效率是丰田生产效率的 8 倍。第二次世界大战之后，丰田喜一郎告诉他的堂兄丰田英二（Eiji Toyoda），要让丰田汽车在 3 年之内，达到美国的技术标准。丰田英二委派大野耐一（Taiichi Ohno）——机加工车间经理，和他一起开发了一个全新的丰田生产系统。二人通力合作，融合丰田佐吉的自働化理念和丰田喜一郎的准时化理念，以提高汽车产量。丰田公司将美国超市的理念应用到汽车补料系统中，提出了准时化理念。20 世纪 40 年代，大野耐一开始在丰田机加工车间里实施这些理念。然而，实施这些理念并不容易，他遇到了前所未有的阻力。在某些情况下，他不得不"大力推动"他的生产系统实施到位。对此，我们将在本书的后文中予以介绍。是大野耐一实现了喜一郎准时化的愿景。在 1956 年，当大野耐一参观对标福特工厂时，他说他能够"亲眼看到一家美国超市"。大野耐一现在被公认为"丰田生产系统之父"。有关丰田系统的更详细历史，请阅读《丰田如何成为第一》。

新乡重夫（Shigeo Shingo）是大野耐一聘请的顾问，帮助实施丰田系统的流程改善部分。新乡培训了3000多名丰田员工参加"生产"课程，但这些课程不包含流程流动、JIT、看板、超市、多技能作业、停线或者与TPS相关的其他概念。

有趣的是，美国和日本之间的科学管理联系，新乡是肯尼基·霍利格姆的学生，霍利格姆是角田次郎中尉的学生，角田次郎是弗兰克·吉尔布雷斯的学生。

新乡说："拜读了泰勒的《科学管理的原则》，我印象深刻，所以我决定进入生产区域。"新乡阐述道："在1937年，肯尼基·霍利格姆，日本管理协会董事总经理给我提供了一次参加在东京为期两个月的研讨会的机遇，为我深入学习和实践吉尔布雷斯的哲学，打下了扎实的基础。自那以后，生产改善是我毕生的工作……霍利格姆让我在研讨会期间每天做一次改善。"

幸运的是，似乎新乡教学的90%基于吉尔布雷斯的动作研究，10%基于泰勒的时间研究。虽然动作研究融合了时间研究，但二者融合对工人更加友好。

新乡对丰田系统的描述方式是将产品和操作分开，分别研究流程和操作，然后整合二者，形成一个由"流程"和"操作"编织起来的网状结构。这是一种审视工作的革命性方式。

在新乡的研究成果之前，流程和操作被认为置于同一轴上。多年来，我们只是关注操作者，并且尝试改善他/她的工作，但我们从未关注过产品正在做什么。一些最大的机会在于改善产品流动。在医疗领域中，产品通常是患者。如果我们消除了一个产品步骤，我们也消除了伴随产品步骤的操作步骤。此外，我们删除或者简化的每一步骤都可以消除缺陷机会，并且提高质量水平。因此，更快地完成一项工作成为可能，而且能拥有更好的质量水平。在分析或者评估一个流程或者区域时，人们无法表达将产品流动与操作者分开有多么重要。虽然理解起来很简单，但这确实是一个非凡的研究成果。当我们教授学员们关于产品流动与操作者分开的理论时，他们发现起步阶段很难做到。此外，尽管新乡不一定表明，但实施网状结构具有清晰的优先顺序。优先级从观察产品流动（或者患者）开始，接着观察操作员作业（医疗服务提供者），然后按此顺序，关注如何缩短设置时间。

在医疗领域中，有许多减少设置时间的案例，它们有时被称为快速切换或者快速换型。快速切换的案例包括快速切换病床床位、快速切换手术室和快速切换电子计算机体层扫描室/磁共振成像室（CT/MRI），快速换型的案例包括化学实验室快速更换试剂或者营养服务部从制作快餐快速转换到制作午餐。新乡花费了 19 年的时间改善、开发系统背后的思想过程和步骤。目前，还不知道是哪位学者提出了减少设置时间的想法。我们知道亨利·福特使福特汽车实现了快速换型，我们知道弗兰克·吉尔布里斯早在 20 世纪初就使用过快速换型。我们也知道丰田在新乡到来之前已经实施了缩短换型时间，新乡在他的 SMED 白皮书中描述了缩短设置时间。缩短设置时间是精益的关键组成部分。

亨利·福特

亨利·福特的装配线是第一个众所周知的例子，把工作机会带给男人，使用熟练的员工来做非熟练的工作。亨利·福特的成长战略是让他的员工能够买得起福特生产的汽车，并为95%的人口提供汽车。福特的目标是不断提高工人的工资，这将迫使管理层持续改善他们的流程。今天，全世界有多少家公司，拥有持续提高工人工资的目标呢？

美国传授战后的日本

下面是引自肯尼斯·霍博（《清教徒的礼物》一书的著者之一）的一段话。

我认为，美国在占领日本期间和之后，向日本提供的与制造工厂管理的重要知识有关的资料的全面收集，对未来的东西方关系至关重要。美国应该分享这些信息，这些信息可能是华盛顿最高级别的决定，以抵抗苏联的破坏性行为，但我可以证明，在较低级别上，帮助治愈绝望的贫穷的动机要大得多，因为当许多美国人在自己国家的军队中服役时，被迫在全世界目睹了这种情况。我发现，在第二次世界大战结束后的四分之一个世纪，当我在20世纪60年代末为工业教育学院举办研讨会时，我只需要打电话给大多数美国制造业部门，并提到我需要一些信息来帮助发展中的世界，就如何管理他们的工厂提出简单的问题。我在寻找他们与最有活力的竞争对手分享的信息，因此与第三世界分享并不让他们担心。日本生产力组织（Japan Productivity Organization）组织的正式工厂参观活动仍在进行中，这些活动让日本工厂的经理真正看到了美国工厂的运营。就像我哥哥威尔所说的，每一位美国工厂经理都在执行自己的低成本马歇尔计划。然而，这是欧洲殖民大国从未提供过的一种普遍教诲。当日本采纳美国的建议，转而与亚洲其他国家分享基本的制造业建议时，我们看到了如今规模庞大的亚洲经济奇迹的开端。

东京 GHQ 民间联络小组工程师

肯尼思·霍博记得

多亏了彼得·德鲁克（Peter Drucker），1968 年，我遇到了一位年长的三菱（Mitsubishi）工程师加藤武夫（Takeo Kato），他继而把我介绍给了弗兰克·波尔金霍恩（Frank Polkinghorn），他是麦克阿瑟将军（General MacArthur）民间联络小组（CCS）研究与工业部门的负责人。我已经写了大量关于工业部门工作的文章，我不会在这里重复我自己的话，除了可能有多达 60 名高素质的民间技术专家，大部分来自伟大的 AT&T 及其子公司，他们在日本工作，从 1945 年冬天至 1950 年，致力于改善日本的通信系统。他们为日本通信系统及其供应商提供全行业、深入的建议和帮助。这些都是技术人员，而不是经济学家。事实上，许多为麦克阿瑟总部工作的经济学家似乎一直对民间联络小组的大部分工作一无所知。这似乎不是故意的，而是由于麦克阿瑟的工程学、军事头脑：他们不符合"需要知道"的条件。

我们必须感谢三位民间联络小组的工程师，荷马·萨拉索恩、查尔斯·普罗茨曼（图 2.1）和弗兰克·波尔金霍恩（按照他们到达日本的顺序），因为他们将制造技术带给了日本电气通信设备制造商（在被称为世界上最令人惊叹的日本消费电子行业之前，他们喜欢用英语称呼他们)（图 2.2）。然而，我们必须归功于日本工厂的经理们所学的知识，尽管很少有人会说流利的英语，也很少有美国公司想在日本建立工厂或子公司。因此，在离我们大约 5000 英里远的地方，没有一家经营良好的工厂可以当模范，员工也被挖走。同样，重要的不是所教的，而是所学的。英国人有着持续不断的阶级传统，一个多世纪以来一直没有从那些自命不凡的北美洲新上任者——美国佬那里学会如何制造产品。

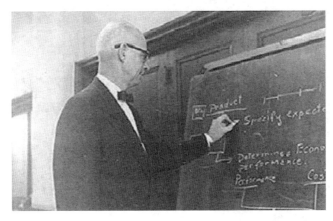

图 2.1 查尔斯·普罗茨曼（祖父）先生在早稻田大学向日本的管理者授课

美国的全面质量控制与日本全公司的全面质量控制的对比

在 20 世纪 60 年代，日本人比美国人更重视全面质量的概念。他们接受来自民间联络小组、戴明等专家的理论教学，并开展了全公司质量控制（CWQC）。这种区别，虽然标题名称简

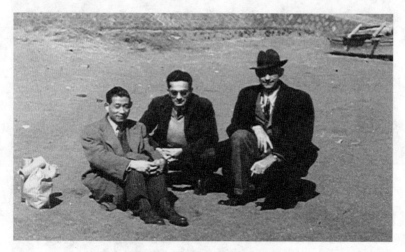

图 2.2　普罗茨曼和萨拉索恩

单，但是在工作场所影响深远。"全公司"意味着它不仅是在车间现场实施改善活动，而是整个公司，包括办公室员工实施改善活动。日本人持有两个关于全面质量的观念。一是满足客户的规格；二是满足客户的需求，其可能与规格不同。这是日本和美国在质量问题上的一个虽然小却很重要的区别。

QC 质量圈

从 1949 年开始，美国向日本人传授如何实施 QC 质量圈。美国的质量控制专家倡导"第一次就实施正确"的哲学。在近藤义雄教授的《全公司质量控制》著作中，他解释说，质量圈开始出现在日本。1956 年，有一部 13 周的短波广播系列节目，名为"Dai Issen Kantokusha（没有遵守，就没有质量控制）"（一线主管的质量控制），随后该剧被日本广播公司（NHK）接管并在电视上播出，直到 1962 年。另一个关于质量控制的每周广播系列节目始于 1959 年，由石川编辑的《领班的质量控制文本》在出版后的 8 年内售出了 20 多万册。1962 年，日本科学家和工程师联合会（JUSE）推出了月刊《现场的质量控制》，作为月刊《质量管理》(SQC) 的姊妹出版刊物。这些节目和出版刊物的目标是：

1. 向主管和工人们通报统计技术

2. 鼓励成立 QC 质量圈

3. 鼓励员工在日常工作中运用自己的知识，实现目标，不断提升自己的能力

人们认识到，没有普通员工每天坚持不懈的努力，就不可能保证产品的质量。1962 年 5 月，日本科学家和工程师联合会首次注册了 QC 质量圈。截至 1994 年 10 月，日本有近 300 万个已经注册的 QC 质量圈。

QC 质量圈最初是指主管主动与自己的工人小组会面，开展各种改善活动，目标是解决与质量圈成员工作有关的质量问题。努力将这些改善活动与公司整体的质量控制计划紧密联系起来。

QC 质量圈背后的目的是：

1. 让人们充分发挥自己的能力，发挥自己的无限潜能

2. 练习尊重个人，创造愉快、积极和有意义的工作场所

3. 为企业的改善和发展做出贡献

随着时间的推移，QC 质量圈发展成以下形式：

1. 拆分 QC 质量圈为 QC 品管子圈和 QC 品管小圈

2. 组成联合 QC 质量圈

3. 由车间工人领导 QC 质量圈

4. 自行组织

5. 扩大 QC 质量圈的主题

6. 技术开发

7. 在生产车间外引入 QC 质量圈

8. QC 质量圈延伸到供应商和附属公司

QC 质量圈最显著的好处是对一线现场员工在确保他们交付的产品质量方面的授权。质量授权对服务业和生产现场都受益匪浅。质量授权还把质量责任交给那些直接控制的一线现场员工，而不是把质量责任推给经理或者工程师。

在 20 世纪 70 年代和 80 年代，伴随着全面质量运动，QC 质量圈被重新出口到美国；然而，他们在美国的工作场所遇到了很多阻力。美国的失败模式之一是 QC 质量圈团队的领导权被委托给人力资源部（HR），而不是集团的主管者。当裁员迫在眉睫时，这些 QC 质量圈的人力资源人员就成为第一层裁员的容易目标。

经验教训：虽然使用 QC 质量圈顾问和辅导者肯定是有效果的，但当他们成为 QC 质量圈的持续领导者之时，问题就出现了。持续领导 QC 质量圈活动必须由区域主管来担任，否则 QC 质量圈活动很容易被废除。

医院的历史视角

对患者的信息、舒适和人道接触需求的漠不关心，是当今医院普遍存在的问题。这些问题的根源，在于美国医院制度的历史演变。理解医院是如何形成的，有助于理解目前的结构及其目前个人系统的医疗护理方法。这与更加一体化和更加精益的医院系统形成了直接的对比。

最初，医院是为美国老年人、孤儿、流浪者和有传染性的人建立的庇护所，目的是让他们与其他社区成员隔离。然后，庇护所演变成精神病患者和不能在家接受治疗的水手的济贫院。有钱的富人在家里接受治疗。当时除了这些"济贫院"，没有什么医院设施。

后来，宗教团体把这当成了一种召唤，医院的逐渐演变更接近目前的模式。1503年，西班牙人在伊斯帕尼奥拉岛（现在分属海地和多米尼加共和国）的圣多明各建造了一所医院。一个多世纪后的1639年，北美大陆的第一家医院在加拿大魁北克省建成。1751年，政治家和发明家本杰明·富兰克林（1706—1790年）在建立第一家美国医院中发挥了重要作用，其位于宾夕法尼亚州的费城。最初，医院是作为更多的慈善机构成立的，现在已经演变成私人医疗保险和医疗保险支付人来源。

威廉和肯尼斯·霍博在名为《清教徒的礼物》的著作中，阐明了医院在此时期的演变。

为了描述20世纪中期管理良好的"蓝筹"美国制造业公司，我们创造了"增长和繁荣的伟大引擎"这个词语。在医学领域中，与之相当的机构的一个合适名称是"南丁格尔医院"，之所以这样称呼它，是因为它是按照100年前提灯女神制定的路线组织的。这些医院的骨干是一个"一线员工"体系，院长主要是男性，由内科医生和外科医生组成指挥队伍，由主任或者高级医生领导。这些先生由两个"员工"部门支持，一个部门大部分是女性，由负责最广泛意义上的护理工作的护士长领导；另一个部门由施赈人员或者财务主管领导，负责收取收入和支付账单。每个部门都有自己的小指挥部。护士长的台词很简单；这导致了"病房姐妹"（"姐妹"一词借用自宗教团体）的出现，顾名思义，"病房姐妹"每个人都管理着一个或者多个病房。用丰田的话说，这些病房，总体来说就是现场，真正的工作场所，创造价值的工作场所。南丁格尔系统的本质是，每一项任务都被分配给一个人，这样如果发生了问题，就可以确定责任。正如这位女士喜欢说的，"必须有人来负责"。从概念上讲，这个系统很简单，但在操作方法上很微妙，该系统将被批量进口到美国的医院。这并非完全巧合，发生在19世纪60年代和70年代，当时强大的宾夕法尼亚铁路公司（Pennsylvania Railroad）正式颁布了"直线职能式"学说。

在南丁格尔医院，所谓的"核心能力"的管理，严格掌握在具有医学资格的男女医生和护士手中。

自20世纪60年代和70年代以来，医院为了自身利益和经济生存而组织起来。这种新的模式是围绕医生和医护员工的需要设计的。即使在今天，大多数医院也没有以患者为中心的方法。

从这个模型，我们今天看到的以科室为中心的住院治疗世界得到了发展。现在的医院是由多个部门组成，包括行政部门和医疗部门。医生享有医院的特权，但他们可能不会被医院实际雇用。在许多情况下，激励机制并不一致，使得整个组织的有效运营成为一个相当大的挑战，而整个组织应该是以患者为中心的。

医院的商业模式

设想一下，创建一家制造企业，由公司提供劳动力和物料，并且提供所有的培训和服务。然后，由在另一家公司工作的人来管理这条生产线。每个人都要求自己的工人团队以及他们想要的任何供应品或者工具。最后，一家保险公司或政府支付了制造公司和运营公司的费用。

设想一下，丰田生产线上的每名操作员都希望使用不同的工具，或者与其他操作员的操作方式不同，因为他们认为自己的操作方式更好。同一辆车的每个版本使用的所有物料都不同，或者每辆车的电池都安装在不同的地方。

医院拥有上述有趣的商业模式。他们提供大部分的工作人员、房间和供应品，但通常不提供医生。医生通常就职于一个外部公司，然后是保险公司、政府或者有时是患者支付费用。鉴于紧急医疗和劳工法（EMTALA）的规章，授权医院治疗所有进入急诊部（ED）的患者，而急诊部从来没有得到资金支持，医院支付数十亿美元的"慈善"医疗费用。制造企业永远不可能在这种模式下运营，因为它们期待基业长青。

当您反思医疗护理组织每天面临的挑战，并阅读以下章节时，请考虑，当我们努力改革美国医疗护理系统时，可以利用TPS的哪些组成部分、精益概念和精益工具，以提高质量、服务和降低成本。

第三章
批量模式与精益思想和流动的对比

执行概要

　　第三章强调精益的主要承租者之一：需要秉承全新的思想过程，来运用单件流程流动。第三章通过案例研究和实例，讨论批量处理的问题。讨论不同类型的批量处理，强调单件流或单件流动的优势。在医疗领域中，批量处理的案例包括集中式挂号和医生查房等。第三章对与产品或者（在本例中）患者相关的"增值"，予以定义，而且会讨论生产过剩和等待成为医疗重大浪费的问题。本章针对不同类型的批量处理，予以识别和说明。

　　增值项目必须是：
- 客户期望的。
- 第一次就实施正确。
- 改变了产品的物理状态。

　　迫使您实施批量处理的 6 种情形：

1. 设置
2. 搬运

3. 设备，亦即这台离心机容纳 50 个试管

4. 流程

5. 空闲时间

6. 空间——要么太狭小，要么太宽大

关键知识点：

● 理解单件流动总是比批量处理流程更加高效；然而，有时出于特定的原因，无法实现单件流动。

● 理解迫使您需要批量处理的 6 种情形。

● 理解"增值"的定义。

● 识别医疗领域的关键浪费。

批量处理与精益思想、流程的对比

"医院目前面临的成本和质量压力，为导入精益提供了一个天然的救火平台。10 年前，我必须说服领导团队，变革是必要的，机会是存在的。情况不再是这样了……精益的'拉动'是显而易见的。"

—汤姆·奇克勒拉—

公司副总裁兼项目经理

田纳西州的纳什维尔　先锋医疗系统

精益思想是持续地、不懈地追求消除我们的系统和流程中的浪费。思考精益就是思考如何在每一天我们实施的活动中，消除浪费。"精益思想"一词是由吉姆·沃马克和丹·琼斯在《精益思想》一书中首创，并在续集著作《精益解决方案》中进一步予以详述。对精益运动最具影响力的著作是《改变世界

的机器》，该著作是麻省理工学院花费 5 年的时间对全世界汽车公司的研究成果，扼要介绍了丰田汽车公司为汽车行业的其他公司树立了行业标杆。学习发展"思考精益"比听起来容易。必须学会识别浪费，以便清楚地看到浪费。为了看到浪费，我们必须首先理解如何定义浪费。

当您在工作场所走来走去的时候，您看到有什么浪费吗？浪费每天围绕着我们，导致我们损失时间、感觉非常沮丧。但是，损失的时间是很难看到或者跟踪的。当我们接受了精益培训之后，我们能够真实地看到损失的时间和损失的产出，因为浪费发生了。此外，伴随着我们深入学习精益工具以及如何分析浪费，稍后将探讨不同级别的浪费；我们必须训练自己能够看到浪费。

精益是一种不同的思维方式，从哲学的角度探讨我们如何在组织中工作和管理组织。通过消除浪费，我们增加了流程增值工作的百分比。增值项目必须是：

- 客户期望的。
- 第一次就实施正确。
- 改变了产品的物理状态。

如果某一项目未满足全部 3 个增值标准，则不认为该项目为增值项目。有些项目可能是客户需要的，但是不会改变产品的物理状态。

经验教训：我们的分析显示，我们通常仅花费 5%—30% 的工作时间为患者/客户实施增值步骤。

医疗护理环境的批量处理与流动的对比

批量处理是什么呢？批量（batch）一词来源于古英语，原意是"烘烤"或者"烘烤的食物"。即使在今天，我们也往往烘烤那些大多会批量制作的食物。（例如，1份曲奇饼干或者做3份纸杯蛋糕。）批量处理系统是在启动下一个流程步骤或者启动下一个流程之前，对多个项目或者事物，一次实施一个流程步骤。在每个流程的所有步骤全部完成之前，重复实施每一个流程步骤。所以直到整个批量或者批量完成之后，才会看到第一件完成品。

迫使您实施批量处理的6种情形：

1. 设置/换型：设置或者对一个区域、一台设备实施切换所需要的时间，可能依赖于大批量的产品（例如，化验试管、化验室设备）。因为切换每一个人或者每一件物品都需要花费很长时间，所以在实施单件流之前，我们必须缩短设置/换型时间。

2. 搬运：从一个区域搬运到另一个区域花费的时间或者步行距离，可能迫使我们实施批量处理。我们可能一次运送多例患者的药品到离药房很远的一间病房。我们多长时间去一次商店，一次只采购一天的食品呢？

3. 设备：设备可以迫使我们实施批量处理。如果您有一台可以容纳50个血液试管的离心机，只装载一个血液试管有意义吗？

4. 流程：从组织化验室的样本中制作载物玻璃片，配制静脉注射药物（用于多例患者），以及制作曲奇饼干，都是批量处理的案例。这些流程是集中式流程，且有大量流程变异。

5. 空闲时间：如果有人空闲，他们会找工作做（批量处理），尝试保持工作忙碌。

6. 空间：要么太狭小，要么太宽大——当我们没有足够的空间时，我们往往在现有的空间中实施批量处理，仅仅是因为我们没有空间来流动流程或者工序。当有足够的空间时，我们往往实施批量处理，因为我们有足够的空间存放额外的库存。

单件流/患者流

精益的核心概念之一是"单件流"或者小批量加工。单件流或者单个流是指一次加工一件产品；或者一次服务一例患者。建立单件流或者小批量系统，流程运转很快，与批量加工产品或者批量服务患者相比，会减少发生错误的机会。为了达成流动，我们必须消除批量处理的原因或者需要。将批量处理转换为单件流，通过减少流程中的延误，减少流程中所需库存，从而缩短周期。当我们实施单件流时，浪费和变异立即暴露出来，清晰地展示流程中每一步骤的改善机会。

通过减少流程中的步骤，我们也减少了流程中发生缺陷的机会。请思考一个常见的实例：采用批量处理模式，折叠100封信函和装满100个信封：

第一步：折叠信函。从成堆的稿件中拿取第一封信函，并且折叠。当信函被折叠之后，就需要贮存或者放置在某个地方，这就需要空间……而空间是花费金钱的！然后，拿取下一封信函，并且折叠，放在已折叠的第一封信函的上面。在折叠信函的过程中，有些信函可能会从已折叠的信函堆上掉落下来或者从桌子上掉落下来，如此，会有停滞这个流程产生。我们不得不重新清点成堆的信函，以确认我们折叠了多少封信函。这个流程一直持续到100封信函全部折叠完毕。

第一步操作者的作业任务：伸手去取信函、抓住和拿取信函、折叠信函、将信函放到桌子上、放下信函、必要时重新清点。

第二步：装满信封。拿取已折叠的第一封信函装进信封里。撕下胶条，封好信封。信封现在被放置在一个新的位置，这需要更多的空间！再强调一次，空间是花费金钱的。（当这一概念扩展到考虑某一区域或者某一系统的全部库存时，就需要某种电脑化的库存追踪系统。）

第二步操作者的作业任务：伸手去取信函、抓住和拿取信函、移动信函、伸手去取信封、抓住和拿取信封、移动信封到位、将信函装进信封里、密封信封、将信封放回到桌子上、放下信封。

第三步：贴邮票和邮寄标签。重新拿取每一个信封，在信封的前面贴上邮票和寄信标签。再一次，它们被放在桌子上的第三个位置，需要额外的空间！

第三步操作者的作业任务：伸手去取信封、抓住和拿取信封、移动信封、伸手拿取标签、抓住和拿取标签、移动标签到位、将标签贴在信封上、移动信封到桌子上、放下信封。

贯穿这3个流程的大步骤中，包含总计24个独立任务或者流程的小步骤。如果我们考虑需要完成一批 100 个信封及每一个流程的大步骤（即折叠、装满、贴标签）用时 1 分钟，完成整个批量处理用时 300 分钟（100 个信封×3 个步骤×1 分钟/每个步骤＝300 分钟）；然而，完成第一个信封且准备邮寄是在第 201 分钟，但在整批 100 个信封完成之前，通常我们不会看见第一个信封。批量处理用时 300 分钟还不包括每次拿取信封和放下信封的时间。

现在，让我们探讨缺陷和错误。首先，使用批量处理，我们什么时候发现缺陷呢？答案通常是在批量处理完成之后或者实施最后一个流程步骤的过程之中。在六西格玛和精益中，我们知道每一个流程步骤都是导致发生缺陷的机会。在这个流程中包含 3 个流程大步骤、总计 24 个流程的小步骤。可以假定，这些流程步骤，特别是在医院世界中，都是发生缺陷的机会。例如：某物品或者某患者在搬运过程中，会被损坏吗？物品在贮存过程中，会被损坏吗？您是否曾看见过设备在手术室、走廊或者设备贮存区被损坏呢？

经验教训：如果我们能够消除流程步骤，也就能消除缺陷的机会，从而提高质量。

单件流的案例

让我们回顾上文讨论的折叠 100 封信函和装满 100 个信封的实例（图 3.1）。如果我们将该流程修正为单件流，流程将会看起来如下：

1. 伸手去取信函。

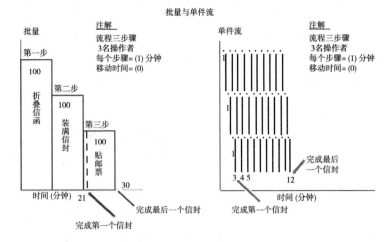

图 3.1　承蒙 SMC 集团负责人马克·詹姆罗格惠允

2. 抓住和拿取信函。

3. 移动信函。

4. 折叠信函。

5. 伸手去取信封和拿住信封。

6. 拿取信封。

7. 拿着信封的时候，将已经在您另一只手里的信函装进信封里。

8. 密封信封。

9. 伸手去取邮票和邮寄标签、抓住邮票和邮寄标签。

10. 将邮票和地址标签贴在信封上。

11. 移动信封。

12. 放下信封。

我们什么时候能够拿到第一个信封呢？答案应该是 3 分钟

后，即折叠、装满和贴标签的工作完成后。使用单个流或者单件流，流程从 24 个小步骤减少到 12 个小步骤，或者操作者的作业任务减少了 50%！批量处理并不能真正帮我们节省什么；事实上，从长远来看，批量处理只会让我们付出代价。因此，批量处理并不是真正有效的。

采用单件流，完成第一个信封且准备邮寄是在第 3 分钟；采用批量处理，完成第一个信封且准备邮寄是在第 201 分钟。完成 100 个信封的单件流用时 300 分钟，等于批量处理用时的 300 分钟，但批量处理用时 300 分钟还不包括整个流程中拿取每个信封和放下每个信封的额外时间。直到完成整个批量处理，我们才会看到批量处理模型中的第一个信封。

在单件流场景中，如果实施作业任务的资源数量增加到 3 名员工，那么所有作业任务将在 102 分钟（3+99 分钟）内完成。完成第一个信封且准备邮寄是在第 3 分钟，按照 1 分钟的循环时间完成剩下的信封，而批量处理用时 300 分钟。

此外，减少了 12 个流程的小步骤，从而减少了缺陷的 12 次机会，乘以 100 个信封，从而总计减少了 1200 个缺陷机会。虽然精益不一定能够提高质量，但精益肯定不会导致质量下降。质量的提高并不罕见，而且很多时候，这是出乎意料的。此外，如果在我们的单件流场景中发生缺陷，我们会立即找到缺陷，我们的返工频率是最低的，并且返工仅局限于一件产品，而不是在批量处理的末尾，我们发现整批可能有缺陷，被迫返工整批。

我们有一句精益谚语："当您在做不需要做的事情时，您就不能做您确实需要做的事情！"这一点非常重要。这是生产过剩浪费背后的前提，虽然这句精益谚语听起来十分简单，然而这句精益谚语一直在被违反。丰田通过强调表面效率和实际效率之间的差异来区分这一点。真正的效率只有在我们提高效率而没有发生生产过剩的情况下才会出现。在医院的术前区域，一个常见的生产过剩的例子是让每位门诊患者在清晨 5:00 到达医院，以实施 7:30 开始的手术。请思考这个批量处理驱动的行为模式。在清晨的同一时间，将患者以"批量"的形式带到医院，这个通常的做法最终要求我们有更多的医护员工和更多的空间来处理整个系统中的所有患者，即注册、等待手术或者入院、进行术前准备等。由于患者都是在同一时间到达医院，不论他们的手术时间是何时，术前区域最终会在需要为手术程序做好准备之前处理患者。通常，处理患者的顺序是错误的，而且手术室发现他们仍然在等待患者做好准备。如此，导致过多的劳动工时，医院不仅需要对患者进行处理，对患者进行监控，安装跟踪系统，对所有患者进行跟踪，而且还需要更大的术前区域，需要更多的床位来容纳患者。此外，这也为及时将住院患者从住院部"拉"到术前区域进行手术，带来了挑战。此过程可能导致术前区域挤满了等待手术的患者，而手术区域还没有为他们做好准备。然后，突然我们有一例急诊患者需要立即去做手术，但在术前区域没有空间来处理这例患者。我们该怎么办呢？

经验教训：批量处理流程中的产品或者患者将大部分时间（大于 80%）用于等待（停滞），而增值流程时间通常少于10%。在流程中排队导致更长的医疗交付时间，需要更多的库存、房间、员工和更大的等候区来满足需求。这些也会导致患者的不满意。

不同类型的批量处理

纯粹的批量处理

纯粹批量处理是医疗护理"很多"或者"一组"患者，针对"一组"患者，为每例患者或者产品实施医疗护理任务。例如，考虑在化验室进行晨间抽血。在病房每次采集 30 个血液样本试管，然后送往化验室。同时在实验室接收所有样品，然后转移到离心机区域。离心机（或几台大型离心机）可以装载整批血液样本试管。血液样本试管被旋转之后，它们就会被放在架子上送到化学化验室。批量血液样本试管一起被登录到化验室系统，然后被放入批处理器中。从本质上说，它们作为一个大批量试管在整个系统中移动。

分段批量处理

分段批量处理是指一次加工一个批量的产品。例如，上午运用单件流生产所有的凯美瑞，下午运用单件流生产所有的花冠。在医院的化验室里，运用单件流处理所有的化学试管、所有的血液试管，然后是所有的尿液样本。

时间段批量处理

时间段批量处理是指在指定时间段内对一批患者或者每一项任务进行处理。我们举一个发生在急诊部的实例。急诊部秘书选择在当班结束时，为该特定班次发生的所有出院，处理所有文件和验证。

成组技术

　　成组技术是将患者、产品分成家族或者类似的/相似的"小组"或者服务线，然后使用单件流或者小批量来加工、服务它们。成组技术介于批量处理和单件流之间。例如，进行心脏外科手术和血管手术，是"相似或者类似的服务"，共用相同的手术套间或者患者护理区域，因为二者使用类似的手术供应品和手术器械。

真正的混型排序

　　无论患者或者产品的类型如何，这都是真正的单件流。汽车工业的一个例子是在同一条生产线上，一个接一个地生成任何型号类型的汽车。这要求生产线实施均衡化生产。"生产大量科罗娜汽车也是均衡化，假设在一个月的 20 天工作日生产10000 台科罗娜汽车。假设一个月的 10000 台包括 5000 台轿车，2500 台硬顶轿跑车和 2500 台货车。这意味着每天生产 250 台轿车、125 台硬顶轿跑车和 125 台货车。这个均衡化生产计划在生产线上的排序如下：一台轿车，一台硬顶轿跑车，接着是一台轿车，然后是一台货车，以此类堆。均衡化排产的例子展示了丰田生产线是如何被精密调整的。每天不仅计划第二天的生产，而且计划下一周的生产和下个月的生产。这也同样适用于制定外科手术时间表：我们在医院通常会提前多久制定手术时间表呢？根据我们的经验，提前制定手术时间表的次数很少，大多数日常管理的手术时间表是被动反应的。

经验教训: 我们需要建立均衡化拉动系统和高级计划排程系统,以便更好地管理日常外科手术的流动。

那么为什么人们实施批量处理呢? 无论您是 10 岁还是 80 岁,我们的大脑都是设定批量处理更好。我们不知道为什么会如此,也许是我们固有基因的缘故。大多数人认为,如果我们正在加工一件中间半成品,我们应该继续对其他中间半成品实施相同的加工作业,这样会使得加工线能力更强。因此,生产效率更高。在实施精益过程中,正是秉承批量处理生产效率更高的信念阻碍了我们,使得精益难以维持。

什么是生产力呢? 提高效率意味着什么呢? 效率或者生产效率更高是指尽可能以最好的方式利用更少的资源,实现相同或者更多的产出,并且更有效地利用所有资源、人力(劳动力)、方法(工艺)、机器(设备)和物料(供应品)。

每日患者查房的批量处理

医生如何实施患者查房呢? 通常情况下,查房是医生上午工作的第一件事,在很短的时间内,可能会有几位医生查一间大病房。根据病房的布局,医生可能取走几例患者的病历,去看他们的患者。我们称之为"多米诺效应批量处理"的开始。批量处理在很大程度上是因为,如果医生每次需要看下一例患者时,都必须返回去取那位患者的病历,那么就会产生一定的步行距离。从本质上讲,多余步行距离的浪费迫使医生进行查房的批量处理。

医生去病房检查第一例患者,举个例子,这例患者可能正在饱受严重的病痛折磨。医生写了一份开具止痛药的医嘱，做了笔记，或者在某些情况下完成了病历文档的记录；然而，由于到病房服务台的距离，医生继续检查他/她手拿病历的其他患者。每次检查患者，医生会记录下患者的此次检查情况，并写好医嘱，医嘱将传送至药房、化验室和放射科。与此同时，我们的第一例患者仍然饱受严重的病痛折磨。当所有患者被检查之后，医生完成任何未写完的医嘱，或者额外的医嘱和病历文档记录。然后，医生将这些患者病历转交给住院部职员。一般地，这些患者病历不会按照每例患者的检查顺序转交给住院部职员。住院部职员输入所有的医嘱，医嘱不仅来自这位医生，还包括其他几位查房医生的医嘱。住院部职员按照医生给患者检查的顺序输入医嘱的可能性有多大呢？此时，我们的第一例患者仍然饱受严重的病痛折磨，且尚未接受任何药物治疗。

然后，多米诺效应继续蔓延。在短时间内，成批的医嘱发送到化验室、药房、放射科、出院服务台以及患者需要的其他服务供应商。每次住院部职员批量处理来自每位医生的医嘱时，会导致所有这些服务的需求激增。最终，我们的患者接受了止痛药治疗。如果第一例患者是您，您该怎么办呢？

家庭作业：去看看您自己的查房流程吧。在第一例患者的病历上做一个记号，然后跟着第一例患者病历，确认第一例患者需要多长时间才能拿到药。

我们来看看其中的一个服务部门。药房在同一时间收到大批量来自住院部职员的医嘱（医嘱可能来自在同一时间内，使用相同查房流程，医生对其他病房的患者开具的治疗方案）。当这种情况发生时，我们称之为"高峰需求"。高峰需求是因为"多米诺效应"，导致需求在流程中达到峰值的点。

在高峰需求期间，一名员工无法应对如此巨大的工作负荷，所以在这段高峰需求期间，要分配更多的员工，以分担工作负荷。而在需求淡季，员工却几乎没有什么工作可做（空闲）。在某些情况下，很难为高峰需求配置员工，因此应对高峰需求的员工人数较少。由于需求的波动，系统承受很大的压力，产生瓶颈，医护员工感到沮丧。由于医嘱瓶颈，药房的工作落后，这进一步抑制了先入先出（FIFO）医嘱的处理顺序。有趣的是，如果您问员工一天过得怎么样，他们不会去思考他们的空闲时间，他们会老是想着有压力的时候。护理员工通常很少或根本看不到他们的患者在药房队列中的医嘱受理状态。因此，这就需要心情沮丧的职员和护理员工打很多次电话，用以跟进患者的医嘱受理状态。由于药房队列是批量处理的结果，所以我们必须设计紧急流程来处理那些关键的订单，以便确保药店在需求高峰期间首先满足这些医嘱。我们创建的紧急流程不是针对患者的需要，而是针对医护员工和流程的需要。然而，这进一步使得系统陷入瓶颈状态，导致需要更多的紧急流程，进一步加剧了问题的复杂度。

高峰需求也是医疗领域以外的一种现象。例如，餐馆称这种高峰需求为"重击"现象。非精益制造业的公司称这种高峰需求为"月底"现象。

这里有什么问题呢？问题的陈述是，"在整个医院中，会有无数次的高峰需求，造成瓶颈、员工感觉沮丧和客户的不满意"，从而影响到及时的订单交付或者有效的服务履行。为了找到问题的根本原因，我们将绘制需求图并绘制流程图。然后，通过进一步的探讨，我们会走到病房现场（Gemba）并使用 5 个 Why 来确定根本原因，或者确定我们在 6 Sigma 方程 $Y=f(x)$ 中所称的自变量 Xs，它是驱动问题发生的原因。

我们会发现医生查房充满了促成批量处理流程的活动。我们还会发现，医生查房系统是导致高峰需求的根本原因，而且不仅药房启动紧急医嘱受理，整个医院都需要启动紧急医嘱受理。

在医生查房中发挥作用的潜在原因可能包含：

1. 医生到病历存放中心位置拿取病历，产生了一定的步行距离，病历没有存放在床边的触手可及的地方

2. 手写医嘱和记录病历文档

3. 缺失病历

4. 陈旧的观念："这是我们一直进行的查房方式"

5. 住院部职员一直处理医嘱的方式

所有这些都发生在医生对他们的活动可能会对下游流程产生何种影响几乎不了解或者缺乏意识的情况下。如何解决根本问题呢？本质上，我们需要考虑改变整个系统。

在可能的情况下，改善可能包括均衡工作时间查房和消除批量处理。如果系统是均衡工作时间查房，这将需要配置更少的员工，因为高峰需求将会减少，对紧急医嘱的需求即使没有被消除，也会因为瓶颈的缩小或者消失，而降到最低程度。此外，医护员工在一天工作结束时，也不会感觉到沮丧和有压力。如果住院部职员按照有序的、先入先出的方式处理医嘱，会怎

么样呢？如果病历可以通过计算机或者掌上电脑（PDA）访问，会怎么样呢？如果医生可以在检查患者时输入医嘱，即计算机医嘱输入（CPOE），类似于餐厅触摸屏输入，会怎么样呢？计算机医嘱输入驱动单件流。医生查房案例只是简单描述了批量处理、发生原因和潜在解决方案，这些可能在不久的将来影响医疗护理系统。

医疗护理的批量处理的其他案例

患者病历准备

X 医院有一个称为"病历准备"的流程。"为计划进行手术的患者提前准备病历。当收到传真和其他文件时，这些信息被放入以患者名字命名的统计文件夹中。手术前两三天，每位秘书将会再次检查并整理统计文件夹，将文件夹中包含的信息按顺序排列好。手术前一天，秘书会拿出硬皮病历夹，把它们码放整齐。她会拿起统计文件夹，把每个统计文件夹都放入一个硬皮病历夹里面。然后，她会回去，将统计文件夹的病历重新整理到硬皮病历夹，有时还不得不在文件上打孔。

问题：员工们认为他们没有足够的文员来准备所有的文件和病历。因此，该医院的住院部正在考虑聘请另一名全职秘书来协助做病历的准备工作。为了确定这是否确实是一个资源问题，我们需要提出一系列与此流程相关的问题（问五次"为什么"），用以确定解决问题的方法是否在于需要更多的员工。

在视频分析过程中，向职员提出的第一个问题是，她是否在前一天将病历的内容（在统计文件夹中）按正确的顺序排列，"如果是，为什么今天第二位职员将其按照不同的顺序放入到硬皮病历夹中呢？"回答是，"因为这是我们一直采用的工作方式"。观察的结果是，这些病历被一遍又一遍地重新处理，基本上没有增值。

在患者病历准备精益项目的实施过程中，员工、部门经理和代理主管积极参与，并协助分析和改善流程。前前后后，实施了几次流程的改善。首先，消除统计文件，病历文件按正确的顺序排列，并且直接放入硬皮病历夹。每个病历只处理一次，消除批量处理。利用单件流建立了病历组装线模型。此举，将以往批量处理病历的空间腾出来。如果收到新文件，硬皮病历夹会被拉出来，新文件会被放到硬皮病历夹的正确位置。

改善之前，秘书们很难跟上准备手术当天的病历的节奏，甚至不能提前一天完成病历准备。改善之后，手术前一天，病历准备完成率从 40% 提高到 80% 以上。此外，50% 的病历准备是在手术前 3 天或者 3 天以上完成的，这是以往从未实现过的。最后一个改善是增加了 EFAX 通信装置，用以消除医嘱丢失的可能性，这些医嘱来自医生办公室的传真。此举提高了外科医生的满意度，消除了每天往返于医生办公室的许多问询电话。

在医疗领域，实施单件流

单件流的概念如何应用于医疗护理场景呢？让我们来看看如何抽取常规血液进行化验和及时完成化验报告，以便医生对他们的患者实施查房和检查。一般来说，化验室抽取血样是在每天凌晨 2 点到 5 点之间进行的。这通常是一个批量处理过程，抽取血样过程中，抽血护士从一间病房到另一间病房采集血液样本。每例患者抽取一管或者几管血液样本，这取决于医生要求的血样数量和类型。在大多数情况下，根据"管道"系统站（用于将血液样本试管传输到化验室）的位置，抽血护士抽取了病房内一半患者的血样。这些血液样本试管通过管道系统分批量传输到化验室，在化验室里，血液样本试管会同时掉落在试管站的底部。将多例患者的血液样本大批量送到化验室，会给那些尝试达成交付时间指标的化验室带来一些困难，例如交付时间是指从化验室取样到得出化验结果所用的时间（表 3.1）。

凌晨 2 点 58 分，抽血护士来到病房，开始为第一例患者抽取血样，在 4—6 分钟时间之内完成常规抽血，然后她继续抽取血样，有 2 例患者抽血困难，她分别用时 9 分钟和 12 分钟。抽血护士花费了 59 分钟完成 7 例患者的抽取血样，所有的血液样本试管在同一时间被传输到化验室。

如果化验室尝试达成 60 分钟的平均交付时间指标，该怎么办呢？表 3.2 显示了从第一例患者被抽取血样到抽血护士到达管道系统的实际时间（分钟）。

如果我们假设（本例）每个血液样本试管至少需要 20 分钟才能通过管道系统到达化验室，接收、登记并在化验室进行化验（得出结果），那么前两个血液样本试管不可能达到 60 分钟的目标（从抽取患者血液至得出结果）。接下来的两个血液样本试管很可能也无法达成 60 分钟的目标。因此，满足 60 分钟的交付时间，对化验室而言，是一个艰巨的挑战。

　　让我们将单件流的概念应用到以上的化验室场景。如果一次抽取一个血液样本，然后立即送至化验室，则可以实现 60 分钟交付的目标；然而，期望抽血护士对单例患者进行抽血，然后在每次抽血后，前往管道系统可能没有意义。请记住，步行距离迫使我们批量处理！然而，我们仍然可以将单件流或者小批量处理的概念应用到这个场景中，让抽血护士只抽取 2—4 名患者的血液样本（表 3.3）。

　　小批量抽取血液样本不仅使得达成交付时间目标的概率增加，而且还使化验室的工作负荷均衡化（表 3.4）。

　　我们可以得出结论，单件流或者一例患者流是"真正的效率"而不是"表面的效率"。生产效率等于每个部门（直接部门和间接部门）的带薪工时。只有在我们做得比标准更好或者在标准范围内，而且没有过度生产的情况下，它才有效。如果我们只提高产量而不考虑我们的真实需求，那么这就被认为是表面的效率。如果我们增加工人或者机器来提高产量，但没有客户需求，那么就会导致生产过剩，这是丰田系统最严重的浪费。单件流（或者小批量生产）可以缩短交付时间、减少库存、提高对客户的响应能力、降低成本和减少缺陷机会。其他批量处理的案例，例如手术的开始时间是上午 7 点或者 7 点半（所有手术在同一时间开始），要求所有的资源准备和运输的同时，创造一个高峰需求的假象，而不是将手术时间错开或者均衡安排间隔的手术时间；如此，会为整个医院的服务部门制造多米诺骨牌效应。

表 3.1　抽血护士的时间记录（批量抽血）

患者	#1	#2	#3	#4	#5	#6	#7	到达管道系统站
进入房间	2:58	3:03	3:08	3:21	3:28	3:38	3:46	
出房间	3:01	3:07	3:20	3:26	3:32	3:44	3:55	3:57
步行（分钟）	2	1	1	1	2	6	2	2
抽血时间	0:03	0:04	0:12	0:05	0:04	0:06	0:09	
延误			抽血困难			挂号护士延误		0:59

从给第一位患者抽血到把样本送到病房的管道系统站的总计流程时间

表 3.3　晨间抽血——4 例患者

患者	#1	#2	#3	#4	到达管道系统站
进入房间	2:58	3:03	3:08	3:21	
出房间	3:01	3:07	3:20	3:26	3:32
步行（分钟）	3	2	1	1	6
抽血时间	0:03	0:04	0:12	0:05	
延误			抽血困难		挂号护士延误 0:34

从给第一位患者抽血到把样本送到病房的管道系统站的总计流程时间

表 3.2　晨间抽血流程——7 例患者

患者	抽血完成到管道系统 *		管道系统到出具结果（估计）		估计的抽血样本（化验结果）交付时间
1	0:56	+	20	=	76
2	0:50	+	20	=	70
3	0:37	+	20	=	57
4	0:31	+	20	=	51
5	0:25	+	20	=	45
6	0:13	+	20	=	33
7	0:02	+	20	=	22

"批量"抽取 7 例患者血液样本对 60 分钟抽血样本交付时间能力的影响
＊注意：到管道系统的步行距离待定时，此栏时间可能会略有不同

表 3.4　晨间抽血流程——4 例患者

患者	抽血完成到管道系统 *		管道系统到出具结果（估计）		估计的抽血样本（化验结果）交付时间
1	0:31	+	20	=	51
2	0:25	+	20	=	45
3	0:12	+	20	=	22
4	0:06	+	20	=	26

抽取 4 例患者血液样本送到化验室，能够达成抽血样本交付时间 60 分钟的目标
＊注意：到管道系统的步行距离待定时，此栏时间可能会略有不同

　　尽管我们已经提供了这些案例，它们展示单件流比批量处理更加高效，但许多读者仍然认为批量处理更好，或者出于某种原因，您无法实现单件流。

　　我们遇到的所有流程，都可以通过应用精益流动原则和消除浪费原则，予以改善。批量处理可能有很好的理由；如果需要很长的步行距离才能把物料放好，批量处理可能是必要的，而且更有效率。关键是要消除批量处理背后的需求或者原因。

这并不一定是容易的，但如果一个人相信这是可以做到的，那么通常是有可能找到答案的。这可能意味着改变布局或者流程，以提出正确的解决方案和流动。正如乔尔·巴克在《商业的范例》中所说："那些说不能做的人应该远离那些正在做的人。"

流动——单件流或者小批量处理

单件流总是比批量处理更快地完成首件产品或者首次服务。单件流缩短了周期、减少了库存和停滞时间，并且突显了流程中的浪费。

我们住在南卡罗来纳州哥伦比亚市的一家酒店里，大约上午11点，一位男侍者看见我在等候电梯去办理退房手续。令他的前台主管非常沮丧的是，男侍者对我说："您知道，如果他们能错开办理退房手续的时间，等候电梯的时间就不会那么长了。"我告诉那位男侍者他说的绝对正确。我看到前台主管带着愤怒的傻笑看着他。

许多医院在整体交付时间方面，也面临同样的挑战和缺陷。我们发现大多数患者往往在一天的同一时间出院。事实上，许多医院正在尝试效仿酒店，让患者同时出院。我们认为这种方法从根本上是有缺陷的。当患者从医院批量出院时，批量会带来很多问题，导致更多的混乱，需要更多的医护员工将患者运送出医院（或者延误出院）。这是因为所有的医院服务资源都是同时被提取的。此外，就像酒店一样，每名客人都在尝试同时使用电梯。改善的想法应该是丰田汽车公司所谓的"平准化"，在医院一天的工作时间之内，均衡安排患者的出院时间。另一方面，对病房床位的需求并非同时出现。事实上，术后护理单元将在上午九点左右开始需要床位，随着外科医生完成一天中的手术需求高峰的到来，病房床位的需求将在下午三点左右减少。目标应该是床位的可用性匹配床位的需求。此外，当所有的患者都同时准备出院，会给清洁或者切换病房床位带来挑战。

家庭作业：审视您的出院流程。您会批准患者同时出院吗？如果是，去核实您所在医院的电梯吧！同时，请记录您医院里的电梯门需要多长时间才能关上。想象一下，如果您医院里的所有电梯都（安全地）关闭快了一秒钟。这对您提高整体工作效率会有帮助吗？

第四章
丰田模式可否被应用于医院?

执行概要

本章重点描绘丰田的商业模式,及其与美国医疗护理的关联。

概括来说,丰田模式由以下几部分组成:

1. 已改善的装配线概念

2. 美国的超市

3. 缩短换型时间

4. 全员参与

本文讨论了精益在未来医疗环境中的重要性,以及固定医保支付的重要概念和最小化成本的关键。两种盈利方式:第一种方式是以低于售价的成本制造产品。

$$售价-成本=利润$$

另一种方式是以高于成本的价格销售产品。

$$成本+利润=售价$$

在固定医保支付的前提下,销售价格是固定的。

精益业务交付模式始于理解客户期望和 TPS 模式的两个支柱：

1. 准时化（JIT）
2. 自働化（JIDOKA）——带有人字旁的自动化

精益是一段艰苦的旅程

精益是一段数年的旅程，根据所需要的改善项目和识别的浪费情况，需要制订一个数年计划或项目，以确定一系列改善活动，这些改善活动将推动期望的绩效结果。精益管理最好的方式是预先制定一个明确的政策，确保没有员工因为精益而被解雇。

关键知识点

- 理解丰田生产方式的基本知识。
- 理解如何将丰田精益原则运用于美国医疗系统。
- 理解在固定的医保支付模式下，提高生产率和效率的重要性。
- 理解数年承诺实施精益的必要性。

变革的需要

只要在网上搜索一下"精益医院"，在 0.28 秒内就会有 204 万个搜索结果。

最新的 ASQ 研究表明：

53%的医院报告了某种程度的精益部署（少数的、适度的或全部的），42%的医院报告了某种程度的六西格玛部署。很少有医院在研究报告中提到"全面部署"精益（4%的医院）或六西格玛（8%的医院）。这两种方法都没有运用到医院，原因包括：资源的需求（59%的医院）、信息的缺乏（41%的医院）和领导认同（30%的医院）。11%的受访医院对这两种方法都不熟悉。

精益不是一剂猛药或一个快速解决方案；需要时间的沉淀和积累。我们必须对流程保持耐心，而不是只关注结果。让每位员工都接受精益培训并参与精益项目是至关重要的，不管这些项目是点改善还是精益实施。

丰田生产方式起源于美国

如前所述，丰田生产方式（TPS）起源于美国。实际上它是一个美国的系统，丰田一直在致力于完善它。丰田生产方式（TPS）的最简单形式基于以下四个构成要素，我们将逐一探讨：

1. 已改善的装配线概念
2. 美国的超市
3. 缩短换型时间
4. 全员参与

基于亨利·福特生产系统的已改善的装配线概念

亨利·福特导入的单件流概念，实际上是查尔斯·索伦森想出的实施流水线的方法。福特还推行了工作轮岗制，机器做枯燥或危险的作业，改善理念，以及不断降低价格的同时提高工资、改善提案系统等。

美国超市补货系统

在《丰田生产方式》一书中，大野耐一提到：

1956 年，我参观了通用汽车、福特和其他机械公司在美国的制造工厂。但我印象最深的是超市在美国的普及程度……把汽车和超市结合起来似乎有些奇怪。但很长一段时间，鉴于学习理解如何建立美国的超市，我们建立了一个超市与准时化系统之间的关联……我们最大的问题是如何避免前工序困惑于生产数量，同时后工序一次领取大量的半成品。经过反复试验，我们终于提出了均衡生产概念。

缩短换型时间

缩短换型时间的概念至少可以追溯到 1911 年，当时弗兰克·吉尔布雷斯提供了一个缩短换型时间的例子："两辆由空到满的马车所需要的运动，比任何其他运输方式都要少，也更便宜。"这种方法现在用在拖拉机拖车运输方面。因为丰田被迫制造"小批量多品种"，他们决定修改和改善福特系统。为了单件流或准时化（JIT），他们必须实现防错或自働化（Jidoka），并缩短换型时间，使丰田生产方式运转流畅。然后，在丰田生产方式内，有效结合和实践运用美国的"一线主管的技能培训（TWI）"，其是标准作业即"丰田之路（Toyota Way）"的基础。

全员参与

查理·普罗茨曼在 1949 年出版的《民间联络小组（CSS）手册》中写道：

> 有些人可能认为"全员参与"因素仅是员工认可改善的一部分，但其实其意味更多。事实上，全员一起工作意味着给员工一个参与改善工作流程的实践机会。每个人无论卑微或高尚，心理都有一种感觉，想成为工作团队的一分子。我们仅分析人性方面。一般人如果有足够的钱解决吃、穿、住，接下来，会花费几美元参加一些俱乐部、社会团体或其他组织。他会花费很多时间和苦头去参加社会组织的户外活动。如果我们与这些人一起工作，并向他们支付工作报酬，我们就能培养这种参与的愿望，如此将是一项利润多么可观的事业啊。如果我们能使员工感受到他们正在从事与户外活动一样的工作，那么我们的效率和产出将得到多大的提高啊！但全员参与因素，在很大程度上被各个组织的管理层忽视了。

查理·普罗茨曼在对日本 JITVA 的演讲中陈述了以下观点，这些观点时至今日，仍然有很大的适用性：

> 也许我们不完全知道如何鼓励员工以全新的角度思考，或者如何将培训转化为潜在的经济力量，这是十分正确的说法。一位高级领导者前几天对我说，他想换一种方式思考。他想有务实的改善想法，并把员工培养为思维创新的杰出者。但他如何学会用全新的方式思考呢？

> 这是一个普遍的问题，强调需要摆脱关于培训的传统观念，即任何培训主要目的是获得理论知识。工业培训的目的必须是

使我们能够推理，把这些知识转化为实用的经济力量。

目前我认为可以说，大多数员工都不想思考！一方面，几乎没有人鼓励员工思考。少数真正有想法的员工成为工会领袖，通过观察公司其他部门的情况，并与他们自己的情况进行比较，他们提出要求，迫使管理层采取最低限度的不情愿的应对行动。

此外，员工自然想保护自己和同事的工作岗位。如果他有提高生产率或使工作更轻松的改善提案，员工会认为自己或同事会失去工作岗位。

现在有必要充分利用商业或制造业各个层次的潜在才能和优秀的头脑，并大幅度缩短仅通过追随别人步调所需要的时间间隔。

我认为必须实施两项基本任务……首先，也是最重要的任务是，决策层的高级领导者要克服封闭思维或传统思维模式的困境……提高生产率不仅是培训管理层和工程师以实现更高绩效为目标，对管理层、工程师和工人而言，最重要的是要有实现更高绩效的愿望。

第二项任务是克服传统观念，这是我们过去的教育制度的结果。在这个阶段，我们必须鼓励和帮助员工实际运用他们所学到的理论知识。这种实用的方法是寻找更简单、更好或更便宜的工作方法。

援引肯尼斯·霍博的叙述：

阿瑟·斯宾格（工业工程师）和我，在毗邻达拉威峡谷的80号公路的休息站相遇。他给了我一本很棒的书：《惊人的监督：全面参与生产力》。我发现这本几乎被人遗忘的书里有莫根森、莫根森的主要弟子格雷厄姆、莉莲·吉尔布雷斯、阿瑟·斯宾纳格、得州仪器公司的 M. 斯科特·迈尔斯的文章。莫根森认为自己（在 20 世纪 30 年代初）得出的结论是，"从事这项工作的员工比任何人都知道做这项工作的最佳方式，因此，此员工是最适合改善这项工作的人"。斯宾纳格援引宝洁公司董事长的话说，宝洁公司的深思熟虑的流程改善项目在 1970 年至 1971 年间节省了 9000 万美元，他对此表示赞赏。斯宾纳格的结论是，每花 1 美元在此改善项目上，就会收获 5—10 美元的回报，并补充说，"我知道没有任何其他管理类型的实践努力可以达到这样的回报率"。

成本等式

第二次世界大战后，美国指导日本如何做管理，民间联络小组管理培训课程如下：

公司为什么存在？许多人会这样回答：公司存在的目的是赢利。但这样的陈述并不是一个完整的想法，也不是一个令人满意的回答，因为此回答没有清楚地说明公司的目标或公司管理层正在努力实现的主要目标。公司的目标应该不允许对其真正的根本目的，用任何不确定性的方式陈述。例如，有两种观点看待利润。第一种是以低于销售价格的成本生产产品。

售价−成本=利润

另一种是以高于成本的价格销售产品。

成本+利润=售价

这两种观点貌似相似，但仍然有很大的不同。第一种观点意味着公司要有成本意识。第二种观点似乎在说，不管产品成本如何，都会以更高的价格出售。

第二种观点的另一个问题是，它完全是自私和片面的。它完全忽略了社会责任，而社会责任正是成功企业的思维方式的一部分。一个企业应该以对公众的责任、对客户的服务为基础，并意识到它能够且确实要对它所在的社区的生活产生一些影响。这些责任和利润动机一样重要。

有趣的是，上述等式在日本的精益著作中出现的频率很高。在许多方面，我们美国人似乎已经忘记了很久以前我们分享给日本人的教导。

二战后，商品和服务的选择很少，所以美国企业仅通过提高价格就能增加利润。如果劳动力成本上升，他们提高价格。如果材料成本上升，他们提高价格。因此使用的是上面的第二个等式。

有些上了年纪的读者可能还记得当时公司会这样告诉客户："我们拿到您的零件后，会把他们送过去！如果您不喜欢，就去别的地方。"此营销策略很奏效，特别是当客户，没有其他供应商可选择的时候，或在互联网之前，客户没有能力为采购项目寻找最好的价格的时候，也没有能力以最低的成本直接运回国内的时候。

医疗机构已经看到患者购买的服务，并可以随时获取信息。今天的患者在寻求治疗和医疗提供者的选择时，很快就能找到最有价值的医疗服务。质量信息也开始变得可用和易于理解。绩效薪酬（被感知的客户价值）和医疗改革将强化医疗机构提供患者价值、以低成本提供高质量的医疗服务。

今天，我们生活在竞争激烈的全球经济中。全球市场驱动销售价格，因为客户寻求以最低的成本找到最佳的价值。今天，我们的医疗护理在服务、质量和成本方面的价值，正在与世界各地的医疗护理进行比较和竞争；因此，全球市场将反过来影响客户（患者）的医疗价值观点。全球体系影响我们增加或维持利润的能力；我们不能再仅仅是提高价格了！保持竞争力的唯一方法是降低成本。今天的全球竞争就像您的互联网屏幕一样近，因此，公司如想生存和发展，必须遵守上述的第一个等式。

如今，如果公司想要提高利润，唯一的选择就是降低成本。这意味着，公司必须能够用尽可能少的空间、最少的库存、最少的员工和最少的错误，提供尽可能最好和最多的服务。这是一个挑战。但是，那些能够以最低成本取悦客户的公司，将在日益激烈的全球竞争中的未来十年，生存下来。这一点在医疗领域，表现得尤为突出。医院在当前的医疗保险报销模式中，已经经历过这种情况，并一直在把为医疗保险患者和未参保人员提供服务的成本转移到被保险人身上。医院报销总是有一个"固定"的构成部分，用合同费用支付。医院通常采用削减成本和全职雇员，来管理利润。这不是一个可持续发展的战略。最终，医院将不得不转向更有效的护理交付模式，以取得收益成功。随着医疗改革和医疗成本的不断增加，似乎医疗机构生存的唯一途径将是实施精益。

如果医疗机构能够降低成本，并建立可预测的医疗交付系统，满足或超过患者的期望，他们就能够定位自己的战略方向，促进医疗业务的增长。随着医疗机构更好地理解客户价值流，他们发现自己能够扩大业务领域的机遇，通过合作或收购其他医疗机构来优化或扩大服务范围，并横向和纵向扩大自身的医疗业务领域。医疗机构增加医疗业务的市场份额，包括通过提供更好的客户价值、满意度，扩大医疗服务线、医疗产品提供范围，例如增加门诊放射治疗服务，在邻近或与其医疗机构相连之处，设立急症部室或门诊诊所。

总之，实施精益原则为医疗护理相关业务奠定基础，并为医院消除浪费提供机遇。然后，这些浪费被转化为增值服务，降低产品的劳动力成本，同时增加产品的产出。这些改善使组织更有效率，并为扩大业务奠定坚实的基础。

全球竞争

如此真正全球化竞争的世界里，医疗领域的格局在不断变化。就在不久前，很少有医院采用精益原则以消除浪费，改善流程和提高竞争力。今天，越来越多的医疗机构表现出学习和部署精益的兴趣。部署实施精益不再仅提供竞争优势，还可以帮助这些组织学习成长和保持业务水平稳中有升。随着每年医保报销的减少和医疗改革的迫在眉睫，医院必须制定出如何保持业务水平稳中有升的决策，以及在未来几年，采取什么实际措施，以确保生存。

系统存在于我们周围的各项工作中。精益并不保证您的业务一定会增长，但精益是促进业务增长的助推因素。真正精益组织的公司员工要少得多，员工薪酬却比市场高出20%—30%。

经验教训：随着医疗机构费用的不断攀升和医保支付金额

的不断下降，未来医院生存的唯一途径就是降低成本。精益思想就是通过持续改善文化来降低成本。

医疗工作者面临的挑战

医院和医疗机构并不是唯一面临竞争的机构。美国工人正在面临并一直有被海外劳工抢走工作岗位的困扰，而且此态势发展迅猛。除了像丰田这样的公司，员工忠诚度的时代似乎已经一去不复返了，甚至鼓励员工忠诚度的公司也不复存在了。我们觉得公司偏离了正确的轨道。公司应该重视、尊重和倾听员工的意见。

新兴经济体国家正在试图将医疗服务推向全球市场，在曼谷、迪拜和其他国家提供高端外科手术（见图4.1）。美国保险公司也开始在网络中覆盖一些国外的医疗机构。尽管将医疗服务移出美国的真正价值是有争议的，但其进一步证明了开始寻找方法提供高质量、负担得起的医疗服务的重要性。

在我们今天生活的这个世界上，我们必须考虑一种可能性，即美国工作岗位都会受海外劳工的影响。如果一名海外劳工的工资比我们低十倍，那么我们就需要提高十倍的工作效率才能保住国内的工作岗位。通过实施精益原则，我们可以减少浪费，提高附加值，然后将改善成果转化为降低劳动力成本，提高产出。随着时间的推移，实施精益原则是为了提高工作岗位的安全性。

精益和裁员

大多数员工感觉实施精益是为了裁掉他们的工作岗位。当

印度医疗旅游或健康护理旅行

医疗旅游又称医疗外包、医疗旅行、健康价值旅游、健康旅游或健康护理旅游，是指出国旅行到一个特定的目的地，以获得由最有经验的专业医护人员提供的世界级的医疗护理服务的机会，以合理的价格，享受技术最先进的海外医疗设施。最经济的海外医疗护理服务程序通常与家庭度假合并在一起，所以这个概念也被称为医疗度假旅行、健康度假旅行、医疗价值旅行、海外健康护理价值旅行、健康价值之旅等。到印度的医疗旅游意味着以本国内同样医疗护理服务程序成本的一小部分，享受印度的世界级的医疗护理服务，从而节省一大笔医疗护理成本。在印度，由生活微笑健康护理提供的医疗手术治疗很容易享受到先进的医疗护理技术、世界级医疗健康护理服务、委员会认证的外科医生/医生、JCI（JCAHO）/ISO认证的医院、价格合理、低廉的医疗保险和及时的治疗，没有等待清单。

生命微笑提供价格合理、低廉的健康服务、医疗治疗和患者护理服务

与发达经济体国家相比，印度所提供的世界级的、先进的、高质量的医疗护理价格便宜了60%—90%，主要因为：兑换美元、英镑、欧元和其他主要货币时有利的货币汇率；为医护人员提供的最低的医疗事故保险；印度是发展中经济体，因此服务业成本低；印度是世界最大的原料药生产国和出口国，因此高质量的药物非常便宜。

图4.1　医疗旅游案例：授权摘自

http://www.healthoursindia.com/. With permission.

我们问那些接触过精益的员工，当他们听到"精益"这个词时的想法是什么，我们得到的反馈是，"精益"或"精益转型"使他们联想起"削减成本"和"裁员"等词语。然而，这些词语不是我们实施文化变革时，想要留给他人的印象。我们不得不承认，如此印象不是没有根据的。实施精益原则将使员工从工作中解放出来，因为我们现在能够用更少的劳动力获得更多的产出或生产力。自然减员和对新员工、新职位实行冻结招聘，通常能够降低这种风险，尤其是在医院采取主动行动的情况下。医院训练有素的护理员工和技术员工是不充足的，因此，裁员往往不是什么大问题。大多数医院并不希望通过裁员而进入精益转型，我们的经验是裁员很少与流程改善相关；然而，从事精益改善的企业之所以这样做，是因为它们"迫切需要变革"，有时，可能与业务状况有关，迫使增长放缓或放弃一条服务线。精益并不是导致企业需要减少劳动力的驱动力。

经验教训：要真正实施精益并获得成功，必须有书面的管理承诺，不要为了持续改善而解雇任何员工，否则员工不会为了裁员而从事精益改善。

传统的医疗模式

传统的医院（大约从 20 世纪 70 年代开始）和医疗护理商业模式永远不会在制造业世界发挥作用。在当前的医疗护理模式中：

1. 医院提供员工、材料、设备和计费。

2. 根据医疗系统的属性，医生或许是被雇用的医生小组的一名成员，或是医院合同小组的一名成员，或是私立社区医生小组的一名成员，或是单独行医的医生。大多数情况下，医院由上述各个部分所构成，其中很大一部分往往是志愿独立的医护员工。

3. 私营保险公司及政府筹款的医疗保险（Medicare）和医疗补助（Medicaid）支付医疗账单。很少有"自己负担支付"的医院。大多数时候，这是"没有拨款支付"的好方法。

4. 政府和其他国家及行业机构对医院实施监管。

虽然有些人可能会说美国的医疗体系是世界上最好的，但很多人会说恰恰相反，美国的医疗体系仍有很大的改善空间，我们可以从其他国家的医疗体系中学习到有益的东西。

英国国民健康服务为所有公民提供免费的全民医疗保险。主要医院实行国有化，管理者、医生和护士实际上都是政府公务员。护理服务水平参差不齐，有的特别高，尤其是在科研教学质量高的医院；有的医院则护理服务水平一般，偶尔会有患者抱怨护理质量差。

在法国的医疗体系中，65%的医疗费用由政府支付，其余由私人保险公司承担。法国急诊部（ED）医生的薪酬是美国同行的三分之一至三分之二（每年5万至10万美元）。法国有独特的急救护理方法。急诊电话由一名医生进行筛选，医生决定是否急救应对以及急救医护团队的类型，或者告诉患者进入急诊室。他们接听的电话中，有10%是由一支完整的团队应对急救的，其中包括一名医生，负责诊断病情并在现场稳定患者，然后把患者送到他们需要接受医疗救助的医院。法国所有人都加入了医疗保险，美国有数百万人未加入医疗保险。法国人均医疗费用是3400美元，是美国人均医疗费用的两倍。

加拿大模式中，政府任命首席执行官负责医院的运营和达成预算。虽然商业模式有所不同，但医院的运营模式与美国的医院相似。我们发现本书所讨论的许多内容在国际上也是适用的。我们所看到的主要区别是，虽然业务挑战相似，但改善政府运营的医疗系统，有不同的动机。这在很大程度上是因为，医疗系统倾向于在预算框架下工作，而这些预算并不总是按照接受治疗的患者数量来医保支付医院的费用。在这种情况下，持续改善能够提供更多的医疗能力，但没有经济刺激医生去诊断那些增加的患者，事实上，增加患者数量实际上会损害对固定预算的符合性。在加拿大的系统中，我们看到外科医生在下午4点下班，患者在等待。这些患者被告知没有时间给他们看病了，他们需要重新安排时间。解释就是：外科医生该回家了。由于患者不支付手术费，医生们没有留下继续给患者看病的经济刺激。医院需要提升医疗容量（更短的排队等待时间），医院必须最小化成本，而提升医疗容量可能只会提升耗材成本或其他每例患者承担的固定费用，而医生唯一的刺激是对患者的同情。当然，这种挣扎也类似于美国的城市中心医院，这些医院主要治疗加入医疗补助计划的患者，事实上，医院治疗每一例患者或许都赔钱。尽管采用拨款资助模式，但我们都可以回到降低成本的共同需要，同时提高医疗质量和获得护理的机会。

无论您的商业模式或改善动机如何，这本书都可以在您的精益之旅中，予以帮助，因为全世界所有医院系统的基本工作元素都是基于评估、测试、结果、诊断、治疗和监控。我们的目的不是谴责或批评任何其他国家的医疗体系。我们相信，所有国家都能够通过审查每位员工的最佳实践操作，将精益原则运用于现有工作系统中而受益匪浅。我们认为，到目前为止，没有任何一个国家在无意中，完整地找到正确的精益答案，尽管我们在国际上也发现了一些精益案例的片段，例如法国的急诊部急救回应。

自从美国在 1986 年制定《紧急医疗护理和劳动法》（EMTALA）以来，在很多人不知道的情况下，美国国家医疗系统就开始启动了。《紧急医疗护理和劳动法》授权的医院对任何来急诊部的患者都一视同仁，不管他们的支付能力如何。这是一项完全没有提供资金支持的授权；然而，对于那些不能拒绝急诊部的患者来说，因为喉咙或耳朵的轻微疼痛而去急诊室是一个非常昂贵的国家解决方案。

尽管一些医院发现自己自满的文化已经根深蒂固，但周围的世界已经发生了变化。在过去的几年里，我们已经看到了

"分钟诊所"、门诊外科手术中心（即"盒子里的医生"）、独立急救中心、电子记录应用的发展。在互联网上搜索"国际可选服务"，结果显示 180 万次的点击率。

什么是精益业务交付系统?

精益企业的目标是在正确的时间，以最低的成本、最高的质量，为客户提供最佳的价值。这意味着要创造一种持续改善文化和一种环境，使组织中的每个人都参与消除浪费和优化流程，以便为客户提供最佳价值。"最佳价值"是指在客户到访前后，达成或超过客户对质量的交付和服务的预期要求。任何公司的首要使命不仅是满足客户，更重要的是超越客户的期望，提升客户的忠诚度。在这样做的时候，重要的是要记住公司必须赢利，这样才能永续经营。

精益业务交付系统的愿景

精益业务交付系统的愿景是拥有一个没有任何浪费的组织。想象一下，今天的任何业务流程都是零浪费。最初，精益作为一种制造流程改善的方法，但精益业务交付系统不仅是一个制造车间现场的改善活动。精益现在被广泛运用于所有商业模式，如果正确实践精益原则，将促使组织内所有部门的改变，包括金融、会计、市场营销、销售、人力资源、工程等。浪费，日语被称为 MUDA，消除浪费能应用于任何业务流程，包括信息系统、行政床位管理、挂号登记、运输、化验室、药房、急诊部、放射科、手术、诊所、一般医生办公室或其他服务区域。

一个真正的精益系统，有时被称为卓越运营，集成系统，或者简单地说，是既往的改善精髓的延伸。既往的改善精髓，举几个例子来说，包括：全面质量管理、戴明的 14 条原则、准时化、六西格玛、看板和改善，等等。

本书中的工具旨在帮助您发现组织中的浪费。我们已经看到精益工具运用从车间到办公室、从医院到房屋建筑商，甚至从家庭教师协会志愿者到家里的父母。

如果使用正确，精益工具会暴露出浪费，但不能保证消除浪费。消除浪费工作将由每个组织决定和实施。当您的组织真正痴迷于彻底消除一切浪费的时候，并且不满意当前的管理状态的时候，那么您的组织将会平滑地踏上精益之旅。实施精益应该被视为一个有竞争力的业务战略，其必须与一个促进业务增长的战略相结合。

理解精益业务交付系统的价值

精益业务交付模型从理解客户的期望开始。让我们从一个去餐馆吃饭的平常生活例子开始说起。当您步入一家餐馆，您有何要求或期望呢？我们大多数人希望得到优质的服务。我们希望服务员能够关注我们的需求，如果我们经常光顾此餐馆，我们刚到，服务员就能认出我们，并称呼我们的名字。我们希望食物按时送到，按照我们预定的菜单上的数量规格，所上菜的温度适中。我们期待饭菜在洁净有序的环境下制作，并正确地烹饪、料理，本质上说就是"第一次就做正确"。

关于上菜速度，餐厅需要了解频繁光顾餐厅的客户是否认为服务速度是有价值的，或者对上菜速度的期望，是创造一种匀速、舒缓的慢节奏氛围。了解客户的需求和价值是非常重要的。我们大多数人仅期望物有所值。有时，如果我们知道我们得到了更优质的服务，我们愿意多支付一些钱。优质服务的例子或许是1小时照片店、1小时干洗店或隔夜送达。

如果我们不能确切地理解客户如何看待增值的活动，达到或超过客户的期望，是着实困难的。如果在这个流程中存在浪费，那么流程会出现变异和不一致的概率，从而导致客户不满意概率的增加。我们发现，医疗机构不会定期调查"客户价值"。"当前的医疗客户不需要为获得的大部分医疗服务，支付全部或直接的医疗费用。至少，客户希望得到一个积极的医疗结果（高质量、无错误）、一个礼貌（充满温馨关怀）的服务环境和及时周到的医疗服务模式。随着消费者越来越适应医疗改革，这一情况正在迅速发生变化，消费者面向更注重价值的医疗服务，或许直接支付更高比例的医疗成本，这些注重价值的医疗服务包括高质量、低成本、及时性和彬彬有礼的态度。挑战之一是，直到不久前，患者承担医疗质量和期待高服务水准。如今，患者在医疗价值等式中，需要医疗质量和高服务水准二者。

我们在图4.2所示的模型中，对精益系统进行了宏观描述。左边是精益工具。精益工具可以运用于任何一个流程。右边是市场营销和业务份额增长。目标是使业务份额增长的速度与我们改善业务的速度相同。该模型的工作原理如下：精益是业务份额增长的促进者，但不能保证市场业务份额增长。为了取得成功，业务份额增长必须成为整个精益改善活动的一部分。当一个公司在生产产品时能够比竞争对手产生更少的浪费，该公司就占据了明显的竞争优势。增加的利润能够投资于研发、固定资产装备、更高的工资，或者以低于竞争对手的价格优惠给客户。企业必须明白浪费威胁到我们所有的工作岗位和企业的健康。记住，企业一旦通过实施精益获得了市场竞争优势，就必须向消费者传达实施精益的收益和"关键区别点"，以便充分挖掘市场业务增长潜力。

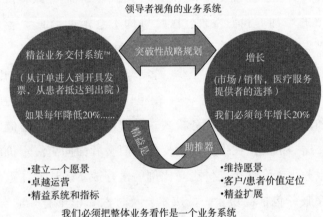

我们必须把整体业务看作是一个业务系统

图4.2　业务系统整体模型

准时化：丰田生产方式的第一根支柱

公司需要对客户需求做出快速反应，在客户需要的正确时间，交付客户在订单中所预订的正确数量和质量的产品或服务。这被称为准时化（JIT）。准时化是丰田生产方式的两大支柱之一（图4.3）。准时化背后的目标是使用最少的库存、设备、时间、劳动力和空间，实现及时交付给客户！

护士制定的准时化医疗的定义："给正确的患者正确的护理、正确的方法，同时提供一次伟大的患者体验。"其意味着在正确的地点为医生提供必要的和正确的，以及正确数量的医疗器械

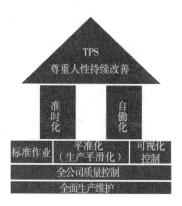

图 4.3　丰田屋

和用品，并在合理高效的布局下，护士步行距离最短。

我们的目标是创立一个与现有的质量和安全性相同或比现有的更好的高效运营系统。如果我们没有实现相同或更好的患者和医护员工的安全、人体工程学和质量服务，那么创立最高效或最快速的系统，就无任何好处。

准时化背后的真正目的是减少库存，从而使问题更加明显。库存过剩和闲置时间总是组织内问题的征兆。过度的库存会隐藏问题。如此类比是，想象水流顺河而下。当水位很高时，河里的岩石会形成"急流"。如果您正在激流泛舟、做皮艇或划艇运动，您会寻找开阔的"Vs"，以便穿越岩石，但大多数情况下，您会在岩石上快速移动。当河水的水位降低，急流就会消失，岩石就会浮出水面。库存也是如此。当我们有许多库存（高水位），我们从来没有看到所有的浪费（岩石），因为我们太忙了，到处跑，并奔波于浪费周围。浪费中隐藏着其他浪费。这些岩石代表了被库存或其他浪费"隐藏"的浪费，或者是在一个流程中建立的"已习惯的工作方法"，也被称为"被隐藏的浪费"（将在本书后面讨论）。当降低水位的时候，等同于医疗护理的减少患者等待时间，减少溢出过剩的图表，或者减少多余的手术室，或者减少候诊大厅的提供空间，此时开始暴露流程的问题或岩石（其他隐藏的浪费）下面系统中存在的所有流程变异了。我们必须确保持续的消除浪费，这一追求永无止境。

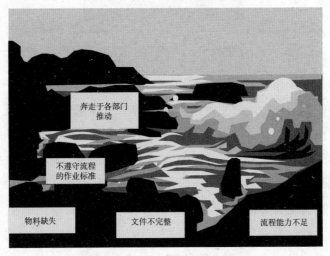

因为您降低了库存水平，深埋的岩石很快暴露出来

图 4.4　类比：JIT（准时化）让深埋的岩石（问题）暴露出来

　　准时化并不意味着零库存。所有的运营系统都需要一些必要的库存。准时化的意思是在需要之前，在使用点保持少量的库存。这意味着护士们不需要去供给区或壁橱，去拿到需要的医疗供应品；在需要使用的地方，就可以拿到。我们称之为"使用点"库存。我们的目标是在保证患者安全的前提下，保持最少的必要的库存数量。

岩石之一的一个例子——人员短缺

餐馆为医院提供另一个类比。您是否有过这样的经历:当您走进一家餐馆时,您不得不等待,尽管餐厅里还有好几张空桌?这会让你非常沮丧。通常情况下,这意味着餐馆没有配置足够的员工或人员短缺,也许是因为有员工请病假,所以餐馆不想在不能提供高质量的客户服务的情况下,为客户安排座位。

医院也面临类似的问题。如今,许多医院为了省钱或在找不到足够护士的"人手不足"情况下,运营医疗业务。如果医院人员短缺,即使他们有住院床位,他们也不能并放床位使用,因为没有足够的医护人员护理患者。医院不能满足患者住院医疗的总需求。因此,患者会经历住院医疗的等待和延误,以及其他有求于住院部部门的支持(如急诊部和手术室)。

在 X 医院的麻醉后护理病房(PACU),行政部门根据平均需求,配置员工人数。如此导致麻醉后护理病房关闭了 4—6 张床位(从 22 张降至 16 张)。这意味着,应对平均需求,麻醉后护理病房有充足的护士,但当每天或每小时的手术数量超过平均需求水平的时候,或者有大量儿科患者(需要一对一的护理)涌入时,麻醉后护理病房就会支持手术室和术前病房区(术前)。如此导致手术延误,为任何可能发生的紧急情况带来安全隐患,并使工作人员和医生感到沮丧,导致延长工作时间,支付许多护士、技术员工和保洁员工的加班费,并导致员工士气低落。延长工作时间和支付加班费的能力,掩盖了一个刻意决定的初始问题,即 PACU 病房人员短缺的运营。裁减两到三名 PACU 病房护士,导致支付员工加班费、员工感觉沮丧,甚至最终外科医生离职,如此代价值得吗?

自働化（JIDOKA）是丰田生产方式第二根支柱

JIDOKA 最地道的英文翻译是，带有人字旁的自动化。日语中的"JI-DO-KA"由三个汉字组成。"自"意思是工人他或她"自己"，"动"意思是"运动"，"化"意思是"改变"。在丰田生产方式（TPS）中，第二个汉字被替换为"働"，翻译后是"工作或劳动"。它在原本的"动"前面增加了一个代表"人类"的人字旁（基本偏旁）。自働化的想法，出自丰田佐吉。他发明了纺纱机，如果纺纱经线断了，纺纱机器能够自动停机。创建"智能机器"，或者如果机器出了错误，机器能够自己停机，这是精益系统的核心原则。这与从源头上防止错误发生的想法相互联系，目的是防止错误发生，如此就不会产生产品缺陷。运用 JIDOKA 思想，将机器设计为，在缺陷传递到下一个工序之前，就要检测到缺陷。机器应该在工作前和工作后，检查所加工的物料。JIDOKA 机器运用在医疗领域的一个例子是智能静脉泵。泵使用药物包装上的条形码，以确保药物以正确的速度输送到正确的患者体内。另一个例子是静脉输液泵在输液完毕——空的时候，停止工作并发出信号，而不是在输液结束后让空气进入患者体内。JIDOKA 思想超越了机器应该保护人类的哲学，超越了安全理念。许多时候，化验室工作设置中，一个化验室样品，可以用于多个化验。把一个化验室的样品"分成"两半叫作"标本抽样"。标本抽样曾经是一个手工流程，其对执行这项抽样任务的实验室技术员构成了安全风险。有了新的自动化技术，现在能够由机器来完成这项工作，从而消除了"人为"的干预。

JIDOKA 的第二个思想，是机器和设备应该设计成人类不需要戴安全眼镜或穿防护衣服就能操作。受保护的笼子和激光窗帘应该能够防止工人受伤。精益原则之一是能够把人和机器分开。机器应该做负荷重、重复的或危险的工作。此概念翻译为"自我工作",即工人的汉字"自"加上"动"。这种自我工作的思想,意味着如果工人感觉"这是不对的"或"我正在制造一个有缺陷的产品",他/她必须立即停止产品传送。停止生产线或停止生产流程在制造业是一个很难理解的概念,在医疗领域也是如此。在美国,我们的短期"制定季度绩效数据"战略与这一概念相冲突。

与 JIDOKA 相关的第三个思想是防错,或日语"Pokayoke",意思是永远不要传递缺陷产品。在医疗行业中,我们举个运用 JIDOKA 或防错技术的例子,即 Broselow 儿科外伤包扎胶带。胶带测量按高度进行颜色编码,相同颜色的包装袋中装有大小合适的医疗器械和剂量合适的药物,便于快速治疗,减少计算和剂量错误;设计为橙色口腔注射器,所以它们不适合安装在任何 IV 型管道系统,橙色提供一个视觉警报和设计,所以口服药物不会被错误地给予而用于静脉注射,海绵计数器协助跟踪患者取下的海绵。

JIDOKA 意味着永远不要传递缺陷产品或患者

《修女和官僚》这本书中,作者引用了几家医院鼓励护士承认错误的例子。这是 JIDOKA 在医疗领域的运用,也是精益系统的关键因素之一。在医院里防错的例子不胜枚举。但是,错误和失误让我们付出了金钱的代价,更重要的是,损害了我们医院的声誉。我们必须小心,因为人类质量水平最好不过是 2 或 3

西格玛。考虑一下，3 西格玛质量水平是百万次机会下大约发生 66000 次错误。只要流程依赖于人类，系统将永远不会好于 2 或 3 西格玛，因为人类会犯错误。为了防错或打造傻子都不会犯错误的流程，我们需要一种把人类从等式中剔除的方法。失误和错误不仅会造成人类悲剧，而且还会增加本已不堪重负的医疗系统的费用。

将 JIDOKA 运用于医疗行业

我们或许没有意识到，医院里到处都是机器和设备。它们分布在化验室、放射科、手术室和住院部病房。我们如何知道设备工作正常、测量准确，或通知我们何时应该使用？如果将这个概念扩展到防错，我们如何消除医院中的错误？我们经常会遇到一些文章、新闻报道和期刊，突出描绘医院所犯的所有错误。在许多情况下，患者的生命垂危，处于危险之中，因为我们的流程和机器没有错误证明。《修女和官僚》中描述他们如何为美国住院的患者找到一种不可能的治疗方法，随后的视频传来好消息：医院如何自己恢复常态。在某些情况下，这些可预防的错误通过简单的解决方案，暴露出来。在书中的文末，各医院实施持续改善理念、消除指责、树立管理愿景和实施精益后，报告了改善成果：

- 减少医院获得性感染的 85%，这些感染通常是致命的，每例患者治疗费用在 3 万至 9 万美元之间
- 自 2001 年以来，中心线感染减少了 63%，其中一半是致命的，每例患者治疗费用为 3 万美元
- 将葡萄状球菌感染从每 1000 例患者 26 例降低到每 1000

例患者 8 例

- 重症监护病房死亡率从 5.5% 降至 3.3%
- 将急性糖尿病并发症从 13.5% 降低到 5%

丰田之屋的屋顶——尊重人性

实施精益成功的公司发展壮大市场业务，为人们提供工作。随着时间的推移（通常是几年），随着医院改善其绩效基线，我们鼓励医院分享员工实施改善所收获的一部分额外利润。一些公司增加员工福利，设立收益分享计划，提供现金奖励或刺激性奖励方案，以帮助推动改善结果和期望的改善行为。在实施精益数年之后，我们的目标是在月度、季度或年度支付中，分享员工年度薪酬的 20%—30% 或更多奖金。我们鼓励公司分享财富。在劳动力市场非常紧张的情况下，企业可以吸引和留住最优秀的人才，因为降低成本不仅能使企业在客户定价方面更加灵活，还能促使员工薪酬政策更加灵活。

经验教训：实施精益的最佳方式是预先制定清晰的管理制度，确保没有员工因为精益改善成果或持续改善活动而被解雇。如果大多数员工认为自己会因此被解雇，他们就不会为改善团队作出贡献。将精益与裁员、消减全职员工联系起来，不会阻止您取得改善成果，但会阻止您从逐步形成的精益文化中获得额外的成果，在此精益文化中，员工每天都自发贡献自己的改善提案。许多公司在不知不觉中限制了员工的改善斗志，因为这种沟通没有得到正确的处理。公司收获的改善，只是管理层对员工的发号指令。这不是精益文化。

实施一个平稳良好的精益系统，或者一些人称作系统改善，为员工提供了对他们的工作区域提出改善建议的机会，从而提高了沟通和思考的流动。听取员工的改善提案并执行他们的改善提案，能够提高员工的士气，是"尊重人性"思想理念的一部分。每位员工都作为团队的一名成员，与团队并肩战斗、一起工作，并有机会学习额外的工作和技能，这就是所谓的交叉训练。掌握的技能越多，员工对公司的贡献就越有价值。您也将有机会在日常生产活动中领导您的团队，在您所学的技能方面指导其他员工。这些为培养领导力技能提供了基础。

实施精益不仅影响医疗部门或临床领域的每位员工，医院或诊所的每位员工也会以某种方式受到积极影响。消除行政流程中的浪费可以释放员工，而且随着时间的推移，对中层管理人员的需求也会减少。转向价值流或服务线，医疗组织将为患者提供更好的"视线"。几年后，日常管理费用应该减少30%或更多。其中包括将员工职位转换为职位配置。那些在行政岗位或中层管理岗位上的人，如果要为公司增值，就需要不断扩充他们的技能，并不断接受培训。

当医疗组织开始精益之旅时，他们需要理解企业内的每个部门都能够从"精益转型"中受益良多。如果不是每个部门或每个区域都积极地实施"消除浪费"（或"精益转型"），那么您仍然还没有跨越"精益思想"的文化鸿沟。"许多公司文化转型失败的一个主要原因是，企业实施的是碎片化精益，或者只是实施精益系统的一部分，而不是整个精益系统。"精益思想是一种文化变革。如果实施精益只是关注多个项目的领域，当资源和预算变得紧张时，实施精益就会失去动力，并导致筋疲力尽。

这就是为什么精益必须由领导来推动，由员工来实施落地。

实施精益是一段非常具有挑战性和困难的旅程，最终需要理解和承诺才能成功。一本名为《领导力路线图》的书，以 CEO 的视角，详细解释了创建精益文化的必要性，以及如何开始切入和巩固维持精益之旅。该书从文化章节开始描述，并提供模板或蓝图，以制定您的精益愿景和价值观。

经验教训：通过分析影响价值流的所有构成要素，每位员工必须锲而不舍、坚持不懈地消除浪费。建立持续改善自上到下和自下到上的双轨方向。我们必须创造和培育一个学习型组织，其将导致我们忘却一些我们目前正在实践的东西。组织必须愿意通过使用精益工具、六西格玛工具和其他创新技术来扩展改善工具包，以从容应对任何内外部挑战。通过不断降低运营成本，我们增加了激励性奖励和改善流程的机会。

精益是一段旅程

根据需要的改善和识别的浪费，需要建立一个数年的改善方案计划，以决策连续的改善行动，推动期望的改善结果。请记住，医疗交付系统由许多相互关联的子系统组成；许多“X”（或原因）会影响一个“Y”（目标）。例如，有许多小 X 驱动手术室切换时间（大 Y）。手术室切换时间的影响因素有许多，包括员工理解何为手术室准备就绪，何时安排患者进入手术室，必须准备就绪患者麻醉，必须清洁房间，必须准备就绪手术药物用品和工具，以及精准地“备齐药物用品和工具”。医护员工必须随时待命，每位员工都必须理解自己的角色，或者我们称之为"标准作业"。"如果手术室传唤时，患者已经准备就绪，但没有充足的药物或麻醉，患者的手术时间会更长。"因此，为了有效地解决手术室切换问题，或许需要几个精益改善活动。精益思想的首要目标是让您组织中的每位员工都专注于改善流程。丰田和美国公司的不同之处在于，丰田每个月都有成千上万的改善，因为每位员工都和他/她的团队领导、经理一起工作。每隔一段时间，一名员工可能会得到投资回报（ROI）的改善收益，但这并不是主要关注点。在美国，我们往往只优先关注 ROI 最大的项目，而错失了让每名员工都参与到改善流程的机会。

经验教训：当您建立起每天实施持续改善的文化时，您会体会到，如此会在精益文化的大道上走得更远，此改善文化的重要性远远超过了只是优先实施可感知的投资收益丰厚的（ROI）项目。成千上万的小小改善能够转化为收益丰厚的整体回报。有时候，收益较低的 ROI 项目可能促成收益丰厚的 ROI 项目。很多时候，直接跃到投资收益丰厚的项目并不是最好的策略。

总之，虽然制造和提供患者医疗护理之间会有一些差异，精益业务交付系统已被实践证明能够运用在医疗组织，如医院、诊所、手术中心、独立化验室以及其他医疗支持领域。伴随着越来越多的医疗组织认识到通过一体化交付系统/网络所赢得的收益，精益业务交付系统的实践和运用也将持续延伸与发展。

第二部分

精益工具、方法和应用

第五章
精益和变革管理

执行概要

第5章讨论实施精益所面临的挑战，以及为了打造精益环境，所必须进行的文化变革；解释了理解这种对于大部分公司都非常陌生的文化的重要性；描述了用于变革评估的主要潜在成功指标，并强调了一个事实：MUDA（浪费）约占医疗护理流程的30%—50%或更多。

变革等式将在本章中讨论：$C×V×N×S>R$ 变革

$$C=迫切需要变革$$

$$V=愿景$$

$$N=下一步计划$$

$$S=巩固维持$$

变革加速流程（CAP）也在本章中予以讨论：

$$质量×接受认可=有效性 \quad 或 \quad Q×A=E$$

这个模型用于描述在创建分享的变革信息时，信息的质量（内容）和信息的接受程度之间的关系。

重点强调一个事实，浪费不仅是简单的"行政浪费"形态，在医疗护理的各个方面，都能够看到浪费。本章讨论了抗拒变革的各种现象，包括"具体负责人"术语的诠释，并列出有助于说明变革是极其困难的警告标志。

最后，本章描述了不同的性格类型，如何使用迈尔斯·布里格斯类型指标（MBTI）模型，其帮助我们理解性格差异如何支持变革管理。

本章还记述了正确使用会议和会议的成功要素。

关键知识点：

● 变革是困难的，为了克服变革的抗拒和阻力，您必须锲而不舍、坚持不懈。

● 变革是一种文化，如果让员工接受变革，既需要有迫不得已的变革需要，还需要有变革后带来的好处、收益。

● 遇到的一些障碍是个人的性格和范例。

● 大多数组织都在谈论精益（卓越运营），但并没有真正实施它。

● 精益很难实施，也很难巩固维持。

● 最高领导者的态度和驱动力决定精益实施的成与败。

● 领导力必须现场巡视和观察现场。

● 改革薪酬系统，这对实施精益成功至关重要。

变更管理和精益

所有的进步都来自改变，但并非所有的改变都会进步。

——无名氏

　　本书最难理解的地方是变革管理。困难在于，变革管理不仅是成功实施精益的重要贡献因素，而且其可能发生在精益实施之前、其间和之后的任何阶段。为了成功传播精益、部署精益战略和巩固精益改善结果，我们不应该低估变革管理这个贡献因素的重要性。

　　有句话说，精益是任务与人的对半分配。50%的精益是实施精益工具。这是精益的科学管理部分。另外50%的精益是我们所说的"人员"部分，或者其他组织所说的变革管理。精益的两部分之间必须实施一个平衡。如果精益天平过于偏向科学管理，会导致员工士气低落、不满，甚至最终导致组织工会活动，予以抗拒。如果我们的天平非常偏向于人员部分，那么我们的现场最终没有工作纪律，没有指挥系统。员工做他们想做的事，不负责，隐藏他们的专业知识（以保护他们的工作岗位），员工完全失去控制。这就是在精益的持续改善阶段之前、其间和之后，达到精益工具与变革管理的二者平衡，是如此重要的原因。

　　有许多著作和视频探讨了这个主题。在《一线主管技能培训》一书中，人员部分被称为工作关系。虽然学习和实施精益工具并不容易，但实施人员部分的变革管理或者丰田所谓的"尊重人性"困难更多。人员部分不仅包括让员工认可和接受精益，还包括拥抱和巩固精益改善成果。任何实施精益的员工都认同变革管理的真正意义。实施精益的真正目标是打造持续改善文化，在此文化中，员工贡献于本岗位自主改善，主管或团队领导被分配50%或更多的时间，实施日常工作的小改善。

精益文化是十分难打造的文化。在与多次新乡奖获奖者杰瑞·所罗门（Jerry Solomon）讨论此话题时，杰瑞表示："超过90%的公司在追求真正精益的旅程中失败，您为什么还要踏上精益之路？"为了实施精益成功，您的公司将做哪些不同的事情呢？

经验教训：如果您即将开启一段精益之旅，回答上面的问题，是非常重要的。我们对任何医疗机构或部门提出了这个问题，甚至对考虑踏上精益之旅的医疗机构或部门，也提出了这个问题。仔细思考，计划和规划，找到合适的人选，不要放弃，永远不要回头。非常有希望地，我们将此情况逆转到90%的公司实施精益和六西格玛是成功的。

家庭作业：回答以下问题：您打算做些什么不同的事情，使您成为美国或世界上成功实施精益的10%的医疗机构之一？

本章探讨了在您的精益探索中，需要考虑的各种变革模型和主题。因为每个公司都是不同的，所以很难提出实施文化变革的"千篇一律"的解决方案。可以这样说，要想取得成功并真正巩固维持，变革必须启动，被高层管理者的"拉动"所牵引和贯穿现场领导力所驱动（有时"推动"）。一本名为《领导力路线图》的书中，描述了实施精益的路线图。本章中还将探讨不同的变革管理工具。在那里有很多管理工具可以选择使用，我们已经遴选了几乎适用于所有变革管理的几个管理工具。我们探讨变革管理的第一个概念是范例。

范例

您提交过多少次改善流程的优秀提案？有多少员工在实施新提案时遇到了困难？这是乔尔·巴克（Joel Barker）在系列视频《商业范例》中探讨的概念。他描述范例为"我们用于过滤数据的一组规定或规则"。"满足我们期望的数据很容易通过我们的过滤器"。不符合我们期望的数据有时候会被立即拒绝，或者我们很难看到。"有时候，我们只是简单地忽视了不符合我们范例的数据。""我们都有自己的范例，而且很容易不知不觉地陷入其中。"巴克继续说范例是有意义的，因为它们帮助我们过滤掉不需要的数据，但当我们的范例成为"专属"范例时，或者只是看到事物的唯一一面时，范例是消极的。真正的挑战在于如何正确地认识和处理范例。

我们都有很多如何改善的好想法，而所有的好想法经常会遇到一些抗拒。很多时候，那些伟大的想法来自局外人，因为他们不拘泥于您的范例。在变革管理中，我们采取的第一步是教育变革参与者"范例陷阱"。这基于两个目的：

1. 在我们一起实施变革过程中，有助于全员敞开心扉
2. 让参与者知道，人们对我们将要实施的变革并不开放接受，会有抗拒

变革等式

下一个工具称为变革等式（图 5.1）。再一次强调，这是一个关键工具，我们将其运用于每个实施变革管理的公司。变革

等式的最初开发者是格莱克尔、贝卡德和哈里斯。最初的不等式 $D \times V \times F > R_{变革}$，代表不满意（Dissatisfaction）×愿景（Vision）×第一步（First steps）的乘积必须大于变革抗拒。

$$C \times V \times N \times S > R_{变革}$$

图 5.1　变革不等式

我们对格莱克尔、贝卡德和哈里斯的变化不等式，实施了细微修改。修改后的方程是 $C \times V \times N \times S > R_{变革}$。实施精益的许多年中，我们发现在每次实施改善或实施点改善的时候，总是返回和运用这个不等式。

C=迫切需要变革

我们把不满意（Dissatisfaction）D 换成了迫切 C（Compelling），因为 C 需要变革（图 5.2）。虽然我们都同意不满意是重要的，新乡说："不满意是所有改善的母亲（亲属关系）。"我们认为，这句话本身不是一个清晰有力的阐述。人们可以不满意，但永远不会改变。改变是困难的。人们总是抱怨，但他们已经习惯了陈旧的方式，以至于不想改变。如果我们没有迫切需要改变或者变革，那么所有的努力都是徒劳的，最终，什么都没有改变。如果改变确实发生了，然而改变没有被驱动或被支持，那么我们将失去巩固改变过程的机会。

$$\textcircled{C} \times V \times N \times S > R_{变革}$$

图 5.2　变革不等式——迫切需要变革

若要成功实施精益，我们需要的不仅是不满意。我们必须拥有足够的热情，在日常生活和呼吸过程中，我们需要减少浪费。激励变革有两种方式：一种方式是要有一个实际的"危机"或业务案例，如果不进行变革，组织将无法生存。这场危机表明，我们果真迫切需要变革。另一种方式是制造危机或者为组织设定很高的目标，而这些目标是不能通过一直以来的方式而实现的。此举会产生一种健康的"恐惧"或无端恐惧，促使组织不断变革/改善。虽然此行动能够在部门级别实施完成，然而，从高级管理者级别开始实施最成功。

为什么变革？

面对这个问题，我们的回答"有什么选择？"继续工作于存在如此浪费的当前流程，我们能承担得起吗？以往的改善奏效了吗？多年来所有实施的解决方案使我们走到了今天！您的部门或公司是世界级管理水平吗？（图5.3）您想达到世界级管理水平吗？受您影响的其他部门对您的管理绩效满意吗？对您的当前流程，有多少人感到满意？您的公司或部门能否在未来得以生存？医疗是一个充满活力的行业，不变革就等于退步。

经验教训：您改善那个流程了吗？请记住，与以往实施改善相比，我们大多数人更倾向于抗拒新的流程改善。

所有浪费的成本都会归集到您的财务账本底线。例如，如果您工作空闲、无所事事，谁为这些浪费买单呢？如果您不得不寻找某些物品，谁为这些浪费买单？答案是：我们的客户患者买单；在医疗行业，如果不是患者买单，是您作为纳税人，

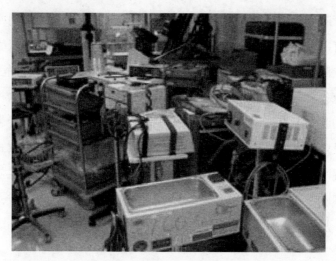

图 5.3　把手术室当作贮藏室

作为客户，以更高的成本为浪费买单。浪费增加成本并归集到财务账本底线，因为医院在您空闲或寻找物料的时候为您买单。这种成本增加会降低组织的盈利能力，当我们为之工作的组织盈利能力降低时，财务经理就开始寻找可以裁员的对象。因此，浪费成本威胁着我们的工作岗位。

伯威克博士，IHI 总裁兼首席执行官对此表示，他承认中央政府嘲讽美国医疗护理行业："很多美国人不接受他们所需要的护理，另一大部分人口接受不必要的医疗护理，该医疗系统强调臃肿的业务增长和收益利润，而非强调更为健康的体魄。伯威克估计，"美国在医疗护理方面的花费超过 2 万亿美元，其中的多达一半花费的医疗服务没有缓解病痛。"恰恰相反，其中大部分医疗服务增加了痛苦。

同样的研究报告估计显示，每年浪费 2100 亿美元在医疗文书上……在克利夫兰诊所的患者的病历存档办公室，一排排的小房间中堆满了文件夹和打印输出，这表明办公室处理了来自全国各地数百个保险公司的成千上万各式各样的健康方案。每天数千次，职员拿起电话，就像打电话给保险公司的其他人一样，电话无法接通，被暂时搁置。对于各方，医疗行业估计处理一个电话的平均成本是3美元……诊所的2000名医生需要1400名职员处理他们的账单。

估计有40%的美国医疗护理支出被浪费在低效、重复，或不必要的检查和治疗，由于错误和失误而导致的并发症上。

辛蒂·杰默森，也是一位追求精益医疗方法的护士，她说："全国医疗浪费的数量在30%—40%，然而，通过我们过去三年里一分钟一分钟的现场观察，发现事实接近于60%！"如此，浪费时间，浪费金钱，浪费物质资源。这是严重的问题！如此浪费并不局限于行政成本，这点已经被大多数关于医疗护理的研究予以证明。浪费无处不在：同样地存在于患者医疗护理和非患者医疗护理中。

V＝愿景

不等式方程的下一个字母是V，表示愿景（图5.4）。民间联络小组（CCS）在纽波特新闻造船公司管理培训课程中，有一个很好的愿景陈述的例子，其愿景陈述如下：

$$C \times \textcircled{V} \times N \times S > R_{变革}$$

图5.4　变革不等式——愿景

我们在这里建造高质量的船坞，

如果我们能够赢利，我们赢利；如果我们必须亏损，我们亏损；

然而，永远建造高质量的船坞！

这是我们公司的指导原则。愿景语句也精彩，因为其清晰、简明，陈述了企业存在的全部意义。然而，这几句话的内在含义具有丰富的意思：

- 将质量置于利润之上的决心
- 承诺在逆境中继续经营
- 承诺寻找最佳生产方法的决心

愿景作为基本方针，每一个企业应该制定一个关于企业本性的简单清晰的陈述，陈述明企业存在的原因。事实上，企业制定这样一个基本方针，是非常重要的，因为其中陈述一些非常明确和重要的方针用途。基本方针最重要的用途是将公司的全部资源和努力致力于达成一个明确的目标。一般来说，愿景描绘了公司活动遵循的路线。

愿景在变革不等式中十分重要，因为如果员工理解愿景，而且所需要的变革支持愿景，那么变革将更容易"销售"并被接受/采纳，从而减少了变革被抗拒的情况。

N=下一步的计划

N 代表下一步的计划（图 5.5）。一旦知道我们有一个迫切需要的变革，知道和理解愿景，我们就需要决定下一步的计划（而不仅是第一个步骤），以实现愿景。这些步骤计划取决于评估我们当前相对于愿景的位置。如果我们传达和沟通如何实现愿景的"路线图",而且员工切实理解愿景,将有助于减少变革的抗拒。有许多精益工具能够帮助实施下一步的计划。

$$C \times V \times Ⓝ \times S > R_{变革}$$

图 5.5　变革不等式——下一步计划

S＝巩固

最后一个字母 S 表示巩固,我们已经将 S 添加至最初的不等式(图 5.6)中。一旦我们实施了下一步计划,我们必须巩固持续的改善成果。这是公式中最困难的步骤。是否有充分、令人信服的改善理由,这对巩固改善成果是一次真正的检验,巩固改善成果也是一个显示牌,显示其他字母所代表的步骤是否被正确实施。再一次,真正巩固的唯一方法是高级管理者的领导和驱动(而不仅是支持)。管理层必须坚定不移地、完全地致力于巩固,并不断地培养变革和持续改善的迫切需要。

$$C \times V \times N \times Ⓢ > R_{变革}$$

图 5.6　变革不等式——巩固

注意,每个字母之间都用乘号连接。如果任何一个字母是零或者未被提及,我们就无法克服变革抗拒,变革抗拒代表的是对变革的抗拒,因此不会发生有效的变革。此外,等式的每个步骤都需要按顺序实施。如果您停下来,并思考等式中的每个步骤,会发现这些确实是变革的问题解决模式。

变革对我有什么好处

知道每位员工在面对新的改善活动时，会问"对我有什么好处"（WIFM），所以我们开发了此工具。重要的是，我们开始回答这个问题时，需要触及多个角度。例如，一名手术室主任正在实施一项精益改善，目标是减少两台手术之间的切换时间，如果改善成功实施，能够将手术时间缩短 1 小时。这意味着员工不再需要通过加班来完成例行的外科手术。

让我们从不同的角度来看待这个问题：1 号员工默默地担心她将不再有已经习惯的每周 5—10 个小时的加班时间。因此，该改善项目将会潜在地影响她目前的生活方式，会被消极地看待。2 号员工是一位在职母亲，她在过去一年中一直努力去日托所接孩子。在她看来，该改善项目是积极的。我们发现 WIFM 问题甚至适用于我们个人生活中的改变。管理层必须准备好答案，从员工的角度解决积极的和消极的影响。如果我们不回答这个问题，员工就会被留在黑暗中，信息没有被清晰地沟通，导致员工填补信息的缺口或空白，想到最糟糕的情形，进而谣言随意蔓延。

想想学校护士打来一个众所周知的电话。护士在您的语音信箱里留了一条信息，让您给她回电话。您的脑海中开始浮现哪些事情呢？您会开始想可能发生的最糟糕的事情。

人们主要害怕在某些方面他们认为是消极的改变。毕竟，没有人会抗拒那些我们认为是真正积极的改变。你们中有人反对提高工资 10% 吗？即使我没有提前通知你们就做出了改变，这或许也会被认为是积极的改变。符合我们范例的积极改变，很容易通过我们的过滤器。但消极的改变会遇到抗拒。重要的是不仅知道下面问题的答案，还要能够以一种积极的方式设计表达它们。如果确实是迫切需要的改变或变革，这应该不难做到。WIFM 的关键是每次员工受到变革影响的时候，从员工的角度回答以下问题。员工真正想知道什么？为什么？这些问题及回答有助于在组织内部传达迫切需要变革的信息。

在开始精益之旅之前，我们通常建议编写回答文案，回答以下问题：

1. 我们正在实施什么变革？
2. 我们为什么实施变革？
3. 变革将如何影响员工？现在和将来？
4. 变革将如何影响公司？现在和将来？
5. 如果我们实施变革，对员工有什么好处？
6. 如果我们实施变革，对公司有什么好处？

一旦完成回答文案，在推行精益活动之前，传达答案至每个部门的员工，这点非常重要。这个工具迫使管理层思考每一个问题的完整答案。答案必须足够引人注目，以支持变化不等式中的"大 C"。

家庭作业：在实施精益改善之前，请针对上述问题，编写回答文案。

"坐在正确的公交车的正确座位上"

下一个工具我们称之为"坐在正确的公交车的正确座位

上"。这个概念源自《从优秀到卓越》一书，是我们变革管理工具箱中的无价之宝。我们的目标是评估贵司的员工是否乘坐正确的公交车，或者换言之，是否支持我们的改善活动，然后评估员工是否坐在公交车的正确座位上（在组织架构图里的正确位置），以帮助我们实施下一个阶段的改善活动。为了实施此工具，我们采用组织架构图并审查每个职位的员工。审查每位员工在组织架构图的角色，是一项非常困难的工作，秉承高度重视和务实的观点，我们必须认真地予以实施。

这个工具的另外一个维度是时间。一名员工在一段时间框架内，或许坐在正确公交车的正确座位上，但或许在下一段时间框架内，就不是坐在正确公交车的正确座位上。一名员工或许没有必要的技能，来实现下一段时间框架的工作绩效。"公交车上有正确的员工坐在正确的位置"，对于此言的重要性，一定不要低估，因为此言将影响组织成功运营，特别是在贵司开启一段精益之旅期间。

X诊所有一位主任，在精益实施阶段，他支持实施必要的精益改善，我们团队取得了很好的改善成果。但是，该主任没有意愿和驱动力，来巩固和继续改善X诊所区域。他的两名医护员工利用一切机会，在幕后秘密地与精益改善唱反调。经过大量的指导和咨询后，该主任仍然拒绝直面这些唱反调者，拒绝自己做出必要的改变，和教练、指导唱反调者。因此，他没有坐在正确的座位上，实施改善后，甚至没有坐在正确的公交车上。该主任最终离开了公司。

我们必须决定使用何种时间框架，通常每六个月到一年，有必要审查一次组织架构图。如果我们确定某位员工不是坐在正确的座位上，即使是坐在正确的公交车上，那么我们可以做出几个选项：第一个选项，这名员工被调离到组织的另一个区域，在那里他获得事业成功；第二个是制定一个明确的员工改善计划，为确保原岗位所需的能力，这名员工得接受教练、指导和技能训练。有时候，一些员工只是不太适合公司的发展方向。

评估的目的，是确定员工保留在同一岗位上，有所需要的能力。这应该是一个协作的过程。被评估的员工有机会确定，是否具备能力，以提升到下一个能级。员工被要求写下他们认为的自己的优点、不足，并与评价者对员工优点、不足的感知，进行对比。然后，双方讨论分歧。最终共识的结果是，双方达成一个能力改善计划，应该采取哪些实施步骤，提高员工技能水平，来确保发挥原岗位角色的职责。

经验教训：实施任何文化变革过程中，一些员工（有时是高层管理者）在接受了培训和指导后，依旧诚实地认为，变革永远不会奏效。您相信这些员工的时间越长，对公司的变革就越不利。

接班人计划

作为一个领导者（无论是主管还是执行经理），拥有一个接班人计划是很重要的。我们发现许多医疗机构没有制定接班人计划。我们需要做好准备，以防员工离职或员工无法继续担任领导者。作为领导者，我们的部分职责是培育员工能力，使他们能够替代我们的位置。这也是丰田尊重人性原则的一部分。

根据普遍经验，如果没有员工接替我们的工作，我们就不能得到升值。因此，确保我们持续地培育接班人，符合我们的最大利益。同时，此举有助于证明员工是否真正坐在了正确的位置上。如果接班人没有能力接手您的工作，或者身体上、精神上都无法胜任工作，那么我们需要重新评估这名员工的未来，以及这名员工所履行的岗位职责。不是每名员工都能够成为老板，也不是每名员工都能成为"一位"改善参与者（表5.1）。我们需要员工每天完成工作，有些员工达到了职业通道的极限，不想在公司里进一步提升。我们称这些员工为"经验丰富的专业人员"，他们为组织做出了卓越的贡献，我们需要他们。

表5.1 "一个"重要参与者网格

能够拥抱变革	持续学习
领导力	教练
管理者	勤奋
信任/可信性	沟通者
改善活动	倾听者
关注团队的能力建设	关注客户价值
适应性	商业头脑
速度	判断力
紧迫感	

来源：大档案馆——联合信号公司 全面质量（TQ）培训资料

经验教训：实施接班人计划是困难的，但我们需要不断地评估我们的板凳实力，完成每天的工作，并培育将要带领我们迈入下一个持续改善阶段的员工。

抗拒变革

当我们抗拒变革的时候，我们会陷入罪恶的境地，有些员工的反应比其他员工的反应更为负面；然而，重要的是认识到，我们不仅把变革视为威胁，还要把变革视为机遇。有些员工将变革视为威胁，抵制变革，只是关注负面影响。很多时候，这会导致一种自我实现的预言，某些员工最终因为无法适应外部环境的变化，而被调离或被放手。发生的每件事都符合他们的逻辑，使他们相信，"变革是不会成功的。因此，如果参与变革，我将不会成功"。

那些拥抱变革并将变革视为积极的员工不仅会成功，而且会在实施变革中收获乐趣。他们往往在组织中晋升。有些员工天生就是变革的早期采用者，而另一些员工静观其变。我们需要记住，在组织的任何一个特定区域，您会发现所有类型的员工，各个级别的员工，他们对变革的反应不同，我们必须做好准备，制定相应的计划来应对每一名员工。

家庭作业：实施自满测试

● 您最后一次改善流程是在什么时候？您平均每月从员工那里得到的改善提案的数量，是多少件呢？

● 您多久说一次：

　　● "不能这样做"

　　● "管理层不让我……"

　　● "我拿不到钱……"

　　● "我们以前这样试过……"

- "我们不需要做得更好……"
- "我们部门绩效指标看起来很好……我们对其他部门的影响有什么关系呢？那是他们的问题！"
- "我厌倦了听取客户满意度的问题。我们知道我们自身存在的问题……当我们有更多床位和空间以及新设施时，这些问题会迎刃而解。"
- "我们可以等待改善……我们正在安装的新软件将会解决我们的所有问题！"
- "我不能做任何改善，因为……"

● 您感觉对现状流程满意吗？

期望……起起落落

当我们实施已建议的改善方案时，团队、个人和流程责任者对实施改善的反应情绪，往往会经历起起落落，这是正常的。重要的是努力管理员工的期望，实施改善时，尽力降低员工反应情绪的高涨和低谷的波动。如果团队无法从低谷情绪中恢复，那么实施改善会失败。如果改善绩效目标的期望过高，团队无法达成绩效，团队成员会有挫折感。

意外后果和颠簸之路的规则

系统思维中的一部分，是制定意外后果的规则。不管我们的计划多么缜密，我们仍然会遇到意想不到的问题或情况。这种情况并不罕见，事实上也很正常。只要不存在与安全相关的问题，就不要对这些意想不到的后果或员工对改善的最初反应，予以过度反应，这是非常重要的。改善是困难的，员工以不同的方式反应，有时会有一些不合常理的言语。如果我们反应过度，做出"匆忙而非理智"的应对，而没有采用基于事实的问题解决方法，会导致灾难性的影响，甚至扼杀改善成果。此外，如果我们不断改变事物，员工们会感到困惑和沮丧。所以我们需要在这些情况发生时，予以分析，而不是对这些情况做出反应，继往开来，看看我们能从中学到什么。我们需要把这些视为"颠簸之路"，继续前行，坚持变革。在沟通对变革的期望时，每位员工应该认识到改善流程不会"完美地"推进展开。团队成员和员工应该认识到，大多数流程改善，在实施的最初阶段，需要做一些调整，因为试点改善成功后，改善成果会完全运行到实际操作环境中。这些修订应该在预料之中，不被视为失败。此外，今天实施的操作流程不应该在几个月或几年内保持不变。持续改善计划应该制定到位，以便根据操作业务进行改善，对操作流程标准予以更新。

改变是一件有趣的事情

改变是我们日常生活中的一部分。具有讽刺意味的是，在某些方面，我们生活中唯一不变的是改变。每天我们认识的人或事都在改变。我们一天比一天老！外出度假一个星期后，当我们回家时，通常会发现在回家的路上有些地方发生了变化。

这个变革不等式由不同要素构成。我们必须应对变革本身、变革的速度，以及变革的影响。为了成功，我们需要员工尽可能更多地控制改善。我们需要过度沟通"为什么要改善"，在"改善"中培育员工的能力，并展示这些改善如何帮助员工和组织的发展。我们需要体察入微这样一个事实：对大多数员工来说，改善是不舒服的，部署精益能够彻底颠覆员工的认知世界。我们不一定要改善他们所做的工作内容，但我们会改变做这件工作的时间或做这件工作的方式，并期望每位员工都以同样的方式做这件工作。我们需要创造一个"温馨改善"的环境，培训和指导员工如何应对改善，实践新的改善，直到我们能够实现改善的绩效目标。

我们都是相互关联的

我们都是相互关联的，因此如果我们改善一个流程，我们必须弄清楚此改善对其他相互关联流程的影响，这一点很重要。这一点，适用于医疗领域，而且对医疗领域尤其重要。

为了改善我们部门的管理绩效，以牺牲其他部门的管理绩效作为代价，这是得不偿失的。我们怎样才能一起工作，提高整体系统的管理绩效呢？不要实施局部的改善，审视跨部门的流程或价值流，合适的利益相关方参与流程改善。任何建议的改善都应该通过合作的方式予以实施，达成共识，然后与所有相关员工进行沟通。

马的类比

在我们的精益系统实施过程中，我们发现各个层次的员工都抗拒变革。有些员工似乎从生理方面，无法改变他们的思维模式。正如托马斯·库恩（Thomas Kuhn）在《科学革命的构造》一书中所述，"好像一些科学家，尤其是年纪较大、经验更丰富的科学家，或许会无限期地抗拒，然而他们中的大多数人（甚至最终）其实都可以通过一种方法接受、认可变革"。我们的比喻是：我们把马牵引至河边，马喝了水，马喜欢水，但又拒绝再喝。我们发现实施新流程操作，而员工喜欢新流程操作，这一点很奇怪！员工收获积极的改善成果，但如果条件允许，他们会回到以前的操作方法。怎么会这样呢？您在公司里经历过这种情况吗？

和我们今天所处的环境相比

很多时候，当我们引入崭新的精益概念时，人们会立即拒绝。这是因为他们会将我们所说的，与他们当前的情况做比较。但在绝大多数情况下，向精益思维和精益实践的转型，是与当前情况完全不同的，是无法与当前工作环境比较其可行性的。

在 X 医院，我们讨论一个均衡化的门诊部日程安排，按照目前的日程安排方法，不可能完成如此艰巨的门诊业务。根本原因是如何使用日程安排软件。一旦我们改变了日程安排模式，并对软件做了微小的修改，门诊部就能够实施均衡化的日程安排。

经验教训：即使我们正在努力帮助员工看到愿景，在我们成功实施流程改善，并让员工体验到精益改善的好处之前，他们很难看到或者"获得"它。

变革加速流程

变革加速流程（CAP）模型是通用电气公司普及、推广的一种模型。此模型可表示为：质量×接受程度＝有效的改善。

此模型审视改善和沟通信息的质量（内容），以及改善（软性技能）的接受程度，同时为改善创建一个分享要求。如果您尝试部署的精益改善不被接受，那么您将无法收获有效的改善成果。您必须理解（利用相关方分析工具）并解决来自关键相关方的抗拒，为实施改善，制定有效的影响策略和沟通计划，并确定其有效性。同样，等式左边的两个因素是相乘的，意味着如果任何一个因素是零，这个改善就不是有效的。例如，如果您在改善 L 流程质量方面，得到"10"分，然而不能清晰地表达改善信息，所以此改善接受度为"0"分，那么结果会是此改善不会发生。在 CAP 模型中，有许多优秀的工具能够用来促进变革管理。

个人改善提案系统

1988 年，丰田的改善提案率是每名员工每月 4 件，提案实施率为 96%，在 40 年的时间里，丰田的员工提出了 2000 万件个人改善提案（表 5.2）。相比之下，典型的美国公司中，每名员工平均每月提交大约六分之一的改善提案。丰田提案系统不是一种普通的提案系统。在改善提案实施之前，"改善提案箱"无须管理层审查和确认。通常，丰田提案（箱）系统在提案评审、投资回报（ROI）分析和批准周期等方面，花费了大量时间。员工会收到，也可能收不到改善提案的回复，如此，员工会对征集员工意见或征集改善提案的看法产生负面影响。另一方面，丰田将团队领导 50% 的时间，用于实施和鼓励员工的改善提案。团队先试用这个改善提案，然后提交、批准改善提案。这就是提案执行率如此之高的原因。《40 年，2000 万改善提案：丰田改善提案系统》一书对丰田生产方式有详细的诠释。

表5.2　丰田改善提案系统

年份	提案数量	提案数量/人	参与比例（%）	采纳比例（%）
1976	463,442	10.6	83	83
1977	454,552	10.6	86	86
1978	527,718	12.2	89	88
1979	575,861	13.3	91	92
1980	859,039	19.2	92	93
1981	1,412,565	31.2	93	93
1982	1,905,642	38.8	94	95
1983	1,655,868	31.5	94	95
1984	2,149,744	40.2	95	96
1985	2,453,105	45.6	95	96
1986	2,648,710	47.7	95	96
1987	1,831,560	—	—	96
1988	1,903,858	—	—	96

来源：已授权。1990年，马萨诸塞州，剑桥生产力出版社出版，安田·Y的著作《40年2000万改善提案：丰田改善提案系统》

丰田改善的来源分解

根据我们阅读的相关文章，评估如下：

● 丰田80%的改善提案来自一线员工，由团队领导和经理予以实施

● 10%的改善提案来自点改善

● 10%的改善提案来自好想法（GI）俱乐部，这是一家精英特许邀请的丰田团体

罗斯·斯卡菲德证实了上述评估，他说："我肯定地、毫无疑问地证实：丰田至少80%的改善提案来自一线员工。一旦产品投入生产，所有流程改善和降低成本的提案中，有85%—90%来自

工厂现场及其团队成员的参与过程。至今，对大多数公司而言，全员参与改善仍然是一个难以实现的课题，也是大多数公司没有实现丰田那样的卓越绩效的原因。如何运用所有丰田工具，让全员参与流程改善，大多数公司对此缺乏完整的理解。"

改变的阻碍

改变的最大阻碍是您的思维！您会说诸如"我不行……如此行不通……我已经知道……在这里行不通……我以前试过……我不想按照那种方法操作……这不是我们的方式……我们需要更多的数据……您怎么知道它能行？"之类的话

这些话应该引起我们的关注。我们有句谚语："当您说'我不能'时，您承认自己的无知！"另一句谚语说："如果您告诉我，您不能，我将同意您的观点，您不能，然后我就去找那些能做的人士！"

最喜欢的词

伴随成长，我最喜欢的一个故事就是：小发动机可以。小发动机一直在说："我想我能，我想我能。""带有精益色彩，最喜欢的陈述是：如果我们可以……如果我们尝试……我们怎样才能……我知道我们可以…我看到别人这样做……最后一次它为什么不工作……我们什么时候最后一次尝试……也许制造商能够帮助我们……让我们对标一个那种管理模式的公司……让我们从您的工作方法和我的工作方法中吸取精萃，并创新我们的工作方法……"

您将会发现一部分人会抗拒精益改善，事实上，他们无法成功转型，并在精益环境中工作。"Concrete Heads"是日语表达，是指不接受组织致力于消除浪费的做法的员工或者指抵制改善的顽固不化者。

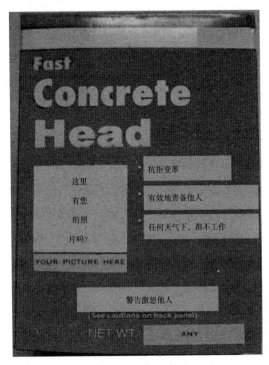

图 5.7 抵制改善的顽固不化者

抵制改善的顽固不化者（Concrete Heads）的十大征兆

1. 等到它坏了，我们就把它换掉。

2. 我们现在太忙了，没有时间实施精益。我们必须把这个月底的工作任务完成。

3. 我们需要削减间接劳动力！

4. 我们需要更多的库存和空间。

5. 告诉我应该做什么，您什么时候到我们这里？

6. 我们已经有了足够的进步。我们为什么还要改善呢？改善是否有投资回报（ROI）呢？

7. 我们不想在团队建设或能力培训方面上投资；只要公司裁员，我们宁愿解雇他们！

8. 我们不需要参观对标其他公司。另外，旅行预算又被削减了。

9. 我们的销售额，必须收到两位数的回报。我们用精益做不到！

10. 曲解精益是什么意思？我曲解了精益吗？

您的组织拥有圣牛——不容置疑的工作方法吗？

当组织开始实施改善时，经常遇到"不容置疑的工作方法"（图5.8）。"不容置疑的工作方法"是一种过时的信念、假设、实践、制度或者策略，它们通常是不可看见的，它们阻碍改善，并阻碍员工对新机遇做出反应。精益如果没有在组织内被接受，抗拒没有被妥善解决，组织的精益转型将具有极大的挑战性。

家庭作业：

列出您公司的四大"不容置疑的工作方法"。您如何改变它呢？

完成下列句子：

- 如果我不必……这份工作就太棒了。
- ……是多么痛苦的一件事。

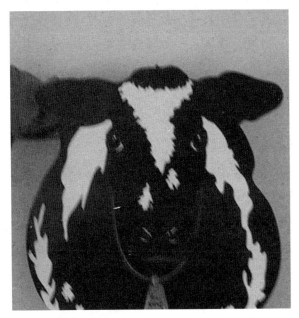

图 5.8　已授权。圣牛——不容置疑的工作方法。1990 年，马萨诸塞州，剑桥生产力出版社出版，安田·Y 的著作《40 年 2000 万改善提案：丰田改善提案系统》

- ……是浪费时间的。
- 我能够更加有效率，如果我不需要……
- 如果我们停止……我们可以省很多钱。

领导力：实施精益的软肋

　　在考虑变革管理领域时，我们需要考虑自己作为领导者的效率有多高，以及我们如何向团队成员推行变革。当我们实施精益变革时，应考虑以下问题。

工作监管的五个因素

1. 我们必须确信，我们观察员工作业，不是持试图找出错误的立场。这与试图改善工作的反省分析，是截然不同的。当分析团队工作时，团队工作的概念必须是基于每名主管的基本工作方法。

2. 我们必须确保每名员工理解，当我们质疑任何事情或提出建议时，我们是团队的一员，团队正在共同努力，以取得最好的绩效结果。

3. 我们必须记住，每名员工都是和我们具有相同感觉的人。如果训诫是必要的（如果您是一名领导，这种情况很少发生），训诫应该单独对下属实施。

4. 没有人喜欢被短路，因此切忌：领导传达指示给您的下属，您却浑然不知。

5. 如果您是一个足够优秀的团队领导者，通常您能够找到一些方法，鼓励团队自己观察需要实施什么，而不需要简单告诉他们答案。如此，您帮助团队成员发展了自己的思考和分析能力，团队成员感觉为团队做出了一些贡献，而且他们探索出来自己的想法，并成功实施，这些都提高了团队的士气和凝聚力。

前文我们讨论了变更等式，以及在实现重大变更时必须回答的问题。当我们思考"实施改善对我有什么好处？"时，请您考虑以下几个方面。

工作满意度的五个因素

(a) 公平的薪酬

求生的愿望是一种基本本能，对此，薪酬是一个重要因素，因此它被放在第一位。然而，从工作满意度的角度而言，薪酬的公平性与薪酬的多少同样重要。员工心中的纠结不在于工资有多高，而在于工资有多公平。一名公司看门者的工资比一名公司副总裁的工资要低，但看门者感到相当满意。因为他认识到公司内的工资分配是公平的。他也确实希望自己所做的工作能够获得公平的薪酬。街道那边的邻居也是看门人，其获得的薪酬比他多，他就会心烦意乱。薪酬的公平性，最重要的（假设对于一份生活薪酬）是，按技能高低予以分配。

(b) 工作安全感

员工对工作安全感的关注点如下：

1. 每日工作安全感——假如员工生病，薪酬如何支付？

2. 每年工作安全感——员工保住工作岗位的机会有多大？员工的平均年收入是多少？

3. 生活安全感——员工退休后，退休待遇如何？员工有退休养老金吗？当员工无法工作后，为了确保安全感，需要注意什么呢？

(c) 机遇

机遇因素对于年轻员工，尤为重要。年轻员工具有自我发展和提升的内在需要，期待在组织内有晋升发展的机遇。公平的绩效评估和职业上升通道的培训计划是必要的，确保员工将有机遇在能力得到提升后和职位空缺发生时，得到晋升。

(d) 认可

认可因素花费资源最少，但经常被忽略。对员工的出色工作业绩，直线主管往往忽视对其大加赞扬的价值。直线主管对此敷衍了事，没有给予员工任何赞扬，其实这样的赞扬能够提高员工士气和生产效率，而且赞扬员工不需要任何人支出任何成本。

(e) 全员参与

有些员工或许认为全员参与因素只是认可因素的一部分，然而，全员参与的意义还有更多。全员参与真正意味着员工们一起参与工作——给员工们一个参与工作的机会。每个人内心都饱含一种情怀，无论岗位高低，他们都想成为某项活动的一名参与者。让我们对人性做一个简单分析。普通人如果有足够的钱购买食物、衣服和住房，会把剩下的几块钱花费在参加俱乐部、社团或其他组织的社交活动上。他会花费很多时间和心思去参加这样的户外社交活动。如果与这样的员工一起工作，我们支付员工薪酬，我们能够培养员工主动参与工作改善的愿望，如此将是一项多么利润丰厚的事业。如果我们能让员工真实感受到他们正在参与工作，就像他们参与户外社交活动一样，那么我们的效率和产出将会有巨大的提升。各组织的管理者，在很大程度上忽视了全员参与因素。

因此，以上五个因素往往会造成员工工作满意度的高或低。分析以上因素后，组织必须实施严谨细微的规划和灵活的运用实践。今天，没有一名有智慧的直线主管仅依靠做个好人，就能勉强应付团队管理工作。与员工打交道的艺术，越来越让位于用科学方式管理人际关系，其重点突出，并能产生丰硕的改善结果。

风格和精益——运用迈尔斯和布里格斯工具，测试性格指数

变革管理是非常困难的，人们如何对变革做出反应，与各种因素相关。我们发现，了解一个人的性格，有助于了解他在不同情况下的反应。在我们的经验中，我们已经找到了 MBTI（迈尔斯和布里格斯）工具，其在洞察人的性格方面非常有用。MBTI 工具对变革管理和实施精益，非常有益。

MBTI 工具运用于团队领导者提升团队动力和变革管理水平。到目前为止，对于提升团队动力和变革管理水平，没有一个统一的行动清单。团队实施精益的时候，我们怎么强调运用 MBTI 工具的重要性，都不为过。

由于超出了这本书涉及的范围，我们不会赘述 MBTI 太多的细节；然而，利用 MBTI 工具测试同事和团队成员的性格指数，帮助他们认识到每个人都有不同的偏好，为了适应团队内每一种性格，团队内部沟通或实施改善、认可、分享成果的方法，培养认可和接受改善，颇为关键。

关于 MBTI 性格指数

凯瑟琳·库克·布里格斯和她的女儿伊莎贝尔·布里格斯·迈尔斯创造了 MBTI 性格指数。MBTI 的创造，是基于母女二人观察生活、理论研究，以及瑞士精神病学家卡尔·荣格的著作。他们研究和详细说明了荣格的思想，研制了 MBTI，用以帮助人们理解性格类型，以及欣赏我们每个人的天赋和益处。指数结果有多种形式，包括自我评估和非常详细的计算机报告。

每年管理 200 多万项指数，这些性格指数被广泛运用于：

- 自我理解
- 职业咨询
- 婚姻咨询
- 教育和学术咨询
- 解决问题和团队建设
- 管理和领导力发展

荣格的理论说，我们生来就固有我们的心理风格，我们在一生中不断发展它们。当进一步深入探讨这个理论时，会发现我们都为冲突做好了准备。MBTI 模型也是其他几个性格模型的基础，目前仍在研究和科学验证中。

性格资源数据库公司的艾米·埃弗斯（Amy Evers）说："有16 种类型代码，因此有 16 种性格偏好组合，但这 8 种功能各自的发展程度决定了它们之间的无限排列组合。"

这个模型寻找我们的偏好，而不是个性模型，我们都分享所有风格的片段，然而"如果形势糟糕或者到了紧要关头"，我们偏爱自己的风格，就像您喜欢您的右手或左手一样。

该模型分为四个维度，每个维度有一分为二的表述（意思相反）。

维度	类型		类型	维度的解释
1	内向	vs.	外向	您从哪里获得能量
2	感觉	vs.	直觉	您如何获得信息
3	思考	vs.	感情	您如何做出决定
4	判断	vs.	察觉	您如何生活和处理外部世界

您一定会问，MBTI 和精益有什么关联呢？MBTI 在诸多方面，帮助实施改善。最重要的是，在团队内实施变革管理的时候，了解人员的性格类型，能够帮助您在与人互动时运用他们最愿意接受的舒服方式（他们的偏好），特别是当与具有不同性格类型的单人或一组人进行互动沟通时，MBTI 十分实用。在团队框架中，我们运用 MBTI 发现团队的性格组成和发现团队中哪些是强的偏好（几个人具有相同的性格类型），或哪些是弱的偏好。团队中有许多相同的性格类型或风格是可能的，虽然这被认为是一种优势，但实际上对团队而言，是一种劣势，因为团队很可能从相似的角度看待和交流事情。如果团队中的某种性格类型很弱，我们将会寻找方法用来弥补。即使运用 MBTI 模型超过 11 年之后，我们发现让团队成员，甚至同事知道和理解性格类型，并不会预防分歧，但至少能让您理解为什么会有分歧。让我们回顾一下四个维度；请注意，当您浏览每个维度的时候，不存在绝对标准，每个维度中都有"细分级别"。

内向的人与外向的人

第一个等级表示您的能量来源。性格偏内向的人从自己的内心获得能量，享受独处的时光，以重新获得能量。性格偏好外向的人从别人那里获得能量，更偏好社交生活。性格偏好外向的人很容易将会议搞过头，让内向的人很难插话。性格偏好内向的人能够在会议上从不开口发言，却觉得自己完全参与其中。会议结束后，您可能会听到内向的人说他们一直都知道答案。当质疑他们，"您为什么不大声说出答案？"他们的回答是，"没人问我！"

感觉和直觉

这个等级关注的是我们如何获取信息。喜欢感觉的人往往看到和记住细节、事实。那些喜欢直觉的人会记住与趋势或问题相关的事实。如果您在给任何性格指明方向时，都不能清楚地知道方向，您就会遇到问题。偏好感觉的人需要非常具体的项目或任务方向，否则他们会感到沮丧。他们通过五种感官或者基于他们过去的经历，来获取信息。他们是非常实际和务实的人。那些喜欢直觉的人是根据全局来获取信息的，他们会记住一种模式或趋势相关的事实。那些喜欢感觉的人相信自己的经验，而那些喜欢直觉的人相信他们的"直觉"，并运用他们的直觉。那些喜欢感觉的人往往关注当前的现实，或者这种情况如何与以往的经历联系起来，而不是为未来创造新的想法。

在一个制定理想状态价值流图的练习中，我们有一名团队成员，请求我们原谅他离开改善团队的想法。当被问及原因时，他说我们离现实状态如此遥远，他再也无法忍受了。如果我们没有了解他的性格类型，我们会认为他对改善的态度是消极的，不是一名合格的团队成员。由于我们知道他更偏好感觉，所以我们告诉他，我们理解他为什么离开改善团队，并告诉他，我们完成理想状态价值流图后，会给他致电。我们把他叫回来，他能够给我们一些非常实用的改善提案，帮助实施我们头脑风暴的一些改善提案。

思考和感情

思考和感情似乎在组织、婚姻中制造了最多的冲突。这个维度关注我们如何做决定。偏好思考的人往往做出非常客观的决定，他们通常不会考虑人们的感受，也不会从个人的角度来考虑决策。批评赋予他们能量，他们对公平的定义是平等对待每个人。这些往往是其他性格模型中的"驱动力"。记住，MBTI 测试偏好，既不是测试"个性"模型，也不是测试个人优点。

那些偏好感情的人往往依据个人，以及他们一生中发展成型的价值观和道德，来做决定。他们往往比偏好思考的人更有同情心。他们喜欢和谐，他们对公平的定义是把每个人都当作一个个体予以尊重对待。

对于精益，思考和感情非常重要，因为我们做出了许多影响人们的决定。我们建议组织里的每名员工接受 MBTI 的培训课程。我们指导学员，寻找与自己偏好相反的人是很重要的，这样他们能够帮助"指导"您做决策，提供不同的视角和建议，如此，您的决策会更加稳妥和平衡。

判断和察觉

下一个等级是我们如何生活在外部世界。偏好判断的人（不是主观的或情绪化的，这使得所有的性格类型难以理解）偏好有计划和有组织的工作方式，而不是偏好灵活和自发的工作方式，不寻求控制生活，而是享受当下（感知）。偏好判断会影响我们的精益团队。

偏好判断的人往往喜欢列出任务清单（尽管程度不同），在承担过多任务时容易导致拖延，往往工作后再娱乐，在完成所有工作之前很难放松，喜欢工作胜于时间表，喜欢计划一天的工作。

偏好察觉的人通常不喜欢列出清单，但他们或许会列出清单，当他们必须这样做，以用来提醒他们必须完成的工作，在最后一刻，仍然保持他们的选择权，所以往往拖延任务的完成时间，喜欢工作之前先娱乐，他们往往工作能量爆发，如果他们喜欢自己的工作，那么就会把工作当作娱乐，他们不喜欢每天的工作计划被排得满满当当。

当进入 MBTI 模型时，会发现往下走的几个维度。字母或性格偏好的组合给出一个四字母的性格类型代码，这实际上只是理论的开始部分。您分解性格类型代码时，会理解每种性格类型所偏好的心理过程（外向感觉、内向感觉、外向直觉、内向直觉、外向思考、内向思考、外向感情和内向感情），为什么两个性格类型代码有如此多的共同点，如外向感觉思考判断和外向感觉思考察觉之间，实际上二者偏好不同的心理过程，所以或许会经历太多的心理冲突。虽然我们仅非常浅显地描述MBTI，我们建议持续学习并深刻地理解 MBTI 模型。我们发现当改善团队实施变革管理和内部沟通时，运用 MBTI 模型是十分有帮助的。

有效的会议技术

我们早期关注精益的领域之一是如何实施会议。虽然我们认同，对团队内部沟通和解决问题而言，召开会议是十分必要的，但我们也同时承认，管理不善的会议每年会给组织带来巨大的成本，每年损失可能高达数百万美元。

根据《华尔街日报》关于沃顿应用研究中心的报道，在美国，首席执行官平均每周花 17 个小时参加会议，公司每年要为此支付 4.25 万美元。高级领导者们每周花 23 个小时参加会议，每人每年的参会成本高达 4.6 万美元。中层管理者每周要花 11 个小时参加会议，每人每年的参会成本高达 2 万美元。

根据《艾尔斯报告通讯》，美国企业每天实施约 2500 万次会议。大约一半的会议时间被足足浪费了。

尽管导致成本和生产力的损失，大多数组织仍然认为，在传播信息和在讨论需要作出决定的议题时提供场所方面，会议发挥着关键作用。另外，理解并运用 MBTI 模型能够培育高效会议的技巧，参会者的性格类型将会影响会议的结果和感知价值。然而，开会需要有正确的理由。在丰田公司和本田公司经常说，"直接去现场"，"现地现物"，"实际工作的地方"，"直接观察实际工作流程"，以上思维行为模式，通过亲力亲为，强调了解现场第一手情况的重要性，要求各级员工亲自去现场，观察流程中的浪费，而不是在会议室召开会议，听取某个问题的报告。要求"会议"召开的地方，必须是现场问题被发现的地方。会议必须对参与者和组织都有感知价值。

您参加过糟糕的会议吗？然而，会议为什么会糟糕呢？对此，当我们在培训课上实施头脑风暴时，我们发现大多数人都清楚什么是优秀的会议，以及如何召开会议，然而鉴于某些原因，我们就是不去实施优秀的会议。

有许多高效的实施会议技术，其中之一是 SPACER 模型（图 5.9）。我们不打算深入研究这个模型，但经过多年的实践，我们发现 SPACER 对实施高效会议很有帮助。SPACER 是首字母缩略词的组合。

SPACER

Spacer 高效会议模型：提供安全提示或者告诫

Purpose 目的：解释会议的目的

Agenda 日程：描述会议需要完成的任务和时间要求

Code of conduct 行为规范：说明开会的规定

Expectations 期望：确定会议预期的成果

Roles and responsibilities 角色和职责：确定谁担任何种角色（会议辅导者、记录员、计时员），以确保会议成功

会议三害
1. 开会，但不讨论
2. 讨论，但不决定
3. 决定，但不做

图 5.9 决定，但不做

- 安全（S）
- 目的（Purpose）
- 议程（Agenda）
- 行为准则（Code of conduct）
- 期望（Expectations）
- 角色（Roles）

SPACER 是对实施高效会议的有益指导方法。高效会议是团队领导的职责，通常只需要一两分钟就能够理解和运用 SPACER 模型。

会议测量指标

如何知道您运行的是一个成功的会议呢？一种方法是从参会者那里收集数据。给出 1 分钟或更短的时间，您让每名参会

者在 1—5 分之间，给会议评价打分，指出哪些是会议的闪光点，哪些是需要在下次会议中改善的。即使会议没有如期待那般地高效，参会者也会感激您珍惜他们宝贵的工作时间，而且您在持续改善他们所参加会议的效率。您要考虑在您的会议议程中，建立测量指标。

为什么会议时间总是以半小时或小时为单位增加呢？

安排会议时，问问自己会议到底需要多长时间。很多时候，我们往往将会议时间取整到最近的 15 分钟或 1 小时。如果您的议程上您需要 37 分钟，那就会安排 37 分钟。有一件事是肯定的，我们往往已经安排好了会议时间。如果您安排一个小时的会议，不管是否需要，会议都将可能至少持续一个小时。

以下检查清单是会议领导者在会议前使用的检查表，旨在帮助顺利、高效地实施会议。

有效的团队会前检查表

▷　会议的目的是什么？是何种形式的会议？您希望会议完成什么任务？该会议是完成任务的最佳方式吗？

▷　您的目标最终会为客户增值吗？

▷　制定会议议程并在会议前分发议程。让团队成员提前知道他们需要带什么信息或数据参加会议或者参会前需要思考什么，让他们有备而来。运用 SPACER 模型。

▷　使用会议角色任务卡。

▷　提前共识在会议中如何做出决定。大多数表决相同的意见等。

▷　正确使用 TQ 工具，例如：头脑风暴、帕累托图、亲和图、直方图、决策矩阵、驱动/障碍、问题解决等。

▷　考虑到团队成员的性格类型。

▷　使用会议测量指标。

如果您参加一个会议，坐了超过 5 分钟，仍然不知道自己为什么参加这个会议，就考虑离开此会议。

精益会议的时间节省

我们合作过的一家公司，通过改善将生产、财务、IT、销售预测、业务开发和人力资源的会议频率减半，在某些情况下，这些部门的会议时间也减半。通过彻底实施和标准化有效的会议技术，公司每年会议时间节省了 4500 多个小时。

组织变更

如果正确实施精益，将对整个组织产生积极影响，使组织产生翻天覆地的变化（图 5.10）。组织变革以三种方式呈现。组织变革呈现为结构变革、人事变革或两者兼而有之。一些著作讨论了组织变革的许多概念，这些著作包括：《从优秀到卓越》、《精益思想》、《丰田文化》，以及《丰田的头脑智慧》。

当我们开始讨论组织变革时，许多中层管理者开始忧虑他们的工作岗位，并开始将精益视为对他们未来的威胁。这种忧虑需要在精益之旅之前和贯穿整个精益之旅过程中，得到承认和有效解决。

随着组织变革的发生，角色和职责或许随之发生变化。随

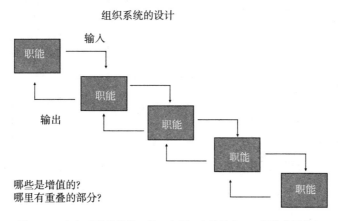

图 5.10 组织系统的设计工具：来源：大的档案——原始来源未知

着角色在整个组织中的变化，我们沟通这些角色变化，以及它们将如何影响到相关个人和组织，这一点非常重要。我们使用的工具称为角色和职责矩阵。这个工具在杰伊·加尔布雷思的《设计组织》一书中有描述，尽管书中还描述了其他模型（如表5.3所示）。在使用此模型时，每个人都被分配一个级别的具有职责的所有权身份（角色）。所有权级别身份包括负责、批准、咨询、通知，或无角色。应该只有一个人负责所有权/职责。关于无人履行职责的原因，源于所有人职责不清、冗余和借口。重要的是要清晰地明确角色，但不要由于没有被分配任务而导致人们变得如此短视，以至于任务没有完成。例如，每个人应该能够清理他们的区域和打扫地面，因为我们都以自己的工作现场和工作为荣。我们曾经并推荐在精益改善项目中使用这个模型，这样能够清楚地理解重要相关方，以及每个人在改善决策和参与活动中的角色。即负责、批准、咨询、通知或无角色。

表 5.3 **角色和职责矩阵**

决策\角色	销售	细分市场	保险	共有基金	市场营销委员会	CEO	财务	人力资源	区域团队
产品价格 C	R	C	C	C	C	A	I	X	X
包装设计	C	R	X	X	A	I	I	X	I
包装价格 R	A	C	X	C	C	I	I	X	I
预测	A	R	C	C	C	I	I	X	X
产品设计	A	R	C	X	A	A	X	I	I

来源：改编自 1995 年巴斯出版社出版的杰伊·加尔布雷斯的著作《设计组织》。
R=负责；A=批准；C=咨询；I=通知；X=无正式角色

沟通，变革和精益

UCLA 推出了一个著名的模型研究报告，其中讨论了有效沟通的成功因素（图 5.11）。该研究报告指出，沟通由 7% 的单词、38% 的声音和质量和 55% 的肢体语言组成。我们发现这个模型对于变革和精益至关重要。因为我们总是说变革最大的问题之一是缺乏沟通，或者说无法实施充分的沟通，因此在这个模型上花费一些时间是非常值得的。自从电子邮件、短信和推特进入社会以来，我们应该想想沟通基础的内在含义。您是否曾经被人误解过电子邮件或短信呢？

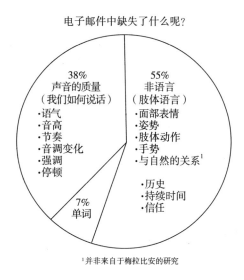

[1]并非来自梅拉比安的研究

图 5.11 沟通模型。基于加州大学洛杉矶分校艾伯特·梅拉比安博士的研究。引用自 1998 年新泽西普伦蒂斯·霍尔出版社出版的格里芬·J 的著作《工作中如何表达》。

电子邮件和短信仅占沟通的 7%。有时我们通过添加一个笑脸，可以丰富表达含义。电话沟通占多少百分比呢？答案是

45%，因为我们仍然看不到肢体语言。

经验教训：当您需要和某人沟通时，考虑使用最佳的沟通方式。考虑使用几种不同的媒体（视觉、语言、电子邮件等）进行沟通，以便有效地传达信息。有时候，面对面的交流是无法被替代的。在您发送电子邮件之前，请考虑让一位值得信赖的朋友（最好是和您风格相反的朋友）检查电子邮件。沟通和机制应该包含多方面的形式，在沟通计划中予以概述，并在实施过程中进行监督和跟踪。我们在许多组织中，看到正确或错误的变革管理，有时候沟通被排在优先任务清单的最后，而事实上，如果在改善活动之前实施沟通，许多障碍或挑战就能够立即被消除。回顾过去几年，在您的组织中已发生的变革或改善活动，为了改善沟通结果或被接受程度，您能够想出提高沟通水平的几点建议吗？

公司忠诚度和内部晋升

不久之前，公司忠诚度是一种很有价值的特征质量。当一个人在许多公司都只工作了几年，此举被认为是消极的，他们被认为是"跳槽者"，不能够坚持一个岗位。如今，大多数公司已经放弃了这种信念，在多家公司工作的履历被认为是积极的；然而，您是否真的在一份工作或一家公司工作了足够长的时间，您真正理解这个行业或如何做这份工作了吗？有些公司实际上被称为"训练场"，员工在那里学习工作技能，然后离职去其他薪酬更高的公司工作。持续的员工调整和较低的员工保留率会给公司带来什么样的成本变化呢？如果忠诚已不再重要，我们如何知道员工正竭尽全力帮助公司呢？

精益组织信奉对公司的忠诚度，希望从一开始就招聘、审查和聘用最优秀的人才，并为自己出色地提升员工能力而自豪。

精益解决方案：免费午餐方案

在一家公司，我们制定了持续改善午餐方案。每名员工都被要求在他们的工作场所实施一个小小的改善。规则是不能超过一个小时，他们可以和其他员工一起攻克那个小小的改善。接下来的一到两周，我们会举行披萨或三明治午餐会，其间，每名员工都用改善前后照片对比或改善说明的形式，发表自己的改善报告。当每名员工结束发言时，他们会得到热烈的掌声。在发言结束时，员工被要求实施另一个崭新的改善，而且，他们被要求与公司的另一名员工一起工作，来实施崭新的改善。午餐会每两到三个星期举行一次。当然，天下没有免费的午餐：午餐会门票票价是一个小小的改善。

总结

变更管理，或者"人"的因素，能够且将决定任何精益改善的整体成功与否，反过来也影响组织的整体精益转型。成功的变革管理工作包含许多方面。变革管理起始于对变革的迫切需求，清晰的愿景，沟通接下来实施的步骤，然后利用变革管理工具来监督和解决变革过程中出现的抗拒。识别零星抗拒并采取正确的行动，实施变革管理，将贯穿在整个精益改善过程中，需要锲而不舍地持续努力。同时，在整个组织内传播精益文化的时候，变革管理也需要持续地付之行动。本书的其余部分涵盖了一些变革管理的片段。精益最困难的部分是建立持续改善文化。持续改善文化的基础在于组织内的变革管理和领导力。

第六章
精益基础

执行概要

本章通过运用"BASICS"模型来研究如何实施精益系统，为接下来的章节奠定基础。BASICS 模型包括五个阶段：

基线

评估/分析

建议解决方案

实施

检查

维持

BASICS 系统实施模型作为引领精益改善或项目的一个简单路线图或指南，而被推荐。BASICS 模型能够替代 PDCA 模型或 DMAIC 问题解决模型，或与它们结合使用。基线阶段首先围绕以下问题展开讨论：

- 客户的声音
- 价值流图
- 供应商、输入、过程、输出、客户（SIPOC）
- 消费者质量指数（CQI）

开头的字母"B"代表基线阶段，其构成内容将在本章中予以详细描述。我们讨论 ETDBW（"方便客户享受服务"）的概念，探讨面向客户的流程，换言之，客户与您一起工作的流程，容易吗？

第一阶段包括"确定基线数据"——流程的关键数据要素，了解当前状态，包括：

- 周期、节拍时间、第一次通过合格率（FPY）、当前和未来的价值流状态
- 节拍时间＝单日可用时间/客户单日需求
- 不同层次的需求，包括峰值需求和日均需求

为了评估在峰值需求和日均需求的两种情况下所需要员工的数量，本章提供了示例，以帮助大家理解计算依据。本章讨论了库存和中间在制品的概念。

医疗交付时间（也称为住院日）是包括了总的医疗护理时间、检验时间、搬运时间和停滞时间（或流程中全部子流程时间之总和）的。配置人员和库存被集成到这个模型中。

关键知识点

- 理解 BASICS 模型
- 列出测量"B"或基线的方法
- 客户的声音
- 理解 ETDBW 的概念（"方便客户享受服务"）
- 能够定义循环时间、一次合格率和节拍时间
- 理解住院日及其构成要素

精益基础——BASICS 模型中的基线

我们相信上帝。除此之外，请其他人提供数据。

——W. 德华兹·戴明

思考—观察—行动精益

精益之旅起步于熟悉精益概念、潜在的精益改善成果，以及从其他组织获得的成功和失败教训。人们必须认识到，为了变得精干，本组织将需要进行文化变革。

我们之前讨论过，精益是一种新的思考、观察和行动方式。思考精益，就必须在每天所做工作的每一个方面，思考消除浪费。观察精益就是能够看到和理解什么是浪费，以及如何在我们做的所有活动中识别浪费，然后实施行动精益——通过采取行动消除浪费。我们必须赋能和授权每一位员工，让他们帮助消除日常流程中的浪费。

开启您的精益之旅，可以从几个方面入手。精益之旅可以从一个点改善开始，识别一个小的子流程的浪费或实施子流程改善活动，启动 5S，或者实施一个精益系统试点，其是一个较大型的精益转型活动。这些话题将贯穿本书，予以讨论。

利用 BASICS 模型——精益系统实施方法

医疗领域中，那些期盼从陈旧的批处理驱动系统转型至精益系统的组织，由于采用批处理，导致医疗能力的遭遇严重受挑战，其具有代表性的流程，包括化验室流程、外科治疗流程等等，鉴于此，我们建议采用更大规模的精益转型方法，或者我们称之为精益系统实现方法。精益系统实现方法从开始到结束，审视整个流程，并已在世界各地的许多医院系统中，被证明能够维持和巩固。

为了实施更大规模的精益转型活动，我们概述了一个模型，作为运用精益概念和工具的指南。模型包含六个阶段——遵循简单的首字母缩写词"BASICS"（图6.1）。每个字母代表在其阶段发生的活动的主题：基线、评估、建议解决方案、实施、检查和维持。在现实中，任何精益改善中发生的活动，能够被映射到大多数传统方法论，即 PDSA（计划、实施、研究、行动），PDCA（计划、实施、检查、行动）或 DMAIC（定义、测量、分析、改善、控制）等；然而，我们发现，作为一个例子，其中一些问题解决模型，对员工来说可能并不直观。PDSA 或 PDCA 中的 P 代表计划，实际上并没有提供直观上所需要的"计划"活动，因为最初从批处理系统转型到精益系统时，需要在 PDCA 的第一阶段实施比计划更多的工作。

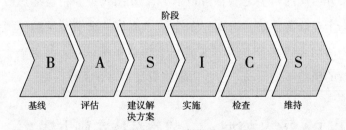

图 6.1　执行概要 BASICS 图解

许多同时部署精益和六西格玛的组织，已经将改善路线标准化为首字母缩写词 DMAIC。DMAIC 对于正在实施六西格玛工具的组织十分适合和有效，精益活动已经能够映射到 DMAIC 的每个阶段。但这也会令人产生困惑，因为精益工具在运用时会出现交叠的部分，而且可以用在 DMAIC 的不同阶段。我们发现，记住首字母缩写词 DMAIC 和每个字母所代表的含义具有挑战性。

我们选择了一种更为简单的模型，希望员工在实施改善活动和步骤时，更容易遵循和记住。在这六个阶段的每一个阶段内，我们根据任务类别，予以强调实施重点，即从一个阶段进阶到下一个阶段时，需要实施什么任务、沟通信息是什么、交付成果是什么。BASICS 模型包含全员质量（TQ）、精益和六西格玛工具（图 6.2）。我们将在本书中，参考 BASICS 模型。BASICS 的每一个阶段的分类如下：

交付内容：在每一个阶段结束时，提交所必须完成的任务的思路

人员工具/活动：促进变革管理和文化建设的相关活动和任务

任务工具：按阶段运用工具的活动

实施步骤：实施和进阶下一阶段所必须考虑的关键任务和活动的概要

沟通：整个改善项目中与沟通相关的活动

时间轴：提供每个阶段的预估持续时间

BASICS 精益系统实施方法的 50% 是基于科学管理原则，科学管理原则是弗兰克·吉尔布雷斯首先提出的，是新乡重夫传授的。BASICS 精益系统实施方法的另外 50% 是基于变革管理，

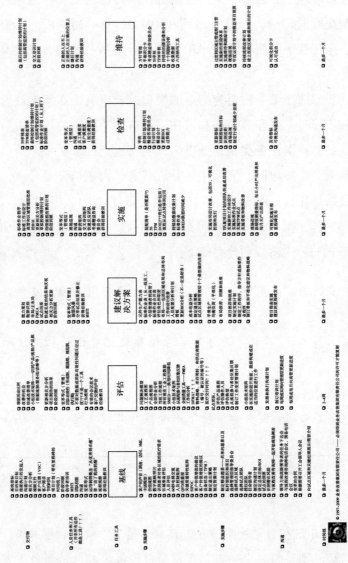

图 6.2　精益 BASICS 模型

将贯穿本书讨论。BASICS 精益系统实施方法用于将批处理流程转换为单件流。以下列出了实施精益改善，运用 BASICS 模型的步骤总结。

基线

1. 组建团队并确定项目范围
2. 基线指标
3. 价值流图（VSM）
4. 确定客户需求和节拍时间（TT）

评估/分析

5. 产品加工流分析——患者或产品
6. 成组技术分析
7. 操作员全面操作分析/操作分解表
8. 换型分析

建议解决方案

9. 制定并批准建议
10. 创建最佳流程布局
11. 设计工作站
12. 建立标准作业
13. 确定生产能力和工时要求
14. 培训员工操作新流程

实施

15. 实施新流程——使用试点
16. 实施精益测量指标
17. 合并实施 5S 和目视化管理

18. 防错和 TPM

检查

19. 精益审核、碰头会议和维持的可视化白板

维持

20. 改善，改善，改善
21. 基层改善提案是精益文化的重要组成部分
22. 计划实施检查行动——一遍又一遍的重复

一个客户服务故事

精益的基础始于客户之声。图 6.3 的标语牌被贴在加利福尼亚马德拉一家快餐店的墙上。我们亲眼看到一名快餐店员工将一名抱怨三明治制作方法的客户赶出了快餐店。其他客户很震惊，也很困惑，不知道什么原因导致快餐店员工的如此行为，因为客户们知道，如此行为或许会导致他们中的一位也被赶出快餐店！是什么导致了如此的行为和这样的一个标语牌被张贴给每位客户看呢？

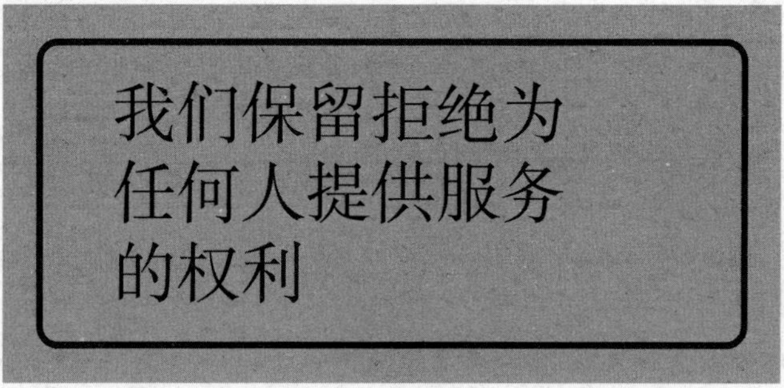

我们保留拒绝为
任何人提供服务
的权利

图 6.3　三明治快餐店标牌

我们以这个故事开始，描述了当今许多组织的问题基础——缺乏客户服务意识。在上面的故事中，我们都同情可怜的客户。

在医院里，我们经常看不见我们的主要客户，他们通常是我们的患者。我们也有内部客户，但在设计流程时，我们绝不能忽视这些内部客户，以确保他们的主要精力是聚焦于我们的患者。医疗领域中有一些实际案例。其中，为了设计最有效的患者流程，我们实际上必须围绕外科医生或急诊医生来设计流程。这是精益的悖论。这是为什么呢？为了把注意力集中在患者身上，尽可能快地让患者看到，或者就手术而言，为了确保手术按时进行，我们需要集中精力使我们的手术准备尽可能有效率地操作。如果过程设计正确，那么医生应该按照流程的节拍工作或成为瓶颈。这并不是一件坏事，因为只有医生开始看到患者或给患者做手术时，我们才能够让患者尽快地完成手术流程。

在我们的精益流程改善 BASICS 工具箱中，有各种以客户为中心的工具。这些工具没有以任何特定的顺序列出，也不应该被解释为在实施改善中，每个工具都必须被使用。我们曾经在许多医院工作，那些医院坚持让我们使用每一个六西格玛和精益工具。我们总是挑战和质疑这种思维方式。如果是培训某位员工一种特定的工具的使用方法，那是有意义的；但是，如果仅仅为了使用工具而使用工具，就是浪费时间！只有必要的工具才能用来解决现有的问题。如果我们正在修理自行车的内胎，我们就不会把踏板拿下来。

经验教训：BASICS 工具应该根据需要而使用，以确保必要的客户和相关方的反馈，解决手头的特定问题，或暴露必要的浪费，以确定解决已识别问题的根本原因。换句话说，使用必要的工具来解决问题，不多不少。

在学习精益之前，我们发现很多医院都从事六西格玛改善。当医院尝试实施精益时，这会导致困难。在一些组织中，绿带或黑带，与所谓的精益专家或大师之间的"竞争"会发展，而实际上，应该利用二者的工具和概念的协同作用，以获得更佳的改善成果。

在 X 医院，一位黑带大师接手了六西格玛和精益工作，但在两年的重组过程中，在一个几乎没有精益理念的组织中，他是一系列领导岗位的接班人。鉴于投资回报率（ROI）很低（这是财务部门与新精益系统争论后的结果），他们责备外部顾问，并实施了严格的项目跟踪系统，只选择"经财务部门批准的"投资回报率最高的项目。

这个医疗行业的真实故事，与《丰田文化》中所引用的故事，非常相似。精益工具是一个不同的工具箱，精益工具是对六西格玛工具的有力补充，因此理解精益工具的作用，是很重要的。精益和六西格玛都是始于客户的声音（VOC）。虽然精益和六西格玛都致力于质量改善，减少流程变异、错误和缺陷，然而一线员工在使用六西格玛工具时，会面临更大的挑战。精益概念和工具更适合于真正推动文化变革。精益鼓励一种不同的思维方式，专注于消除浪费、增值活动和流程流动，以实现流程改善。

　　大多数组织始于运用精益工具，识别和消除浪费并优化流程，医疗行业具有显著变异的不稳定流程，因此医疗行业运用精益工具改善流程，更为谨慎。当浪费从一个流程中被消除，这个流程变得更加可预测，变异随之浮出水面，我们建议遵循六西格玛工具，以精益求精和力求尽善尽美。另外，在广泛存在变异的流程中，运用六西格玛工具，是一个挑战；然而，有许多与测量系统相关的六西格玛工具、概念，它们在数据收集、说明解释和变革管理方面增强了精益工具。有趣的是，丰田没有实施一个六西格玛项目。在麦克·米克尔·赖特的一篇文章中，他说道："六西格玛训练是浪费……它削弱了精益努力，它削弱了减少流程变异的努力，它创造了官僚主义，它孤立了员工。"所以他悬挂黑带，将其出售给别人。

　　虽然这是极端情况，但我们已经在一些医院看到了这种情况。我们必须牢记，所有的问题解决模型都源于休哈特的计划——实施——研究——行动。日本将它修改为计划——实施——检查——行动（PDCA），称之为戴明环。在一些公司，也被称为"观察——目标——决策——行动"（OODA）。美国国防部在设计新战场技术的螺旋开发过程中，应用了这个循环。BASICS 模型与 PDCA 模型一致，其中，基线、分析和建议解决方案匹配于计划（Plan）阶段，实施匹配于实施（Do）阶段，检查匹配于检查（Check）阶段，最后的维持匹配于行动（Act）。只要运用常识，精益工具能够适用于任何解决问题模型。

　　BASICS 模型与 DMAIC 模型一致，其中，基线匹配于定义和测量，评估匹配于分析，提出解决方案和实施匹配于改善，检查和维持匹配于控制。还应该注意的是，精益六西格玛工具包括所有全面质量（TQ）工具。虽然我们建议运用 BASICS 模型，作为将批量模式转换为精益流动的一种方法，但是一旦最初的精益系统实施完成，我们仍然支持运用 PDCA 或 PDSA 模型或 DMAIC 模型，用于持续改善循环，只要该组织部署自己舒服的问题解决方法即可。只要有一种连续的、有逻辑的、有组织的解决问题的方法，并且每个员工都接受过培训，那么选择问题解决模型就不会是如此重要。

基线测量指标

BASICS 精益基础模型的第一个字母，代表客户价值驱动的基线（图 6.4）。如果您不知道客户认为什么是价值或者客户愿意为什么付钱，那么您就不会拥有改善方面的远见。如果您没有流程相关的测量指标，以展示流程所处的当前水平，您将无法测量您是否已经实施了流程改善。

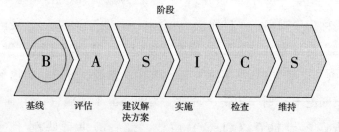

阶段

B　A　S　I　C　S

基线　评估　建议解　实施　检查　维持
　　　　　　决方案

图 6.4　BASICS 模型——基线

这并不意味着您不能实施流程改善，但您将如何知道您是否已经实施流程改善了呢？改善的幅度大小是多少呢？在基线阶段，通过确定客户定义的需要解决的业务问题，并获取流程的"当前状态",来制定精益路线图。获取当前状态包括观察流程、绘制流程图和拍摄流程视频、理解当前测量指标、开发潜在的或修改现有的"流程"测量指标,概述初始目标以及已建议的改善目标。在基线阶段,应该制定一个项目章程,以概述精益改善,并必须选出执行倡导者和团队。

　　收集基线数据是这个阶段的重要组成部分,任何后续的改善建议都必须遵循"根据事实管理"的原则。我们发现,医院收集数据是极具挑战性的工作,当员工果真得到数据时,员工需要真诚质疑这些数据的来源是否可靠。此时,正是运用六西格玛测量系统分析工具的契机。我们发现医疗机构会收集数据,然而数据的准确性是假定的。通常,在精益六西格玛项目中,当数据被重新收集和审查时,数据的不准确性随之浮出水面,此时,我们挑战如此不准确的数据,因为组织中每位员工多年来一直沿用如此数据,来做管理决策。

数据、收入和医院

　　让我们讨论一下,我们通常在医院里所发现的数据。在 X 医院,我们与一位财务副总裁会晤,以探讨和核算我们每个病历的成本。在副总裁到达之前,我们得到了三份不同的财务报告。对报告进行审查后,我们发现每一份报告内都包含相互矛盾的数据。在与财务副总裁的会晤中,我们向她提出了这个问题。我们认为我们无意中揭发了这一重大问题,却发现她已经知道了这个问题。这些报告来自三个不同的医院信息系统,三个医院信息系统之间互不往来和沟通。我们问她如何决定使用哪份报告。她诚实地告诉我们,他们刚刚挑选了最适合当时需要的一份报告!

我们发现这个真实的故事并不是一个孤立的案例。许多医院拥有大量的数据,但它们很难被访问,因为这些数据分布在许多不同的系统和数据库中,许多数据的有效性存在疑问。许多医院对于"数据收集触点"没有标准定义,例如"手术开始"或者"患者进入手术室",如果医院有数据收集的标准定义,医护员工通常都没有遵循它,因为他们或者不理解数据收集的标准定义,或者他们太忙而无法实时收集数据。照此,数据收集不是收集"真值",而是医护员工的主观经验的估值。

因此,在涉及医疗流程所需的时间,或者在医院许多情况下,涉及产品或服务的实际成本,或者涉及医院交付护理的所应收费,大多数医院几乎没有有效和完整可靠的数据信息。医院通常不晓得他们由于政策和流程的不完善,而损失了多少收入。医院争执的另一个问题是一个简单的事实,医护员工通常只是关心护理患者,并不关心组织的财务健康状况或"钱"。我们听到他们说:"在护理学校,我们没有受过收取费用或钱的训练。"他们不认为知道这些是他们工作的一部分,当我们提出这一点的时候,我们经常听到的回复是"现在您希望我们只关注财务健康状况和收费,而不是护理我们的患者"。

经验教训:首先,我们必须认识到,实际上,医院是一家运营的企业,通常是该地区的大雇主,对造福于社区生活。一家企业如果没有收入和利润,是不能生存的,并且,会使得组织中的每一项工作以及造福社区都处于危险、不利的境地。

企业如果没有足够的收入,每名员工都会损失收入。削减成本和裁员将难以避免，无力购买新的"尖端"设备，以推进医疗护理服务的转型升级。

在医疗行业中，首先，也是最重要的，是对患者实施高质量的医疗护理，"我们只关心患者"的护理态度中，存在两个问题。在目前的医疗行业的状况下，医疗工作者应该理解他们的行为是如何影响医疗服务的，这点尤为必要。如果医疗费用数据未被精准地记录并对所提供的医疗服务账单记录不准确，在财务支付递减的时代里，医院可能无法生存。为了更准确地反映所提供的医疗服务价值，护士经常需要协助编写"接近实时记录"的文档文件。此外，如果我们一贯地使用最昂贵的医疗用品，那么我们将无法提供负担得起的医疗服务。

其次，如果一名医护员工被传唤到法庭，医疗法律纠纷或许产生于医疗记录中存在的相互矛盾的信息。医护员工因为没有前后一致地收取医疗用品费用而被谴责。

经验教训："关心患者是第一优先"，当我们对此临床医护员工的言论深表同情时，如果我们没有正确的记录数据和正确的医疗服务账单，没有正确记录治疗过程中使用的全部医疗用品，我们对自己和患者，以及最终的客户是不公平的。从就业、法规、社区和患者费用负担能力的角度而言，我们将医院和患者置于了危险境地。

客户满意度

您知道客户真正的需求是什么吗？患者："这些真的都是关于我的需求！"

首先，应该指出，所有精益六西格玛和全员质量（TQ）工具都伴随将客户/患者谨记于心的意识，然后予以实施。没有客户，我们就没有业务。我们的最终目标应该是，在正确的时间，提供给患者最高质量和正确的护理，并在最短的时间内提供安全护理，同时给予患者一个伟大的医院体验。任务和人员工具的目的是提取客户之声（VOC）；然而，我们从理解客户价值和需求开始实施每一项改善，此举十分必要。当我们去医院的时候，医护员工经常告知我们关于客户/患者的期望。当稍微调查一下，我们发现实际上所传达的期望不是患者的期望，而是员工想当然地认为是患者的需求。我们需要通过患者的视角，而不是员工的视角，来理解是什么造就了客户/患者良好的就医体验。

在 X 医院，在改善急诊部（ED）流程的过程中，我们被告知患者（客户）不想在急诊部流程中搬家移动。我们还被告知，患者希望在整个住院期间，拥有一间病房和由同一名护士护理。当我们询问患者的想法时，患者告诉我们，只要病情好转，他们不介意搬家移动，事实上，只要他们得到了良好的一致性护理，他们就不需要同一位护士全程护理。对患者而言，重要的是医生能很快地给他们看病，护士对他们耐心、周到、专业、及时。患者希望，随着他们治疗阶段的进展，医护员工能不断地与他们沟通。

令人惊讶的是，随着患者治疗阶段的推进，有很多护士和临床医护员忘记与患者沟通，或者不认为与患者沟通很重要。

经验教训：找出对您的患者而言，真正重要的是什么。不要害怕提问他们。不间断地与患者沟通是提高患者满意度的真正关键因素。缺乏沟通会产生空隙，导致焦虑，因为患者对病情进展不知道应该期待什么，他们害怕未知。

客户之声调查

真正找出客户需求的唯一方法是直接征求客户的反馈。获取客户之声（VOC）的方法有很多，例如保持焦点讨论小组、利用主题专家和客户调查。客户调查的方式可以是面对面，通过电子邮件，通过互联网（即调查猴子链接 surveymonkey.com），通过电话等。我们的目标是理解"大 Y"或您的客户想要的结果，理解需要什么（必要的"x"或小"y"），以满足大 Y。您去尝试感觉客户所感觉的痛点，理解您的客户的最终期望或他们认为的"有价值"，这些都十分重要。没有什么比亲身经历这个过程更能体会客户的感受了。

在很多医院，我们都已经目睹院长或者一位高级团队领导打来一个非常重要的电话，通知部门主任，他们自己要来医院视察。这个部门或许是急诊部或外科，如此为该部门的患者设置了"最重要的贵宾访问"状态。被视察部门正在争分夺秒地确保每名员工都知道谁是贵宾，以及贵宾什么时候到达。邀请领导参观或者陪同贵宾视察医疗流程，并不罕见。通常情况下，这是院长或高级团队领导对医疗流程的实际运行方式的了解。这也是医护员工可能见到他们的唯一时间。

但实际上，高级领导并未目睹正常流程是如何运行的，他们只看到"VIP 贵宾流程"是如何运行的。因此，高级领导对这个医疗流程有一种"扭曲"和不真实的看法。

经验教训：如果您是一家医院组织的高级领导，您必须打电话安排一次贵宾视察，那么您的医疗流程需要很多改善。否则，您为什么要提前打电话安排 VIP 贵宾视察呢？是不是所有的患者都应该得到"VIP 贵宾"治疗呢？

在进行客户调查时，建立某种客观的、可测量的标准，并征求不受限的反馈是十分重要的。客户满意度的可测量反馈，将使我们看到我们是否正在改善。客户对主观问题的回答，为我们提供了重要的价值、让我们洞察客户真正在想什么。不要违反客户调查规则，通常使用 5—7 分制，予以评价打分，包含的问题不要导致有偏见的答案，这些都是十分重要的。

质量功能部署

用于客户反馈的复杂工具，称为质量功能部署（QFD）。这种工具有时被称为质量屋。

QFD 模型通过确定"真实"客户的需求、特征和价值，促进了对客户之声的理解。然后，QFD 模型集成了流程或产品需要交付的客户期望的性能级别。QFD 模型通过将客户的需求与交付期望结果所需要的设计、开发、生产和服务，关联起来实现。实施 QFD 模型很花费时间，然而 QFD 模型是非常具有实用价值的工具。全新的 QFD 模型正在被开发，这些全新的 QFD 模型可能被更广泛地采用。由于全新的 QFD 模型更易于管理，它们将在医疗环境中发挥作用。

制定不间断的客户反馈流程，以确保由于持续改善而做出的变化，不会对客户产生负面影响，这一点非常重要。

我们在 X 医院的一位团队成员也在急诊部工作，他被医院的副院长告知，他必须在接下来的两个月里，提高患者对急诊部的满意度。作为实习生，他知道自己的成败取决于患者的满意度。

这种类型的命令听起来熟悉吗？这种开放式的指导意见在急诊部会造成什么问题呢？然而，这是今天我们在医院着手解决问题的典型方式。这位实习生尝试了各种不同的提高满意度的解决方案，结果发现他并没有显著地改变患者满意度，却给急诊室、医护员工带来了大量的变异和压力。

经验教训：高级领导者和经理应该理解关键指标的驱动因素"x"，关键指标如患者满意度。为了成功达成关键指标，应该制定合理的期望和时间框架。

方便客户享受服务

术语 ETDBW 的意思是，一个组织秉承"方便客户享受服务"的原则。一本名为《议程》的著作，启发了关于"方便客户享受服务"的讨论和研究。

家庭作业：打电话给您就职的公司，假装您是一个不满意的客户或有问题的患者，或要求与首席执行官交谈，然后请注意找到您要找的人有多难，需要多长时间。您需要浏览多少份菜单？电脑多久没有识别出您的语言反应？您要等待多久？您和多少人接触过？您的电话被中断了吗？您尝试按 0 和与人工对话后，结果被送回主菜单？

具有 ETDBW 的企业，意味着在客户最方便的时候，企业在以任何方式接受订单或服务请求。如此，意味着订单或服务是以客户的术语，予以提供的。这也意味着组织使客户检查订单或结果的状态，变得轻松怡然。企业需要消除没完没了地打给不感兴趣和不知情的行政人员的无效电话，这些行政人员接受的培训，只是把打电话的人介绍给同样不知情的人，或者因为他们的响应时间超出了标准而挂断电话。

ETDBW 意味着医院或企业发送一个简单的账单，该账单用易于理解的术语表示。换句话说，是一位密码专家以外的人，能够破译和理解的账单。此外，医院有一个更大的责任，以"简单的语言"的方式，让他们的患者理解，提供什么医疗服务（化验）以及针对各种医疗护理的指导。您的医院或医疗企业具有 ETDBW 吗？

西南航空就是具有 ETDBW 原则的企业案例。

乘坐西南航空公司的航班，当我错过航班时，他们仍然给我信用，没有任何经济处罚，此外，我能够很容易在网上重新安排航班，而不用支付 100 美元或更多的改签费、座位费、行李费和在其他航空公司需要支付的杂费。我总是试着乘坐西南航空公司的航班，但最近不得不乘坐另一家航空公司的航班，到一个中心枢纽去赶乘我的航班回家。这家航空公司使用的是中心枢纽模式，而不是西南航空的点对点模式。吉姆·沃马克（Jim Womack）在他的《精益思想》（*Lean Thinking*）一书中把这种中心枢纽模式称为"Huge Self Sorting People Movers"。真正令人惊奇的是，这个"系统"所起的作用。

这些"中心枢纽"现在有大型购物中心和餐厅，为那些被困在机场、真的不想去那里的转机乘客服务。即使其他航空公司想要改变这种商业模式，但由于所有钱都已经投资在这个中心枢纽系统上，而变得很困难。一旦集中式模型（中心枢纽系统）就位，商业模式开始在中心枢纽内部和周围蔓延，商店、食品广场、按摩治疗师，等等，这些现在已经在机场建立起来了。这种模式越是根深蒂固，就越难以改变。现在有太多的工作岗位依赖于中心枢纽，这与政府机构的工作方式极其类似。

经验教训：一旦一堵墙被建造起来，事物就会附着在上面，并跑进墙里，这使得拆除这堵墙变得更加困难。另一个例子是，公司在批处理和排队设备上投入大量资金，然后我们被告知，他们不能实施精益，除非他们拆除这些设备。这个例子在所有企业都曾发生过。

刚登上飞机，我注意到一位少校（非西南航空）最后一个上飞机。他用比平时更大的力气把公文包塞进了行李架。然后，他显然很不高兴，走到自己的座位上，向空乘人员询问负责办理登机手续的工作人员的姓名。由于不知道答案，空乘人员转过身来，找到飞机上的一位登机口服务生，问她是谁在服务台。他为什么询问负责办理登机手续的工作人员的姓名？乘客解释说，这是他乘坐的同一家航空公司的联运航班，他早些时候乘坐的航班延误了。下了有轨电车，穿过巨大的自动扶梯后，他跑到登机口，想赶上这班飞机；结果发现，由于他迟到了，登机口的工作人员在超额预定的航班上把他升级的头等舱座位让给了别人。登机口工作人员带着一丝笑意对他说："我帮了您一个忙，给您弄了一个座位！"

这样的客户服务水平，怎么样？那人坐在我后面的车厢里，询问登机口的工作人员的姓名。空乘服务生拒绝告诉他，并告诉他去航空公司的网站上找到客户服务号码来登记投诉。显然，在这家航空公司，只有客户服务部负责任何类型的客户服务。他们没有对他致以任何歉意，对此，我十分惊讶。

一些系统带有固有的和可预测的浪费。非西南航空公司采用的模式代表了一种"集中式"，有时也被称为"卓越中心"的商业模式。西南航空使用分散的点对点模型。集中式模型具有"批处理"思维的特征。

通过改变范例和取消座位分配，西南航空消除了所有浪费。对于商务旅行者来说，如果没有更高效的方法，没有座位分配的登机似乎和其他航空公司一样高效。对于那些现在只抢座位和携带小孩的家庭的客户而言，这也更容易。现在，父母亲能够与那些在"A"组之后登机的小孩子坐在一起。

这一切与医院有什么关系呢？

我们在大多数医院所得到的经验是，医院流程以前很可能运行良好；然而，随着时间的推移，几乎每家医院都增加和建造了新房间、手术室，可能还增加了服务种类和服务线。随着医院业务的发展和扩大，陈旧的医院系统已经无法适应医院业务的需求；部门的新设备被放置在任何有"空间"的地方，而不是依据流程流动的视角安装在应该被放置的地方，从而为员工重新设计了许多工作区。其结果是，在许多情况下，护士长、主任和其他支持人员已经成为高薪"救火消防员"和"加速器"，不得不在布局和系统中创建应急解决方案，以完成他们的日常任务。然后，我们往往对那些擅长"以任何可能的方式（如英雄般地）完成任务"的员工，予以推崇和升职。

多年来，医院越来越向集中式模式发展。在大多数医院中，运输、挂号、化验室、无菌处理和计划都是集中式模式运营。这会造成什么浪费呢？

标准化能够帮助组织成为"方便客户享受服务"。一种型号的飞机实施标准化对西南航空有什么作用呢？飞机座位的数量总是一样的，所以登机流程可以定时，维修很容易，因为只需要在手边准备一套零件，飞机能够很容易地调换，而不需要调整每位乘客的座位分配。

如果我们所有的手术器械设备、医疗用品和工具箱都像西南航空公司的飞机一样，实施标准化，会怎么样呢？如果我们所有的流程都标准化，会怎么样呢？标准化适用在医院的各个角落！

对现有系统的投资阻碍了实施改善，多长时间发生一次呢？听取患者的意见，我们多长时间实施一次呢？

家庭作业：坐在您医院的一个候诊大厅，听取患者意见。询问患者：你们感觉如何？你们等候多久了？你们需要什么？医院实施哪些医疗服务改善，能让你们的就医体验感觉更加美好呢？

经验教训：医院能够从制造业模式和其他服务商业模式中学到很多有益的管理。是的，精益生产系统适用于医疗领域，如果高层给予时间和支持，能够收获巨大的管理绩效回报。

客户价值增值的提议

正如我们已经多次提到，我们需要理解我们的客户期望。

对此，另外一个工具是制定客户增值提议的模型。这一概念在名为《议程》的书中有深入的描述（图6.5）。组织需要理解影响客户期望的所有因素，然后在与竞争对手的比较中，决定组织希望如何定位自己。这个提议探索了哪些属性被认为是服务于市场的关键因素，并且可以图形化地描述组织，面对竞争，如何服务于该市场。这里举的例子是关于酒店服务。根据我们对客户之声和市场的研究，我们提供欧式早餐、体面的房间，以及物美价廉的商务产品。这个工具可以用来帮助理解什么因素对客户/医生的质量期望至关重要，以及如何与本地或区域竞争者进行比较。

客户质量指数

当您开始意识到客户视角的价值时，客户质量指数或许是有益的。客户质量指数将帮助确定某个服务或产品希望在市场中处于什么位置，通过可视化的方式，绘制与价格、质量相关的服务、产品等（图6.6）。虽然一些制造商有小众市场商机或差异化战略，但我们的"精益医院"目标呈现在图表的右下角，以尽可能最低的价格，提供最佳质量的医疗服务。

我们建议每个人都理解和熟悉客户满意度的卡诺模型。在我们实施精益活动并实施改善的过程中，我们不能忽视这样一个事实：作为医疗产品和服务的客户，所有患者和购买者都希望客户的满意度达到"基本满意项水平"（如狩野纪昭博士所描述的"基本满意项与惊喜项"）。医院达成所提供医疗服务的护理标准，并且无缺陷或错误，这是患者所期望的高质量医疗服务水平和医疗成果。请牢记：浪费、不必要的操作步骤和缺乏

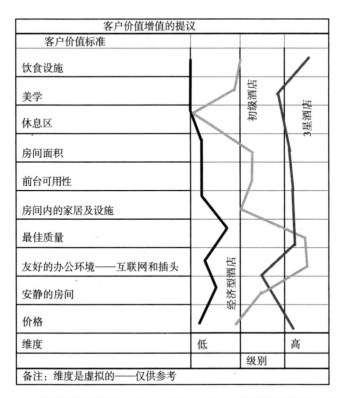

图 6.5 **客户价值增值的提议**。来源：根据 2001 年皇冠出版社出版的迈克尔·哈默的《日程》改编

流程标准化，导致了错误和缺陷的发生。此原则在名为《全公司质量控制》的书中，予以了说明。

在设计流程时，满足客户的基本需求和设计反馈循环流程至关重要，以便下一步工作继续朝着"惊喜"客户的方向发展。记住，如果基本满意项的需求未达成，客户会转向别处，您将失去市场份额，或者不理解为什么失去市场份额。此外，当您追加实施了"改善"后，请确保理解这些提高了今天的客户满意度的最新改善活动和改善服务，将会成为明天客户的期望的

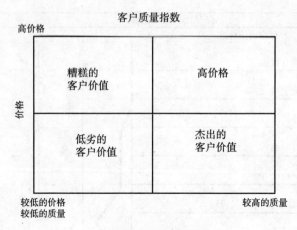

图 6.6　客户质量指数

基本满意项。一旦"惊喜项"被交付，客户的期望会返回至原点，换言之，过去的惊喜项将进阶成为"期望的基本满意项"的服务，如果客户没有接受相同水平的服务或护理，他们将会失望。在医疗领域中，质量和顾客满意度在患者的头脑中经常变得模糊。患者经常假定医疗质量水准，并将顾客满意度差与低质量的医疗护理联系起来。这些只是众多工具中的一小部分，这些工具帮助您更好地理解您的客户期望和您需要交付的内容。

基线的过程

当我们开展 BASICS 模型的基线阶段时，我们需要理解当前的流程。它包括与一线员工、经理和团队一起去流程发生的地方，现场巡视和观察现场，从而理解当前的流程。对于此点，您需要"戴上您的精益眼镜"，仔细观察产品和患者从开始到结束，是如何流动的，或者对于服务而言，从服务请求到交付服务，需要做些什么。此外，在寻找问题产生的根本原因时，观察现场给您创造机会，开始尝试问五次为什么，并开始识别浪费和改善的机会。

SIPOC——过程图

理解流程的一个有用工具，被称为 SIPOC（过程图）（表6.1）。这个工具通常在六西格玛改善中使用，但本质上，其被使用在精益价值流图中，而引起注意。SIPOC 是首字母缩写词，五个字母分别表示供应商、输入、过程、输出和客户。当项目或过程不清楚时，SIPOC 工具非常有用。它用于识别：

表 6.1 SIPOC 案例

步骤	供应商	输入	流程	输出	客户
1	外科医生办公室	患者被送去术前检查	挂号——全部或部分自费（仅限门诊大厅患者）	登记挂号完，准备完成术前检查	患者、外科医生、术前
2	术前检查护士（将患者从等候室带回）	亲自访谈患者，生命特征，PICIC 临床问卷评估，核对患者服用的药物，HOM 进入	护理评估	患者决定准备手术，确定需要的辅助检查项目	患者、外科医生、术前
3	术前检查 & 辅助的医护员工	完成抽血，EKG 或 X 射线检查	辅助检查（根据指定的要求）	化验，EKG，X 光射线检查结果	患者、外科医生、术前

步骤	供应商	输入	流程	输出	客户
4	术前检查护士（从电话清单中获得患者姓名）	通过电话访谈患者，生命特征，PICIC 临床问卷评估，核对患者服用的药物，HOM 进入	护理评估（仅限电话患者）	患者决定准备手术，确定需要的辅助检查项目	患者、外科医生、术前
5	术前检查的医护员工	第二天手术患者的档案，咨询注释，既往病史和身体状况，医嘱	预检查患者档案完成	患者档案包括所有所需内容，患者准备好去术前	患者、外科医生、术前

- 过程活动
- 过程的关键因素
- 过程的供应商
- 过程的输入和输出
- 客户和客户需求

SIPOC（过程图）工具有几个不同版本，但其思想是详细理解与流程相关的每个构成因素。

价值流图（VSM）过程

价值流图是基线工具集中的一个。VSM 技术在《学习观察》和《综观全局》两本著作中有详细的阐述。自从这些著作问世以来，许多后续发行的著作将价值流图作为它们书中的指导，此书也不例外。

　　VSM 工具已成功应用于化验室、药房、放射科、急诊部或导管室、诊所等（图 6.7）。虽然 VSM 对于任何类型的流程都是一个很好的工具，但 VSM 也是绘制管理流程（如计划、人力资源、收入周期、采购、销售、市场、工程、财务和新业务开发）的最佳工具之一。它甚至可以描述医生或医生办公室流程。

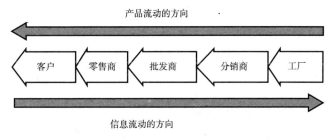

图6.7　VSM（价值流图）流动

　　由于 VSM 是横跨局部部门的价值流，它让人们看到在医疗住院和门诊临床，或非临床领域工作的整体系统和子系统，以及相互关联的依赖关系。

价值流的讨论

　　VSM 就像类固醇上的流程图。它关注产品或患者如何在流程中实际流动，以及医疗患者所需信息流动和相互关联。它结合了传统的流程流动图，关注于流程的纵向视图和数据，从而创立一个"路线图"来帮助您识别改善机会。并且，VSM 包含了 SIPOC 工具的所有元素。VSM 价值流图：

- 可视化流动
- 强迫人们去看整体情况/系统

- 识别流程的当前状态

- 帮助强调流程中的浪费

- 帮助确定浪费的来源（原因）

- 提供讨论问题和改善的一种通用语言

- 对流动做出非常明显的必要决定

- 促进创新——头脑风暴理想状态和未来状态，在引入实施连续流动和均衡拉动的同时，消除了浪费的步骤

- 为实施必要改善的战略计划（即项目和任务），提供一个优先机会的路线图（跟踪进度的管理工具）

价值流图和医疗领域

在医疗护理环境中有数百个"流程"，包含宏观流程步骤/活动、"流程水平"和"子流程水平"。宏观 VSM 中的流程图框如果被分解，可能最终成为本身流程或子流程的价值流图。VSM 所描述的水平和细节水平取决于您正在试图解决的业务问题。VSM 概述此业务流程，并根据实际情况，分类汇总了患者通过医疗流程的时间和停滞（等待）时间。此外，VSM 展示了信息流、物料流和带有结果图框的时间线，结果图框展示了整个流程时间和停滞时间。价值流使流程更加清晰，有助于揭示妨碍治疗效率的流程步骤，并突出暴露浪费和无价值活动普遍存在的场所（图 6.8）。

大多数 VSM 存在一个缺陷，即仅因为一个步骤就被归类为一个流程步骤，我们假设这个步骤一定是增值的，而事实并非如此。实际上，VSM 通常在流程步骤中，混合了增值活动和非增值活动。

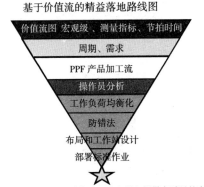

基于价值流的精益落地路线图

价值流图 宏观级、测量指标、节拍时间

周期、需求

PPF 产品加工流

操作员分析

工作负荷均衡化

防错法

布局和工作站设计

部署标准作业

目标：消除浪费、零缺陷以及变异和提供高质量的客户价值

图6.8 完美的倒三角金字塔路线图

经验教训：我们都希望我们所做的每件事都能创造价值，所以，为了实现"让我们感觉更好"，我们中的一些人会玩弄增值的定义，这样做弊大于利。任何流程改善工具的目标，都是强调流程中的浪费，并暴露流程变异。如果我们"最终欺骗了自己"，或者为了实现"让我们感觉更好"，努力降低审核工具标准，那么我们就是在削弱改善流程，降低我们的标准。

价值流是流程的第一层，它将有助于提供对某区域流程改善机会的关注，消除流程中的浪费或非增值步骤，减少出错的机会，减少变异并且优化流程。VSM 改善活动有利于财务收益，并会提高流程结果的质量。

如前所述，流程步骤包括增值活动和非增值活动，而且根据价值流绘制的区域，或许不可能提供错综复杂的细节。在医疗行业，我们能够分别对患者流动流程和信息流动流程，绘制VSM。无论是电子还是纸张信息流动，最终都会加快患者的医疗进程，这并不罕见。绘制价值流图的信息流程流动，是非常棘手的，因为我们绘制信息流程流动图框，其与价值流顶部的信息流动系统图框产生交互。

价值流目标

- 直观识别流程和停滞步骤
- 帮助识别哪些步骤可以被消除、被重新安排、被合并或被简化
- 促进改善流动的机会
- 使信息系统有机会互相交流
- 确定我们可以在哪里创建拉动系统
- 提供管理区域的载体，并提供员工"客观"评估
- 使我们能够追求尽善尽美
- 创建一个管理路线图，以跟踪消除浪费和改善实施项目
- 更新价值流图是一个很好的方法，用以跟踪一段时间内的改善进展

传统的医院系统

当一个医疗组织按职能（运输、化验、术前、麻醉后护理病房、挂号等）被划分的时候，每个部门只是关注他们所在区域的流程，大多数传统的医院组织都是在这些按职能划分的局部的本位主义部门中建立起来的。由于医院组织设计的现状结构，每个部门的主管或经理在其控制范围内，以及在其管理的部门内，都能做到最好的工作。

在 X 医院，我们正在绘制一张宏观外科患者 VSM，起始于患者被安排外科手术，终点是患者到达术后监护病房，结果我

们发现外科内找不到一名医护员工能够描述整个流程。此外，有不同的术前化验、术前手术和术后监护的经理。

经验教训：不要低估您组织中的"局部的本位主义"部门。即使在相同的服务线路中，也存在一些需要解决的局部本位主义，因此每名员工正在朝着同样的目标努力工作。

精益目标

当患者或顾客，与医疗组织联络或进入医院时，他们看不到局部的本位主义。例如，他们对化验室体验的感知，或始于给秘书打个电话，或始于有清洁标识的医院停车场。

组织中的每名员工都应该与同一目标保持一致，没有局部的本位主义思维，每个患者都是我们的患者，而不是他们的患者。一些精益提案是：

- 要求集中式部门变成分散式部门。
- 如果可能的话，放射科（目前使用便携式 X 光设备）和一个小型化验室，共同放置于急诊部。
- 每个部门负责本部门的运输。
- 每个部门都拥有每例患者，对每例患者的医疗结果负责。
- 将治疗的过程、物料和设备有序排列，并置在使用点。
- 适当大小的化验室，即实施使用点检查，例如在急诊室伤检分类区、外科术前检查和术前区域设置的 I-stat 肌钙蛋白使用点检查。
- 为跨科室患者，提供均衡负荷和流畅流动，交接透明。将所有部门视为一个整体系统的一部分。

●考虑使用一名整体流程负责人或价值流经理替换职能部门负责人，该经理负责包括职能部门在内的整体流程流动。如此，包括重新分配职能部门的人员向价值流经理汇报。

在医院设置中，价值流从流程的供应商（医生办公室或供应商）开始。我们消除了部门之间的职能视角，着眼于创建所谓跨部门的产品族（服务线）或者价值流。

价值流图的构成要素

价值流图包含四个主要构成要素（图6.9）。第一个要素是价值流图的中间部分，这是患者流或信息流。第二个要素位于价值流图的顶部，或所有所需的信息系统框，确保每个流程工作或描述流程框。第三个要素是价值流图所需信息底部的时间轴。时间线形状宛如一个锯齿，锯齿上面标注停滞时间，锯齿底部标注周期，这些时间合计后标注在一个结果数据图框内，显示总的停滞时间和流程时间。第四要素是供应商到客户的物料流动。

价值流图图标

有许多可供参考价值流图标。图6.10描绘了一些我们使用的标准图标，以及一些显示手工信息流动的线条（口头或书面携带信息和沟通，如传真、电子邮件、平信、电话等）。

我们也运用了传统精益符号（如超市、后序引取等）。VSM可以像在墙上手写的便签一样简单，也可以像使用软件包绘制VSM图表一般复杂。

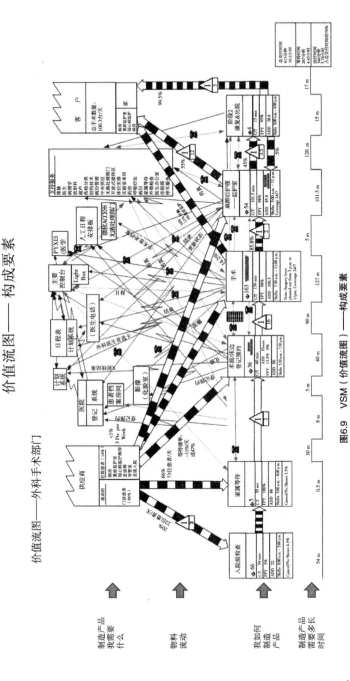

图6.9 VSM（价值流图）——构成要素

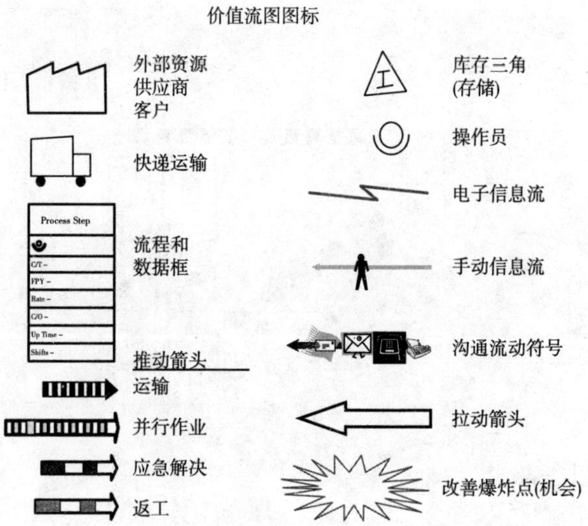

价值流图图标

外部资源
供应商
客户

快递运输

Process Step
C/T –
FPY –
Rate –
C/O –
Up Time –
Shifts –

流程和
数据框

<u>推动箭头</u>
运输

并行作业

应急解决

返工

库存三角
(存储)

操作员

电子信息流

手动信息流

沟通流动符号

拉动箭头

改善爆炸点(机会)

图 6.10　VSM（价值流图）图标

价值流图定义

　　我们的方法是使 VSM 尽可能接近现实。流程图框还包括一个数据框。所以我们尝试统计准确的数据，将我们能够统计的数据填入数据框，而不是整个价值流图都是一张时间快照。虽然有些价值图可以在一天内完成，然而我们认为结合教授团队价值流图和收集真实数据，大型医院的宏大流程（例如一个整体手术期间服务的价值流）通常需要一周，有时需要两周。我们通常使用纸、笔和报事贴绘制价值流。我们派团队现场巡视，对医护员工进行访谈，开始绘制流程图框和停滞图框的轮廓。价值流当前状态图的基本框架能够在不到一天的时间内绘制，有时还不到一个小时。然后，我们派团队现场巡视，收集每个流程和停滞盒的数据。当我们邀请利益相关方参与团队审核价值流图时，价值流图会不断地发生修正。根据价值流范围，为了获取每个流程图框的准确数据，收集数据需要几个小时到几天。在高层领导参加的项目报告会上，主要相关方对价值流图连同项目优先顺序计划，予以审核。一周 VSM 改善活动的标准日程是：

第一天

- VSM 培训班
- 走流程，面谈员工
- 使用黄色贴纸和活动挂图纸，绘制流程和停滞图框轮廓

第二天

- 收集数据并填写信息流系统图框

第三天

- 收集数据，完成对沟通框的箭头，绘制材料
- 头脑风暴理想状态
- 绘制理想状态图
- 头脑风暴项目清单和单独任务、项目
- 注意哪些项目能够在年内完成

第四天

- 绘制未来状态图
- 完成项目优先顺序
- 完成数据收集
- 制定最终报告，将 VSM 输入到 Visio 制图软件

第五天

- 领导报告会和团队庆祝

VSM 交付成果包含三张图（按顺序）：当前状态、理想状态和未来状态，以及一个按优先排序项目清单。VSM 为我们创造了一个学习机会，让我们现场巡视、观察现场并全面理解当前流程状况或践行"现场现物现实"理念，然后专注于如何改善临床或管理流程。很多时候，我们使用价值流图来代替医院精益评估或作为医院精益评估的一部分。价值流图是一个非常有效的实践方法，确定从哪里开始实施精益项目。

我们经常被问到在医疗行业中绘制 VSM 价值流图的规则是什么。鉴于所有关于 VSM 价值流图的著作，都是描述生产流程的 VSM 价值流图，我们告诉这些公司，绘制 VSM 价值流图的规则是，以任何最合理的方式，来精确描述您的医疗流程，对此，没有僵硬的、严格的指南。

价值流的当前状态

如前所述，第一步是根据当前流程状态，绘制 VSM 价值流图；这需要现场巡视和观察流程，组建一支由一线员工和熟悉流程的员工构成的主题专家团队。VSM 价值流图必须描述流程中实际发生了什么，而不是管理战略中描述了什么，或者主管、经理可能认为流程是如何发生的。为了切实识别所描述的流程浪费和无价值活动，获取真实信息和支持数据至关重要。一旦完成 VSM 价值流图当前状态，团队继续绘制理想状态。我们所有的 VSM 价值流图，最初都是手工绘制的。这是因为不使用电脑的员工更容易参与项目讨论，并在审核 VSM 价值流图时，予以实时修正。出于发表演示的目的，我们经常将手绘 VSM 价值流图输入到 Microsoft Visio 绘图软件，并按照活动挂图的尺寸，予以打印张贴。此举是因为在大多数医疗管理文化中，发表手绘 VSM 价值流图的时机，还不是很成熟。

经验教训：您必须选择所依靠的山丘。在首次会议上，尝试改变高级领导者们的认知，并考虑实施 A3 图表或手绘流程图，此举是唐突和不充分的。有的时候，相比于失去客户或没有机会在部门中展示、实施精益，在精益原则上的灵活让步要好很多。

图 6.11 显示了一个手工绘制的麻醉后护理病房（PACU）价值流图的示例。

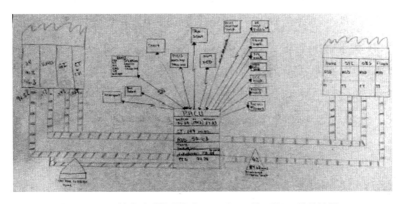

图 6.11　手绘麻醉后护理病房（PACU）的 VSM（价值流图）

价值流图的理想状态

一旦绘制完成 VSM 价值流图的当前状态，那么就开始实施第二个 VSM 价值流图——理想状态图。制作理想状态图是以头脑风暴会议的形式予以实施，在头脑风暴讨论中，团队决定如果流程以崭新的姿态重新开始，并且消除了所有障碍，流程将

会是什么样子。绘制价值流的理想状态,关注流程的改善,同时:

- 假定可利用世界上所有的金钱
- 假定可利用所有的技术
- 思考从现在起,5年或10年后,流程会是什么样子

改善团队绘制理想状态所花费的时间,不应超过一个小时。此举的目的,是让团队进行头脑风暴,让他们跳出条条框框,并改变固有范例,憧憬各种流程完美的可能性。

价值流图的未来状态

一旦绘制完成 VSM 价值流图的理想状态,最后一步是绘制 VSM 价值流图的未来状态图 (图6.12)。同一组团队绘制未来状态图,通常基于理想状态图,以务实的态度,审核在未来一年,能够完成哪些改善项目。然而,改善项目时间跨度,可以酌情扩大至未来两年 (图6.13)。通过审查当前状态图,确定如下事项:

- 哪些流程活动可以被取消、被重新安排、被简化或者被组合?
- 哪些流程活动可以并行实施?
- 流程的关键路径是什么?
- 有多少位员工触及它?
- 参与者之间的交接之处在哪里?(错误,等待)
- 是否有相同员工、其他员工、其他部门,重复实施一些活动呢?

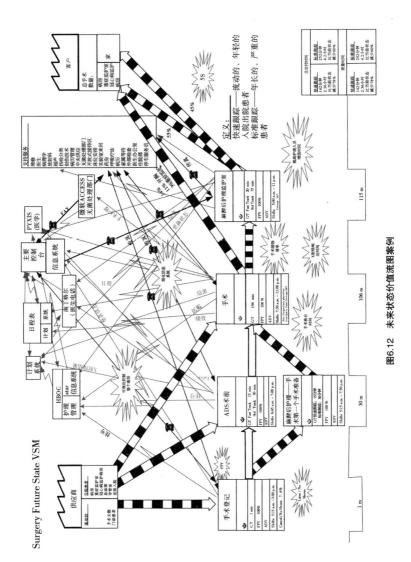

图6.12 未来状态价值流图案例

价值流图项目清单、优先级矩阵和跟踪

改善团队画出"改善爆炸图"或发掘潜在的改善项目，并识别能够实施的快速改善（快速实施的流程改善，通常针对不必要的浪费活动），从而使流程从当前状态转变为未来状态。团

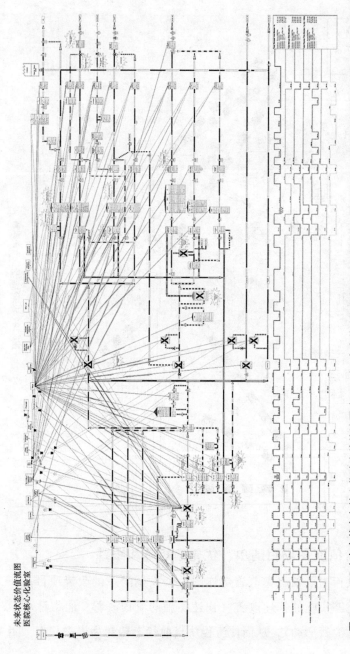

图 6.13　FS（未来状态）核心化验室价值流图（VSM）。在当前流程和停滞三角处标注 X 的地方是可以被消除的不增值活动。有些时间线为了显示在整个价值流中，化验样本所经过的不同路径。

队评审和设计"未来状态"流程时，提高流程速度的改善机会被总结在一个清单里。每个改善机会根据对实现战略规划目标的影响度（图 6.14）（可能包括服务、人员、财务、临床、运营等）、部署的简易性和实施成本，予以排列。此外，改善机会排列，帮助我们理解所提出的每个解决方案对其他部门的风险和影响。潜在改善机会的清单提供了一张路线图，其中包括临床领域在未来一年，实施的持续改善活动和跟踪改善活动进展。

价值流布局图 （有时被称为 SKITUMI 图）

在我们的 VSM 价值流图教学中，一直使用这样的说法："流程图框表示一个流程，而不是一个地方。"然而，VSM 中的信息流能够帮助指导布局修正，以帮助优化流程。通过在现有主体布局的顶部覆盖流程图框（数据），"价值流布局图"实现利用价值流图的数据。这是一种杰出的展现方式，可以让领导者直观地看到他们的整体布局是如何制造瓶颈和浪费的。能够鸟瞰医院整体主体布局或医院整体流程方框图，并制定宏观系统改善方案，价值流布局图是优秀的改善工具。

流程的基线——数据采集和分析——当前状态

精益是"根据事实进行管理"，我们需要理解与当前流程相关的所有数据，并理解当前流程能够交付的结果。接下来，我们将详细介绍所需的数据类型，以便切实理解交付客户价值的最佳方式。在基线阶段获得的数据，为我们系统地实施 BASICS 各个阶段的计算和改善比较，提供了坚实基础。虽然我们不能详细讨论 BASICS 模型基线阶段（B）中提到的每一个项目和工

	建议的项目和任务描述	等级 项目或任务 (1—低影响 3—中等影响 5—高影响)	据循环反馈	据管理层反馈	据客户反映（根据调查）的影响程度	顾问的意见	关键影响（价值流、团队、流程）	合计	状态
1	手术室设备存储区域5S	T	5	3	5	5	5	0	75%完成
2	手术室走廊5S	T						0	开放
3	手术器械送到集中灭菌处之前，拆开	T						0	100%完成
4	消除手术器械容器清洗流程	T						0	100%完成
5	改善手术前患者信息的FPY	P	5	5	5	3	5	23	开放
6	常用手术器械套需求与供应匹配	P	3	3	3	3	3	15	开放
7	手术日程安排流程	P	3	1	3	3	3	13	开放
8	提高7:30手术楼开始率	P	3	1	3	3	3	13	开放
9	术前 PACU和预检查员工的交叉培训	P	3	1	3	3	3	13	开放
10	评估预约时间的有效性	P	3	1	3	3	3	13	开放
11	各手术用品车的流程标准化	P	3	5	1	1	3	13	90%完成
12	均衡手术的工作负荷：服务线、手术器械类型、患者类型	P	3	1	3	3	3	13	开放
13	再次评估术前检查查需求和所需配置人数	P	1	5	1	1	3	11	开放
14	流程的可视化控制（KPIs）	P	1	5	1	1	3	11	100%完成
15	手术室库存标准化	P	1	5	1	1	3	11	100%完成
16	现状（S）需求和员工工作配置需求研究	P	3	3	3	1	1	11	进行中（新设备采购）
17	减少不必要的手术器械的快速灭菌	P	3	3	3	1	1	11	100%完成
18	使供应区域与资源位置图保持一致（外科医生生喜好卡）	P	1	5	1	1	1	9	80%完成（筐子的仓位确定，需要在外科室系统中上传）

图6.14 项目优先级矩阵。当矩阵根据战略计划的目标做了优先级排序，它便将部门的项目和任务与公司的目标建立了必要的链接。这些任务的链接让成流程变成流程和项目变成流程负责人当年客观工作流程工作与目标的一部分，与他们的评估、奖金（如果有）和绩效回顾联系在一起。

具，但我们将向您介绍基线阶段中的关键数据和计算。我们将开始介绍客户需求、TT、循环时间、医疗流程时间、人员配置、峰值需求、库存和中间在制品（WIP），并介绍一些我们或许需要考虑的关键财务数据。其中许多数据，能够一并收集，或在绘制 VSM 时收集。

客户需求

在精益实践中，一切始于客户，我们需要的第一个数据是确定真实的客户需求。理解客户需求至关重要，因为客户需求影响医院所需要开放的住院日和所需要的医护员工数量。客户需求是我们实施许多其他精益资源计算的一个主要部分。在医院或临床环境中，最佳或最准确的需求数字是基于当前（实际的）和未来（或预期的）的预测需求。如果不能得到实际的和预测的数字，我们就往往不得不依赖历史数据。众所周知，有的时候，用历史数据并不能很好地预测将来，因为病历组合、新服务和业务开发或许会改变客户的需求。

我们捕捉每年、每月、每周各天的需求，等等，在尽可能低的水平上理解需求是十分重要的，特别是在需求周期中存在宽幅波动的情况下，例如在化验室中实施"清晨取样"。作为精益规则之一，我们常常将需求计算转换成代表一天的需求，有时甚至是一个小时的需求。这是因为人们更容易理解某物一天或一小时的价值，而不是一周、一个月或一年的价值。这也将使我们在实施改善的过程中，更容易计算公式的其余部分。

当我们开始将需求与实施改善关联起来时，我们必须能够根据需求的方式或需求的时间，来分析需求。例如，如果我们以每天（24小时）需要多少名护士为计算依据，而不是以轮班或以小时为单位来理解需求趋势，那么我们在安排急诊室护士方面，就不准确。如果我们在白天平均配置工作人员，我们会发现晚上人手过剩，白天人员短缺。管理者必须认识到理解和监控需求的重要性。如果未认识到理解和监控需求的重要性，管理者可能受害于"按需配置员工"，管理者经常发现，当需要员工的时候，没有他们所需要的员工人数，如此创造了一个假象，总体上，需要更多的员工人数，事实上，如此假象只是因为不正确的人员安排——未匹配客户需求。

可用工作时间

可用工作时间等于每个班次的出勤总时间减去工作场所停工的休息时间和会议时间等。在医疗领域中，当员工和经理包含休息时间时，可用工作时间通常等于总班次时间。然而，在一些兽医诊所、全科医生诊所或商业诊所，在午餐时间或计划休息时间关闭诊所，并不罕见。如果正常班次工作时间是 10 小时，午餐时间是 1 小时，那么可用工作时间等于 9 小时。因此，可用工作时间实际上是部门或单位可以利用的"工作"时间。

节拍时间/生产流动性

大多数医疗领域员工不熟悉术语节拍时间（TT）或生产流动。节拍时间让我们审视一个流程活动或一组活动，并根据客户需求和可用工作时间，决定流程如何按照时间运行。当我们用年或月的客户需求量除以工作日时，得出节拍时间，其有助于生产流动性或均衡流程内各项活动，这将在本书中详细讨论。

节拍时间（德语词根是韵律、节奏或节拍）是生产一个产品或一次服务所需的时间，等于可用工作时间除以所需的客户需求。

需求高峰

医院和诊所会出现一种现象，我们称之为需求高峰。在许多部门区域，如急诊室、化验室、放射科和药房，可能很难实施均衡负荷的工作安排。尽管急诊部的需求是能够预测的，但患者没有必要按照均匀间隔的时间，到达急诊部就诊。这并不意味着急诊部不能够均衡负荷工作安排，但它更加具有挑战性，急诊部或许需要"非常规班次轮换"来优化人工资源，以满足患者的医疗需求。

　　另一个需求高峰的区域是手术。主要的驱动因素是，大多数外科医生希望早上 7：30 开始手术或缩短手术时间，并希望在下午四点或五点结束一天的工作。如此，迫使大量的手术同时扎堆于清晨的手术准备工作，并驱动整个医院的其他部门，在同一时间和利用必要的资源数量（人员、设备和设施）来支持第一件手术准备工作。请思考，如此操作的话，会对整个组织和手术员工的配置要求有什么影响。当需要提供床位和需要运输员工时，让所有手术同时开始，会导致批量和驱动的多米诺效应。例如，同一时间内，术后监护医护员工和床位的数量需求，以及危重护理病房床位的需求，也大约发生在同一时间。另一个驱动因素，是附加的或紧急的手术，我们如何应对呢？想象一下，如果我们每天均衡负荷手术需求或手术安排，这会有什么不同呢？

　　需求高峰也可能出现在一年中的某些月份，一年中的某些星期，一周的某些天（即手术时间为周二至周四），以及一天中的某些时段（例如，化验室清晨采血，急诊部下午 5 点后治疗）。我们发现，也许除了附加医疗外，外科手术需求和急诊部需求一样，是可预测的（甚至附加医疗在某种程度上也是可预测的）。

我们以小时为时间单位，模拟了几家医院的急诊部访问次数，并预测在白天或晚上任何时候等待看医生的患者将为1—2人。

需求高峰造成大量的浪费。

支持高峰需求，需要额外的员工、额外的房间和额外的设备。一旦需求高峰结束，一旦需求下降，房间空空如也，员工闲置，我们如何处理额外的员工、房间和设备呢？我们的目标是均衡负荷患者需求，但在此之前，我们需要应对和满足如此峰值需求，否则我们将无法提供医疗服务。

客户的需求必须在与可用工作时间相同的时间段内予以分析，以便与 TT 进行比较。

$$TT＝可用工作时间÷客户需求$$

周期

周期是作为基线阶段的一部分而收集的数据，因此我们可以再次理解当前状态。它是以不同方法计算的，但每个方法都应该有相同的结果。这些计算方法是：

1. 如果工作被均匀分配，每名员工实际完成他们那部分操作所花费的时间。

2. 每日或每小时可用工作时间除以流程每日或每小时的需求（注：这与 TT 不同，TT 是依据客户的需求）。

3. 总工时（TLT）除以流程中的员工人数，再一次假定每名员工的周期是均匀分布的。

4. 对流程的实际单个输出的时间进行计时，即每单例患者出院之前的时间。

　　在精益改善早期，收集周期，提供流程活动或流程的基线数据。周期是一个非常重要的数据点，因为它被用作流程内的测量指标。一旦全部或部分浪费被消除，周期将在检查阶段（BASICS 模型）被监控。在 BASICS 模型的维持阶段，当前的周期数据将与提案的新流程的未来状态周期进行比较。我们的目标是使周期与节拍时间（TT）匹配，鉴于流程中存在的所有变异，在医疗领域中，周期与节拍时间（TT）通常是不相同的。

周期与节拍时间有何不同呢？

　　为了开始"把拼图拼在一起"，我们区分两个概念——节拍时间和周期。为了优化流程流动，我们需要对周期和节拍时间具有一个清晰的认识。正如我们前面讨论的，通过实施产品流程分析和操作员分析，获得周期。周期是指该区域的实际工作节奏或每名员工完成其被分配的操作，必须满足的时间。

　　许多人认为节拍时间和周期同义，但我们要辨别它们，因为二者不尽相同。节拍时间是一种严格根据客户需求的计算，周期是根据该区域当天或小时的需求，和/或实际完成某项活动所需要的时间。

　　我们的目标是使周期匹配于节拍时间，但此举并非总是能达成的。在医院某部门实施医疗活动，周期取决于我们所选择"配置员工人数"或分配资源数量的需求。不管员工如何想象，出人意料的是，医院的需求能够预测。在医院，由于工作安排的限制，依据一名员工操作时间和一名员工所实施的工作量，很难平衡周期和节拍时间。有时候，我们不能总是负担得起，所有时间内的所有部门的需求高峰。对于所有医院的环境，这是不切实际的。

周期和节拍时间，最初可能是令人混淆的概念。为了清晰地说明，我们使用以下例子：

$$TT = 可用工作时间 \div 客户需求$$

我们安排一间手术室的班次工作时间是 12 小时，从早上 7 点调到晚上 7 点。如果外科手术正常日"需求量"为 45 例，则 TT 计算为：

- 可用工作时间 = 12 小时或 720 分钟
- 手术时间（从患者进入手术室到患者移出手术室）= 3 小时（180 分钟）
- 总需求 = 每天 45 例外科手术

节拍时间 = 720 ÷ 45 = 16 分钟/例

节拍时间（TT）是基于平均值，并假定均衡负荷所有工作（或均匀分布的）。为了完成 45 例患者的手术安排，手术室需要每隔 16 分钟安排一例患者进入手术室，同时安排一例患者移出手术室。需要注意的重要点，节拍时间无关于需要多长时间来给患者实施手术或有多少医护员工在手术室工作。如果当天的外科手术负荷较多或较少，则需要调整节拍时间。节拍时间也会根据班次的不同而有所不同。假设客户需求保持恒定 45 例/天，节拍时间是：

- 如果运行 1 个班次，TT＝16 分钟/例或者
- 如果运行 2 个班次，TT＝32 分钟/例

TT＝32 分钟/例，这是由于可用工作时间增加了，而需求保持不变。同理，运行 1 个班次的两个并行的临床流程，因此，TT＝32 分钟/例，达成同样的效果。

32 分钟/例（TT）÷2 个（临床流程）＝16 分钟整体平均周期
每 32 分钟完成 2 例患者的临床流程

我们需要能够平衡"服务线"，或者将工作均匀地分布于区域内和实施柔性资源，以实现治疗效率最大化。有时，利用这些技术有助于更好地平衡轮次之间的工作。平衡工作对手术室所需员工数量具有相应的影响。根据此分析，我们需要能够回答以下问题：

- 每个手术室的峰值需求是多少，手术室能够满足峰值需求吗？
- 手术室是否能够为每个服务线实施每台手术？换句话说，医院的所有手术室大小和设备都已经实施标准化了吗？

设计周期到节拍时间

有的时候，我们或许选择以更快或更慢的周期运行医疗流程。面对节拍时间，这会使我们生产过剩或生产不足。"设计"一个流程，并利用周期信息，我们可以改变工作可用时间去运行流程。我们能够实施这些，通过：

- 增加或减少班次（延长或减少"工作日"）
- 增加或减少房间
- 每周少用几天或每天少用几个小时，运行房间
- 将工作区域或房间内的产品/服务组合、分开

例如，在手术室中，我们或许需要

- 开放或关闭更多的手术室以满足客户需求节拍（TT）
- 针对某一特定任务，增加或平衡资源活动，以减少"速度限制活动"，从而缩短周期，即从"患者进入手术室"到"下一例患者进入手术室"
- 评估设备周期，如在不同手术之间及时清洗/消毒的能力
- 购买额外或不同的设备以促进流动
- 提出工作标准、标准作业和期望
- 明确员工的角色和责任

请记住评估所有可能影响患者进出手术室的因素。如果我们只考虑节拍时间和周期，并根据需求决定我们具有充足的房间，来运行典型的外科一日，我们就会错过在当前空间内，消除浪费、优化生产力和发展业务的机会。针对产品、操作员和换型设置的每个精益评估工具，都为精益难题提供了不同方面分析流程的方法。

住院日

由于许多组织使用精益来解决治疗患者的效率问题，理解如何计算住院日是十分重要的，因为这是许多业务中的关键测量指标或关键流程指标（KPI）。请记住，重要的是，前后一致

地计算住院日，以便我们能够在整个改善活动中，使用住院日指标，并进行改善前后比较，因为住院日是一个整体系统的测量指标。

医疗交付时间，也被称为住院日

医疗交付时间的计算方法是将整个医疗护理、检验、搬运和停滞的时间相加，或者将一个流程中的所有时间相加。一旦有了住院日，我们可以用它除以客户需求节拍或必要的周期，来确定满足周期所需中间在制品（WIP）的库存。请记住，在医院里，产品是患者，因此在制品在医疗领域中与患者为同义词，在制品等待下一步流程。

下面是计算候诊室数量的公式示例。

168 分钟（住院日）÷12 分钟/例＝14 间候诊室

如果每例患者花费的等待时间是 168 分钟，客户需求节拍 12 分钟/例，那么住院日（住院日）除以客户需求节拍等于 14 间候诊室，或 1 间候诊室能够容纳 14 例患者用于等待区域。注意：以上计算没有成本核算标准。

需要注意的是，住院日包括增值时间和非增值时间。每名经理的首要目标之一，就是在不影响其他区域或部门的住院日的前提下，减少本部门的住院日。鉴于住院日在医院和诊所的所有部区域，都是如此重要的因素，假以时日，医院会雇用"价值流经理"，他们将负责监督价值流或服务线的整个住院日。

住院日与库存直接相关

住院日越长，系统中存在的库存或"患者"也就越多。制造业与医疗领域的库存完全不同，在制造业，产品在工厂内被加工的过程中，是无法与您交谈的。然而，当您认同制造业和医疗领域所具有的共同特点，即双方都具有客户需求，都具有满足客户需求的完成时间，都需要降低成本得以赢利并维持经营，此时此刻，医院向工厂学习经营管理的概念，就不是那么牵强了。

库存分为三种基本类型：

1. 原材料
2. 中间在制品或进度（WIP）
3. 成品

原材料是指没有增加人工的材料（或人）。中间在制品是任何增加了人工，但未完成的原材料。成品是任何已经增加了所有人工的材料（除了向客户发货以外）。

一个很好在制品库存的类比，来自一个洗衣店的例子。

如果我们每两周洗一次衣服，我们需要多少天的衣服库存时间呢？我们至少需要14天的衣服库存时间，加上洗衣服的时间。如果洗衣服需要花费3天，那么总计需要17天的衣服库存时间。如果我们每周洗一次衣服，而且现在每天洗一次衣服，我们可以把衣服库存时间从17天减少到8天。当我们减少流程产出时间，并提高首次通过率（FPY，系统合计产出通过率）时，我们的流程成本必然降低。

汤姆·彼得斯说："在他们的书中，斯托克和胡特说：流程时间（T）应该成为主要的业务流程测量性能可变因素，即流程时间列在单词'利润P'之前。"乍一看，此言论听起来是愚蠢的，仔细琢磨后，您会发现此言听起来甚是充满智慧，因为如果您出色地实施流程"时间（T）"，那么流程"利润P"便会水到渠成。您绝不会花费9个月的时间成本，完成一份4小时内能够完成的工作。另外，如果我们能够减少流程时间，我们现在就能够提高流程能力（假设我们有一定的需求）。

住院日——一个关键测量指标

我们推荐将住院日作为一个关键的精益效率测量指标，以及其他关于患者安全、质量和客户满意度的测量指标。住院日用于在最宏观水平上，监督以患者为中心的流程效率。住院日（住院日）作为化验室、药房或营养服务区域的测量指标，与制造流程的测量指标，极其相似。为什么住院日指标如此重要？因为大多数其他指标（"xs"）在某种程度上，都与住院日相关或影响住院日，住院日是我们的大"Y"。医院的住院日越长：

- 患者感染医院的风险越大
- 住院费用越高
- 患者医疗期间所需的医疗用品越多
- 需要护理患者的劳动工时更多
- 我们能够看到的患者就越少，如此，导致需要更多的空间和房间。
- 住院日越长，患者占用病床的时间就越长，这意味着我

们看到的患者就越少，我们的成本和缺陷机会就会越高

每位领导者应该理解，每增加一分钟的住院时间，会提高形形色色的各种成本，其中大部分成本，是被隐藏的。

对于大多数医院来说，理解和管理住院日是至关重要的，因为它影响到医院能否接收或治疗下一个急诊患者，或实施下一台手术或治疗方案。管理住院日意味着我们是否需要建造新的医院、医生办公大楼或者医院侧房，是否增加更多的手术室，是否增加另一台核磁共振成像设备（MTI），是否建造一个更大的医院设施。管理住院日影响医疗组织的财务生存能力。

家庭作业：找出您在医院或诊所，住院时间每增加一分钟或一小时的费用。

安全、服务、质量、交货和成本都与住院日相关。如果我们缩短了住院日，我们的成本就会降低，我们的患者安全就会提高，我们的患者满意度就会提高，我们就会按时交付医疗服务（满足医疗日程安排），我们就会降低成本（此外，我们还会提高潜在产生收入的能力）。住院日越长，我们的流程就越复杂，对我们的医护员工而言，就会感觉越沮丧，因为他们正在努力保持急诊部和手术室的患者流动起来。更长的医疗流程时间导致患者滞留在手术室和急诊部。在手术室，住院日越长导致住院患者/外科医生的手术被延误，从而延长了工作时间，增加了额外的劳动工时或加班时间；这还未包含"人类生活质量"成本。在急诊部，延长住院日会导致延误看到医生；2—3 小时后患者开始离开医院。这对患者而言，是一种安全风险，对医

院而言，是一种损失潜在的收入。患者不得不等待这么长时间才能看到医生，他们都很愤怒，因此护士们、医生们在与患者打交道时，感觉十分沮丧。

重要的是要记住，住院日与患者群、疼痛敏锐性有关，所以住院日的目标可能对于每个医疗部门都不尽相同。在一段时间内，对比同一医疗部门改善前后的住院日，只要患者群的构成比例没有太大的变化，最好在改善启动时，就开始测量住院日。虽然营业收入通常会随着住院日的缩短而提高，但这是假设诊断相关团体支付或患病率支付，仍然有一些付款人按日支付（每日费率），他们为较长的住院日支付的费用更多。

我们如何减少住院日？首先，我们必须了解住院日的组成。住院日由全部的独立周期组成。因此，我们必须审视一例患者通过我们医院的总计医疗交付时间，无论患者进入手术室、急诊部、导管室、转院，还是直接入院，直到他们出院回家。

家庭作业：您立即采取的一项行动，是让您的所有经理和主管，在他们的医疗部门中定义医疗交付时间，然后计算并理解他们所负责流程的周期和最终的医疗交付时间。我们越降低每个流程的周期，需要的库存就越少，需要的房间就越少，等等。该报告的版式如图6.15所示。

然而，我们对客户满意度和住院日等测量指标要提出告诫，因为这两个测量指标都拥有大量的贡献因素（"xs"）。我们的实践改善经验告诉我们，一个孤立的精益改善项目可能不会改善所有的贡献因素，并显著地"慢慢地一点一点"达成这些指标，需要一系列改善行动计划，才能改善所有的贡献因素和达成这

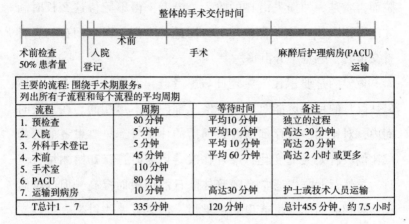

主要的流程: 围绕手术期服务s 列出所有子流程和每个流程的平均周期			
流程	周期	等待时间	备注
1. 预检查	80 分钟	平均10 分钟	独立的过程
2. 入院	5 分钟	平均10 分钟	高达 30 分钟
3. 外科手术登记	5 分钟	平均10 分钟	高达 20 分钟
4. 术前	45 分钟	平均 60 分钟	高达 2 小时 或更多
5. 手术室	110 分钟		
6. PACU	80 分钟		
7. 运输到病房	10 分钟	高达30 分钟	护士或技术人员运输
T总计1 - 7	335 分钟	120 分钟	总计455 分钟，约 7.5 小时

图6.15　手术整体的交付时间

些指标。例如，如果我们在急诊室做了一项调查，发现客户满意度是重要测量指标，为了改善急诊室住院日，我们可能需要测量和改善从进门到医生检查的周期，以及改善护士接触点沟通流程和医院辅助服务流程。如果急诊部有一个内部精益改善项目，该项目能够产生显著性影响和控制所有的贡献因素，除了住院日。因为急诊部住院日取决于其他部门的住院日或者换型时间，其他部门包括放射科、化验室以及最终医疗体验的住院部。因此，精益改善需要理解全局的"价值流"，以及如何整合、优化局部的本位主义部门的流程。

所需员工人数

住院日还会影响到运营组织所需要的员工人数或劳动工时。患者在医院系统内停留的时间越长，无论是办理挂号、治疗过程或急诊部诊断，我们越需要理解医护员工人数（人头数）、每周工作小时数和每位员工的技能水平。在精益改善活动中，应该在项目开始阶段，完成这些数据的收集。这将生成当前技能组合的工时数量。

因此，在医疗环境中，除了需要劳动工时外，住院日或者医疗交付时间对所需要的房间数量具有很大影响。患者在治疗过程中时间越长，他们消耗的资源越多，他们的就诊来访或住院费用也就越高。

有趣的是，针对部门住院日或医疗效率（进门到医生检查）等指标的评价和激励机制，大多数医院在医生合同内并没有明确规定。在急诊部中，住院日和医疗效率两个指标是有巨大差别的。急诊部的医生通常不交接患者，所以我们最终用进门到医生检查的时间换掉住院日（即包含治疗处理和出院医嘱）。因为只有一名医生，他不能同时检查两名患者，也不能同时检查、治疗处理和出院医嘱两名患者。如果医生们决定，他们能够交接患者的治疗处理（在某些情况下，可能是不可取的），这将会减轻此问题。

总工时

总工时（TLT）的定义是增值工时与非增值工时的总和。总工时的数据来自后文描述的操作员分析。一旦我们有了总工时，我们就可以用总工时除以节拍时间（TT）或周期，来确定所需要的员工人数和配置员工工时总计，并将配置员工工时总计折合为美元。稍后，本书将介绍：通过精益改善活动，总工时和操作员分析，帮助我们计算工时节省和提升效率。

小测试

问题 1：如果患者完成医疗流程，平均需要 5 天的时间，而节拍时间是 10 分钟，我们需要多少房间？如果均衡负荷，每天会有多少患者到达和离开？

问题 1

$$5 \text{ 天} \times 24 \text{ 小时} \times 60 \text{ 分钟} = 7200 \text{ 分钟}$$

房间的数量 = 住院日 ÷ 节拍时间 = 7200 ÷ 10 = 720 间

每小时患者数量 = 60 分钟/小时 ÷ 10 分钟 = 6 例患者/小时

均衡负荷等于每小时 6 例患者，每天 24 小时 144 例患者。

问题 2：如果患者看完急诊部需要 2 小时，节拍时间为 10 分钟，我们需要多大的候诊室呢？

问题 2

120 分钟［等待结果的时间（住院日）］÷ 10 分钟

（节拍时间）=（容纳）12 例患者的等候室

加权平均

通常，我们不会 24 小时开放或使用"房间"，无论是在治疗区、手术套间，还是在术后监护病房。我们根据需要，"开放"使用或提供房间。有的时候，为了正确使用某些公式，我们必须使用加权平均的计算方法。

我们探讨按照以下的方式，分析手术套间的利用情况（表 6.2）：

表6.2 加权平均房间数

加权平均案例					
1	2	3	4	5	6
			=第1列 * 第3列	第4列/193	=第5列 * 第1列
房间数量	安排时间	小时	总计小时数	加权平均系数	加权平均房间数
17	上午7点到下午3点	8	136	72.3%	12.30
10	下午3点到晚上7点	4	40	21.3%	2.13
3	晚上7点到晚上11点	4	12	6.4%	0.19
10	平均		188	1	14.62

- 17间，从上午7点到下午3点（8小时）
- 10间，从下午3点到晚上7点（4小时）
- 3间，从晚上7点到晚上11点（4小时）

我们平均利用多少间房间呢？我们需要17间+10间+3间=30个房间。下一步计算：17间×8小时=136小时。我们计算三个时间段，总计达到188小时，见表6.2。如此，得到加权平均系数，然后用它乘以房间数，就得到从早上7点到晚上11点整个工作时间范围内的配置员工工时的加权平均房间数。

请记住，以上计算的目标是实施事实管理和理解贵司的数据。我们需要掌握您所在组织拥有哪些数据和数据准确度的置信水平。组织拥有数据是非常了不起的，但员工对数据的理解和诠释，才至关重要。有的时候，让几名员工审查数据并确保数据公式是正确的，这样有助于数据的准确度。团队，包括高层执行官和精益改善所有者，必须理解数据信息并依据组织目标，决定需要实现的任务。此外，伴随着内外部情况的变化，以上计算必须重新进行，以确保每名员工继续依据事实管理，否则系统会崩溃。

财务指标

能够清晰地表达和量化财务指标是十分重要的，特别是在精益实施的早期，此时组织仍然努力"证明"实施精益所带来的价值。下文概述的挑战强调了一些数据点，这些数据点可以考虑在改善项目的初始阶段收集，以便开始建立投资回报率的财务构成因素。

测量库存和现金流

大多数医院似乎并没有正式不间断地跟踪库存，即使他们跟踪了，数据往往也不是非常准确。事实上，与制造商不同的是，许多医院甚至没有将现金流作为关键测量指标予以跟踪。一些医院甚至说，如果我们的资本成本只有 4%—5%，我们为什么要关注保有多少库存呢？事实上，减少库存可能会对我们的盈利能力造成负面影响。

因此，大多数医院很少或根本不知道自己的库存成本，无论是在手术套间、急诊室，还是其他科室，尤其是在一线管理区领域。贮存、"丢失"，或过剩和过期的外科用品的成本价值不菲。问题是，大多数医疗机构"认为他们知道"库存成本的定义；然而，我们发现，大多数医院的数据都会演变为不准确，这是可怕的，因为要依据这些数据做出管理决策。

在医疗领域中，库存涉及很多资源：医疗供应品、房间数量，甚至是正在等候的患者人数（库存在精益医疗中的不同表现形式）。关于财务测量指标，我们通常认为库存与物料供应相关。库存用美元或库存周转天数表示，或者所谓的库存供应天数（DOS）表示。

惯例的库存周转天数表达公式为：

销售金额或商品成本金额÷最近 3 个月平均库存金额

在精益中，我们关注"前瞻性"库存供应天数（DOS），表达公式为：

销售金额或商品成本金额÷下一次预计 3 个月平均库存金额

我们计算库存供应天数（DOS）：

手头库存美元÷一天的平均库存美元

为了计算出一天的库存，我们需要计算在指定期间内使用的库存，然后除以这段时间内的天数。例如，如果一个外科服务部门有价值 600 万美元的供应库存，他们每月使用 120 万美元，我们用每月使用的 120 万美元除以每月 30 个日历天数：

$$1200000 \text{ 美元} \div 30 \text{ 天} = 40000 \text{ 美元/天}$$

如果我们手头有 600 万美元的库存：

$$6000000 \text{ 美元} \div 40000 \text{ 美元/天} = 150 \text{ 天 ［库存供应天数（DOS）］}$$

一旦我们拥有了库存供应天数（DOS），我们就能够计算库存周转次数：

库存周转次数 = 日历天数或年度工作日 ÷ 库存供应天数（DOS）

例如：

一年 365 天 ÷ 150 库存供应天数（DOS）= 2.43 次/年

在计算手术的一天的平均库存水平时，上面的计算方法会产生误导，因为它平均了一周 7 天的库存。当我们计算平均库存水平时，我们需要分别计算出每种物料的平均库存水平［我们将此称为每种物料计划（PFEP）］，而且只是关注工作日，在某些情况下，关注工作日的峰值需求，除非您按照常规，周末实施手术。

注意： 在实施精益改善前，大多数运营层面的医院未审查库存水平；然而，物料管理区域可以跟踪库存周转次数。

在制品库存

流程时间 ÷ CT（周期）= 在制品库存数量

考虑外科手术所需设备的下面库存示例。如果设备在灭菌流程中需要花费 3 小时，每例手术 CT 为 60 分钟，则能够计算出设备组数。已知灭菌流程需要花费 3 小时（包含运输，没有其他延误）：

$$180 \text{ 分钟} \div 60 \text{ 分钟（CT）} = 3 \text{ 组设备}$$

需要 3 组设备灭菌，用以保证外科手术的顺利进行。重要的是能够利用数据和管理基于事实，从而知道是否有正确数量的设备来完成外科手术工作。

销售或员工医保支付

对医院和诊所而言，销售或营业收入本身是一个误导性的测量指标，因为收费价格通常并不意味着医院得到的医保支付金额，也不是经常与所提供的医疗服务成本挂钩。另外，美国的医院需要收治患者，不论患者是否能够支付得起医疗费用。这着实给医院带来了挑战，因为医院尝试在不控制医疗收费的情况下，管理成本。例如，如果"血浆"的收费上涨了，他们就不能像许多其他企业那样，将血浆成本转嫁给患者，因为许多医院的支付方只是担负"固定的"医保支付款项，而且一些客户可能根本不支付任何款项。

边际收益

对精益而言，每名员工的边际收益、收入或医保支付，都是优秀的总体测量指标。这些指标从宏观角度审视每名员工的业绩贡献，我们应该每年按照一个设定的百分比目标，来提升这些指标。

每例手术成本

每例手术成本是另一个误导性的指标，但如果使用正确的话，每例手术成本会是一个关键测量指标，我们必须谨慎使用和计算它。如果不考虑案例组合的加权平均计算值，每例手术成本是一个具有欺骗性的测量指标。例如，整形手术使用非常昂贵的植入物。如果整形手术比例增加，那么每例手术的总体平均费用也会增加。

我们运用精益思想的目标不仅仅是关注先行测量指标和滞后测量指标，还需要关注实时基于流程的测量指标（表 6.3）。

表 6.3　短期指标——结果导向与流程导向对比

结果导向		流程导向
先行指标	滞后指标	实时指标
按时交付	库存周转次数	节拍时间、周期 & 交付时间
劳动力占净销售额的百分比	摊销前盈利	可视化控制——小时交付系统
质量测量	资产收益率	质量——立即的应对措施和根本原因
质量成本	总利润	审核标准作业的遵守状况
预测 3 个月的库存供应天数（DOS）	现金流	患者的即时反馈
客户满意度	边际收益	增加——计划外停机次数和小时数
		患者准备

数据和人们的想法

为了收集准确的数据，我们一遍又一遍地询问员工，在一个给定的流程中，实施操作需要多长时间。大多数管理者和员工给出估值。但当我们对该流程录像或进行时间研究时，他们的估值几乎从来不是正确的。事实上，在管理者和员工得到"真实"数据时，他们通常都很惊讶。当有员工说，"我想"或"它是"或"它应该是"时，就知道此员工不是真的确定。如果我们的目标是按事实行动，那么不确定的数据就成了一个问题。为什么使用精益从事这些呢？

为了改善，我们需要知道流程绩效指标的起点。如果在改善开始阶段，未实施测量基线指标，我们就无法知道改善的幅度。记住那句老话："分秒必争。"即使拥有所有的数据和报告，得到准确的基线数据也很困难，因为要求这些数据和输入的数据一样准确。让每名员工按照相同的数据输入点的定义收集数据，并以相同的"重复性和再现性"的方式捕获数据，以确保得到准确的数据，这是一个难度极大的挑战。

例如，在急诊部的改善项目中，急诊部告诉我们他们一直输入正确的数据和一天更新几次数据。然而，当我们深入挖掘这些数据时，我们发现，从前一天开始，我们花了至少 24 小时审核前一天的每个病历数据，数据准确率甚至达到了 80%。想想看——这些病历都是法律文件！我们发现这不是一个孤立的事件。考虑一个场景：医院尝试在 10 分钟以内，达成患者从入门到实施心电图的质量指标，而且每名医护员工使用不同步的时钟记录时间。如此记录时间，对这个质量指标是否真正达成，有何影响呢？其他急诊部花费几天来计算患者的实际到达数量并完成相关图表。没有关键数据信息，如何在正确时间或"实时或接近实时"有效地管理急诊部流程，以便作出必要的调整，及时对问题作出反应呢? 毕竟，如果医疗流程已经实施完毕，患者已经离开医院，就太晚了，以至于不能解决问题。

基线阶段为精益改善奠定了基础。定义了范围，应该理解精益改善试图解决的业务问题，高层执行官也应该参加精益改善。高层执行官和运营经理应该理解他们的绩效指标（KPIs），并识别将被影响的关键绩效指标。

维持和职责

为了维持和巩固精益改善，组织的职责文化至关重要。我们在某一个区域实施精益改善时，不仅需要维持改善成果，而且需要持续改善。当实施改善时，流程的 80% 被改善和标准化，剩下的 20% 需要进一步改善，因为员工在流程中工作，会发现更多的改善机会来消除变异和浪费。如果没有职责，我们会经常看到部门区域或组织的改善成果倒退。

经验教训：一旦您实施了精益，任何暴露的问题，即使过去 30 年里，此问题一直存在，现在也会被归咎于精益。

我们在大多数医疗机构初期经常遇到的一个基本的、极具挑战性的问题是，整个组织机构缺乏职责。大多数组织真的认为他们有职责标准和措施，而精益改善将测试组织实行自上而下职责的能力的有效性。

当从事精益改善时，很快明显地觉察，精益改善不仅是实施精益工具的问题。精益顾问在组织内外的角色，不断受到质疑。精益顾问扮演什么角色呢？

　　我们经常回答说，把 50% 以上的时间花在管理咨询、教授分析技能、指导和充当催化剂，以及扮演变革推动者方面，这些是很正常的；另外 50% 的时间用于教学和运用精益工具。通常，我们最初遇到基本的"管理 101"类型的项目，即确定基线指标，或制作基本报告、实施一个区域的生产力计算。这些工作并没有什么必然的错，但它表明缺乏管理资源或缺乏培训计划，以帮助已经转移到管理角色的临床人才，来完成他们基本的分析和管理任务。管理指导是非常重要的，因为管理精益流程与管理批量流程非常不同。重要的是，立即开始管理咨询和管理指导，并帮助经理建立必要的基础设施来支持精益文化。

流程所有者不一定拥有在精益环境中管理所需要的技能组合

　　我们在美国实施精益的经验：

　　●40% 的公司要么没有接触过精益，没有涉足过精益，要么选择不去尝试精益。

　　●40% 的公司会不断地尝试精益，并且争取获得成功，可能已经获得局部卓越：其中一些项目已经改善完毕，一些项目已经巩固改善成果。

　　●20% 的公司会尝试精益，并取得了一定程度的成功（20%中的 5% 的公司将继续改善，将精益带入到更高的阶段）。

　　许多公司"谈论精益"，但未"践行精益"。如果责任没有落实到位，在项目的初期未被真正理解，那么就不会改变精益文化，精益仅成为一个月的味道。

在 X 医院，我们遇到了一个问题，当最初改善完成后，卓越流程组织决定他们不负责确保全新的精益实施成果能够维持和巩固。财务部门也说，他们没有责任确保这些改善实施成果被维持和巩固。这些言语，真的让我们十分惊讶。我们都同意流程所有者的工作职责是维持和改善，但是流程所有者在理解精益管理系统或沿着精益成熟度路径上建立精益管理系统方面，做得还远远不够。我们向精益指导委员会提出了这个问题。在他们看来，流程所有者有职责维持和巩固改善成果。但是我们担心的是，谁负责监督管理和跟踪流程所有者，直到他们在沿着精益成熟度路径上，走得更远？

这些，一直是个待解决的难题，因为在大多数医院，在整个管理链中对绩效指标几乎未实施管理职责。因此，如果我们只将"维持和职责"留给流程所有者，以持续改善他们的绩效指标，并遵守他们的控制计划，这可能会造成灾难。文化变革必须发生，流程改善必须成为组织开展业务的方式。当精益之旅开始时，需要有一套跟踪和监督机制，并持续地报告精益部署的进展。

由于精益是对消除浪费的持续追求，因此需要有一种方法，来确保具有持续的改善周期，并确保管理层和一线员工积极参与精益理念的实践。

经验教训：提供如何在精益环境中管理的初级和持续的精益培训是至关重要的，还要提供培训新经理和新员工精益思想的机会。如果组织取得成功，就必须解决职责和后续维持问题。

职责和后续维持应该是"宏观精益路线图"的一部分。"高层领导团队必须推动落实职责，通过他们的直线组织来维持精益改善成果，并继续指导和发展流程所有者的精益能力。"

第七章

精益的基本概念

执行概要

第 7 章继续使用 BASICS 系统实施模型，并讨论 "A" 阶段，A 代表评估和分析。第 7 章关注不同级别的浪费，以及如何评估不同级别，包括：

1. 明显的浪费
2. 5S 类型浪费
3. 八大浪费
4. 部落的浪费
5. 隐藏的和看不见的浪费

在第 7 章中，我们将讨论伴随着时间的推移，浪费容易变成隐藏的浪费或看不见的浪费。有时，我们必须消除一些浪费，以便找到隐藏在这些浪费下面的其他浪费。生产过剩产生的巨大浪费和 "准时化" 流程流动的重要地位有助于暴露这些浪费。

八大浪费是：

1. 生产过剩的浪费

2. 手工作业的时间浪费

3. 运输的浪费

4. 过度加工的浪费

5. 库存的浪费

6. 工人动作的浪费

7. 生产不合格品的浪费

8. 人才的浪费

到实际的医院现场（Gemba）寻找现场浪费，是十分重要的。30-30-30 练习描述您站在医院某个现场，识别和评估这个单一现场所产生的浪费。

本章涉及各种问题解决模型，如 DMAIC、PDSA 和 PDCA。如何使用5WHY、5W2H 来问问题，5WHY 和 5W2H 这两个工具帮助我们提出相关的问题，并确保我们找到 A3 战略的问题根源。

关键知识点

• 理解浪费的不同级别和类型

• 理解必须提出的问题，利用5WHY 和集中审核来识别流程的所有浪费

• 理解各种问题解决模型，例如 DMAIC 和 PDSA 或 PDCA，帮助评估流程和问题解决

• 理解精益至今仍然使用的全面质量（TQ）工具，例如鱼骨图、检查表和帕累托图

• 理解现场（Gemba）的重要性——去实际工作场所，观察发生了什么

评估/分析流程

时间浪费不同于材料浪费，因为浪费的时间不能被回收利用。所有浪费中最容易识别的浪费和最难纠正的浪费，是时间的浪费，因为浪费的时间不像浪费的材料一样被乱扔在地板上……

亨利·福特，1926

BASICS 模型中下一个阶段的字母是 A，代表评估/分析。构成此分析的主要工具包括产品加工流分析、全面工作/操作员分析和降低换型时间的改善。这些精益工具的目标是发现明显的浪费和最终成为不明显的浪费。从理论上讲，这个寻找浪费的过程永远不会结束。

我们来谈一谈浪费。丰田生产方式的核心是消除浪费。这是运行整个丰田生产方式的主要前提。首先，我们需要暴露浪费，然后消除浪费。大多数人都熟悉丰田的 7 大浪费，但是这些浪费仅是一个起点，因为还有更多类型的浪费。我们将更多类型的浪费称作浪费级别。

浪费级别

1. 第一个级别是明显的浪费——低垂的成熟果实

2. 5S 浪费——最容易看到的浪费

3. 七大（八大）浪费——下文说明

4. 如煮青蛙状态的浪费——这种浪费很难引起注意，因为此浪费的发生由来已久，我们每天经过它。

5. 部落的浪费——神圣不可改变的——存在于我们的文化和制度中的浪费。

6. 隐藏的或看不见的浪费——我们通常看不到的浪费。您真的必须去寻找此浪费！它是最难找到的浪费，也是风险最大的浪费。有时，它是隐藏在其他浪费后面的浪费。

容易摘的果实

容易摘的果实是最容易发现的浪费，因为它很容易看到，而且对观察这一区域的任何人来说，此浪费很明显。此种浪费或许表现为一个长长的等候队列，材料没有放到正确的位置上，员工走到打印机旁，计划安排表没有张贴，护士长审查所有图表等等。

5S 浪费

我们将在书中后文讨论 5S 浪费，但这些浪费基本上与内务清扫有关。这些浪费包括没有标识的材料、没有捡起的垃圾、需要清洁或清扫的场所。

七大（八大）浪费

表 7.1 列出了 7 大浪费，包括我们添加的第 8 大浪费，即人才浪费，以及每种浪费的例子。

表 7.1　七大（八大）浪费的症状

过量生产 症状	空闲和等待时间的浪费 症状	运输的浪费 症状	过度加工的浪费 症状	多余库存的浪费 症状	多余的动作的浪费 症状	缺陷的浪费 症状	人才的浪费 症状
不均衡的员工出勤安排	无所事事地监控设备运转	有多个信息系统	多次询问患者相同的问题	复杂的跟踪系统	工作方法不一致	患者护理中的错误	未利用员工的想法
不均衡的物料流动	空闲的人员或设备	入院时不合适的床位分配	手术日程信息需要放到不同的系统里	多种表格多份复印件多个星期的供应品	长距离走动距离	患者返回（手术、入院）	老板未培养员工
拥有的任何比我们所需要的多的东西：供应品、床位等	门诊患者化验需要1.5小时拿到结果	多次呼叫运输	在手术室、无菌处理部门、药房、护理病房有很多副本	供应品没有标准化	集中的打印机/复印机/传真机位置	频繁重新安排办公室预约	缺乏纪律
规定饮食变化或患者出院通知食品服务部门	外科医生在手术之间的等待	过多的患者运输/移动	需要多次签名	病房床位的周转时间长	找寻物品，例如设备	药物不良事件	员工不遵守标准作业
使用了额外的住院部空间	不均衡的日程表工作负荷	PCAU或手术室堵塞	给患者提供其不需要的服务，例如：化验工作	未使用的预约时段	将患者多次移交	高感染率和死亡率	员工等等被告诉做什么

（续表）

过量生产	空闲和等待时间的浪费	运输的浪费	过度加工的浪费	多余库存的浪费	多余的动作的浪费	缺陷的浪费	人才的浪费
部门间的备份，例如，为住院患者入院的急诊部(ED)	很多 & 大量的候诊室	临时库房 & 多存储位置	手工分发很多报告复印件	空床位	长的支付时间	账单拒绝率高	从外部聘用员工
25%备好的手术供应品，退回到架子上	下降的生产力（明显的）	间歇性运送样本到化验室，或多次去取处方	整理、检查和目检	额外的返工/隐藏的问题	复杂的设施 & 工作场所布局	使用审查，感染控制，法律和风险管理检查	员工一遍遍做着重复的工作
备好并打开的手术器械，但是没有使用，所以需要重新灭菌	患者在多次预约之间等待	员工要复印患者档案以便进行不同部门间的信息移交	在分诊和治疗区域，重复的身体评估	在临时存储区、患者房间、壁橱等有重复的供应品	持续很久的术前检查时间	录入医嘱的转移或沟通不当	士气不足
废弃和浪费的食物	技术员从PACU转移患者	完成的患者档案要步行送到财务顾问处	在文件上打孔，以将其放入患者的档案中	仅一辆外科服务车就有25万美元的缝合线	为患者提供服务的工作场所布局很糟糕	药房补充"多剂量"药物	员工多参与决策或财务

您如何发现浪费?

最难以看到的浪费是发生在我们自己建立的流程中。当这些浪费被指出给我们时,我们倾向于自我辩护。这是正常的行为和合理的,因为此举彰显了对流程的所有权。我们应该为我们所做的一切事情感到自豪。但是,因为我们对自己的区域感到自豪,我们应该愿意暴露这些浪费。自我辩护会妨碍暴露浪费,换言之,当别人看到问题或在我们的区域发现浪费时,自我辩护会阻碍他们告诉我们浪费实情。在精益文化中,我们需要深刻理解,总会有更好的方法去做某项工作。我们或许不一定知道如何用更好的方法去做,所以有时候我们只需要解决此问题或寻求帮助解决此问题。最好的办法就是不断地问"为什么"。

经验教训:永远不要过分依恋于您的流程解决方案,要鼓励参观您部门区域的任何人士提供反馈——他们所看到的工作闪光点和工作待提高的一份反馈清单。当您收到反馈清单的时候,请感谢他们。

找到浪费,您必须走出去,到现场观察和寻找浪费,然后确认这些浪费是什么。本田公司实施3A练习,以培训员工寻找浪费的技能。3A的含义是,现场巡视(Actual place),观察实物(Actual part),理解现实(Actual situation)(图7.2)。

在我们的精益培训课期间,我们要求学员们现场巡视,记录下来在任何地方他们所看到的浪费。许多学员带回来30—50个浪费实例。当我们询问现场主管,如果有人带着类似的浪费

关键观察表——填写每项观察——每页1项浪费，在关键浪费总结表上总结发现的内容

概要

浪费观察编号	流程负责人	指定完成任务的人		标准作业更新(如果适用)	如适用，所有人员的培训	参与解决方案的人	主管签字	

详细的发现

找到的浪费——这里填写文本

找到的浪费——这里填写改善前的草图或照片

填写原因，并强调根本原因

您可以实施的临时解决方案是什么

填写改善提案，如果适用——填写改进想法卡，并贴在想法板上

您可以实施的永久解决方案是什么

HC*/LB	HC / HB
LC / LB	LC / HB

填写采取的行动、负责人、截止时间并跟踪日期

改善后照片

采取的行动	负责人	截止时间	跟踪日期	状态	再审核日期

图7.1　关键浪费观察表　* HC——高成本；LB——低收益；HB——高收益；LC——低成本

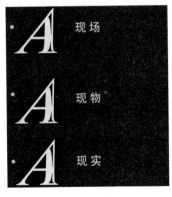

图7.2　本田的3A。1998年约翰威立出版社出版的纳尔逊·梅奥·穆迪所著《本田动力》

反馈清单来找他们，在过去会发生什么状况，主管告诉我们，他们会关闭工厂，采取自我辩护的态度，继续做他们一直在做的事情。当我们问他们现在的想法时，在他们睁开眼睛时，他们会说："我们识别了所有这些改善的机会！"

除了这八大浪费外，还包括步行的浪费、注视的浪费、寻找的浪费、大型机器的浪费、传输带的浪费、布局的浪费、会议的浪费，以及"不使用的情况下，拾取和放下"的浪费。本田的3A促成了5P战略，实施目标是针对5个战略改善领域：

1. 最佳位置——提高全球竞争力
2. 最佳生产力——改善流程
3. 最佳产品——提高质量和满足交货
4. 最佳价格——降低成本
5. 最佳合作伙伴——提高本田/供应商之间合作关系

家庭作业：本田的5P战略适用于医疗领域吗？请思考，写下5P如何指导您所在的医疗部门开展工作。

30-30-30 现场观察训练

大野耐一（Taiichi Ohno）以"大野圈"闻名于世。其含义是，在管理者的现场，画一个粉笔圆圈，并请管理者站在圈内做现场观察，他们观察并记录下某一特定区域（有时整个班次）的所有问题（图7.3）。当今，"站在圆圈内做现场观察"活动被称为30-30-30，其是一个伟大的"现场观察"的工作方式，训练员工火眼金睛，识别现场浪费和向团队领导提供一种管理框架，用以实施日常改善，以及向工作忙碌的高级领导者提供一种管理框架，用以现场巡视，观察现场真正发生了什么。30-30-30"现场观察"训练需要告知员工站在一个圈内 30 分钟或更长时间，观察流程并捕捉至少 30 个浪费，然后花费 30 分钟，消除 1 个浪费问题。当站在大野圈内，花时间观察现场（Gemba：完成工作的场所）时，您会看到流程的目标状态（如果设定的话）和流程的当前状态之间的差距。

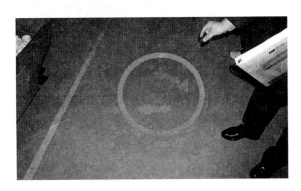

图 7.3 大野耐一圈

家庭作业：现场巡视，穿过您的工作区域或者其部门区域。回答下列问题。

人

● 人们正在做什么（或正在不做什么）？

● 我们开发他们的大脑智慧了吗？这个部门区域有改善提案白板吗？

设备

● 设备正在做什么或正在不做什么？

● 设备的智能水平怎么样呢？

● 核心化验室，如化学化验室或血液化验室的大容量设备，位于哪里？

● 是批处理设备还是单件流设备？

沟通

● 我们如何知道流程是否存在问题？

● 这个部门区域的工作是按计划安排还是实时安排呢？这个部门区域应该和您沟通。

可视化控制

● 这个区域实施 5S 了吗？这个区域干净整洁和有序吗？

● 这个区域是否具有可视控制呢？

● 这个区域是否张贴可视化绩效指标？

● 这个区域是否发布和张贴标准作业？

领导力

● 这个区域的领导力驱动哪些行为？领导力驱动员工行为，在此区域表现明显吗？

● 这个区域是否有管理者的分层审核？

● 您询问员工，他们的考核指标是什么？

● 员工害怕他们的团队领导吗？

当我们评估公司的管理水平时，我们做与以上同样的现场巡视的实践。我们期待回答这些问题和更多问题。例如，领导者为他们期待的行为树立榜样吗？在精益环境中，通常没有自负和傲慢的位置。通常，当实施这个现场巡视的实践时，我们发现员工通常都很繁忙。我们必须提问的下一个问题是，"他们在忙什么？"

经验教训：现在您已经完成了家庭作业，您发现了什么？您找到浪费了吗？是什么级别的浪费呢？如果您将发现的浪费反馈给流程所有者，您认为他们如何接受这些反馈呢？如果有人走进您的区域，告诉您他们看到了什么，您现在如何接受这些反馈呢？在这个现场巡视之前，您会有什么反应呢？关键是不要自我辩护；相反，要认识到流程存在的浪费，并努力消除浪费。一般来说，局外人会看到局内人看不到的浪费。在一个别人管理的部门区域，识别浪费是否更容易呢？如果这是您管理、监督或工作的区域，您会发现同样多的浪费活动吗？如果您是主管，浪费报告给您，您会有什么感受呢？在这个现场巡视之前，您会有什么反应呢？您是在类似煮青蛙的环境下工作吗？

有时，局外人会向我们展示我们没有看到的浪费，或者我们有意无意地拒绝看到的浪费。我们都倾向于成为"煮青蛙"。改善的关键是不要自我辩护，要开放和包容。我们应该认识到流程存在的浪费，感谢那些告诉我们的人，并努力消除它。

浪费的成本

每次您要寻找物品的时候，想一想是谁为寻找物品的浪费买单。这些浪费的成本到哪里去了？如果您空闲、无所事事，谁来为您的空闲时间买单呢？第一个问题的答案是您的公司，第二个问题的答案是患者，或者，事实上，是我们所有人以及

整个国家以昂贵的医疗成本形式。这些浪费对您的客户体验有
什么影响呢？在工厂里，产品无法用言语回应；但是，在医院
和诊所，患者往往可以这样做。我们的客户可以帮助我们识别
我们所看不到的浪费。我们需要倾听患者、医生和同事的意见。
请记住：浪费就像病毒；最初，它是被隐藏和潜伏的。如果我
们不治疗或消除浪费，它就会溃烂、变异，然后在我们的工作
环境周围生长、繁殖。浪费给我们的工作流程创造了权变措施。
浪费资源会导致员工和客户的满意度下降，因为我们一直在寻
找物品，延误患者的护理和治疗。最终，浪费降低了我们在市
场上的竞争能力。浪费会导致我们流程的变异和缺陷。最重要
的问题是，我们是否对浪费有足够的不满意，从而创造了改善
系统的迫切需求？

基线的资格标杆

● 基线——我们的流程绩效指标当前所处的位置（从测量
的角度）

● 资格——您能够得到的当前流程或范例的最佳流程绩效
指标——通常是当前增值时间的 3 倍

● 标杆——实施全新的流程范例。理想状态的目标是问自
己：哪些是当前未实施的任务或不能实施的任务，但如果这些
任务能够实施，将从根本上改变我们的流程绩效

五个为什么

这是一个我们耳熟能详的精益工具，包括询问最多 5 次

"为什么",有助于找到问题的根本原因。

问题陈述

尿液分析（UA）化验需要很长时间（超过一个小时），才能得到化验结果，我们两个月前刚安装了一台新设备。

- 为什么？新的尿液分析设备出了问题。
- 为什么？化验室技术员不相信这个化验结果。
- 为什么？他们不相信新的尿液分析设备。他们不敢相信这台设备比他们以前的手工化验方式更好，所以他们总是采用手工化验的方式来确认化验结果。
- 为什么？同时实施手工化验与新设备化验，多长时间一次？所有的工作时间。这台新设备从来没有出过差错！事实上，新设备已经证明技术员的部分手工化验是错误的。
- 为什么他们继续进行手工化验呢？
- 之前没有人对此进行过调查，并强迫他们停止手工化验。

经验教训：员工在没有了解事实的情况下，对问题的症状作出反应，是很正常的。有的时候，问题是隐藏的。有的时候，我们以为自己是流程专家，结果发现自己其实并不知道。例如，很多时候我们只知道如何在设备上做我们需要做的工作，而未完整地理解它的所有功能。当您减少流程中的浪费时，您缩短了使患者或产品通过流程所需要花费的时间。如果您使患者更快地完成这个医疗流程，您就提高了医疗能力。我们把流程能力看作工作加上浪费。

另一种消除浪费的工具：5W 和 2H

这个工具的目标是致力于找出问题的根本原因。您如何知道，您已经确定了根本原因呢？答案是：当您已经实施了解决问题的对策，而且问题永远不会重复发生了。这个对策的使用工具，也叫防错（Pokayoke）。

5W 由 5 个 W 询问为什么组成，5 个 W 包括：When 什么时候？Where 在哪里？What 什么？Who 谁？Why 为什么？2H 包括：How 如何？How much 多少金额？5W2H 这个工具的使用方法，在新乡重夫所著的《改善和创造性思维的艺术》中，有详细描述。

- WHEN——什么时间做这项操作最好呢？这项操作必须在当时做吗？
- WHERE——这项操作在哪里做最好呢？这项操作必须在这里做吗？
- WHAT——正在做什么？这项操作可以被取消吗？
- WHO——谁在做这项操作？让别人来做这项操作会更好吗？为什么是我做这项操作呢？
- WHY——为什么这项操作是必要的？澄清做这项操作的目的。
- HOW——如何完成这项操作呢？做这项操作，这是最好的操作方法吗？还有别的操作这项操作的方法吗？
- HOW MUCH——当前，这项操作的成本是多少呢？改善这项操作的成本是多少呢？

　　询问 5W 和 2H 的目的，是找到问题的根本原因，为创造性地解决问题奠定基础。

问题解决模型

　　每个公司都应该将问题解决模型，实施标准化，并传授给每一名员工。精益是不断解决问题的方法，所以我们需要所有员工在团队合作解决问题时，都使用一个共同语言。许多公司/医院已经对六西格玛 DMAIC 模型、休哈特 PDSA 模型（计划、实施、研究、行动）或戴明的 PDCA 模型，实施了标准化。汽车公司标准化了 8 个维度（8D）的问题解决模型（表 7.2）。联合信号（当前的霍尼韦尔）则运用九步问题解决模型（图 7.4）。不论使用哪种模型，重要的是，每名员工应该接受此模型的培训，这样他们才能使用相同的语言。大多数模型都是从休哈特 PDSA 模型派生出来的副产品。大多数问题解决模型遵循这种形式：

表 7.2　8D 问题解决模型

全球 8D 规则如下：	
1	建立团队
2	描述问题
3	防止问题蔓延
4	确定并验证根本原因
5	制定并验证纠正措施
6	纠正问题并确认纠正措施的效果
7	预防再发生
8	小组祝贺

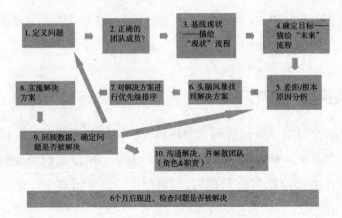

图7.4 联合信号公司问题解决模型

- 问题是什么呢?
- 制定对策。
- 我们当前流程指标的基线是什么? 或者我们首先制定起点的流程测量指标基于此, 将决定流程是否被改善, 那么这个起点的流程测量指标, 是什么呢?
- 我们期待的愿景是什么呢?
- 基线测量指标和愿景测量指标之间的差距是什么呢?
- 根本原因是什么呢? 列出所有存在的差距。针对差距, 过滤并列出您能够实施改善的问题清单, 和过滤并列那些必须升级报告到高层管理者以得到解决的问题清单。
- 针对我们如何克服基线测量指标和愿景测量指标之间的差距, 头脑风暴解决方案。
- 一次实施一个解决方案。
- 审查他们是否解决了问题, 问题不再重复发生。
- 重新开始新的问题解决。

　　在丰田，"问题"这个词并非贬义，这与大多数美国公司相反。如果我们不承认我们有问题，或者不开发系统以暴露问题，那么我们将永远也达不到世界级的管理绩效水平。如果我们继续掩盖问题，问题只会变得更糟。对此，一个很好的类比就是作为患者时，如果身体不舒服，我们应该怎么办呢？我们去看医生。如果推迟去看医生，会怎么样呢？在大多数情况下，病情将会变得严重。当我们去看医生时，病情可能会更复杂，治疗也十分困难。对于组织而言，也是如此。

　　经验教训：将"问题"转型为一个褒义词。找到问题，识别问题，不要害怕说出问题是什么，然后解决问题，这样问题就不会重复发生了。

问题陈述

　　去现场或部门区域，亲自发现真正的问题是什么。测试（问为什么）并观察，答案是问题的症状还是真正的根本原因。

　　向员工提供必要的培训，以确定问题的正确陈述，此举十分重要。一个出色的问题陈述应该是具有相关流程数据和真实客观的问题陈述。它不应该包含解决方案，也不应该是指定的问题陈述（与鲍德里奇标准相联系）。问题陈述应该是可以验证的。

　　一个糟糕的问题陈述是：

　　● 由于外科医生迟到，早上 7:30 开始第一例手术的准时率是 32%。

这缺少可验证的数据，并假定问题产生的原因是医生迟到。

- 早上7:30的手术开始时间较晚，导致医生满意度较低。

这是缺失的可验证的数据，并假定这会导致医生满意度低下。

- 早上7:30开始第一例手术的准时率是32%，因为我们需要改善术前检查。

虽然解决方案是正确的，但它或许不是针对问题的根本原因。因此，它为问题解决者设置了解决方案的范例。

一个出色的问题陈述的例子：

- 早上7:30开始第一例手术的准时率是32%，而我们目标的准时率是90%。

清晰地说明了项目范围和项目目标将有助于团队实现目标。

- 流程从哪里开始？
- 流程在哪里结束？
- 客户对产品的需求是什么？
- 单元能够满足的客户峰值需求是多少？
- 包含或排除哪些模型/选项？
- 存在什么子流程？
- 使用了多少班次和应该使用多少班次？
- 是否开发或购买了需要安装的新设备？
- 其他必须达成的目标？（例如：内务清扫、库存、质量、空间和其他）

根本原因分析——A3 策略

A3 用于根本原因分析，是一个杰出的问题解决工具。因为丰田使用一张 A3 大小的纸，作为记录问题解决的文件（图 7.5）。A3 是一种可视化方法，其将所有问题解决的完整信息，集中记录在一张 A3 报告纸上。一本书名为《理解 A3 思维：丰

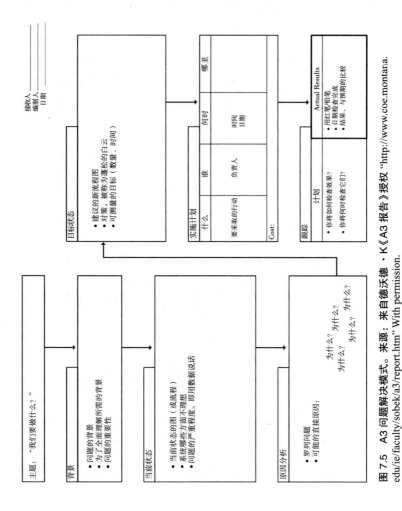

图 7.5 A3 问题解决模式。来源：来自德沃德·K《A3 报告》授权 "http://www.coe.montana. edu/ie/faculty/sobek/a3/report.htm" With permission.

田 PDCA 管理的关键组成部分》的著作里，重点描述了 A3
策略。

鱼骨图和精益

发明鱼骨图分析工具，要归功于石川馨（图 7.6）。时至今
日，鱼骨图被称为基本全面质量（TQ）工具之一。这些工具非
常适用于医院。鱼骨图是帮助识别根本原因的分析工具。它的
工作方式是将问题置于鱼头，然后头脑风暴所有可能的原因，
并对问题所有可能的原因实施分类（图 7.7）。问题的第一层，
被置于鱼的主要分支上，通常只是我们看到的问题的症状。然
后我们对每个主要分支，问"为什么"，以此创立子分支。我们
问"为什么"，直到我们找到最底层的分支或者找到根本原因。
这个分析工具提供了一种方法，扫一眼可以看到一个区域中的
所有问题。鱼骨图是收集和分类员工反馈的好工具，是通过员
工反馈找到根本原因的好工具。

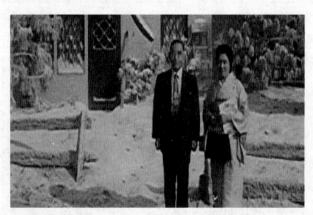

图 7.6　石川先生和夫人　来源：普罗茨曼家族档案馆

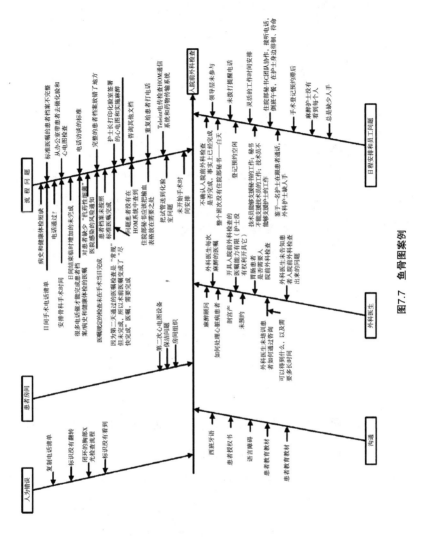

图7.7 鱼骨图案例

利用工具来理解产生问题的根本原因，是十分重要的。识别根本原因可以纠正缺陷，而且对于防止问题重复发生，会起到极其重要的作用。如此，最终改善整个流程和结果的质量。

如果你不知道要去哪里，就只能随波逐流。

第八章
基本精益工具

执行概要

本章将继续介绍 BASICS 系统实施模型中的评估或分析阶段。本章将流程定义为：由一系列有助于实现目标的动作和操作组成。每个动作或流程步骤被分类为增值、非增值或非增值但必要（与客户定义的价值相关）。

增值的标准是：

1. 客户关心的步骤，并愿意为其支付金钱
2. 其改变了物理状态
3. 第一次就实施正确

通过研究生产的结构，新乡先生发现，在过去，人们一直认为流程和操作位于同一个轴上；然而，他认识到有必要把流程和操作分开，分别深入地研究二者，然后把二者整合。这就是新乡的工业工程方法论。首先分析产品流程轴，然后分析操作（即操作员全面作业分析）轴。本章，我们探讨产品流动和操作员流动之间的差异，以及分别评估二者的重要性。产品流动的分析是指跟踪一个产品（在本例中是患者）在流程中的流动，并测量时间增量和移动距离，并识别每个流程步骤为增值、非增值或非增值但必要。

产品加工流使用一个称为 TIPS 的工具。它代表：

- 搬运（Transport）
- 检验（Inspection）
- 加工（Process）
- 停滞（Store）

本章运用一个重要的案例——分析医生的查房方式造成所谓的"大量"延误，来说明产品加工流（TIPS）工具。

本章将讨论成组技术矩阵的概念。评审流程或产品可以按照"类似家族"分组归类至不同的价值流或服务线。点到点图用来呈现产品或患者穿过一个区域的流动，意大利面图用来呈现员工/操作员的步行路线。点到点图和意大利面图是重要的精益分析过程，它们非常直观地呈现了浪费的存在。很多时候，在一次门诊访问或住院期间，产品或患者实际上可以步行一英里或更长的距离。

通常，操作员分析使用操作员作业活动的录像，然后实施严谨的评估。它细分为：

1. 需要的工作
2. 不必要的工作
3. 空闲时间

分账将讨论总劳动时间，以及工作负荷的平衡化。这些分析信息，用于获得正确的员工配置水平。

我们探讨了弗兰克·吉尔布雷斯的动素，其覆盖一名工人的 18 个基本动作。

本章分析了切换流程和换型流程，并分别引入两个医疗案例予以说明，即住院部护理病房楼层切换病房床位的操作步骤，和把一间手术套间的手术准备从一例患者切换到另一例患者。另外，将医疗换型操作与按秒操作的"赛车停站加油维修"的分析实例，进行了比较，并举例说明了缩短设置时间的技术，例如运用并行操作步骤，而非按顺序操作步骤，然后进一步将操作分解为"内部"和"外部"时间。例如，内部时间操作，是指当患者离开手术室套间的时候（即内部时间——手术室套间关闭或外科医生无法使用），实施的手术准备的操作；外部时间操作，是指只有当患者在手术套间（外部）时，实施的操作。本章讨论了 SMED 的概念。SMED 是一个工业工程术语，起源于汽车行业的大型冲压机的快速换型改善，SMED 是"一分钟切换型具"（Single Mintute Exchange of Dies）的缩写。通常，SMED 快速换型改善是将内部时间缩短到 10 分钟以内。

关键知识点

- 理解如何识别增值流程和非增值流程；
- 理解产品流动和操作员流动，有助于解决精益难题的不同部分；
- 理解并讨论内部时间和外部时间的概念，以及缩短设置或切换时间所固有的价值，换型改善提升流程能力和流程速度；
- 分析操作员或员工，确定正确的工时要求。

分析/评估工具

我们不仅需要掌握技术且需要掌握技术原理。

——新乡

　　评估阶段的工具，正如剥开洋葱皮一样，指导我们一层一层地分解流程，暴露流程浪费。运用每个工具帮助我们能够更深入地学习和理解流程或"价值流"中真正发生了什么（图8.1）。

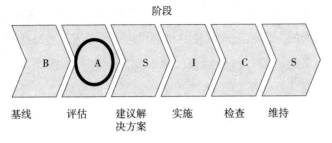

图 8.1　BASICS 模型——评估

　　使用精益分析工具，提供了从多个方面分析流程的机会。第一个分析工具是跟踪产品。在医疗领域中，产品可以是一件物品，例如药物、血样试管、X 光或图表，但更常见的是，产品是正在穿过医疗流程的患者。第二个分析工具是跟踪操作员。操作员是实施操作活动——将产品或服务转换为客户所需要的产品或服务。这里的操作员可以是医疗服务交付系统中的任何员工，例如，医生、行政管理、经理、部门秘书、护士或实验室技术员。第三个分析工具关注的是在流程中发生的切换或者换型。在医疗领域中，换型操作可以是从核磁共振成像（MRI）设备上装载和卸载患者，也可以是把一间手术套间的手术准备从一例患者切换到另一例患者。

　　当我们讨论整个流程流动时，我们关注的是流程步骤之间的相互关系，以及员工实施的操作活动。在精益中，产品/患者的流动，和操作员/员工的操作在两个不同的平面上（图8.2）。有条不紊地运用这些工具，将使您能够将一个流程分解为单个序列步骤，然后改造流程和重构流程为提高客户价值的流程。在一个流程内实施改造，包含分析浪费和消除浪费，创造正确的工作流动，制定标准作业，理解基于客户需求，均衡工作负荷或需求，实施布局和设计，并在正确的时间和正确的地方，提供正确的工具和正确数量的材料供应（库存）。通过运用精益工具和实施改善，减少错误、减少变异、提高流程产出、提高效率和提高总体质量。最终，这些都是对服务或产品提供者的经济回报。

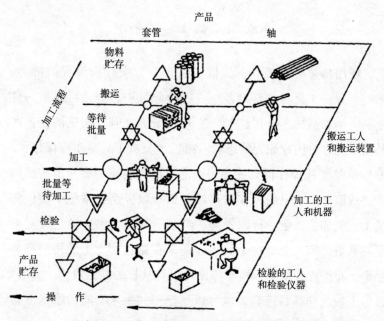

图 8.2　流程和操作编制起来的新乡网状结构

我们将在 BASICS 每个阶段中，继续提醒您，变革管理必须摆在首位。随着您对这些精益工具及其运用的理解越来越多，请记住，在项目初期，当您让医护员工接触精益术语和工具时，需要使用语言"转换"，即从制造术语到医疗术语，因为这些术语和制造参考词汇对医疗工作者而言，是陌生的。例如"操作员"转换为员工或技术员，"产品"转换为患者或化验试管等，"停滞"转换为等待。如此语言转换对于减轻转换过程和促成员工采纳精益，非常重要。

经验教训：当您让医护员工接触精益概念和工具时，要注意，制造术语能够成为接受精益的障碍，正如我们经常听到的，"我们不在工厂工作……我们护理患者。"

BASICS——评估流程

第一步：理解和评估整个流程

一个流程是：由一系列有助于实现目标的动作和操作组成；尤其指制造业的连续操作或处理。流程包括输入端界面和输出端界面；流程起点和流程终点（图 8.3）。一个"流程"的发生或启动，是因为"某项工作"需要被完成。通过这个流程，为产品提供物理状态的改变和/或为患者提供情感方面的改变。精益系统的目标是将资源只花费在"对客户有价值"的活动上。流程也可以分解为子流程步骤。我们将流程中的每个子流程/活动或步骤归类为 3 种可感知的客户价值类别之一：

1. 增值工作
2. 非增值但"必要"的工作
3. 不必要的工作或空闲时间

增值

为了确定一个流程内（子流程/活动或步骤）是否有"价

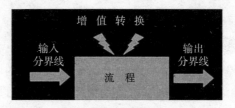

图8.3 流程描述

值",必须满足三个标准,其略带细微的变化。根据定义和源引用,满足客户价值的标准定义为:

1. 客户关心的步骤
2. 其改变了物理状态
3. 第一次就实施正确

对上述增值定义做了一个细微的变化后,判断任何活动是增值的,需要符合以下三个判断标准:

1. 客户愿意为其支付金钱。
2. 此活动改变了产品的物理状态:形式、适合度、形状、大小或功能。
3. 第一次就实施正确。

关于客户认为价值的定义,当将上述描述应用于"现实生活"医疗场景时,主观性就发挥了作用。根据我们的经验,我们选择更改医疗护理的增值标准:

1. 改变了产品的物理状态,从身体上或从情感上改变患者至更好的状态,并且患者能够感知到这种更好的状态。

2. 客户愿意为感知到的增值活动支付金钱。

3. 这个活动第一次就实施正确。

当一个步骤或活动满足全部三个标准时，我们认为它是增值的。我们经常被咨询，当患者询问护士一个问题，或者护士因为患者忧心如焚的时候、需要情感支持的时候，护士花费时间陪伴患者，对此，我们该如何分类？我们认为这种类别的任何活动都是增值的，因为这种类别的活动被患者感知，从情感上改变患者至更好的状态。

经验教训："护士的交流"被认为是增值的。

没有附加值的活动/工作

如果一个流程步骤/活动不满足以上全部的增值判断标准，它通常属于非增值的类别。非增值活动通常占用我们的时间和/或资源，导致员工沮丧，从客户的角度来说，没有为服务或产品增加价值。非增值活动归类为三个子类别：

1. 非增值但必要的工作

2. 不必要的工作

3. 空闲时间

不必说，什么增值什么不增值，人们会展开激烈的争论。

非增值但必要的工作

产生这些争论的最大原因是流程步骤/子流程活动不满足全部三个判断标准，但是满足一个或两个标准。我们称这些步骤

263

为非增值但必要的。如果评价个人或小组，确定大部分标准已经满足和/或该流程不能被消除，并需要达到最终的结果，"非增值但必要的"的任务提供了另一种选择。很多时候，这些步骤是监管要求或医院政策。在某些情况下，技术还没有发展进步到消除流程步骤或任务的程度，但将来可能会做到。有的时侯，流程控制并不能确保第一次就实施正确。例如，填写药物调节表、实施 X 光检查或实施化验室化验。

不必要的工作

不必要的工作不符合三个增值判断标准中的任何一个。它们只是一些不应该完成的任务。不必要的活动通常发源于以下几个方面：

- 不清晰或不成文的工作步骤。
- "非标准作业"。
- "这是我们一贯的做法"。
- 曾经有一个很好的理由实施这项活动，但这个理由已经不存在了，换言之技术进步了，或者最初的问题得到了纠正，但我们仍然在做这项活动，因为它从来没有从这个流程中被移除。

这就是许多加工浪费的来源。

空闲时间

当我们观看员工工作流程的视频时，经常看到空闲时间。这可能是由于雇用一个全职工人，事实上却只有"部分人工"或需要几个小时的员工，就是没有人做这一点（工作负载不平衡)，工作是设计不好或人是懒惰的。它也可能由于计划资源和客户需求之间的不一致而发生。在任何情况下，我们通常不会把空闲时间看作人的错；我们认为这是系统的错误。

必要时间的例外

在医疗领域中，我们会遇到一些在工厂里永远不会遇到的情况，比如必须通知家人，他们的亲人即将去世，或者一位已经成为自己朋友的患者去世。在我们的社会中，医护人员的工作非常困难，这一点尤其值得重视。作为一名护士，不仅需要受过高强度训练和技能熟练，而且需要具有非常优秀的品德。在这些情况下，我们将这个必要时间创建并包含到我们的操作分析中。护士，特别是肿瘤科病房、重症监护病房（ICU）、创伤病房等高度紧张区域的护士，需要时间来恢复体力和恢复精力。标准作业应该创建并包含这些必要时间。

经验教训：仅仅因为一项活动"必须完成"，并不一定会使这项活动增值。我们必须对患者实施护理评估，虽然护理评估或许是必要的，但它仍然是一个检验步骤。如果您以一种非常开放的心态来考虑护理评估，为改变患者的身体一致更好的状态，它被认为是非增值但必要的，因为它不符合全部三个标准。如此，并不意味着护士的工作没有增值。

关于判断增值与非增值，一个有争议的例子是由医生实施的身体检查。显然，人们不得不认可，医生进行体检是必要的，以确定身体机能和功能的变化，体检有助于确定治疗的疗程和/或患者护理计划；然而，体检不符合严格的增值判断标准。

因为体检本身并没有改变患者的身体至更好的状态。我们坚持认为，体检实际上是医生为查明或确定患者目前存在的问题，而进行的检验步骤。新乡重夫曾经阐明"判断检验……将信息反馈给加工"，指的是医生通过这种方式进行检验。就像医学检验一样，越早发现症状，患者能越快速、越有效地得到治疗。判断性检验发现缺陷，提供信息的检验减少缺陷，戴明说："您不能在产品内检验质量。"亨利·福特说："没有标准，就没有质量。"

然而，客户可能会感知到价值，因为"身体检查"或体检能够揭示身体机能问题或显示身体"没有问题"。虽然它或许不符合严格的三个增值判断标准，即从身体上或从情感上未改变患者一致更好的状态，但体检被客户认为是必要的，所以我们将体检归类为非增值但必要的；然而，在许多医疗圈子内，对此仍有争议。

虽然医生进行的检查是一种技术检查，但为了消除患者疑虑，医生所说的话（"您会没事的"）被患者认为是情感方面的增值工作。因此，我们坚决同意，任何有关诊断或治疗计划的沟通，在过程中的任何地方，都被认为是有价值的工作。因为我们确信，在任何治疗阶段，向患者传播信息都是有价值的工作，假定此举从情绪上改变患者到更好的状态。伴随着技术进步，或许有一天会消除医生进行体检的必要。

评估过程——产品加工流（PPF）

产品加工流的方法论是由新乡开发的，他首先意识到"生产的结构可以表示为流程和操作的网络结构，生产可被理解为由流程和操作编制起来的网状结构。改善生产和流程必须放在首位"。过去，流程和操作被认为是置于同一轴上。

　　这是为什么精益改善系统的核心和前提，是将流程和操作分开，分别研究流程和操作，然后整合二者。我们将此称为新乡工业工程方法论。我们将首先分析产品流程轴，然后分析操作轴或者操作员对产品所实施的操作。我们不必对价值流图分析过程中已取消的任何步骤，实施产品加工流（PPF）分析。

　　PPF工具基于价值流，实施跟踪产品流动分析。PPF的分析过程，不能发生在教室或会议室。必须现场巡视、观察现场（Gemba），"观察者把自己当作产品、信息或患者"，因为产品在此流程中流动，亲身体验产品的流动路径，并在现场巡视的过程中，随时问问题。

　　此流程流动分析位于价值流图的下一层，揭示整个流程中，针对"产品"实际发生的各种活动。

绘制流程——识别流程框

　　为了理解PPF工具，我们需要理解"什么是产品"。相关的精益出版物，对此的解释是：根据试图解决的业务问题，以不同方式定义"产品"。产品在医疗领域呈现多种形状或形式，并由客户需求定义。

　　在启动产品加工流分析时，我们首先需要考虑业务问题。为了发现造成业务问题的原因，我们应该考虑：需要分析哪些流程，以及存在哪些消除浪费的机会或改善的机会？有的时候，伴随着产品物理形态的改变，跟踪产品流动分析，并不像看起来那么容易。务必记住，您必须在流程的每个步骤中"充当产品"，以确保从产品的角度，准确地捕捉各种活动。这听起来比实际简单，然而几乎每个人第一次接触 PPF 工具时，都会混淆产品和操作员。

例如，向急诊部（ED）做病情陈述的患者，是急诊部"交付护理"流程的"产品"。

在急诊部环境中，从客户的角度来看，"最终产品"就是急诊部的治疗疗程方案。为了确定治疗方案，我们需要医嘱的化验结果。化验结果始于"医嘱"，由护士抽血，然后转化为"化验试管"，并被送到化验室，放进血液分析仪，最后转化为"化验结果"。然后，医生对结果进行审核，以确定正确的治疗疗程方案，这是客户所期待的价值。

在药房环境中，最终产品是患者服用的药物。取药流程始于患者主诉，当被核实后，由医生改变为一个处方医嘱，并转移到药房，药房审核，（填充）从药房架子上备药，然后发送到部门楼层，护士取回，拿到患者病房，最后由护士交给患者。对客户的"增值"在于服用处方药物，前提是药物治愈了患者起初的主诉。

有的时候，在此背景情况下，理解"产品"的概念，是十分困难的，但当您开始运用精益工具识别浪费时，理解产品是极其重要的。一开始，我们往往把产品部分和操作部分混淆在一起。

产品加工流分析工具

通过跟踪产品在已定义的流程中流动，来分析产品加工流

（PPF）。通过分析使产品到达已定义流程的末端所需的每个流程步骤，产品加工流工具能够促进识别浪费。我们使用 PPF 表示每一个步骤发生了什么，在哪里，以及每一个步骤中产品搬运了多远的距离。在每一个步骤中评估"客户价值"是很重要的，确定该步骤的正确价值称号，即评估此步骤是增值流程，还是非增值但必要的流程。如此，有助于确定哪些步骤应该被取消、被简化或与另一个步骤合并，同时注意任何有助于该流程绩效的改善。此外，测量每一个步骤的时间增量和移动距离是，应用于确定患者或产品的总计流程时间和行程（换言之，产品完成流程需要的时间），以及任何时候发生的返工。信息流和产品流的结合，从"产品"或"患者"的角度，对流程的当前状态，提供了全面的分析。(图 8.4)

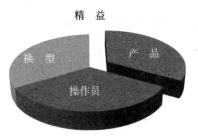

图 8.4 精益饼图组成——产品

可以通过观察和记录，实施产品加工流分析，或者对每个步骤进行摄像和分析。录像有很多好处。新乡在他的书《以工业工程的视角考察丰田生产方式》中写道："我们最近购买了一台摄像机，并开始摄像现场操作。每次摄像结束后，我们都会邀请我们摄像的工人、相关的改善团队和工人的直线主管，为他们播放摄像……我们通常会提出很多改善提案……我们会立即实施优秀的改善提案。"

　　我们跟踪同样的流程。当产品在整个流程中被跟踪时，每个步骤都被单独分析。该工具使用的首字母缩写词，我们称之为 TIPS，它是搬运、检验、加工、停滞的缩写。TIPS 被用来分析和归类流程内的每一个步骤，针对"产品"真正发生的各种活动。

　　我们确定了现有流程的基线之时，就可以确定流程中的哪些步骤被排除、被重排、被简化或被组合。此分析完成后，我们便拥有了总计流程时间的现状基线和潜在的未来目标值。

　　运用产品加工流工具的方法，在新乡所著的《以工业工程的视角考察丰田生产方式》一书中，被予以描述，在他的另一本著作《非库存生产》中，也对运用产品加工流工具的方法有所描述。流程流动分析在新乡所著《现场 IE：通过流程分析的生产力》一书中，也被予以描述。

TIPS 分析

　　通常，一个产品/流程实施四项活动形式：

- 搬运
- 检验
- 加工
- 停滞

　　搬运是将"患者、产品或信息"从一个地方移动到另一个地方的行为。当产品或患者在这个流程中移动时，我们同时关注移动的距离和移动的时间。

检验是在流程中检验或者检验"患者、产品或信息"的行为。强调检验步骤，以促使流程中的质量问题显而易见。例如，如果医生要求患者实施化验室化验，而医生审核化验报告结果，那么化验本身是一次"加工"活动，审查结果被认为是"检验"活动。在一个流程的关键故障点，需要一些检验活动。然而，如果实现在流程内打造质量，提升质量后，流程便不需要检验活动。正如在《优雅的解决方案》一书中所述，当今大多数公司采用的"正确的操作已经被把不合格品挑拣出来替代"。我们必须回到遵循"第一次就实施正确"的质量原则。流程应该有利于实施"第一次就实施正确"的活动，而且在流程中应该尽可能运用防错方法，用以消除错误和检验的需要。从理论上讲，检验确实是一个无附加值的流程步骤。我们认为新乡将检验（因为或许被认为是一个无增值的流程）分离出来，是为了强调检验步骤，因为工作没有"第一次就实施正确"。

加工是指从产品的形式、匹配度、形状、尺寸或功能上，对产品实施物理方面的改变的行为。修复或纠正产品（我们称之为返工）能够用数量、时间、成本、合格率、重量等变化，予以测量。只有加工步骤的操作才能被认为是增值的工作。依据定义，TIPS 的其他三个标准（搬运、检验和停滞）是非增值的工作。我们的经验是，增值的加工所花费时间只占产品或患者在流程中花费总时间的一小部分。增值工作花费时间占患者或产品通过医疗流程所花费的总时间的比例，通常低于 5%—10%，这是十分普遍的增值比例。

停滞代表贮存。在医疗领域中，我们使用"停滞"一词来指定流程中的等待时间或空闲时间。我们的经验是，患者（和家属）大部分时间都处于停滞状态，通常是单独一个人，等待下一步医疗护理的安排。在我们实施的所有流程分析中，我们发现停滞（等待时间）占总计流程时间的比例，在50%—80%的区间内或更高，如此比例并不少见（图8.5）。在一本名为《与时间竞争》的著作中，著者斯托克和胡特阐述了一条被称作0.05—5的规则。这条规则"……强调了大多数组织的糟糕的时间生产力，因为大多数产品和许多服务，实际上仅获得了他们公司价值交付系统的0.05%—5%的时间，用以兑现价值"。换言之，实际上，95%—99.5%的时间对于产品未发生任何改变，在我们的医疗护理流程中，患者从身体上或从情感上也未发生改变。

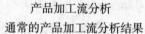

产品加工流分析
通常的产品加工流分析结果

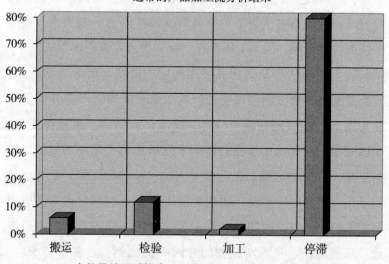

在批量处理系统中，通常只有1%—3%的增值时间

图8.5　PPF（产品加工流）分析图

此外，著者斯托克和胡特还描述了 3/3 规则。这条规则阐述道，在95%—99.5%的时间区间内，产品正在等待，他们在等待三项工作中的一项：

1. 完成一个批次
2. 完成物理或知识产权
3. 管理者需要决定何时将此批次转移到流程的下一个步骤

我们发现这两条规则都适用于医疗领域，尽管这两条规则最初是基于制造业创建的。因为这些非增值的活动，难怪患者在体验连续医疗护理的过程中，感到沮丧。

在我们识别和分配一些活动或步骤作为停滞时，我们需要谨慎从事。如果患者的身体状况正在从手术中恢复，我们主张这不是停滞而是增值，因为身体状态正在发生积极变化，或者如果患者正在接受静脉注射药物，等待可能是治疗的一部分工作。关键是，能够确定从何时起我们的身体完全恢复到进入停滞状态或等待状态。在某些情况下，我们在电子表格中追加额外的代码用以跟踪恢复时间。同样值得注意的是，恢复时间可以缩短，例如使用无创伤性的手术技术。这表明，即便增值的步骤也可以继续实施改善。由于流程中的停滞往往是大部分浪费发生的地方，因此我们可以使用更细的用以定义停滞。这种粒度帮助我们更好地理解识别哪些是机会，用以改善流程。

停滞的类型

我们之前说过，停滞可以分解为更小的细节。停滞包含三种类型：

1. RM——原材料
2. WIP——在制品或中间半成品
3. FG——成品

原材料停滞

"原材料"是一种没有增加任何人工工时的产品或患者。在医疗领域中，原材料的一个例子是，一张医生开具的验血医嘱，正在等待分配至抽血护士予以取样。原材料的另一个例子是，患者与任何医护员工沟通之前，首先进入候诊室等候，个人或一盒血液试管在接收台上，等待有人打开包装。

在制品停滞

在制品或中间半成品（WIP）的定义是，一种增加了人工工时的产品或患者。

在制品的一个例子是急诊部中的一个患者，他已经挂号或者被分诊，或者已经完成验血，现在正在等待化验结果。在制品的另一个例子是我们的一盒血液试管被搬运到一张桌子上，等待被打开和接收录入计算机系统。

成品停滞

成品是一种全部的人工工时已经增加的产品或患者，产品或患者已经完成了整个流程的活动。在成品是产品的情况下，唯一剩下的活动，就是把产品运送给客户，或者在成品是患者的情况下，患者可能位于等待乘车的地方，准备离开医院。另一个成品的例子可能是一个完整的放射科检验已完成的放射科检查"结果"，等待急诊部医生检查。一包血液试管的成品的例子是，一包血液试管完成化验后，待在仓库等待妥善废弃（或送往危险废物填埋场）。

进一步描述停滞——在制品的类型

在制品是一个流程中的关键构成因素——尤其是在医疗领域中，因为许多服务行业对时间十分敏感。理解在制品在一个医疗护理流程，是十分重要的，因为它直接贡献于客户服务和客户期望。

WIP 指的是患者、家属的等待或空闲时间，以及治疗延误。从本质上说，在制品是贮存在交付系统中的工时能力或者贮存在交付系统中的现金流，只有在流程完成并开具账单后才能对在制品进行估价。

为了更好地理解在制品的概念，我们需要理解 WIP 的三个类别。新乡对 WIP 前两个类别予以说明，我们补充了 WIP 第三个类别的说明。WIP 的三个类别的说明如下：

1. 批量延误：在进入下一个步骤之前，一件材料或一例患者正在等待批量的剩余部分完成或"线性批次"完成。

2. 流程步骤之间的延误：一件材料或一个完整批量在流程中等待下一步骤。

3. 流程内延误：我们在十多年前，创造了在流程内延误的概念，因为我们发现了一些实例，尤其是在医疗领域中，正在体验医疗流程的患者或工作被打断，但它并不符合批量延误的标准，也不符合流程步骤之间的延误标准。流程内延误的定义是一个流程被启动之后，在流程完成之前，被中断或停止。

让我们考虑和列举三个类别延误的一些实例。

批量延误

让我们再次使用医生晨间查房的例证，用以描述"批量延误"的概念。一位医生来到病房进行晨间查房。晨间查房的完整流程包括对患者的当面检查、记录和书面医嘱。医生可以对病房中 10 例患者进行晨间查房，鉴于患者病历存放站的集中位置，医生的做法是分批检查 4—6 例患者，一例接一例，不需要停下来记录或者书写医嘱。当回到患者病历存放站时，医生开始为这 4—6 例患者同时或者"批量"写下他们的注意事项和医嘱。让我们假设我们在跟踪和分析第一例患者。当随后的第 3—5 例患者被医生检查时，第一例患者正在等待。我们认为流程中的第一例患者处于"批量延误"的状态，因为在检查其他所有患者和写下医嘱之前，第一例患者的医嘱和注意事项正在等待。我们说第一例患者或产品，在实施下一步治疗之前，现在正在等待他的剩余"病友们"完成检查和医嘱。

潜在的精益解决方案示例 1

一个潜在的改善提案是，由医生实施计算机医嘱录入（CPOE），通过"实时"计算机文件化和实施医嘱录入，用以消除"批量延误"。医嘱将在医生离开病房之前完成。如此，消除了患者医嘱的批量处理。当您把这个数字乘以每家医院的几百张床位时，您会发现，此流程实现了巨大的改善。病历存放在病房外或者床边，以及护士（假如他们在那里可用的话）帮助消除文件和医嘱的"批量处理"。

潜在的精益解决方案示例 2

我们在本书前文讨论的另一个批量问题是，大多数医生，事实上，每天都在同一时间查房。此举造成了医嘱和护理任务的瓶颈，他们需要同时完成和同时处置批量出院。在协调患者出院时间时，通常存在很大的沟通不畅。在医嘱处理完成后，批量处理流程导致早上的晚些时候，出院需要的大量的大丸药配药延误。医护员工被迫尝试让所有的患者，几乎在同一时间准备就绪，出院回家，此举对医护员工的身心影响巨大。然后保洁员会同时收到一组房间的清扫（切换）的请求。

这是一个很难管理的精益问题，但实施一些改善尝试，能够解决此问题。例如让医生在不同的时间实施查房，或者改变配置员工比例，用以配合患者的需求和医生的偏好。如果您思考一番，您会得出结论，出院的流程应该始于患者第一次去看医生，并着手安排。通常，医生知道患者需要住院多长时间，或者由他们的保险公司给予住院时间的建议。预期的出院日期和时间应该从一开始就成为患者图表文件的一部分。一些医院为患者提供预定的出院时间，以求均衡负荷出院工作。此外，通过改变出院流程，也可以解决这个问题，因为组织在出院前几天，会采取主动计划——包括医生和护士楼层如何跟踪和计时患者的出院。这些尝试，也将有助于达成患者和家属的期望，并提高客户满意度。

流程步骤之间的延误

流程之间，停滞延误定义为，一个完整批量的产品、患者或信息等待下一个流程步骤开始的时候，所发生的任何延误、等待或空闲时间。再一次说明，制造业中，使用"停滞"这个词很常见。您将会发现，在医疗领域中，当提到流程，产品是"患者"的时候，会招致一些人反对使用"停滞"一词。

举一个例子：一例患者到化验室做常规抽血。从患者的角度来看，抽血的流程是：

1. 签到
2. 完成登记
3. 接受抽血
4. 支付化验费用或共同支付

如果患者必须在这些步骤之间，处于静坐等待或"停滞"状态，那么，便是"流程步骤之间延误"的一个例子。

药房或药店信息流的一个例子是：

1. 来自医生办公室的处方医嘱等候在传真机上
2. 然后等待输入系统
3. 然后等待配药
4. 然后等待备货

在这些步骤之间发生医嘱等待，（独自地，如果单件流或与其他医嘱在一个组中，即批量处理），此延误被认为是流程步骤之间的延误。

流程内延误

我们创造了"流程内延误"的概念，因为，尤其是在医疗护理（有时是制造业）中，人们经常发现，许多医疗护理流程被启动后，在关键时刻被中断。中途打断流程，会带来独特的挑战。很多时候，当一个标准的流程"流动"被打断时，就会发生错误。如此，创造了返工（或者需要重做一些刚刚完成的工作）或创造了权变措施，用以确保真正完成流程和正确地操作。有的时候，直到后来当护士或医生发现问题时，我们才意识到此流程从未结束，或者更糟的是，当患者提及或提醒我们时，我们才发现问题。

我们发现，在给药过程中，护士可能被打断，然后转移话题，忘记回到原来的患者身边。另一个例子发生在患者/护士出院流程中。出院时，护士会提供完整的出院信息，包括详细检查每一种药物，并让患者复述出院指导，以确保患者充分理解所讨论的内容。在对其中一种药物进行指导的过程中，她接到了另一个患者的电话，导致出院指导流程的延误，在患者的出院流程中，创造了空闲或停滞/等待时间。由于延误，该护士发现她不得不重新开始出院指导，当她要再次口头说明药物医嘱时，我们称之为流程"返工"。鉴于打断医疗流程的特殊性质，"流程内"延误通常会导致一些返工或对流程的某些部分进行返工，以确保流程被正确地操作。流程内延误需要最小化，因为打断会创造错误发生的机会，从而导致违背质量和结果的原则。

为什么要分解停滞类型？

由于停滞或等待是非增值的工作，能够清晰地识别整个流程中发生的停滞类型，有助于确定流程的改善机会（表 8.1）。如果将全部流程步骤分类为停滞，就会错过改善流程效率的机会。例如，批量延误的情况下，批量处理才会出现。流程步骤之间的延误，通常可以提前消除，它们通常都是移交，因为没有增加任何价值。

表 8.1 PPF（产品加工流）工作重点的快速查阅

快速查阅注释	产品加工流
何时使用	VSM 之后下一个有更多细节的层次，用以确定识别和消除"浪费"的机会
交付什么	跟踪产品加工的"价值流"，应用于识别 ●流程中的浪费 ●确定增值活动、非增值活动和非增值但必要的活动基线指标——交付、关键路径流程指标、增值活动
如何实施	手工记录和/或录像 ●走过整个流程 ●记录产品流动 ●完成分析
分析步骤 搬运 检验 加工 停滞	四类产品活动/流程步骤 ●搬运 ●检验 ●加工的类型 　·增值活动 　·非增值活动 　·非增值但必要的活动 　·不需要的活动或者浪费 ●停滞的类型——原材料、在制品和成品 　·批量延误 　·流程步骤之间的延误 　·流程内延误

然而，当我们实施了单件流时，任何剩余的延误都将是流程之间的延误。如前文所述，在流程内延误，通常表示流程中

的某种形式的打断，通常创造操作返工。当我们消除打断时，我们便消除了流程内的延误。所有这些延误都会影响客户满意度，并导致整个医疗流程成本更高。

总计流程时间

产品分析的一个主要目标是确定流程时间。对于本书后文，流程时间会显得愈发重要，因为它将会指导我们，在此流程中应该有多少库存或患者。总计流程时间是产品、患者或信息在流程中花费的所有时间的总和。

产品加工流工作表

我们使用一个工作表，用以捕获 PPF 步骤（图 8.6）。我们捕获每个步骤，并注意每个步骤的哪里适合我们 TIPS 定义。如果每个步骤都是一个加工步骤，那么我们将它分解为增值的、非增值的但必要的或者不必要的步骤，并确定该步骤适合哪种类型的停滞。我们累积产品或患者在每一步骤中所花费的时间和移动的距离。我们捕捉到 PPF 步骤，随后对每一个步骤提出问题：我们为什么需要做？我们要做什么？我们是否需要做？然后我们寻找改善机会，用以消除（省略）、重新排列、简化或合并每个步骤。截止到目前，留给我们一个改善前后分析，给出了"现状"和"要成为"的 TIPS 每一部分的步骤数量和时间。与批量处理环境相比，流程分析应该对整个流程产生20%—40%的效率提升。

视频名称		总结	基线	精益实施后	减少%	这里绘制PPF图
操作		所有步骤				
描述		原始时间/秒				
输入的边界线		分钟				
输出的边界线		小时				
可用时间/日（小时）		天				
操作员		周				

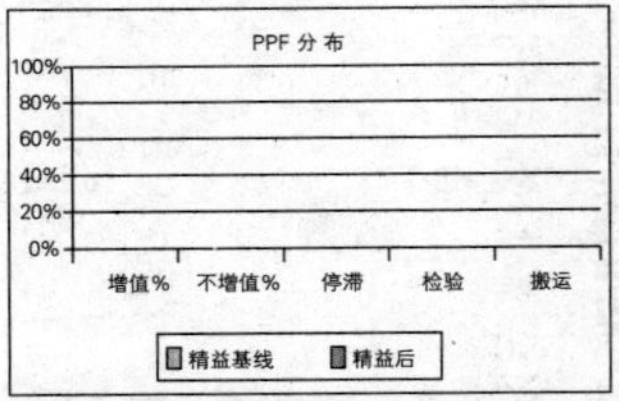

PPF 分布

100% 80% 60% 40% 20% 0%

增值% 不增值% 停滞 检验 搬运

■精益基线 ■精益后

图 8.6 PPF（产品加工流）电子表格

282

产品流动点到点图

点到点图用于呈现产品或患者流经区域布局的路径。点到点图与我们用于操作员的意大利面图不同。点到点图仅用于识别产品流动模式。鉴于我们的布局来自产品加工流（PPF），因此此图用于保证产品始终以点到点的方式向前移动。产品绝不应该在流程中向后移动。当您绘制点到点产品流动时，如果任何站点发生故障，它们将立即显现出来。如果站点出现故障或迫使产品向后移动，应该在未来修改布局时，实施改正。

经验教训：*产品或患者绝不应该向后移动。一个人向后走是可以的，但产品绝不能向后移动。*

从产品的角度来看，点到点图帮助建立基于产品流动的逻辑分组操作或逻辑分组设备。在考虑翻新或新建工程的任何时候，都应该对布局进行测试，对流经该流程的所有产品使用点到点图，以确保从产品和操作员的角度来看，正在概念化的任何活动，都将在该区域产生良好的流动。

如何绘制点到点图

已经参与制作产品加工流分析的团队应该继续参与点到点图的绘制活动。绘制产品点到点图是单独实施的。

提供给团队成员一张施工平面布局图或在白纸上素描一张布局草图。当产品流经此区域并在此区域移动时，在布局图中记录产品的每一次移动（图8.7和图8.8）。我们需要绘制两张点到点图，第一张是描绘现状基线的点到点图，第二张是修改布局后的"要成为"的点到点图。我们还发现，在点到点图中对移动序列进行编号，有助于审视布局和利用数据，有助于对布局图内设备和用品实施排序。我们推荐在点到点图中加注时间和日期，用以区分，您会发现布局内，不同的产品在不同的时间流动，包括白天和晚上、工作日和周末。

心脏病患者——术前检查流程——点到点图（精益改善前）

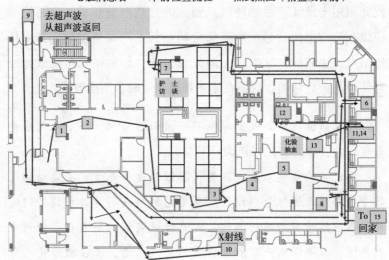

图 8.7 心脏病患者外科服务——术前检查流程——点到点图（精益改善前）

流程和操作编制的网状结构

我们已经尝试分别详细介绍了产品加工流、操作员和换型，现在进入下一个级别。据我们所知，还没有相关人士分解上述三个分析工具到精益思想及其精益改善成果。我们学习了这些工具（产品加工流分析、操作员分析和换型分析）的表面意思很多年之后，才明白每个分析工具提供了精益改善的不同的答案。我们建议使用产品加工流分析，其可以提供如下的精益改善：

PTEC——非心脏病患者——术前检查流程——点到点图（精益改善后）

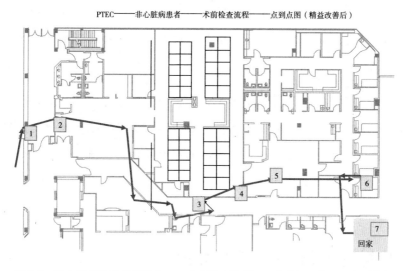

图8.8　非心脏病患者外科服务——术前检查流程——产品加工流——点到点图(精益改善后)

- 总计流程时间

- 流动、流动、流动

- 布局和工作站

- 房间的位置匹配于流程活动

- 工作站的位置匹配于流程活动，以及采购合适的设备和用品

- 所需要的标准在制品的位置

- 标准在制品的各个位置

- 机器运行时间（设备内工艺运行时间）

- 例子：在化验室运行离心机需要多长时间？操作一个指定化验的化验室流程需要多长时间？发送传真或制作副本需要多长时间？等待电梯开启需要多长时间？乘坐电梯需要多长时

间？或者通过医院管道系统发送样本需要多长时间？

● 路线：产品或患者在整个流程中所遵循的路线或步骤顺序是什么？

● 产品的搬运或移动距离

经验教训：使用精益工具使您能够理解并优化，在产品或患者流经整个医疗流程中，对他们所做的医疗增值工作。仅分析和改善网状结构的产品轴的目标，就能够产生 20%—40% 的效率改善。

成组技术矩阵——分层分析

在制造业领域，有专门研究成组技术的相关著作。我们的目标是使读者熟悉成组技术概念，从中洞悉成组技术如何适用于医疗领域。成组技术或成组技术矩阵可以看到类似的流程或产品，以便将它们"分组"成为"同一家族"。我们分析数量、产品/流程步骤和设备、使用的技能组合、服务线路或者其他可能适用的标准，用以试图找到产品家族。

第一步是制作一个产品/流程矩阵，并根据所使用的机器或流程，以及使用每台机器或流程的顺序，将产品或活动分组成为类似的家族。

成组技术的一个医疗行业的例子，我们可以仔细考虑一番化验室的"加工"步骤。在大多数情况下，当我们比较化验室的一个样本试管，流经所有流程时，我们发现化验可以细分为几个类似流程家族，例如化学、血液、尿液和其他类型化验。当获得更加详细的信息时，我们发现许多血液样本实施离心分离操作，而一些化学样本实施化验取样。当我们深入研究"类型"时，我们可以将"加工"相似或/和使用相同分析仪的样本放在相同"单元"内。一旦我们分解了每个化验家族使用的全部设备，我们就会确定是否有足够的设备，用以支持建立"单元"。现在，离心机被置于每台设备的前面（这意味着使用外形小且可灵活移动的离心机，而非采用大型离心机的批量处理）。

我们审查住院部的护理病房，确定它们有哪些共同之处，以及如何将它们"分组"成具有相似特征的"家族"，以便优化流程、布局和顺序。目标是将类似产品或物品转移到相同的"工作区域"，潜在地消除（或至少减少）换型（设置）时间。依据地理位置实施成组技术，有时也被称为"住院部模型"。

在另一个化验室的成组技术例子中，一种新型的血液化验被提供至市场。新型的血液化验需要一台新设备。这台新设备可以实施新型的血液化验，也可以实施当前在另一台现有机器上所进行的其他几类化验。

通常，机器被购买和被放置在适合现有布局的任何地方，而不考虑放置机器的最佳位置。确定最佳位置时应考虑下列因素：

- 加工前可能需要实施哪些样品准备工作
- 将实施新化验以及设备能够使用的化验量
- 新机器置于它之前或置于它之后
- 新机器应该考虑在其他机器上实施现有化验的一些特征
- 这台旧机器可能不再需要了

成组技术矩阵为您提供了一种机制，以确定什么是"产品

特征"的相似性，以及如何最大化这些相似性，用以改善布局
设计、流动和设置。

案例：成组技术运用于外科服务部

大多数医院都有专门针对特定类型疾病的手术室。然而，
我们发现专用于特定服务线的手术室数量和分配位置通常是不
匹配的（图8.9）。手术室通常没有实施基于相似性特征的分析。
相似性特征包括容量、设备供应和使用情况、换台时间、实施
指定治疗所需的手术室大小，或实际使用手术室的时间。这些
全部是潜在的"特征"，可以被包含在一个成组技术矩阵中，用
以优化手术室房间的使用。当确定了指定服务线的专用手术室
的合适数量时，根据共用手术室的大小和所需物料类型，成组
技术矩阵中的信息就可以帮助您确定专用手术室，再一次利用
"特征"或相似点特征进行分组，并优化布局和流程。我们可以
建立一个动态分析工具，以便实时监控病历组合的变化，同时
伴随着外科手术室使用的变化，实时更新成组技术矩阵，并相
应地调整手术室的分配。

注意： 从技术上讲，在某种程度上，成组技术是批量处理
和精益管理之间的一个折中。例如，在精益的世界里，我们期
待住院部楼层的通用病房或者通用手术室。由于为每间病房配
备ICU患者的装备，或为每间手术室配备净化罩和机器人，都
是不切实际的，所以我们使用成组技术标准，用以利用各个
"家族"的房间。使用成组技术背后的想法是，仍然实施产品加
工流，但在"同一家族分组"区域内，实施产品加工流。外科
手术运用成组技术的一个例子，是将血管手术和心血管手术称

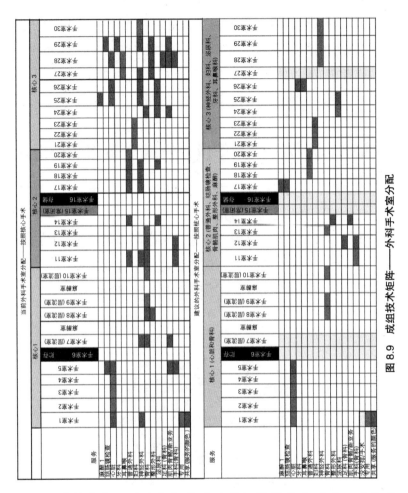

图 8.9 成组技术矩阵——外科手术室分配

为一组外科手术，因为它们使用了类似的设备和用品，两种手术均是处理血管结构，尽管一些外科医生专门从事神经末梢血管的手术，另一些外科医生则推广和实施心血管（包括神经末梢血管）的手术。

一个例子：从本质上讲，化验室是一个大型成组技术部门或者为医院所有部门提供化验服务的集中式部门。精益的目标，首先，运用成组技术对集中式化验室进行改善和优化；然后，下一个阶段的精益目标，在需要化验的地方，在适合流动的地方，或者在最坏的情况下，在靠近部门区域的地方，配备小型化验室，用以消除集中式化验室的批量操作。

评估加工流程——操作员分析或全面作业分析

在本章中，我们称操作员为流程中的任何人员（图 8.10）。在医疗领域，操作员这个专用术语，对于大多数人而言是陌生的，我们必须提醒您，必须清晰地与医疗同人说明操作员的定义。与医疗一线员工交谈时，您或许需要交替地称操作员为一名员工，从而跨越从制造业到医疗领域的语言障碍。

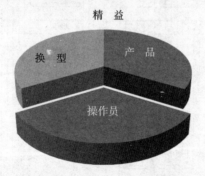

图 8.10　精益饼图组成——操作员

再一次提醒自己，做流程分析之时，我们需要将产品轴和操作轴分开，这是改善操作的秘诀。很多时候，人们关注的仅是这名员工在做什么，而不是产品或患者体验的医疗流程。首先，我们必须单独地审视和改善上述两个问题，当浪费从流程中消除后，再把二者整合。

经验教训：应该指出，在价值流图或 PPF 中消除的任何流程步骤，将不再需要操作员分析。这就是我们按照价值流图、产品、操作员和换型的顺序，进行改善分析的原因（表8.2）。

表8.2 精益饼图组成——操作员

步骤编号	删除	描述	关键点	关键点原因	现状总工时（秒）
1		拿取标识，填写在板子上，放回标识	可视化控制	护士长知道谁在哪个房间	9
2		走到操作台外边			11
3	x	筛选文件			6
4		去拿取臂章			5
5		在臂章上贴上标识	必须正确识别患者	所以我们后边流程中预防 I. D. 错误	17
6		更新检查清单的日期、医嘱、血液的同意书、ID 化验室，以及核对请求与医生医嘱一致			10
7		签字页签字			10
8		按顺序放好检查清单、签字页和医嘱			35
9		找到同意书，回顾流程，并更新检查清单			27
10		确认所有的化验工作			24
11	x	寻找血液同意书			30

* TLT：总工时（单位 秒）

操作员分析始于拍摄操作员的操作视频（操作员涉及护士、医生、技术员、管理人员、志愿者等）。然后，与操作员、主管、工业工程师（如果有此岗位的话）和对整个流程一无所知的人士，一起评审操作视频。外部观察者的工作，是询问"为什么"要操作每个步骤，因为他们的大脑里没有与流程相关的范例。当评审操作视频时，重要的是，要与团队成员沟通。评审操作视频的目的，仅是改善流程，而且在操作视频分析中，切记不要对操作员采取任何纪律处分。观看操作视频的目的，是分析每个操作步骤，理解为什么要这样做，以及哪些操作步骤可以消除、重新安排、简化或组合。

通常，我们分析操作视频的每一个步骤直接到秒，除非我们知道可以将其删掉。然后我们对每个步骤进行分类，以确定它是增值的工作还是非增值的工作。如果步骤是非增值的工作，我们将其分解为：

1. 必要的但非增值的工作
2. 不必要的工作
3. 空闲时间

当完成分析时，我们基本上制作了一套相当详尽的作业指导书。它成为在随后改善阶段，制定标准作业的基础。操作员的增值的判断标准与产品的增值的判断标准相同。

时间是动作的影子

基于精益的观点，多余的材料和闲置的时间总是隐藏流程问题。然而，并不是所有的流程问题都会导致额外的库存或空闲的时间。当我们看视频的时候，我们首先关注的是安全和人体工程学，但我们也关注操作员的动作。一位员工在作业操作中，所做的动作越多，所需要的时间也就越长。请记住，吉尔布雷斯说过："时间是动作的影子。"如果能减少动作数量，这位员工就会更加快乐，因为工作更轻松、更容易。管理层也会更加快乐，因为他们和同一名员工一起工作，操作产出更多。这是一个双赢的解决方案。

操作视频能够让我们看到日常看不到的浪费，也让我们有机会看到一些隐藏的浪费（浪费背后的浪费）。最为重要的一点是，一旦开始拍摄操作视频，千万不要关闭摄像机，否则您将失去看到和清除流程中的浪费的机会。

视频的优势之一，是它所提供的视频内容是毋庸置疑的。您所看到的正是操作员的操作过程。很多时候，我们听到，"哦，我确实没有意识到自己做了那件事"，或者我们拍摄的视频内容包含了"不同寻常的"事件，它通常不会以这种方式发生。基于我们的经验，请不要相信发生了"不同寻常的"事件。如果在您拍摄视频的时候，发生了"不同寻常的"事件，请您打赌，此事件发生的频率比人们认为的发生频率更多。在操作视频中，我们还发现了其他浪费，下面仅举几项：过度加工、过多的动作、寻找和搬运。

经验教训：管理层需要支持拍摄和分析操作视频。在拍摄和分析操作的过程中，您会遭遇抗拒，因为对许多医疗机构来说，分析视频是新鲜事物，而且可能令人生畏。您可以通过作业观察和编写文件的方式，来记录一个流程。操作视频会产生最好的结果，因为它毋庸置疑地反映客观情况，而且可以识别其他浪费（表8.3）。如果允许医护员工审查操作录像，在大多数情况下，医护员工将通过审查流程来理解各项操作的价值，而且对改善提案的"认同"也会水到渠成。

表 8.3　操作员全面作业分析快速查阅指南

快速查阅注释	操作员全面作业分析
何时使用	产品加工流之后下一个更细节的操作员作业分析层次，产品加工流用于从操作员或员工的视角观察每个流程步骤。以便识别每个流程步骤的"价值"，并确定价值流或者产品加工流中尚未消除的流程步骤，价值流或者产品加工流需要在操作员全面作业分析之前实施完毕
交付什么	识别在所有流程步骤中，操作员完成的具有价值的操作步骤，提供整个流程所需的总工时
用于确定	流程中的浪费 　·安全 　·人因工程 　·多余的动作
基线指标	与产品和操作员相关的增值活动 所需的总工时，用以优化产品加工流 生产力改善的机会
如何执行	手动记录和/或录像
分析步骤	走过整个流程 记录操作员的操作步骤 ●实施分析 　·分析类型 　·增值 　·非增值但必要的 　·不必要的 　·空闲时间 获取返工时间 步行距离的基线及改善（未来状态）
终报告	决定流程中的哪些操作步骤可以被取消、重排、简化或合并，重新计算上述内容，以确定未来状态中可以改善的潜在的机会。可以用于初步确定投资回报（ROI）

重要的是，分析每一项操作任务直接到秒，如此才能正确

地记录操作任务并将其细分到恰当的类别里。我们如何细分工作，取决于我们所审查的区域。在某些区域，我们可以将计算机输入或取回用品的时间分解为不同的类别。将这些操作步骤分解成对您所分析的区域有意义的子步骤，这是十分重要的。这项操作细分的任务可以手工完成，也可以用电脑完成。

为什么要使操作员（员工）的工作更加轻松呢？

请仔细思考，谁真正地为我们赚钱呢？答案是，距离患者最近的一线（楼层）医护员工。让与客户（患者）互动交流的员工感到沮丧，这有任何意义吗？在护士短缺的情况下，对于一个努力让员工工作变得更轻松的组织而言，留住和招聘员工，是不是更容易呢？任何位于管理岗位或支持角色的员工，都不能直接为组织赚钱。因此，什么是管理工作？我们最喜欢引用的一句名言，来自迈克·沃尔什（Mike Walsh），他在视频《极速人生》（*Speed is Life*）中阐述说，"管理层的责任是让员工富有价值"。

为什么存在管理？中层管理者的完整概念，是由铁路公司提出的，这要追溯到19世纪后期。弗雷德里克·泰勒以铁路行业为基准，将中层管理者和成本核算的实践，从铁路行业带到制造业，甚至带到酒店和医疗护理等服务行业。他接手主管的工作后，将主管职责细分为八个不同方面：计划、生产、路线、库存管理、作业指导书和工时研究、工作顺序、记录和成本核算以及实施纪律者。这是我们今天职能组织的启蒙。创造这些中层管理岗位的初衷，是帮助操作员（员工）生产更多出货的产品，而且中层管理岗与从事生产的员工一起，位于生产区域。

然而，目前间接管理人员和经理们在哪里办公呢？答案是"在他们的办公室里"，通常，远离现场一线操作区域。一名员工在办公室里所能做的，就是管理历史记录，回复电子邮件，书写报告。所有这些办公室工作，是否使操作员的工作更轻松呢？请您思考一番此问题。同时，在一个成熟的精益组织中，员工的职位需要尽可能地放在一线操作区域。

经验教训：管理者的目标应该是，通过消除浪费和实施改善，使一线员工的工作更加轻松。管理者应该知道自己的职责，承担职责，并持续地致力于优化职责区域内的流程。

总工时

操作员分析的主要成果之一是计算得出总工时。总工时是指操作员在流程中，为获得结果而实施的人工工时量或工作量。机器工作时间不包括在工时之内。操作员分析应该提供当前基线"总工时"数据，换言之，在完成所分析的任务或流程时，操作员实施的增值工时和非增值工时的总和。

在完成操作员分析后，审查每个操作步骤，确认是否可以消除、重新排列、简化或与其他过程合并。如果是这样，这些步骤将被"省略"，或者每个步骤的估计时间将被减少，从而创建了一个未来状态的总工时。

分开工人与机器的工作

在分析过程中，当操作人员与机器交互时，将机器完成的工作与人的工作分开，是十分重要的。机器应做有害、危险、单调或重复的工作。人的工作需要"被聪明地利用"。我们遇到过不同情形，人的工作质量实际上比机器人的工作质量更好，另一种情形是，机器人的工作质量比人的工作质量更好。我们也运用了相同的精益工具，用以分析机器人和机器。人们应该承担具有挑战性的工作，并被教导，要不断地寻找和识别改善机会。

机器时间和人工工时

我们的总工时不包括机器时间，因为操作员没有实施机器的"工作"。这方面的一个例子是在实验室里，离心分离的样本。准备样本、将样本放置在离心机上、合盖、启动机器，都是总工时所包含的部分操作。但是，机器快速旋转的 8 分钟，并不被认为是总工时所包含的部分操作，因为机器正在工作，并在 PPF 分析中被捕获。当机器工作时，操作员或许正在"等待"旋转周期的完成，或者操作员期待在机器运行的同时，实施另一项任务。在医疗领域中，分开操作员时间与机器工作时间的一些例子包括：血液透析、无菌处理器、雾化仪、核磁共振成像和化验室。

描述关键数据元素

计算一个流程的总工时，将给您一个清晰的认识：需要多少劳动力，以及最终需要多少员工，用以完成正在实施的某一部分工作。与批量处理环境相比，操作员分析应该为您的整个流程带来 20%—40% 的生产力改善。除了捕获人工工时数据外，被捕获的步行距离数据作为基线和未来状态。通过分析产品加工流和操作员分析，利用人工工时和步行距离的数据，我们将会收获整体效率的改善，这些我们将在本书的第九章中进行详细讨论。

工作负荷均衡化

一些员工或许被认为效率低下，无法胜任工作，或不愿像其他员工一样从事同一级别的工作。一般来说，为了尽量减少我们可能遭遇的抵抗，我们同意戴明的观点，大多数人都想做正确的事情，想要保持忙碌。当我们有一段空闲时间的时候，时间过得果真度日如年一般地缓慢，尤其是在您面前有一个时钟的时候。我们认为，在大多数情况下，出现这些看法是管理者的过错，而非员工的过错。我们通常发现，员工未被提供清晰的期望，也未被要求对任何业绩指标或目标负责。一般来说，如果对工作或任务有明确的期望，并接受良好的相关培训，员工会感觉更好，实施需要他/她做的工作。此外，如果员工没有获得每一项操作工作的授权或训练，或没有合适的设备或用品，他们可能无法有效地完成手头的任务或承担额外的工作。有的时候，您可能会找到那名不愿意工作并对他人不公平的员工，但正如戴明所说，95%的时间"系统"存在问题，而不是员工存在问题。运用精益思想，我们实施可工作负荷均衡化，这意味着我们尝试分配相同数量的工作负荷给每名员工。如此，有助于促进员工之间的公平感，而且通常会提高部门士气。我们经常会发现，员工中有一些明星，以前从未闪耀，仅是因为他们从未接受过适当的培训，或者只是没有机会闪耀。

我们需要理解几个构成因素，用以实现一个流程内工作负荷均衡化或针对一个流程内的一组给定的操作活动，实现工作负荷均衡化：

- 可用工作时间

- 所需总工时

- 标准作业

- 周期时间

为了实现工作负荷均衡化，我们必须了解在给定的循环时间内，需要多少名操作员。

操作员人数＝所需要的总工时÷周期时间

如何均衡工作负荷

如果我们有一个流程，包含共计 30 分钟的工作，6 人工作，每人应该做多长时间的工作呢？答案是 5 分钟（30 分钟÷6 人）。

这要求每人被分配相同量（5 分钟的工作）的工作，相应地，每人必须"做"他/她的那份理应做的 5 分钟工作。为了实现均衡工作负荷，我们需要考虑操作员或员工实施任务、活动所需要的技能组合。从能力、上岗证和培训的角度而言，如果一个工作部门中的每名员工，都能胜任同样级别的工作，那么均衡工作负荷的方法会十分有效。

为每名员工提供明确的角色，并确保每名员工都接受适当的多技能培训，以实现跨流程的灵活性，和实现任务、流程和设备之间的灵活性，这一点非常重要。流程的重新设计和好处必须向员工清晰地传达，以便设定明确的期望，让他们清楚地了解自己相关于流程的新角色、新责任。此外，需要对绩效目标和预期结果予以说明，并对角色的清晰度定义，予以概述。在这一点上，这对员工不应该是新的举措，因为一线员工和主管应该是重新设计新流程、识别浪费和帮助创建"新工作"的一个组成部分。鉴于一线员工清晰地了解他们日常作业中的增值及浪费的活动，因此他们倾情参与改善活动是成功实施作业改善的关键。如果我们不利用他们的知识进行分析和再设计，我们就不会得到预期的结果。如果成功地实施改善，一线员工和利益相关方必须成为流程重新设计的参与者。员工需要充分了解正在做什么，为什么要做，对公司有什么好处，最重要的是，如果他们参与这些改善，"对他们有什么好处"。

当我们平衡生产线时，我们必须给员工充足的时间来完成每一项任务。在图 8.11 中，左图显示了每名员工的工作负荷。操作员 1 的工作负荷为 40 秒，操作员 2 的工作负荷为 45 秒，操作员 3 的工作负荷为 30 秒，操作员 4 的工作负荷为 65 秒。根据这个简单的负荷柱状图，我们可以确定中间半成品在操作员 1 和 2 之间累计。操作员 3 接到任何中间半成品后都能够迅速完成操作，然后着手对操作员 3 的实际工作支援——分担操作员 4 （瓶颈工位）的工作负荷。基于约束理论，我们可以预测周期时间为 65 秒。如果被迫等待操作员 4，这意味着操作员 1 有 25 秒的空闲时间，操作员 2 有 20 秒的空闲时间，操作员 3 在每个工作循环内有 35 秒的空闲时间。但是他们没有闲下来，而是继续（批量）工作，因此库存就会堆积如山。记住，空闲时间是迫使我们进行批处理的因素之一。与以往相同，我们可以预测有多少工作将堆积在哪里。因为操作员 2 是下一位最慢的操作员，比操作员 4 慢 20 秒，因此每 4 个成品产出后，我们的 3 名操作员会支援操作员 4，3 人做出一个完整的成品。

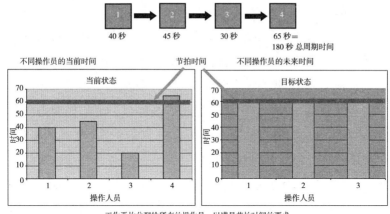

图 8.11　操作员线平衡

图 8.11 中的每个图表中 60 秒水平直线代表节拍时间（Takt）。如果将 180 秒的总计工作负荷（40+45+30+65）或总工时除以 60 秒节拍时间，计算结果是我们需要 3 名操作员。然后，我们可以重新均衡 3 名操作员的工作负荷，用以满足节拍时间和释放一名操作员。我们如何安置我们释放的操作员呢？在医疗领域，这通常不是问题，因为训练有素、技能高超的人力资源很难获得，但我们永远不要因为持续的改善活动而解雇任何员工，此举十分重要。此外，我们需要制定一个前瞻性规划，用以重新部署和培训员工到其他工作岗位或区域。

每当我们在对员工实施"新标准作业"或修改后的标准作业培训时，员工往往认为，我们期待他们匆忙操作。事实并非如此。我们应该指导员工不要匆忙操作，因为如果匆忙操作活动/任务，就会发生错误和缺陷。如果我们匆忙操作，会对质量产生消极影响，流程需要"返工"，而您在消除浪费改善活动中所节省的时间都将在返工的过程中灰飞烟灭。此外，返工会导致无法追溯的财务负担，并会导致客户满意度下降。启动每一个新的精益系统之时，我们建议发布一条宣传标语"质量第一，速度水到渠成"。我们经常面临的另一个挑战是，虽然工作流动可能会被修改，但实际工作步骤没有被修改，员工们变得如此关注遵循"新流程流动"，以至于忘记了日常需要实施的操作，这些操作是"没有任何修改"的日常工作部分。当这种情况发生时，可能会不经意地导致对精益不公正的担忧。针对新流程流动、修正后的工作流程或新工作，员工们会接受相关的多技能培训，因此标准作业和角色清晰对于确保不发生上述这种情况非常重要（图 8.12）。

工作类型 \ 姓名	签到	分诊	介入治疗	出院	病房护士	护士长
乔·史密斯	1	2	1	2	1	1
简·多伊	2	3	2	4	1	1
玛丽·琼斯	5	5	4	3	2	2
急诊部教育培训（单例患者流）						
在临床区域未接受过培训	1					
接触过临床区域	2					
在临床区域接受过有限的培训	3					
精通临床区域	4					
作为培训师在临床区域接受培训	5					

图 8.12　交叉培训矩阵

实施精益改善活动和运用精益工具，将使我们理解实际实施任务需要多长时间，并使我们建立合理的流程绩效目标。依据正确的顺序重新设计流程，在正确的时间、正确的地点，使用正确的工具在操作员之间平衡工作负荷，用以消除流程中的浪费，从而提高流程效率。

精益使用术语"Mura"表示不均匀的生产节拍，而"Muri"表示不合理/过大的工作负荷。重要的是，我们需要牢记员工不是机器人。有一些情况会导致工作循环之间的不均衡，例如有缺陷的材料、反应迟钝的患者和意想不到的干扰。所有这些都会影响工作的均衡和产品加工流。每个临床区域的员工都必须具有灵活处置异常的能力，并被充分授权，发现导致工作循环之间不均衡的根本原因，从而克服工作循环之间不均衡。

为了促进工作负荷的均衡，我们使用了一个被大野耐一称为"交接区域"或"柔性区域"的概念。"交接区域"是工作交接的区域（图8.13）。交接区域的布局必须设计成为精短、易于操作员之间分担作业。冗长的作业应该被细分为小的作业步骤。避免员工将一只手作为夹具，因为操作员的灵活度会受到限制。在操作员实施作业交接时，如果设计的平衡点无法使操作者作

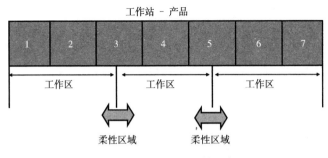

图 8.13　交接区域（柔性区域）

业均衡，团队应该进行调查，找出根本原因并制定纠正措施，用以避免作业不均衡问题的重复发生。

通常，作业不均衡是由于员工没有遵守标准作业，不能柔性地分担同事工作负荷，或者没有启动"停止线"策略以解决操作问题。这在医疗领域中是一个巨大的挑战，因为我们护理患者和提供医疗服务，而不是制造产品。由于疾病本身的特点，患者或许需要更长的时间来完成一项医疗任务，例如抽血困难、获得既往病史、完成某项体检，或者患者只是需要额外的时间，用以被护理支持或心灵安慰。医护员工应该明白，他们仍然需要团队合作，并且需要柔性区域——操作员之间分担作业，即使他们拥有实施操作的顺序。此外，我们要求他们"思考"和"实施"正确的操作活动，以便顺利完成工作。

站姿/移动操作还可以提高操作员/员工的操作灵活性和促进他们的职业健康。一名坐姿操作的员工更有可能建立在制品库存或等待（为流程增加时间——秒或分钟），因为从椅子上站起来需要更大的动作幅度，而不是如站姿操作那般，以身体为轴的自然旋转。您会发现"习惯"坐姿操作的员工可能会抗拒站姿操作的改善建议，反之亦然。从人体工程学的角度来看，坐姿对您的身体健康有害。它可能导致身体背部疾病和肥胖，最终可能导致过早死亡。您可能需要通过调整工作台的高度，来实现从坐姿操作到站姿操作的过渡，如此您可以选择站姿操作。如此，将使从坐姿操作到站姿操作的过渡更为顺畅、容易，因为员工会发现，如果他们保持站姿操作，他们实施的操作任务或活动会更加顺利地完成。在生产线上，允许"站姿"的一般指导原则是，在操作或作业任务中，一名员工必须站在一个地方，一次无运动持续 10—15 分钟。

简图：意大利面图——操作员步行路线

当我们绘制操作员在整个工作流程中的步行路线时，我们称之为意大利面图。当实施操作员分析时，在描述搬运、供应品和设备的布局位置、返工和不明显的不良流动等方面，意大利面图强调并有助于识别系统的浪费。绘制意大利面图有助于推动未来状态：包含改善流程流动、改善设备（相邻原则）和供应用品的布局位置。我们的目标是在正确的地方，拥有正确的设备和供应用品，以正确的顺序，优化流动。从操作员的角度而言，我们可以创建工作区。工作区是基于每名操作员必须满足周期时间而划分的。因此，在图 8.13 所示的示例中，操作员 1 的工作区覆盖工作站 1、工作站 2 和工作站 3 的一部分。如果客户需求增加，我们需要缩短周期时间，并要求增加一名操作员，那么操作员 1 可能最终从事工作站 1 的操作和工作站 2 的一部分操作，然后操作员 1 把在制品交接给下一位操作员。操作员 1 等待操作员 2 从他的工位上"拉"在制品，而不是操作员 1 工作到一点程度，然后把在制品放下或者等待操作员 2。这表明工作区域可以根据操作员的数量和工作单元（设备、相邻流程、服务等）的顺序而改变。基于产品加工流（PPF）的分析和跨工作站的柔性操作员，我们的目标是设计和建立合理的工作站，以此均衡操作员的工作负荷。

如何画意大利面图

已经参与操作员分析的团队也应该参与绘制意大利面图的改善活动。通常，操作员的意大利面图是通过作业观察或拍摄视频独立完成的。当绘制操作员的意大利面图时，对操作员所操作的全部工作步骤进行编号，是十分有帮助的（图 8.14）。我们建议记录日期、时间、操作员和操作员的技能水平。团队应该确定跟随操作员的时间长度和绘制操作员的操作活动过程及步行路线，这将是一个真实、具有代表性的活动样本。例如，您可以用一到两个小时跟随一名护士，当护理模式开始重复时，这意味着您已经收获了一个"具有代表性的活动样本"。例如，您可能会注意到，护士可能已经离开该区域两三次，去拿供应用品了，这清楚地表明，供应用品应该放在离实际工作区更近的地方。跟随护士整个班次的操作，是没有帮助的，也是没有价值的。

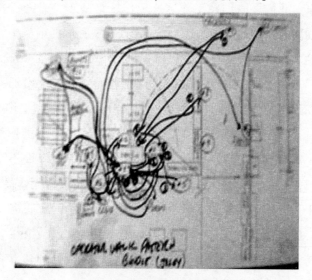

图 8.14　操作员意大利面图

您可以选择在一天中的特定时间绘制意大利面图。换言之，绘制意大利面图可以在交接班的时候，或者在大多数患者做好手术准备，离开外科楼层的时候，以便从团队投入此工具的时间里，获得最大的收益。您可以考虑为操作员提供一个计步器，以便能够计算出步行距离的基线。"步行"时间是浪费的，效率低下，更为重要的是，员工感觉十分劳累。在绘制意大利面图时，正确地计划您想要完成的任务，这是成功的关键因素。

操作员分析有助于重点关注意大利面图，并突出未来改善的区域布局。虽然布局主要来自产品流程分析，然而将点到点图和意大利面图结合起来，予以分析和改善，将有助于解决总体布局。

按下来，我们将整合和利用这些数据，并基于截至目前所使用的每个工具而获得的所有数据，确定一个新的布局方案。当提出新的布局方案时，我们应该实施模拟产品加工流和操作员意大利面图，用以验证新的布局方案的合理性。我们应该对新的布局方案的每个操作步骤进行编号，用以查看"新"产品流程的流动。

下一步是布局，理解操作员如何在新布局中工作，以及需要在哪里放置供应品。

意大利面图能够非常有效地帮助领导、经理和员工，理解流程中的视觉冲突点、重复的步骤、步行时间，能够促成团队内部的有效沟通，针对"基线水平"的改善机会，达成共识。此外，改善后的意大利面图展示了改善的成果，以及在追求消除浪费的过程中下一步的改善机会。

流程和操作编制的网状结构

我们已经尝试详细阐明了新乡工业工程方法论——分开产品加工流、操作员和换型，现在进入下一个级别。据我们所知，还没有相关人士分解上述三个分析工具到精益思想及其精益改善成果。我们学习这些工具（产品加工流分析、操作员分析和换型分析）的表面意思很多年之后，才明白了每个分析工具提供了精益改善的不同的答案。我们建议使用操作员分析，它可以提供如下的精益改善：

- 人因工程/安全/疲劳
- 操作员人数
- 生产线平衡
- 产能规划
- 动作研究
- 计划灵活度
- 标准在制品数量
- 工作站设计——按组装顺序排列的工具和供应用品
- 总工时
- 操作员步行路线
- 十次工作循环分析
- 操作员认同
- 交接区域
- 标准作业
- 操作员步行距离

我们运用精益工具实现精益流程，从而向客户交付高质量的最终产品，所讨论的每个工具都提供了实现全面流程优化（TPO）所需的另一块拼图。

经验教训：使用精益工具可以让员工（操作员）在整个过程中理解和优化他们对产品或患者所做的工作。仅是分析和改善网状结构的操作员轴，就能产生额外的 20%—40% 的效率改善。

动作研究——就在您认为自己"到达那里"之时

如果您认为已经尽自己所能，完成了全部改善，那么我们与您分享另一个思路。

新乡在他的著作中，举了一个简单的例子：他拿了一条毛巾，把它浸泡在水里。然后他让他的学生一个接一个地走过来，将毛巾拧干。第一个人挤出了很多水，第二个人挤出了一些水，但没有那么多。但即使是最后一个学生也能够再挤出一些水滴。这个毛巾挤水的案例同样适用于消除浪费。

当您经历培训去发现浪费的本质时，就会发现很多背后系统的原因。但有的时候，浪费是通过批量加工和多余的材料被隐藏的，而这正是我们一贯的做法（"煮青蛙"的综合症状）。当某个区域"实施精益"了，就容易看到该区域的变异和浪费。然而，伴随着您持续改善此区域，浪费变得越来越难以找到，但可以肯定地说，在此区域，浪费还是存在的。在某些情况下，我们很容易说我们已经改善到位了，我们不需要再做任何改善了。然而，就像上面的毛巾例子一样，浪费总是存在的。您只需要不断地挤毛巾（图 8.15 和图 8.16）。

接下来介绍的这个工具是弗兰克·吉尔布雷斯的动作研究。动作研究分析我们在瞬间或一秒之内所进行的活动。正如我们

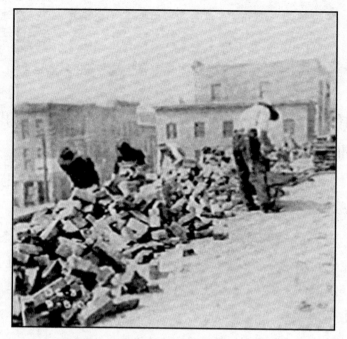

图 8.15 吉尔布雷斯砌砖分析史料（改善前）
来源：1911 年美国波士顿的斯坦博普出版社出版的弗兰克·吉尔布
雷斯的著作《动作研究》

在前面所讨论的，吉尔布雷斯与砌砖工人一起工作。吉尔布雷斯拥有一家砌砖建筑公司，他一直在寻求改善工作流程的方法，即以更快的速度建造房屋，同时让建筑工人的操作更加轻松。吉尔布雷斯拍摄视频，用以研究他的砌砖工人的动作，并发明了自己命名的"动素"或称为工人的 18 个基本动作要素。通过研究，吉尔布雷斯发现许多工人的砌砖操作存在巨大的时间浪费，例如工人自己拿取水泥，工人不断地搅拌水泥直到合适的黏稠度等。他还注意到工人们在砌砖操作中存在大量的步行、寻找、弯腰动作。吉尔布雷斯仔细地分析了工人们的操作，用

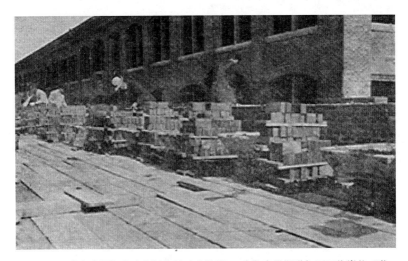

图 8.16　吉尔布雷斯砌砖分析史料（改善后）。吉尔布雷斯增加了工作岗位"物料员"或者精益中所称的"水蜘蛛"，他们的主要工作是确保砖和混凝土总是可用的，并且混凝土灰浆总保持均匀的稀稠度。运用这种方式，砌砖工人只是专注于砌砖操作。吉尔布雷斯建筑房子的速度比他的竞争对手更快，所以可以赢得很多投标。

来源：1911 年美国波士顿的斯坦博普出版社出版的弗兰克·吉尔布雷斯的著作《动作研究》

正确和错误的方式，模拟拿起一块砖头的操作。吉尔布雷斯依靠一砖一瓦，把建造砌墙的方法完全予以标准化。他雇人来确保水泥的黏稠度总是合适的。他发明并申请了可调节脚手架的专利，将砌砖工人的高度调整到砌墙的高度，以便砌砖工人不必弯腰。吉尔布雷斯规定了一条劳动纪律，工作时间内，他的砌砖工人必须一直在砌砖，而且在任何方向上，都不允许迈出一步以上。吉尔布雷斯的动作研究，是 20 世纪早期工业革命中科学管理运动的组成部分。下面列出了吉尔布雷斯的动素（图8.17 和图 8.18）：

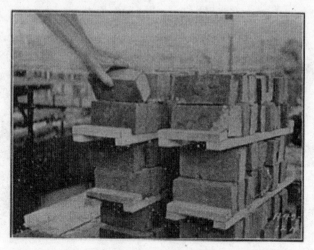

图 8.17 吉尔布雷斯——砌砖工人错误的拿砖方法

来源：1911 年美国波士顿的斯坦博普出版社出版的弗兰克·吉尔布雷斯的著作《动作研究》

第 1 级：操作的本质（最高价值）

- 装配
- 拆卸
- 使用

第 2 级：准备动作或跟进动作

- 空手搬运
- 握取
- 持物搬运
- 释放

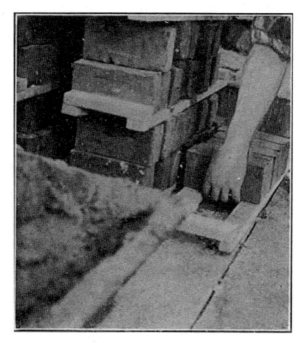

图 8.18　吉尔布雷斯——砌砖工人正确的拿砖方法

来源：1911 年美国波士顿的斯坦博普出版社出版的弗兰克·吉尔布雷斯的
著作《动作研究》

第 3 级：偶然发生的动作

- 寻找
- 发现
- 选择
- 检查
- 预对准或再对准
- 持住
- 准备

第 4 级：尽可能消除的动作

- 考虑或计划
- 休息以克服疲劳
- 不可避免的延误
- 可避免的延误

唯一增值的动素是装配、拆卸和使用。吉尔布雷斯最初的动作研究是通过砌砖工人的操作分析完成的，大约于 1911 年，砌砖工人的操作分析被记录在一本名为《动作研究》(*Motion Study*) 的著作中。吉尔布雷斯也运用了我们在医院环境中所描述的改善技术。他在自己家中创建了一所医院手术室，在原版电影《儿女一箩筐》(*Cheaper by Dozen*) 中，对此有相关的描述。吉尔布雷斯拍摄了他和他的孩子们的扁桃体切除手术，以便他能够研究医生们手术中所使用的动作，并努力优化医生们的手术动作。通常，我们的方法是分析全部的操作直接到秒，当我们穷尽了操作水平上的改善机会时，我们将转向动作研究。我们在医疗行业遇到过类似的情况，在他们的流程中，每名员工只有几秒钟的操作。我们已经成功地运用了动作研究技术，并缩短每名操作员超过 50% 的作业时间，从而有效地使其工作能力翻倍。消除动作中的浪费，并将其转化为工作的概念，被称为劳动密度。劳动密度公式是增值工作（时间）除以全部动作（时间），目标为 100%。请记住：并非所有的动作都是工作。只有增值或必要的工作，才应该被认为是真正的工作。

人类的 100% 效率

从纯粹的分析性精益或动作研究的角度来看，一个同时使用双手和双脚的操作员具有 100% 的效率（鼓手就是一个很好的例子）。在医疗领域，我们距离 100% 的效率有多远呢？通常情况下，我们认为双手同时操作是 100% 的操作效率，然而从技术上讲，我们认为双手同时操作只是 50% 的操作效率，因为我们没有用双脚。将一只手当作夹具，握住一件在制品而另一只手加工这件在制品，此时是 25% 的操作效率，这也是操作不能分配给两名操作员的一个常见原因。请仔细观察正在进行的此操作。我们是否可以制作夹具，替代操作员的一只手握住在制品，从而释放握住在制品的一只手呢？在医疗领域，我们思考一下，使用达·芬奇机器人，外科医生坐在控制台旁并同时使用双手和双脚操纵机器人。达·芬奇机器人具有机器人手臂，能够释放助理外科医生的双手；他们不再面临与腹腔镜仪器相关的人体工程学挑战。

操作员的抗拒

在医疗领域，临床医护员工接受培训和教育，不管遇到什么障碍，都要"完成医疗护理工作"，他们采取变通的解决方案，并因此受到鼓励和奖励。由于医护员工在日复一日的工作中已经习惯于变通的解决方案，我们在重新设计流程和重新分配工作活动时，遇到了抗拒。主动按照需要的操作顺序对"工作"进行排序，在正确的时间，在正确的地方，提供正确的工具。标准作业对医护员工而言，或许是非常具有挑战性的概念，因为他们或许很难相信标准作业会得以实现。我们经常发现，由于医护员工受过处理紧急情况的训练，而且"因挽救了一天的生命而得到奖励"。从精益的角度而言，主动的工作模式基本上消除了"变通的解决方案和挽救了一天的生命"的医护员工行为，因此对医护员工而言，从被动的工作模式转变为主动的工作模式，通常是一个巨大的挑战。

评估流程——换型分析

换型分析是第三个流程评估工具，我们按照饼图里显示的顺序（第三顺序）评估流程（图 8.19）。我们使用"赛车停站加油维修"的分析实例，作为换型的类比。纳斯卡（NASCAR）赛车停站加油维修需要多长时间呢？据记录记载，最快的赛车停站加油维修耗时 12 秒左右。冠军圈子录像带上显示，他们换型大约需要 14.7 秒。需要注意的是 14.7 秒，是计时时间。在精益换型中，我们区分了时钟时间和劳动工时。当时钟时间是 14.7 秒时，我们看看有多少操作员，再决定劳动工时。如果有 7 名操作员实施换型，我们用 7 乘以 14.7 秒来得到劳动工时，等于 109.3 秒。加油维修站是否可以只有一名操作员完成换型呢？答案是肯定的，但需要多长时间呢？至少是 109.3 秒，但由于步行距离和需要额外的移动，或许比 109.3 秒更长。通常，

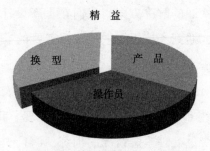

图 8.19 **精益饼图组成——换型**

鉴于赛车比赛以几分之一秒的优势获胜，我们很可能输掉赛车比赛。加油维修站的快速换型概念，具有哪些操作特点呢？并行操作、每名员工实施标准作业，以及大量的改善实践，都有助于精益准则的落地。

我们使用的另一个概念，是将工作分解为内部时间和外部时间。在加油维修站的例子中，赛车进入加油维修站时，所做任何操作的时间都被认为是"内部时间"。例如更换轮胎或加油。当赛车在跑道上跑圈比赛时，我们所能做的任何操作的时间都是"外部"时间。例如，我们可以提前准备好轮胎，并且，提前定位在维修站区域。所以，如果您仔细想想，14.7 秒只是测量内部时间，而不是测量外部时间。为什么我们要关注内部时间呢？因为内部时间是资产不能够被利用的时间，换言之，赛车没有在跑道上跑圈比赛。

我们在设置分析中使用的下一步，是将每一个步骤分解为子步骤和类别。新乡在他的著作《制造革命：SMED 系统》中，对此予以描述。四个子步骤是：准备（P）和组织，安装（M）和移开，校准（C）测量和测试（定位），试验（T）运行和调整。这些 SMED 术语对医护员工而言，是极具挑战性的，因此能够将制造业的语言和思考过程转换为医疗领域的语言，对认同和采纳这些 SMED 术语至关重要。

然后，我们拍摄换型的视频，用以分析换型改善。这意味着我们需要一台摄像机，用以跟踪拍摄每一名参与换型的操作员。在医疗领域的换型例子，如急诊部（切换房间）、客房部或外科手术室。当我们拍摄视频录像时，我们就开始分解视频中操作步骤的每一个步骤，最好与我们拍摄的操作员、主管和对目前的流程一无所知的人士一起，进行团队讨论和分解。我们完成最初视频内操作步骤的分解后，此操作版本我们称之为SMED "现状"。每个操作步骤分为内部时间操作或者外部时间步骤，以及我们前文概述的四个类别之一（PMCT）。适当的时候，我们也记录步行距离。

对医疗流程设置概念的转换

我们通常将医疗领域中的设置称为切换或者换型。单分钟换型（SMED）最初是为汽车冲压应用中的大型冲床（如汽车挡泥板）换型而开发研制的。这意味着大型冲床的换型在 9 分钟59 秒以内完成。任何 10 分钟或 10 分钟以上的换型，都将被认为是两位数时间的（数字）换型。

在分析房间切换时，切换过程中承担角色或被需要的员工都需要被予以分析，并解构他/她的工作。我们将视频中的任务分为以下几个类别：

准备（P）和组织，在切换之前，收集和准备工具、信息或其他任何需要的东西。例如：

- 病床上有静脉输液架杆和 "滚轮" 方便患者移动吗（技术员、助手）？
- 患者是否需要随时输血呢（护理人员）？
- 下一例患者是否准备好进入手术室（外科医生、手术室医护员工和麻醉医师）？
- 麻醉设备准备好了吗？
- 清洁用品准备好了吗（支持人员/助理）？

●检查是否拉出了正确的手术物料推车，是否需要任何额外的仪器。

安装（M）和移开包括移开、拆掉先前的设置，和为下一个操作活动做准备，这可能包括移开患者、更换床位和清扫手术室，这些只有在患者离开房间时实施。例如：

●把患者从房间里移开
●清扫房间
●铺床（除非患者在麻醉室准备好）
●将下一个患者移进手术室

校准（C）测量和测试（定位）包括确保各种相关医疗用品是准确无误的，准备好安装设置和机器准备使用。通常这些发生在患者进入手术室之后。例如：

●校准麻醉监测或手术设备，麻醉监测或手术设备所需要的术前检查，以确保其功能正常。
●为手术（骨科手术）患者定位，使床达到正确的高度。

试验（T）运行和调整。通常，这些活动发生在患者进入手术室之后。例如：

●出于"暂停寻找原因"，需要采取行动。手术开始前，外科医生会在这里停下来，确保一切正常，一切井然有序。
●一个手术器械包还没有准备好，所以需要取回另一个手术器械包，予以使用。
●膝关节置换手术需要多个螺丝和配件。

下一步是援引快速换型（SMED）流程。新乡在 1950 年到 1969 年之间，开发研制了 SMED 流程。医疗领域中，快速换型可以理解为单分钟切换手术室（SMER）或快速切换手术室。SMED 流程包含三个步骤。

1. 首先，识别内部工作和外部工作。我们利用视频分析，识别 SMED 的内部工作和外部工作。

2. 第二步，尽可能地将内部工作转换为外部工作。因此，我们对每一个操作步骤都实施提问，即能否从内部工作转换到外部工作。如此，使我们能够缩短快速换型的时间。

3. 第三步，消除、重新安排、简化或合并，所有剩余的工作。

为了顺利完成 SMED 分析，我们回顾了 SMED 的每一个操作步骤，用以确定如果我们能够改善换型流程，SMED "要成为" 的状态将会是什么样子。我们还会寻找可以省略的操作步骤，或者我们如何通过改善，来缩短每一个操作步骤所用的时间。最初，我们经常发现，SMED 大部分的内部时间都花费在准备和组织上；然而，在患者进入手术室之前，准备和组织应该几乎完全是外部时间，并且已经实施完毕。SMED 的最后两个步骤分别是校准和试验运行，SMED 的改善目标是彻底消除这两个步骤的必要性。这意味着在赛车检测站的 14.7 秒仅是内部作业时间，就是为患者手术和移动患者的时间，或加工产品和移动产品的时间。

在医疗行业，快速换型会令人困惑。然而，这一概念适用于许多医疗流程，如化验室切换设备/更换试剂，当更替患者时，实施的 SMED 包括清扫床位或病房、放射检查换型、导管室切换和手术室切换等。此外，非临床领域的洗衣、营养服务部门，甚至工程服务部门都可能实施设备设置。

为什么要减少换型时间？快速换型/快速切换手术室的好处

减少换型时间会立即提升能力。减少换型时间目标是减少一次换型的时间，使固定资产能够尽快地释放和利用。在外科手术流程中，我们需要快速切换手术室，如此，我们才能最大限度地利用外科医生的时间，更快地周转患者进出手术室。在实施快速切换手术室（SMER）之后，使用相同的时间或在更短的时间内，我们已经能够让外科医生每天多做一到两台手术，而且两台手术之间的等待时间更短了。在住院部、急诊部和放射科，当更替患者之时，我们实施快速切换房间。快速换型运用在办公室的例子之一是，我们可以使用更为简单的方法，给复印机重新添加白纸或墨粉。

对快速换型的分析有助于实现精益的以下方面：

- 推动实现单件流、一例患者的流动、更小批量流动
- 立即提升能力
- 推动实现混合（医疗）类型和齐套供应的能力
- 提供对需求变化的快速响应
- 推动实现更加可靠的护理
- 资本资产利用率提高（如果有客户需求）

- 减少物料处理

- 结果标准化

- 提高操作员安全

- 提高患者/产量质量，整合 5S 改善和防错改善

回顾分析阶段

回顾本章内容，我们始于调查客户之声，找出客户所认为的重要价值，并理解客户在当前的流程中遭遇到了什么挑战。我们采访了医护员工，绘制了鱼骨图，用以帮助分类和确定产生客户所面临问题的根本原因。问题不是一个贬义词；事实上，我们需要鼓励医护员工发现和关注现场的问题。我们减少库存、消除停滞或者等待，用以暴露流程问题，并通过返工，发现隐藏的各种浪费。请牢记，浪费隐藏更多的浪费。

然后我们确定客户需求和高峰需求（在某些情况下，按小时计算客户需求），并计算我们的节拍时间。客户需求是指需要"被加工或被医疗护理"的患者、产品或服务的数量。客户需求是在某一特定小时、某一天、某一月或某一年的期间内，到急诊室接受治疗的客户数量。以从药房的角度来看，他们更感兴趣的是在 15 分钟、60 分钟或一天之内需要"配药"的药物数量，所以从药房的角度来看，客户需求是每小时的配药数量或每例患者的平均配药数量。节拍时间等于可用工作时间除以客户需求或者我们构建新系统之内的流程节拍。

接下来，我们绘制价值流图，价值流图提供了整个流程宏观层面的系统观点，用以确定医疗护理活动与非医疗护理活动，

以及确定整个流程的医疗交付时间的基线视图。在绘制价值流图过程中，我们的数据计算包括确定流程的增值时间与流程的非增值时间、周期时间和医疗交付时间（住院日）。价值流图确定的发现和机会，帮助我们深入了解需要改善的区域，以及下一级别的精益工具的分析重点。我们的评估工具包括产品加工流、操作员分析和换型分析。此时，可以选择使用基于分析的数据，返回至价值流图，并更新价值流图中的数据。

利用产品加工流分析工具，我们查看了产品或服务如何在流程内部和整个流程中"流动"。数据信息是完成流程或服务所需要的时间和距离。我们使用"八大浪费"来确定增值工作的百分比，以及运用四大原则——消除、重新安排、简化或合并流程步骤，从而提升增值工作的百分比（流程效率）。现在，我们审视剩余的步骤，确认哪些步骤可以并行完成。此外，产品加工流提供了总计医疗交付时间，我们可以使用它，计算系统中需要多少库存（产品或患者），用以满足节拍时间（Takt）。在医疗领域中，测量和跟踪医疗交付时间指标的能力，是改善流程的关键活动。有许多流程的医疗交付时间被给予唯一的定义，一个例子是"统计药物医嘱的交付时间"，医疗交付时间的测量指标定义是，从医生开具处方医嘱到患者实际从护士那里接受药物的时间长度。在放射科，医疗交付时间的一个例子是患者从到达放射科登记处到完成放射检查的时间长度，或者更为理想的是，患者收到检查结果。医疗交付时间是精益改善活动的关键指标，它应该是每个医疗组织的每个部门的关键指标。我们还指出，仅因为我们不得不实施某一个操作步骤，并不会使其增值。确定新的流动和新的布局，起步于从产品加工分析中获得的知识。

下一步，我们实施操作员分析，从操作员或医护员工的角度观察流程，并为"工时"提供基线。然后，我们能够消除、重新安排、简化或合并与医护员工相关的操作步骤。如此，有助于优化医护员工的工作，并且根据取得改善成果的"真正"需要，保证正在实施的活动是增值的。我们观察现场流程提供了改善机会，确保在"正确的位置"提供给医护员工"正确的工具或物料"，确保医护员工以最少的体力——以最少的动作浪费和活动浪费，完成医疗护理工作，再一次，我们运用"八大浪费"作为改善指南。如此，为标准作业和平衡我们的操作步骤提供了基础。现在我们可以使用总工时计算我们在新设计的流程和区域布局中，需要多少员工。

然后我们进行了换型（切换）分析，观察更替患者时手术室的切换以及确定将内部操作转换为外部操作的机会。减少换型时间可以释放整个系统的医疗容量，如床位。这也让我们的外科医生更加开心，因为他们能够在相同的时间内完成更多的手术，同时也带来不菲的经济回报。

整体目标是实现一个全新的加工流动，没有浪费和无增值的活动。在医疗领域中，此举通常等同于改善患者流动和信息流动。改善流动是实现客户价值和交付预期结果的基础。

请记住，必须确保我们对每个测量指标制定清晰的数据收集标准。数据收集标准包括对流程的起点和终点进行精确的定义，包括如何收集、何时收集、在何地收集、谁负责收集，以及在什么时间框架内收集。获得数据收集过程的一致性，是十分重要的。数据收集标准需要与所有相关方讨论并被清晰地理解，以避免流程下游部门对报告中的数据感到不解和困惑。

综上所述，在 BASICS 分析阶段，我们收获了以下关键流程测量指标：工作可用时间、节拍时间、医疗交付时间、总工时和换型时间。

经验教训：精益的真正关键，是需要分别计算产品轴和操作员轴以及换型轴，并且为三者共同制定解决方案。

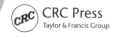
CRC Press
Taylor & Francis Group

精益管理界诺贝尔奖 ——"新乡奖"获奖作品

美系精益医疗大全（下册）

[美] 查理·普罗兹曼
Charles Protzman

[美] 乔治·梅泽尔
George Mayzell, MD

[美] 乔伊斯·克尔察尔
Joyce Kerpchar

著

任晖 译
陈莉

LEVERAGING LEAN IN HEALTHCARE

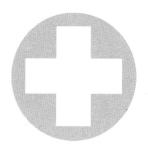

人民东方出版传媒
People's Oriental Publishing & Media
东方出版社
The Oriental Press

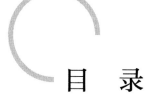

目　录

第 九 章　把它们放在一起 ……………………………… 327

第 十 章　在医疗坏境中实施精益 ……………………… 413

第十一章　高级领导者和精益 …………………………… 504

第十二章　经理和主管的角色和责任 …………………… 540

第十三章　财务、市场和我们的医院 …………………… 569

第十四章　精益文化意味着什么 ………………………… 618

第九章
把它们放在一起

执行概要

本章介绍了 BASICS 系统实施模型的第一个 S，建议解决方案（Suggest Solutions）。本章我们将探讨：

- 为我们前文的每个评估工具，使用我们的未来状态或"要成为"模型
  - 设计周期时间，匹配于节拍时间
  - 理解瓶颈
  - 如何平衡员工之间的工作负荷，以实现工时公平分配
  - 多技能培训的价值
  - 均衡化或均衡负荷计划安排原则
  - 标准作业和领导标准作业
  - 布局和工作站设计
  - 精益物料、看板、为每个零件做计划和供应链管理

只有理解当前和未来的需求，才能对峰值需求和持续需求做出说明，并将当前需求的 50% 留给增长潜力。理解周期时间和需求数量、节拍时间和基于全面作业分析，计算总计工时，是十分重要的。

标准作业和在制品是关键的基础，库存和供应链管理也是

如此。

本章回顾了在制品的概念，即等待治疗的患者以及生成瓶颈的原因。本章定义了术语"赫比"，现在被称为"定拍工序"，起始流程的瓶颈工序。理解人员永远不应该成为瓶颈工序，这是十分重要的，因为我们总是可以添加更多员工。只有机器才是瓶颈工序，但在医院有时并非如此。本章强调了"治疗质量优先于治疗速度"的重要性。

我们讨论了均衡化原理。均衡化原理是均衡、平衡和平滑工作计划或工作负荷的加工（医疗）顺序。实施均衡化可以创造一个稳定的、可持续的、无差错的工作流程，而且是精益定义观点之一。在医院，实施均衡化是一个挑战，因为均衡负荷会变得异常困难，特别是以下几个流程：术前评估、术前工作安排、化验室样本收集。

标准作业是精益的关键元素。定义为：

1. 周期时间
2. 作业顺序
3. 标准在制品

本章还涉及了自动化和半自动化的讨论，半自动化可以提高 80% 的效率，且仅需要 20% 的成本，而全面自动化需要 80% 的成本，仅提高额外的 20% 效率。

本章对布局和意大利面图进行了详细综述。描述包括了不同类型的布局（U 形、直线和其他简图），并讨论了工作场所中间孤岛布局的负效用，以及强调布局的灵活性。正确布局的参考指南如下：

1. 没有孤岛

2. 首先考虑安全

3. 减少医护员工的动作

4. 消除或限制使用门、抽屉和围墙

5. 灵活性被普遍应用，从天花板上的公用电网到经过多技能培训的多技能工

6. 使用带有轮子的模块化家具

7. 创建可视化控制

8. 在医院住院部附近安排高级管理者协同工作

9. 不要在工作单元内返工

10. 制定一个主体布局

11. 获得布局批准并建立"精益布局评审委员会"

本章还简要讨论了库存管理和供应链管理，包括使用看板系统，其利用不同的方法管理内部物料和供应商物料。

关键知识点

● 理解如何利用、整合利用不同的分析工具，包括价值流图、产品加工流、操作员流动和换型，以实现未来状态的精益环境。

● 理解标准作业对于精益的关键性、重要性。

● 理解均衡化的重要性——均衡计划和工作负荷。

● 理解布局和库存管理在精益流动中的重要性。

关注 BASICS 模型中的第一个 S（建议解决方案），本章的

目标，是介绍均衡化工具，以及分析阶段完成后，如何继续实施。精益实施包含很多工具和方法，它们之间都是相互关联的。本章的"物料"篇幅将讨论精益工具和方法的相互关系，以及如何利用目前为止收集到的数据，为 BASICS 的实施阶段做好准备。本章讨论如何建议改善解决方案，并且讨论如何向管理层提出建议，用以争取获得他们的认同和批准（图 9.1）。

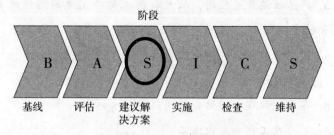

图 9.1　BASICS 模型——建议解决方案

在价值流图、产品加工流、操作员分析和换型分析中，从员工那里获得的信息帮助我们开发关键数据元素：周期时间、节拍时间、客户需求、可用工作时间和总工时。然后，我们用这些分析来开发标准作业，计算刷卡，设计新的布局，创建新的工作场所/区域设计。物料/库存管理支持向客户提供服务或产品的新流程。需要注意的是，这是一种现成的……瞄准……开火……的方法，但它不是分析瘫痪。有了足够的实践，这些工具可以快速应用（根据范围的不同，在几个小时内）。

使用未来状态"想成为"和未来状态分析来设计新流程和实施

在优化流程设计中，需要考虑的关键元素，起源于我们前文所描述的分析工具。

●未来状态的价值流图为各部门提供精益路线图，并提供改善项目清单，用以关注流程改善，识别各种浪费，识别医疗交付时间的改善机会，以及识别我们当前状态指标的改善机会。

●理解当前客户需求、预测客户需求以及"峰值"客户需求，至关重要。基于满足当前需求的50%或满足医院战略规划中的预测需求，我们设计新流程和布局，以满足未来的需求增长。

●确定工作可用时间，工作可用时间是指完成工作或执行一项活动的可用时间长度。工作可用时间的一个例子，是住院前化验部门的工作可用时间，从早上6点到下午5点，工作可用时间是11小时或660分钟，而急诊室等24小时工作的部门，工作可用时间是1440分钟。

●理解节拍时间（工作可用时间除以客户需求）。此举有助于确定需要操作的活动的"节拍"或"节奏"，并有助于均衡工作负荷。

●未来的状态或我们所称的"想成为"产品流程，和点到点简图，向我们展示了流动应该是什么样的。未来的状态是我们为部门区域设计新布局的起点。绘制布局图，一般使用计算机辅助绘图（CAD）系统，但通常最好的方法是绘制该部门区域的"按规定比例"的简图，并使用"纸箱"或"剪纸图样"等模拟方法，确认全部设施、机器、物料是否匹配于布局。在得到正确的布局之前，讨论许多版本的布局并不罕见。每一次当我们制定或更改布局时，我们需要使用布局指导原则（我们稍后将详细讨论），绘制一张产品如何流动的全新的点到点简图。我们需要优化布局和工作站设计，以创建一个"精益"布局，并以正确顺序或并行顺序放置操作步骤/活动的序列。

- "要成为"全面操作员分析和意大利面图，向我们展示了如何优化操作员步行路线、使用点贮存位置和工作站设计。工作站必须具备"正确工具放在正确位置"的特征，以便在流程内，用正确的顺序实施操作。

- "要成为"换型分析向我们展示了额外的医疗护理能力。现在的关键是，我们确定是否拥有必要的资源和确定实施换型思维的时间框架。我们需要分别计算各个区域改善前后的医疗护理能力，在实施换型项目之时，以确定它们能够支持对该区域的输入和支持来自该区域的输入。例如，如果每位外科医生每天能够做一到两台手术，那么，术前和麻醉后护理单位（麻醉后护理病房）能够支持新的手术需求数字吗？

- 通过全面作业分析，我们计算总工时（TLT）。总工时等于总计增值工时和非增值工时之和。它是工作人员在流程中的操作活动上所花费的时间之和。客户需求、工作可用时间和总工时将驱动运行流程所需要员工或操作员的人数，并对您的工作区设计产生影响。

- 理解所需要的周期时间和全新的员工配置模式。周期时间基于操作员分析、需求和节拍时间。我们要计算需要多少名操作员，来支持当前的峰值需求和预测需求。然后我们需要确保平衡员工的工作负荷。在平衡工作负荷之后，我们就获得了周期时间（每名员工在流程内完成其部分操作或活动所需的时间)。周期时间等于总工时除以操作员或者工作人员的人数（前提：均衡分配工作负荷）。需要审核全新的布局，确保我们为所需要的员工人数留出空间，以满足当前需求、高峰需求和未来需求。

● 确定是否能够运用标准作业。授权部门员工帮助制定标准作业，并培训已制定的标准作业。确保制订需求波动的应对计划——相关于员工和资源（供应）需求。这通常需要该部门采用一种新的人员配置模式。此应对计划应该包括如何在需求下降的情况下减少一到两名员工来运行该部门流程，或者在需求增加的情况下，增加一到两名员工来运行该部门流程。

● 确定标准在制品（SWIP）。标准在制品是，在确保安全和满足所需周期时间的条件下，执行该任务所需的最小库存数量。请注意，批量处理操作通常至少需要双倍库存。标准在制品的数量，随着对医疗交付时间、周期时间、作业单元内的操作员人数（或员工人数）的修订而发生变化，并且随着客户需求的变化而发生变化。在医疗领域中，实际上，标准在制品是指患者正在接受治疗或等待的患者人数。我们可以根据计划的等待时间除以预计的周期时间的结果，设计等待区域的大小。请记住，我们希望设计这些候诊区域时，必须结合当前和未来的客户需求。此外，我们需要考虑利用当前社会的任何创新或技术进步，例如有效利用"家庭成员的寻呼机"，此举措或许会减少候诊区域所需的空间（如果您切实地实施此举措)。

● 调整库存，理解物料管理和供应链管理的意义。确保布局具有充足的空间用于储存"正确数量"的供应用品，并在使用点的"正确时间"供应用品可用，换句话说，在需要时，供应用品在使用点可用，必要时能够增加储存空间。

- 为每个零件做计划，重点关注如何，以及在哪里补充每个零件的库存。补货可选的方式包括定时补货或定量补货（看板方式）。

- 布局需要考虑灵活因素。把工作站装在轮子上，不要安装带有硬管的机器，尽可能安装灵活、可调的装置，如此将来我们不得不移动设备或工作站时，灵活装置就不会成为障碍。

至此，我们理解花费时间分析流程的理由。数据分析将会引导您找到最佳的改善解决方案。

理解需求和资源需求

流程从批量处理转换为单件流，每次实施一件产品流动或一例患者流动会节省大量时间。客户需求、周期时间、总工时和标准作业是直接相互关联的。在前几章中，我们讨论了针对客户需求的人员配置的计算方法。现在，我们将此计算方法实际应用到医疗护理中。

Example 9. 1

如果平均每天有 120 例患者到急诊部就诊，并且需要在急诊部登记、分诊和看医生，那么平均每天的需求（ADD）将是 120 例患者。每小时的需求将是 120÷8 小时（一个班次的工作时间 8 小时）或每小时 15 例。理解这一点非常重要，因为这将影响在临床区域如何以及何时安排医护员工。由于很难在小时增量以下调整员工人数，所以在考虑安排人力资源和均衡劳动工时的时候，我们通常使用小时需求。可以通过按小时安排员工，满足实际客户需求或到访就诊，从而优化人力资源配置。在医疗领域，我们发现经理们习惯于安排员工，三个班次的通常出勤：上午 7 点到下午 3 点、下午 3 点到晚上 11 点、上午 7 点到晚上 7 点。如此安排，是未真正理解患者何时到达或何时需要高峰患者服务。

在急诊部的例子中，由于未对小时需求和周期时间实施分析，候诊室通常挤满了等待治疗的患者。医护员工的计划出勤小时数与小时到达的患者人数不匹配。因此，很少能安排正确的员工数量、安排正确的时间、完成正确的活动，这些导致了瓶颈的发生。在医疗环境中工作，我们发现大多数部门区域，甚至急诊室的客户需求都是可以预测的。当然，总会有紧急情况发生的时候，例如"公交车事故"，然而如果经理或主管每小时、每天和季节性地审查客户需求，就能够安排正确的人力资源，予以应对。

在上文急诊部的例子中，使用相同的需求，让我们调查一下到达急诊部的最初两个流程步骤：患者挂号和分诊。

通过对每个流程进行操作员分析，理解具体的操作任务和操作活动所需要的周期时间，确定患者登记和分诊的周期时间。表 9.1 列出了急诊部案例的样本数据。

表 9.1 患者登记和分诊的样本数据

	每位员工工作可用时间（分钟）	为每例患者服务的总工时（分钟）	ADD（平均每日需求：上午7点到下午3点）	小时患者需求：上午7点到下午3点	节拍时间（分钟）	所有患者所需的工时（分钟）	方法1所需的员工人数=所需班次的总工时/每位员工工作可用时间	方法2所需的员工人数=为每例患者服务的总工时/节拍时间
患者登记	480	5	120	15	4	600	1.25	1.25
患者分诊	480	6	120	15	4	720	1.5	1.5

　　下一步，审查图表中的信息，确定每个班次需要的医护员工人数，并确定是否有能力安排正确医护员工人数，用以匹配小时需求。按照班次出勤时间从上午 7 点到下午 3 点，我们得到 480 分钟的工作可用时间。获得了工作可用时间，现在我们能够计算出所需要的医护员工人数。

　　满足当前的平均班次需求：

　　方法 1：总工时÷工作可用时间 =（满足当前的需求）员工或操作员的人数：

登记 600 分钟÷480 分钟 = 1.25 名员工

分诊 720 分钟÷480 分钟 = 1.50 名员工

　　在上面的急诊部案例中，作业任务的总工时包含增值活动时间和非增值活动时间。在确定给定流程的最终人员配置时，请务必考虑每名员工正在实施的所有活动或任务。另一种计算员工人数的方法，是将用于一例患者的总工时除以周期时间或节拍时间（见方法 2）。

　　方法 2：节拍时间 = 60 分钟/小时÷15 例/小时 = 4 分钟/1 例患者

　　用于一例患者的总工时÷节拍时间 =（满足当前的需求）员工或操作员的人数：

登记 5 分钟÷4 分钟 = 1.25 名员工

$$分诊 6 分钟÷4 分钟=1.50 名员工$$

节拍时间将给您理论上的需求节拍，而周期时间给您实际的工作节拍，除非节拍时间等于周期时间。

由于我们计算得出的员工人数包含一名员工和几分之一员工（我们称为部分人工），我们能完全使用几分之一的员工工时，这意味着急诊部负责挂号的员工 75%的工时时间是空闲的。如果我们为每一项任务配置一名员工，我们的节奏就会落后需求节奏，流程的节拍就会被打乱，造成瓶颈或"等待状态"。因此，推荐的解决方案是，在条件允许的情况下，实施多技能培训员工，让员工具备柔性多技能，可以从一个工作区域/活动灵活转移到另一个工作区域/活动，并且充分利用最小化的部分人工。

在医院环境中，这是困难的，因为只有确定的员工可以做确定的工作。当我们把分数分隔出来时，0.9 以上的员工工时可以四舍五入，可以得到一名完整的员工。挑战是要在这个区域消除足够的工作，才能得到部分人工介于±0.1 之间。关键是要尽可能平均分配工作，并让各个区域员工具备柔性多技能，从而适应周期时间的微小变异。有时，一些操作步骤可以在适当的时候转移到其他区域，以促进工作负荷平衡。少于周期时间10%的工作负荷失衡，通常不会成为问题，柔性多技能员工或柔性多技能操作员能够予以应对。柔性多技能操作员具有两种不同的表现形式。大野耐一使用游泳接力交接和田径接力棒交接两种体育交接的表现形式作为类比，用以区分柔性多技能操作员的两种表现形式。游泳接力交接要求下一站员工等到本站员工完成工作后，才开始工作；田径接力棒接力交接允许在本站员工完成工作之前，移交工作给下一站员工，但要求下一站员工能够操作这项工作。

为此，我们需要流程布局必须匹配于柔性多技能，并且每名员工必须具备实施每一项任务所需要的技能。在许多医院，这会带来最初的障碍。例如，挂号窗口是集中化的，位于隔离的小房间（孤岛式），或者挂号部门不期待对非挂号部门员工实施多技能培训。有时，为了柔性调度劳动力，我们可能决定调度一名高一个级别的员工，甚至创造一个全新的高一级别的职位。例如，调度一名护士，而不是技术员，因为护士能够实施技术员不能操作的额外任务。这涉及成本收益的管理决策。支付更高的技能工资，或者让技术员在50%—75%的工作时间内空闲，哪一个值得呢？我们经常发现，我们并未实施类似的对此分析，很多时候，财务部门劝阻这种思维方式。

在上面列出的例子中，一种选择是当等待分诊的患者很多，并且一名护士不能对应众多患者或者分诊的时间超过平均5分钟（鉴于分诊流程中存在很多变异）时，增加第二名分诊护士，作为支援护士。另一种选择，是将600分钟的挂号总工时和720分钟的分诊总工时累加后，除以480分钟的工作可用时间，从而确定工时整合后所需要的员工人数，等于2.75名操作员或员工。再一次强调我们的假设是，员工具备柔性多技能，能够在多岗位互换，而且布局是灵活可动的，工作负荷均衡分配至每名员工。

伴随着每一次客户需求的变化，所提供的医疗产品或医疗服务也随之发生变化，医疗流程会发生变化，或者引进、安装新机器（即机器人或者全新的诊断设备），此时需要重新计算所有的数字，用以重新平衡工作流动。世界级管理公司将这些变化视为改善流程和消除流程中更多浪费的宝贵机会。需要谨慎处理作业要素，这些作业要素或许已经被归类为一组具有一大块时间的作业单位。有时可以将作业单位细化和分解，以便达到作业平衡。通常的经验法则是，为了避免作业不平衡，我们细化、分解和分析作业单位直接到秒的作业要素。瓶颈也可能由需要延长机器的循环时间造成，或具有更大的产能机器，由运行多个化验或流程造成。请您问问自己，怎样才能把机器的工作和人的工作分开呢？或者把一台机器的任务分配到几台不同的机器上呢？

现在我们仔细考虑下面急诊部的案例，它一并整合目标测量指标概念，包括周期时间、节拍时间、客户需求和工作可用时间。

配置正确的人力资源能够驱动指标达成

案例 9.2

患者到达急诊室接受危重护理、急症护理和非急症护理。急症和非急症患者（当日出院的患者）期望在到达急诊部后 20 分钟（即从患者登记到医生检查开始的时长）内见到医生。因此，我们需要确保交付客户的价值，通过实施流程改善，达成"从进门到医生开始检查"的时间小于或等于 20 分钟的目标。由此，我们制作了一张价值流图，其中数据显示急诊部的需求是每小时 15 例（平均），急诊部的班次工作时间是上午 7 点到下午 3 点。每小时 15 例患者中有 10 例非急症患者。从"进门到医生"的平均基线循环时间为 79 分钟（5+10+5+6+8+45）（图 9.2）。

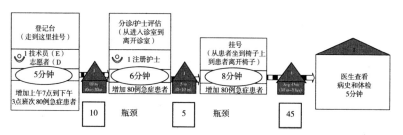

图 9.2　急诊部 VSM（价值流图）当前状态（改善前）数据框——需要进一步改善

- 登记：5 分钟（数据范围 1—15 分钟）
- 分诊：6 分钟（数据范围 0—25 分钟）
- 挂号并收集人口统计信息：8 分钟（数据范围 2—20 分钟）

对非危重患者，计算需求：

- 工作可用时间=每班早上 7 点到下午 3 点的期间

=8 小时×60 分钟=480 分钟（注意：午餐时间不休息——员工或护士长午餐时间交替工作）

- 非危重患者的小时需求=每小时 10 例患者（注意：小时需求并不总是等于平均小时需求）
- 非危重患者的每日班次需求（8 小时班次工作时间：上午 7 点至下午 3 点）=80 例
- 流程框中获得总流程时间=19 分钟（5+6+8）
- 三角框中的总停滞时间=60 分钟（10+5+45）

- "入门到医生"的总体医疗交付时间＝19 分钟流程时间+60 分钟停滞时间（患者等待）

＝平均 79 分钟（数据范围 33—234 分钟）

节拍时间为：

$$60\ 分钟 \div 10\ 位患者 = 6\ 分钟$$

所以，我们需要设计一个每间隔 6 分钟，患者去看医生的流程，满足客户需求节拍（Takt）或者患者到达急诊室的节奏。

如果每个流程步骤没有在 6 分钟的节拍时间或 6 分钟以内完成，就会出现"瓶颈"或等待状态，从而产生多余的在制品（WIP），即患者等待。

请记住，任何多余的 WIP 或空闲时间都是精益系统内出现问题的标志。瓶颈是指在一个流程中的任何一系列操作（机器的产能不能满足客户需求）的约束。根据《目标》一书中详细解释的约束理论，周期时间总是等于流程中速度最慢的机器或最慢的人。我们将这些约束称为"赫比"。理论上，人（赫比）永远不应该成为约束，因为我们总是可以增加人员，但我们并不总是增加机器或加快机器的速度。从本质上讲，只有机器才能在流程中成为瓶颈。这既是一个好消息，也是一个坏消息。坏消息是我们拥有支援人员或流程瓶颈。好消息是，我们不仅知道我们有支援人员，现在我们还可以预测支援何时开始，支援将要持续多久，以及将有多少患者排队。

如果这些任务中的每一个都是按次序的，每个流程只有一个工作区域，而且每个流程配置一名员工，那么在流程中就会出现瓶颈。患者登记流程用时 5 分钟，后续流程用时分别为 6 分钟和 8 分钟。所以最慢的流程用时 8 分钟，这意味着我们不能达到低于 8 分钟的更快周期时间，除非我们增加人员或者加快挂号流程的速度。

鉴于当前的流程配置，我们不能满足 6 分钟的节拍时间。因此，支援人员首先支援挂号流程（CT = 8 分钟）。登记流程与节拍时间相比，平均有 1 分钟空闲时间，但比挂号流程快 3 分钟。每个工作循环，每名员工迟到 2 分钟（每隔 6 分钟 1 例患者到达，对比挂号流程 CT = 8 分钟）。因此，每 4 例患者就诊过程中，就会在患者分诊后和挂号前，予以人员支援。假设没有流程变异，我们从不支援挂号流程。因此，我们可以预测患者排队等候的队列（图 9.3）。

排队案例				排队案例		
患者人数	6分钟节拍时间到达	挂号周期时间队长		患者人数	5分钟节拍时间到达	挂号周期时间队长
1	6	8		1	5	8
2	12	16		2	10	16
3	18	24		3	15	24
4	24	32		4	20	32
5	30	40		5	25	40
6	36	48		6	30	48
7	42	56		7	35	56
8	48	64		8	40	64
9	54	72		9	45	72
10	60	80		10	50	80
11	66	88		11	55	88

图 9.3 VSM（价值流图）操作员工作负荷图

假设我们的需求改变为每小时 12 例患者。现在每隔 5 分钟来访 1 例患者（新的节拍时间 Takt＝5 分钟），这将导致从分诊护士（CT＝6 分钟）开始建立人员支援。现在登记流程没有空闲时间。现在，对于每 1 例患者，我们在分诊流程损失 1 分钟，挂号流程损失 3 分钟。我们可以预测每 6 例患者，我们会在分诊流程前支援 1 例患者，因为分诊护士每次应对处理 1 例患者，就会损失 1 分钟。挂号护士每次应对处理 1 例患者，就会损失 3 分钟（5—8 分钟）。所以每 8 例患者中，挂号流程会有 3 例患者落后节拍时间。

在上面的案例中，医生进行病史和体检的周期时间为 5 分钟，鉴于流程中的瓶颈，我们无法满足客户的期望或 20 分钟的目标指标（图9.4）。

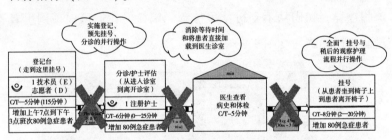

图9.4　急诊部 VSM（价值流图）未来状态流程数据框

在现实生活中，由于我们经历了这些瓶颈流程和急诊室治疗不同疼痛敏锐度患者的额外复杂度，分诊护士开始重排患者通过急诊流程的顺序，以便优先治疗"病情更重"的患者（这是分流流程的本质目的）。如此，改变了患者"看医生"就诊的先入先出顺序，从而进一步对患者所期待的 20 分钟就诊目标的达成产生冲击，并导致流程中产生更多的瓶颈。理解节拍时间、流程周期时间和等待时间，将有助于评估平衡工作负荷所需要的资源和人员。

有的时候，我们可能会遇到这样的情况：我们所运行的医疗流程不能"满足客户的需求"。举一个日常可能发生的例子，我们有员工请病假，没有出勤。如果我们找不到替代员工，我们的周期时间就会比节拍时间慢，我们的流程进度会落后，患者就会因此等待。如果当天晚些时候投入额外的员工参与到流程作业中，那么我们运行的流程周期时间或许比节拍时间更快，患者的排队等候逐渐减少。

下一步，通过现场观察和秒表计时的方法，我们对周期时间予以分析或通过拍摄视频的方法，实施正式的产品加工流和操作员全面作业分析，用以确定"进门到医生"流程中的每个子流程发生的任何活动，是否可以消除，简化、合并、重新安排为并行作业。

在下面的例子中，当分析了节拍时间、周期时间和资源需求时，我们确定流程之间的"等待状态"几乎可以被消除。此外，工作人员认为，由于价值主题是看医生，"全面"挂号与稍后的观察护理流程并行操作。操作者全面作业分析用于确定标准作业，并提供周期时间信息，其用于计算满足客户期望所需要的员工数量（图9.5）。

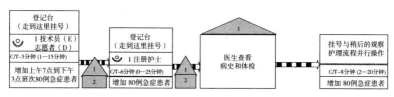

图9.5　精益改善后急诊部 VSM（价值流图）流程数据框。运用并行操作的改善，我们现在有 11 分钟操作时间+4 分钟停滞时间=15 分钟的总计周期时间

真正的瓶颈

真正的瓶颈是指机器一天运行 24 小时，但不能满足节拍时间。在医疗护理中，急诊室可能是一个真正的瓶颈科室，正如我们所看到的，当急诊室进入住院患者"等待"状态时，患者无法被转移到病房，因此在急诊室中处于"等待状态"，导致长时间的治疗延误或患者转院。我们处理真正的瓶颈是区别于处理其他约束的。其他约束可以通过加班或加快机器速度等予以弥补，但真正的瓶颈必须严格管理，用以减少任何时间的损失。在分析阶段，将流程视为一个整体系统，并确定是否存在任何潜在的瓶颈，这是非常重要的。

交叉培训

员工需要进行适当的多技能培训，以胜任作业任务，并清晰地理解对客户和组织的好处，以此解决并回答与每个人利益息息相关的"对我有什么好处"。为了达到预期的工作量平衡，多技能培训通常是第一件需要做的事情。员工必须是能胜任多个流程作业任务的，因此在他们之间能够微调工作分配。鉴于此，要求员工在工作单元或工作区域内学习更多的作业任务、操作。促进多技能培训的一种方法是运用多技能培训矩阵，并将其张贴在班组管理看板上，以便跟踪在每个作业任务中，哪些员工在接受此任务培训后，已经达到作业熟练度几级。

如何构建交叉培训矩阵

该区域的每一名员工都是根据一套客观评级标准（0—4）予以打分评估的。应该持续监测和修订这些评级标准。如果员工没有在某一特定区域工作或没有在某一段时期（即 6 个月）

执行该作业任务，即他们或应重新回炉被予以认证，或丧失了该操作资质（表9.2）。

表9.2 交叉培训矩阵案例

姓名	任务1	任务2	任务3
简	3	3	4
卡尔	4	1	0
洛雷塔	0	4	2

说明：0=未培训；1=培训中；2=操作步骤正确，达到质量要求；3=达到周期时间；4=可以培训他人

在一个持续改善的工作环境中，作业任务或操作将不断改善和变化。如此，需要对员工进行关于该区域的最新动态发展和标准作业的培训。该区域的培训目标应该是使所有员工在所有作业任务/操作上处于"3"级水平或以上。这只是交叉培训矩阵从简单到复杂的一个例子。

HENJUNKA（平准化）——对作业活动排序，均衡作业负荷

"生产均衡"，也被称为"生产平滑"——用日本的原话来说，就是平准化，平的意思是"一个平原，平的，水平"，准的意思是"标准、水平"，化的意思是"变化"。

均衡工作负荷是减少MUDA浪费的一种技术，其对于丰田生产方式和精益生产中的生产效率提升，至关重要。一般的想法，是以一个恒定速度生产中间产品，以便后续的加工能够以恒定和可预测的速度进行。

在制造业中，这个概念被用来平衡各种式样或"混合"型

号产品的生产。这一概念使得丰田可以在同一条生产线上一款
接一款地生产多种车型。如此，只有通过在布局、设备、公共
设施和员工中建立灵活性，才能在同一条生产线上实现"混合"
型号产品的生产。这个概念背后的想法是均衡地安排您的患者，
这样就不会在同一时间产生一批就诊患者。在医院的某些区域，
这很容易做到，而在某些区域，这几乎是不可能做到的。

在医院环境中，混合型号的概念可以被诠释为同时实施多
个类型的手术，或者在急诊部，在同一个精益的护理流程中护
理不同疼痛敏感度的患者。为了正确地给操作中的作业活动排
序，必须理解作业活动的顺序。大多数情况下信息是流动的。
通常，信息流动实际上控制患者通过治疗流程的进度。产品加
工流分析提供给我们这些数据，然后我们将其与产品、服务中
的"需求数量"，和需求类型相结合并确定排序。

一旦确定了合适的排序，患者的流动必须尽可能地平衡和
均匀。在精益中，我们称之为需求平滑、均衡工作负荷或平准
化。然后我们需要让产品加工的流程（理解"关键的增值活动
和不增值但必需的活动"）与一定时间内（周期时间）操作员
或员工"必要的"活动相匹配，这些完成的活动来自全面作业
分析。我们需要能够在客户要求的时间框架内，或在流程节拍
时间要求的时间框架内，优化产品或服务的交付。

当所有患者在同一时刻到达时，它会在整个医疗系统中产
生多米诺骨牌效应，并且同一时刻拉动所有的系统资源，破坏
物流的先入先出，以及破坏集中精力和有效优先工作的能力。
一个简单的例子是住院前检查。根据表9.3，医生办公室安排40
名患者到门诊就诊。大部分患者在清晨6点到9点之间来做住

院前检查。如果来访总周期时间（即劳动时间）为 60 分钟，为了满足清晨的需求，我们需要安排 10 名工作人员；这导致更多的员工和更多的工时成本超过当日门诊所需要的工时成本，因为大多数工作都是集中在清晨最初的 3 小时内完成的。如果该门诊区域根据接待平均负荷工作量来配置医护员工，那么就会出现瓶颈，一些患者会等待超过 5 小时，最终导致客户不满。该门诊区域的流程责任人对顾客进行了调查，发现患者并不介意白天的就诊时间。仍旧提供所期待的清晨预约和修改就诊开放时间段，他们能够在一天余下的时间里均衡工作负荷（表9.4）。员工配置合理性得到了改善，提升了员工士气，而且可以使他们的目标时间与产品满足客户需求。

另一个均衡作业负荷的例子是，以平均每小时的速度设置门诊时间表，然后按照这个速度配置员工。图 9.6 显示患者已经住院，患者的病历档案已经准备好。

另一个例子是我们在术前检查部门中使用的平准化盒（图9.7）。每个插槽代表半小时时间增量。前一天晚上，平准化盒内装有每例患者的预约时间。在盒子的后面，是一个放弃预定插槽和取消的插槽。鉴于可视化管理，我们立刻就能知道每小时谁迟到了，有多少例患者被安排在那个小时。每个纸条都包含一些点，用来填入流程时间，这样我们就可以跟踪每个步骤的周期时间和总体术前检查时间。这些时间被手工输入到 Excel电子表格中，并为患者在整个术前检查流程中花费的时间设定了目标。此术前检查的时间目标是基于完整和彻底的患者评估，并且基于按医嘱要求实施的化验室和 X 光检查所收集的数据。

事实上，一般来说，医院的工作负荷安排并不均衡，这就

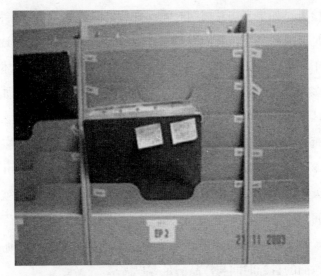

图 9.6　EP 化验室预约——平准化安排时间的可视板

造成了系统内大量的额外工时和加班成本的浪费。

　　在许多情况下，医院的所有资源都是在同一时刻被需要。这方面的例子包括让患者在早晨 7：30 开始的术前准备就绪，以及为抽血护士的晨间抽取血样。在大多数医院，晨间抽血护士抽取血样要求大量住院患者在很短时间之内抽血，因为抽血结果需要提供给晨间查房的医生。如此，对化验室从每天凌晨 2 点到 7 点的服务和资源造成了极大的负担。对于医院来说，雇用抽血护士从凌晨 2 点到 7 点，每天工作 4—5 个小时，满足高峰期的需求是非常困难的。这是需求和人员配置难以调整的情况之一。医院可以考虑交叉培训，培训抽血护士具备柔性多技能，可以在抽血非高峰期间从事化验室的其他工作，如接收样本，或者在住院部确认内部客户（医生）需要化验结果的确切时间，并确认医生查房的时间安排，确认是否具有均衡工作负

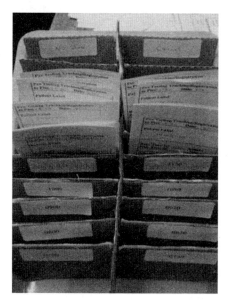

图 9.7 手术服务术前检查部门预约——平准化安排时间的可视板

荷（医生查房）的潜力。

　　一些医院均衡化安排一周和一天的外科手术台数，已被证明是十分受益的，提高了床位周转率，提高了急诊部的患者医疗流动水平。均衡化安排外科手术台数直接影响每周同一天所需要的床位数量，均衡分散了一周所需要的手术台数。请记住，医院的服务和资源是相互交织的，一个临床领域的运营调整可以直接影响其他临床领域的运营。这个概念虽然听起来很简单，但对于顺利运行精益流程非常重要。精益管理的目标是基于数据配置流程需要的员工数量，从而以事实管理流程。然后，致力于持续改善流程和布局，消除流程中各个环节中的浪费，以削减成本。如果您专注于改善流程，而不是专注于削减成本，您将得到良好的结果。

表 9.3 安排患者的术前检查——改善前

小时	每小时可用时间（分钟）	安排的预约患者数量（人）	累计患者数量（人）	累计每日患者数量百分比	节拍时间（分钟）	每位患者的TLT	预约的总工时（分钟）	方法1所需员工数量（人）	方法2所需员工数量（人）
上午6点到7点	60	10	10	25.0%	6.0	60.0	600	10.0	10.0
上午7点到8点	60	8	18	45.0%	7.5	60.0	480	8.0	8.0
上午8点到9点	60	6	24	60.0%	10.0	60.0	360	6.0	6.0
上午9点到10点	60	3	27	67.5%	20.0	60.0	180	3.0	3.0
上午10点到11点	60	3	30	75.0%	20.0	60.0	180	3.0	3.0
上午11点到12点	60	4	34	85.0%	15.0	60.0	240	4.0	4.0
12点到下午1点	60	2	36	90.0%	30.0	60.0	120	2.0	2.0
下午1点到2点	60	2	38	95.0%	30.0	60.0	120	2.0.	2.0
下午2点到3点	60	2	40	100.0%	30.0	60.0	120	2.0	2.0
每日	540	40			13.5		2400	40	40

表 9.4 平准化（均衡作业负荷）安排患者的术前检查——改善后

小时	每小时可用时间（分钟）	安排的预约患者数量（人）	累计患者数量（人）	累计每日患者数量百分比	每小时患者数量百分比	节拍时间（分钟）	每位患者的TLT	预约的总工时（分钟）	方法1所需员工数量（人）	方法2所需员工数量（人）
上午6点到7点	60	5	5	12.50%	12.50%	12	60	300	5	5
上午7点到8点	60	5	10	25.00%	12.50%	12	60	300	5	5
上午8点到9点	60	5	15	37.50%	12.50%	12	60	300	5	5
上午9点到10点	60	5	20	50.00%	12.50%	12	60	300	5	5
上午10点到11点	60	4	24	60.00%	10.00%	15	60	240	4	4
上午11点到12点	60	5	29	72.50%	12.50%	12	60	300	5	5
12点到下午1点	60	4	33	82.50%	10.00%	15	60	240	4	4
下午1点到2点	60	4	37	92.50%	10.00%	15	60	240	4	4
下午2点到3点	60	3	40	100.00%	7.50%	20	60	180	3	3
每日	540	40				13.5		2400	40	40

标准作业

　　我们最近去苏格兰旅游，不知为什么，我们鼓起了勇气，想要租一辆汽车。我把我的驾照和信用卡交给了代理商，但当他把我的信用卡放进机器时，机器不能识别信用卡。显然，在英国，信用卡上有一个芯片，这样信用卡就不会像在美国那样被刷卡了。幸运的是，代理商也有其他办法能够刷信用卡。然后，代理商向我说明了我所租的这款大众帕萨特（Passat）汽车的几个不同功能特点。例如，钥匙在车辆点火时不能够再转动。相反，此车是完全压入式点火系统，一只脚踩刹车，一只脚踩离合器，车就启动了。我们把行李拿到车上，我走到司机座位侧，却发现走到了乘客座位侧。当然，现在，我们是在英国，所以我走到另一边的司机座位侧，坐了下来。它是一辆漂亮的汽车。我搞清楚了点火装置和刹车装置，然后看着左手边后视镜和变换左手换挡杆，慢慢地启动并出发了，行走在大路的左侧。我驾车穿过两个交叉路口，在车流前方右转，来到两英里外的酒店，我想我可以在任何地方开车。然后我们冒险，驾车到高地去参观威士忌之乡。当我看到第一个限速指示牌上在一个红圈内写着30的时候，我们的车辆正在沿路前行，并跟着路上行驶车辆的速度前行。我低头看了看车辆速度计，注意到它是以英里每小时为计量单位的，此外中间还有一个数字速度计，是以公里每小时为计量单位的。我不确定采用哪一个计量单位，但是因为每名驾驶员似乎都在以每小时30英里的速度驾驶前行（比每小时30公里的驾驶速度快得多），我想我们肯定是以英里每小时为计量单位的。当我们驾驶汽车行进在乡间时，奇怪地发现没有限速指示牌。只是在白色背景上有一个带斜线的黑色圆圈的指示牌。由于我是领头车，我不知道标注牌是什么意思。几辆车开始从我身边驶过，我想我一定开得太慢了。然后我们看到了一些指示牌，上面有一张照相机的照片，写着正在使用超速照相机。我十分恐慌，因为我不知道限速，而且汽车租赁代理商明确表明我们要对任何汽车罚单负责。在无害的道路指示牌、芯片信用卡以及离合器和靠左驾驶之间，这是一次相当冒险的经历，我们也承受了几分压力。苏格兰是一个美丽的国家，它使用公制的一英尺，同时使用英制的一英尺。这让我联想起了美国国家航空和宇宙航行局设计的航天飞机，它有同样问题，因为一些工程师采用的是公制测量系统，而其他工程师使用的是英制测量系统。

经验教训：这里传达的信息是，当工作没有标准化时，十分容易出错。

故事

节选自迈克尔·克莱顿（Michael Crichton）著作《五位患者》：

外科医生："给我您最小的导管。"流动护士："这是 4 号。"

外科医生："让我们看一看，"打开一看，"它看起来太大了，您确定没有更小一点的导管吗？"

洗手护士对流动护士说："我知道我们至少有一个 6 号导管。"

流动护士："但是 6 号比 4 号大。"（她犹豫地回复说，因为数字编号的大小并不总是表示导管的尺寸大小。例如，导尿管、鼻胃管的尺寸大小与数字编号大小成比例，14号比12号大。但缝合针和缝合线的尺寸大小与数字编号大小正好相反，18号比21号大得多。)

流动护士："我们看看有没有小一点的。"没有找到。外科医生在动脉壁上开了一个小口，发现可以毫不费力地塞进4号导管。

这个故事说明了多年来标准化在医疗领域中所存在的问题。当变大的编号可能意味着更大或更小的产品时，员工之间出错和混淆的可能性就会更大。

"精益的圣杯"是标准作业。没有标准作业，就没有流程的改善，没有灵活性，也没有流程的质量保证。如果我们想创造一个持续改善的环境，标准作业必须是每个流程的基础。每位操作员都必须经过培训，而且必须在每次作业中，按照正确的顺序，以相同的方式，实施作业步骤，每次作业都是如此。大野耐一说："迈向改善的第一步就是标准化；没有标准化，就无法实施改善。"

这并不意味着操作员就是机器人。当操作员进入工作节奏，实施标准作业时，我们希望他们不断地思考如何改善流程。主管的工作是至少花费50%的时间，鼓励员工思考流程改善提案和实施流程改善。所有改善都应该通过更新标准作业记录存档，然后培训所有的操作员。接着每位操作员必须使用更新后的标准作业，直到再次改善标准作业。

工作准则和工作规程，与标准作业不一样。工作准则和工作规程规定了我们做什么，有时，还规定了期望我们做什么，以及谁应该负责。工作准则和工作规程，与标准作业相比，怎么样呢？

大野耐一定义标准作业包含三个要素：

1. 周期时间
2. 作业顺序
3. 标准在制品

工作分解/全面作业分析

在标准作业的后面或下面是带有详细作业步骤和时间的作业要素指导书，以便任何操作员都能够实施作业（假设实施正确的岗前培训和颁发熟练度上岗证书等）。在 BASICS 方法中，我们将作业分解到以秒为单位的作业要素，这是全面作业分析的一部分。在全面作业分析中包含了每个作业步骤的关键点（您如何实施作业）以及关键点的原因（这就是您如此作业的原因）。实施所有标准作业的前提是实施一线主管技能训练（TWI）。

制定标准作业

在企划标准作业时，最重要的是不要让员工作业负担过重或工作过度。当作业中的浪费被消除时，作业的目标是让员工以正常的速度作业，创造一种作业舒适的环境，在此环境下，员工能够承担额外的作业任务，能够成为多技能工和具有多岗位作业能力。伴随着生产效率提升，员工变得更有价值，在不需要更加辛苦费力的工作中，员工收获了更受雇主赞誉的多岗位作业技能。

足球运动中的传球是标准作业的一个很好的类比。每次，运动员（接球方）必须在相同的时间内（周期时间）实施接球动作（作业顺序），并完成传球动作。如果运动员没有跟上比赛节奏，动作太慢或者太快，他们就不会接住球。结果，足球队拍摄下比赛视频，回放比赛视频，寻找足球队的改善之处，然后练习、练习、再练习。同理，实施、维持精益同样需要实施作业标准化和改善。

另一个贴切的类比是管弦乐队。您听过五年级学生组成的管弦乐队的演奏吗？和交响乐团比起来，他们的演奏听起来怎么样呢？让我们看一下标准作业的三要素。什么是作业或作业步骤的顺序呢？如果您的回答是音乐或每个音符，您的回答正确。每个音符必须按正确的顺序演奏，演奏正确的音符。如果交响乐团的每名乐手都像我们的许多员工一样，决定按他们想要的顺序演奏这些音符，那会怎么样呢？毕竟，强迫乐手按照乐谱演奏音乐会让他们变成机器人，不是吗？如果乐队里的每名乐手都相信自己有更好的演奏方法，那该怎么办呢？如果乐手们对指挥（主管）置之不理，那该怎么办呢？如果他们从不练习，那该怎么办呢？

标准作业的下一个要素是周期时间。在我们上文的例子中，什么代表周期时间呢？周期时间由每个音符的长度和演奏该音符所需要的准确时间表示。区分周期时间和节拍时间是很重要的。标准作业必须基于周期时间，因为按照节拍时间实施标准作业，并不总是可行的。例如，按照节拍时间，生产线或区域需要1.5个人工来实施作业任务，但我们不能有半个人工实施作业任务。因此，我们必须用两个人工实施作业任务。这意味着我们必须用两个人重新计算周期时间，我们得到一个比节拍时间快的周期时间。如此，表示我们将会过度生产，除非我们在达到要求的产量时停止生产，或者我们为每个工作周期的一半人工找到其他工作。在医院环境中，员工技能组合的差异和需要更多的人工（不仅是部分人工）来实施区域作业，将进一步导致富余人工的情况发生。此外，由于在某些情况下，针对某些患者护理方式有很大的差异，我们可能不得不在标准作业中，设定一个周期时间的范围。

标准在制品可以被看作乐手们正在演奏的乐器。在某些情况下，由于乐谱的需要，乐手可能会备有不止一种乐器。

五年级学生管弦乐队的不同之处在于，他们不一定演奏正确的音符，他们不一定演奏音符所需的准确时间，他们可能没有完全正确的乐器。就像交响乐一样，标准作业首先要被重新编制（即音乐总谱或足球比赛）。然后需要训练、教育和大量的练习，以确保我们正确地演奏音符并成功地跟随节拍。在我们的音乐例子中的节拍类似于节拍时间，它相当于乐谱中的节拍记号（即4/4节拍或3/4节拍）。医疗领域正在积极部署标准作业，以提高作业质量。一些例子包括：管理血液制品流程，SBAR（现状、背景、评估、建议）——内科医生诊断流程和交接班沟通流程。

当您尝试平衡生产线各工位的工作负荷，大多数训练有素的操作员将会直观地看到标准作业的需求。没有标准作业，生产线是不能被平衡的。只有在所有零部件和工具按正确的顺序（产品加工流）供给操作员，使其完成作业任务时，才能实现真正的标准作业。

标准作业是生产线持续改善、生产线灵活性和质量改善的基础。每名员工都必须经过标准作业训练，每次按照相同的操作方式实施每一个作业中的步骤。这是否意味着，我们永远无法改善此作业任务呢？不！我们可以改善此作业任务，实际上，通过建议生产线员工提交改善提案、尝试改善（以确保结果）、记录改善、对员工进行改善培训，并确保每名员工都使用新的作业方法，直到再次改善之前，我们如此鼓励全员参与作业改善。

经验教训：支撑改善系统的唯一可行方法，就是给予主管实施改善的时间资源。

真正的标准化作业

一些人士尝试区分真正的标准化作业和标准作业。真正的标准化作业是在结果中得到的，是在标准作业的审核中发现的，其意味着我们按照一个完全可重复的作业顺序，实施作业步骤，使用正确的标准在制品（SWIP），每一次作业的每一步骤都是按时完成的。另一个可以代替标准作业的名词是，单件的、平衡的、同步的流动。标准作业表示我们遵循作业步骤，但由于流程中存在变异，我们并不一定能够按时完成。例如，机器做真正的标准化工作。在某些情况下，如果生产线设置得当，组装线或半自动生产线可以实现真正的标准化作业。在一些医院的流程中，由于患者和疼痛敏锐度之间存在变异，很难实现真正的标准化作业。

标准作业表单

标准作业来自我们之前所做的全面作业分析。在记录了操作员的作业步骤、关键点和关键点的原因之后，我们回过头，通过头脑风暴的改善提案，去寻找那些在分析过程中，可以删掉的作业步骤或节省时间的作业步骤。换言之，我们使用消除、合并、重新排列、简化的方法，以改善作业。没有被删掉的作业步骤被重新安排为正确的作业顺序，成为如何完成这项作业的基础。如此，其成为标准作业的基础。

表9.5显示了标准作业表单。标准作业表单主要是为主管设计的。它建立在比全面作业分析（作业要素指导书）更高一级的层次上。我们分别添加了关键点的1列和关键点原因的1列，这些都是从一线主管技能训练（TWI）中派生出来的。此外，我们合并了所谓的标准作业表，它描述了该作业区域的布局。标准作业表用于呈现操作员作业时的步行路线，标识有安全注意项目、WIP贮存数量、操作员数量、质量检查和化验室管道系统位置。标准作业表适用于任何部门区域。我们通常为增加、减少1名或2名操作员而编制标准作业表，这样主管可以更快地运转流程或采用额外员工实施作业任务。

作业标准

作业标准不同于标准作业，是围绕着不重复或只是偶尔重复的作业设计的。在某些情况下，作业标准可能为每个步骤设置时间，或者为每个步骤设置时间范围。请记住，我们只能实现真正的标准化作业，其中我们可以实施持续的、可重复的、很少或没有变异的作业。这意味着所有的工具、材料、供应品和设备都以必要的正确数量，放在正确位置上，准备就绪，而且均放置在需要它们的地方。

表 9.5 标准作业表

护士工作标准作业表

区域	总工时	可用时间 分钟	每日需求	节拍时间

人数：			1 3 4 5 6
周期时间：			
小时产出：			
每日产出：			
布局区域和步行模式			

Standard Work Area:

作业步骤#	护士的描述（他们做什么）	关键点和质量要求（如何做到的）	关键点的原因	最短时间（秒）	最长时间（秒）	平均时间（秒）	累计平均时间（分钟）	1	3	4	5	6
1												
2												
3												

在医疗领域中，这不是一定能实现的。没有两例患者的情况是完全相同的，因为我们从事医疗康复行业，通常我们遇到的患者之间存在巨大的差异，这一点不足为奇，每例患者需要的治疗方案可能不尽相同。例如，在急救室里，一些患者可能只需要一个抗生素的处方，另一些患者则需要一套全面的诊断化验检查和 X 光检查。在临床医疗环境中，老年人或丧失活动能力的患者需要更长的时间来治疗处理。因此在许多情况下，我们不得不实施作业标准之外的任务或者只能实施标准作业的一部分，来实施作业标准。作业顺序、标准在制品和/或周期时间可能每一次都不尽相同。在某些部门区域，我们甚至很难实施作业标准，因为刚做完手术的每例患者都是唯一的情况。在麻醉后护理病房（麻醉后护理病房），我们最终选择三种作业，而且是标准化三种作业的作业顺序，如此，使得每一种作业更加流畅：

1. 患者抵达麻醉后护理病房

每例患者症状的表现都不尽相同，所以列出了这些作业任务，但不一定遵循相同的作业顺序。我们调整了步骤以适应60%—80%的患者。这里，我们不得不包含一个作业标准。

2. 护士为患者循环服务

这些作业步骤是重复的：监测和评估患者。这里唯一的问题是，如果患者的疼痛敏锐度水平发生了变化，那么作业步骤就会发生明显的变化。在这种情况下，我们可以包含作业顺序和周期时间。

3. 患者已经符合标准，准备出院

这些作业步骤是最可重复的，并且可以附加周期时间。

经验教训：精益工具是一个指南，不能"千篇一律"地套用在每个医疗护理流程中，甚至不能"千篇一律"地从一个临床领域套用到另一个临床领域。您必须实施对临床领域有意义的工作，并使用适合于该临床领域的精益工具。

最终，标准作业促成半自动化或完全自动化

当我们标准化作业和标准化活动时，我们可以看到实现半自动化或实现完全自动化作业的机会。这个理念，特别是在美国，遭到了抵制。然而，这就是技术变革的本质。人们不应该整天做单调、重复、无聊的工作。如果机器能做这件事，我们就应该让机器来做。我们不能让一个人的工作可能被取消的这一事实，妨碍我们实施一项创新的任务。

我们需要确保，我们不会因为持续改善而解雇任何员工，我们还需要投资于那些因为新流程或者新修订流程，工作岗位被取代的员工，让他们再次接受岗位技能培训。我们的经验是工作可以是半自动化的（相比于手动螺丝刀，使用电动螺丝刀），并以大约20%的成本实现80%的改善。如果完全自动化作业，通常需要另外80%的成本，才能获得20%以上的改善。新乡图表呈现了从手工作业到半自动化作业，再到完全自动化作业的路径过程（图9.8）。

经验教训：只有当机器在运转作业时，我们才能开始实施真正的防错。

类型\阶段	手的功能				智力的功能			
	主要的操作				边际宽放			
	基本操作		附加操作		附加操作		附加操作	
	切割	送料	安装移除	切换操作	检测异常	处置异常	检测异常	处置异常
1　手的功能	工人	工人	工人	工人	工人	工人	工人	工人
2　手动送料自动切割	机器	工人	工人	工人	工人	工人	工人	工人
3　自动送料自动切割	机器		工人	工人	工人	工人	机器自动停止（工人看管不止一台机器）	工人
4　半自动化	机器		机器	机器	工人	工人	机器（工人看管不止一台机器）	工人
5　预自动化（人性化的自动化）	机器		机器	机器	机器	工人	机器（人性化的自动化）	工人
6　真正的自动化	机器		机器		机器	机器	机器	机器

图 9.8　1989 年生产力公司（邮政信箱 13390 波特兰，OR 97213，800-394-6868. www.productivityinc.come）再版发行的新乡重夫的著作《对丰田生产方式的研究》的第 71 页表格 3——新乡重夫 向自动化转型。授权许可。

领导标准作业

领导标准作业的概念支持整个运营系统。这也表示每一名员工直到首席执行官都有标准作业作为他们的工作基础。组织内的职位越高，作业标准化的程度越低。大卫·曼在他的《塑造精益文化》一书中，详细描述了"领导标准作业"。

无论您是主管还是首席执行官，您可能都想理解为什么需要领导标准作业。一个原因是它确实有助于管理您的日常工作，另一个原因是它为组织内其他成员所期望的行为，树立了模范和榜样，起到引领作用。这并非表示每件事都必须细化到以秒为计量单位的作业要素，而是要为 Gemba walk 或"定期巡查"（以前被称为"走动管理"）打下基础，并且遮挡住您的日程表，这样每天完成定常任务。当一个领导每天巡查几次时，他是：

- 检查可视化控制
- 参加会议
- 鼓励改善提案
- 听取一个品管圈报告
- 执行一次 5S、标准作业或平准化的审核
- 回答并启发现场主管"他们认为自己应该做什么呢"
- 建议实施 A3 的根本原因分析

向员工表明这些工作任务是重要的，而且突出和强化了领导所期待的现场行为，帮助发展一线主管和员工问题解决的思考能力。

能力分析——零部件生产能力表

大野耐一曾说能力等于工作加上浪费。医疗交付时间是指患者或产品完成整个流程所需的时间。它由医疗时间、搬运时间和等待时间组成。

精益有一个工具叫作零部件生产能力表（表 9.6）。当我们测量、分析了这个生产区域，这个表格就是把所有数据汇集在一起的载体工具。零部件生产能力表在很多书中都有描述，但在《丰田生产方式》一书中有详细记载。

表9.6　平准化（均衡作业负荷）安排患者的术前检查——改善后

零件生产能力表（PPCS）	可用时间（小时/天）	可用时间（分钟/天）	可用时间（秒/天）	客户需求（数量/天）	节拍时间（秒）	工厂需求（数量/天+报废）	所需周期时间	总工时	所需人数
描述　组织学	24.0	1440.0	86400	990.0	87.3	990.0	87.3	245.0	2.8
样本	***基本时间***					***能力***　***能力+报废***		标准在制品（SWIP）	所需设备数量
流程描述	手工作业时间（秒）	机器加工时间（秒）	完成时间（秒）	基于完成时间的每日目标加载量	最大容器批量大小	每小时设备能力　每天最大设备能力			
累计时间	245	33302	33547						
工作业和增值之间百分比	0.7%	99.3%							
1　组织准备	60.0	30501.0	30561.0	2.0	150.0	2.0	600.0	350.2	1.7
2　植入、包埋	10.0	21.0	31.0	2787.0	1.0	1.0	2787.0	0.4	0.4
3　切开	60.0	80.0	140.0	617.0	1.0	1.0	617.0	1.6	1.6
4　标本染色	10.0	2700.0	2710.0	31.0	30.0	6.0	5580.0	31.1	0.2
5　签名离开	105.0		105.0	822.0	1.0	1.0	822.0	1.2	1.2

布局设计

产品加工流（PPF）和操作员分析有助于确定对产品流动提出改善和更改，以及如何在新产品流动中改善操作员的作业活动。动线图和意大利面图有助于呈现产品在当前布局下如何流动，并且呈现产品和操作员在当前状态下遇到的挑战。下一个分析，我们将再剥掉一层，下探到工作站设计。布局和工作站设计作为流程改善的一部分，是十分重要的。通常，大多数基础布局充满了搬运的浪费，如此又导致了过度生产（批处理）的浪费、库存的浪费和空闲时间的浪费。如果布局不固定或工作站设计得不正确，几乎不可能达成目标效果。

主体布局

通常，我们建议公司从试点区域启动实施方案。一旦实施了 BASICS 工具，公司就对实施精益战略所需的时间和投入的精力有了一定的概念。当第一个项目完成时，我们建议他们把一个整体实施计划放在一起。作为该整体实施计划的一部分，是在建立流程早期，创建一个主体布局。创建主体布局的好处是，当我们实施持续改善时，我们可以开始移动或者放置新的生产线、机器或工作站，使它们适合新的精益主体布局。我们已经目睹了一些公司节省了大量的时间和费用，因为他们第一次就把布局做正确了，而不是每年把整个区域搬家数次。在制造业，当我们收购某家公司，并将其生产线转移到我们的工厂时，我们使用了这种策略。我们将使用 BASICS 工具，来确定如何将批处理流程搬家转变成精益流程。这敦促我们在新的区域实施精益。许多医院会将批处理流程"现状"原封不动地搬迁过来，然后尝试精简这些批处理流程；然而，这需要初期更加宽阔的现场空间并付出效率损失的代价，直到或如果这个临床领域成功实施精益为止。

在医院，部门区域搬迁是非常昂贵和困难的，因为需要控制流行病和确保患者的安全。创建精益主体布局的最佳时机是在重新设计一个部门区域、一个全新的医院、诊所的基建期间。

经验教训：在最初的子流程的价值流图中，存在一个固有的风险。这种风险显现于价值流本身的基本概念中。如果我们只看一个价值流，我们不一定看到"鸟瞰天下的全局图景"。这就是我们为什么强调为整个组织画一张宏观价值流图的重要性，它描述了所有单个价值流是如何一起工作的。组织中应该设立一个高级管理者职位，这个高级管理者职位应该始终关注所有的价值流（流程）是如何运营和一起工作的，并评估改善的机会，从而优化整个组织的效率和质量。主体布局的改善适用于提升整个组织的效率和质量。如果致力于单个价值流的改善，其是孤立的改善，那么本质上，我们仍然支持孤岛布局，尽管它们已经"精益"了。我们经常看到由初衷良好的经理或团队实施的布局改善，但因为没有组织"资深精益专家的评审"，这些布局改善不是遵循真正的精益原则，然而他们仍然被实施。

创造力先于资本

当我们开启一个流程改善项目时，我们总是推荐"创造力先于资本"的概念。钱并不能解决所有问题。通常，我们可以实施很多改善，不需要投资或花费很少的美元；然而，根据我们的经验，大多数医院的布局需要某种类型的重大基建，作为精益项目的一部分。

设计新布局的最佳时机是在设计新建筑时，但大多数医院都错失了这个时机，因为医院或建筑师都不知道精益布局和工作站设计原则。如此疏忽行为每年会给医院造成数百万美元的隐性成本。

建议为潜在的布局、设备改善设立预算或专项"专款"，需要时予以支出。如果在项目开始之前没有设立预算，审批过程可能会延误项目时间，如果改善资金没有得到批准，可能对重要结果的达成产生影响。

优化新流程的布局和工作站，应该与一线员工一起讨论和实施。充分利用一线员工的知识将会提供一个整体更好的设计方案。此外，帮助促进采用新的流程和布局。记住变革等式，它包括"变革"和"接受"。一个人可以进行重大流程改善或重新设计，但如果我们不继续致力于等式的变革管理方面，变革结果可能是零。

在实施新流程时，不要低估变革的潜在阻力。有效的工作站设计和布局优化的目标，是在整个流程中促进产品流动和最小化步行距离。下面介绍影响产品流动的布局和工作站设计。

精益布局设计——布局——确定区域的新的流动方式

大多数医疗领域的经理没有接触到广泛部署在制造业中的布局设计概念。理解这些基本的设计概念和好处，然后将它们应用到医疗护理的流程设计中，将为流程改善提供重要的机会。

当阅读精益相关资料时，特别是在制造领域，经常会提到"单元"或"工作单元"。对大多数医疗领域的经理来说，这是一个陌生的术语。工作单元的定义是与活动或任务的性能相关的所有资源（人员、机器和物料）的物理、逻辑安排。在讨论布局时，我们可以参考这个单元相关的定义。一个工作单元的例子，是在一个大型化验室中进行所有化学化验的工作区域，或是进行所有血液化验的区域，即"血液化验工作单元"。护理楼层的患者病房，也可以被认为是大规模的工作单元。

布局设计的主要目标是设计流动且不包含孤岛的区域。图9.9显示的是三名操作员的孤岛布局——不具备柔性多技能或者操作员工之间不能互相支援。我们在医院里经常看到这些设计。每个工作站都是一个孤立的孤岛，阻止柔性多技能，并导致部分人工。

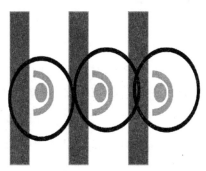

图9.9 孤岛布局

从工作流动的角度来看，特指的"单元"形状已经被识别出来，用以促进工作或流程流动。一般来说，一个工作单元的形状主要由流程的要求决定。功能布局可能需要在部门内多次移动产品，用以进行加工处理。例如，血液样本或化验试管送到一个地方，其位置由部门内管道系统的位置决定，然后"接收"毗邻管道系统的试管，搬运到另一个房间。在此由离心机加工，然后搬运到另一个房间，操作血液样本的化验和出具化验结果。在本案例中，操作被不同功能的房间隔离，不同的功能发生于各孤岛房间。如果在化验流程中出现错误，通常很难定位错误发生的位置。此外，如果需要沟通血液样本的问题，沟通会由于不同功能房间的隔离而被阻碍。

　　化验室流程起点的员工（负责接收样本）并不真正理解从样品接收到化验结果发出需要多长的时间，因为整个流程按功能划分为不同的房间或化验室区域。当这些流程位于按顺序彼此关联的单元或工作区域中时，团队成员就会理解他们在整个流程中的角色作用。我们通常发现，鉴于某些原因，利用率最高的区域是距离流程起点最远的区域。

"U 型" 布局

　　布局可以建成 L 型、S 型、C 型等。例如，A 型、T 型、F 型、E 型或 R 型布局包含孤岛。与其他布局相比，U 型布局具有一些优点（图 9.10）。U 型布局主要的好处是能够共享资源。如有需要，员工之间更能互相帮助。员工之间的沟通更加容易，尤其在流程的起点和终点之间，或者在您尝试在流程的一段之间实施改善。步行距离更短，员工以站立和走动的姿势进行工作。员工的工作效率会更高，而潜在的疲劳感会更少。U 型布局最大限度地提升了横跨工作站的柔性多岗位操作能力。可以一人或多人实施作业任务。例如，如果它由三人实施作业任务，一人可以在工作站 1、工作站 9 和工作站 10 实施作业任务，或者一人可以在工作站 1、工作站 2 和工作站 3 实施作业任务。如果一人在工作站 1、工作站 9 和工作站 10 实施作业任务，那么此操作者控制了 U 型布局的原料投入和产品产出，所以我们不能投入多于产出的原料。

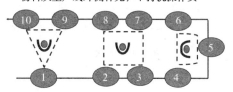

物料从生产线外侧补充，不打扰操作员

操作员在布局内侧作业，确保最大的
柔性和团队合作

图 9.10 U 型布局

物料和供应品从生产线的外端予以补充，因此不会对 U 型布局内操作员造成作业干扰。在建立崭新的布局或工作区域时，应致力于一个作业团队在同一区域内实施大多数作业。如此，有助于团队内部沟通，因为团队成员之间会发现错误并进行沟通。这会激励团队成员解决问题，避免错误。U 型布局不必逆时针运行产品流动。逆时针的好处是便于我们这些右撇子。需要注意的是，在设计工作站时，如果适用，需要为左撇子做出适当的调整。

直线布局

直线或线性布局允许在制品按照加工顺序向下移动（图 9.11）。操作员在直线布局上仍然有柔性多技能，但柔性多技能仅限于紧接前后的操作员。这种布局的缺点是，有一名操作员从工作站 1 到工作站 6 的步行距离较长，但通常，加工流程决定布局。

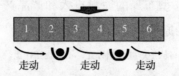

图 9. 11　直线布局

平行布局

平行布局的设计是将操作员置于两条平行生产线的内部，以方便资源共享，因为操作员可以移动到另一条平行生产线或沿着同一条生产线移动（图 9.12）。物料和供应品从工作区域或工作单元外部补充，以尽量减少作业干扰。平行布局非常适用于多混型、低产量的环境。

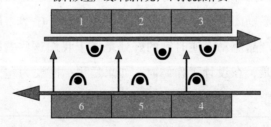

图 9. 12　平行布局

布局的其他因素

布局和工作站的其他因素包括工作流程区域之间的交接区域或柔性空间。交接区域位于标准作业区域之前或之后，在交接区域中，操作员/员工可以灵活地适应工作时间上的细微变化。从医疗行业的视角，我们可以审视住院前检查的患者来访，我们在后文中将对其做进一步详细讨论。一些患者需要实施心电图（EKG）检查，而另一些患者不需要心电图检查，因此在患者住院前检查期间，患者在检查项目中的移动路线可能不尽相同。

鉴于所有患者的住院前检查项目是不相同的，所以必须考虑布局，用于安置"备份"的区域。备份通常是指等待的患者，因为他们代表了多余的库存，布局的目标是在这个流程中消除备份。再一次，我们审视住院前检查部门。如果抽血/心电图区域短缺一名医护员工，患者就会在此排队，并需要坐在椅子上耐心等待。如果抽血的护士与做患者访谈的护士在一间房间里，那么患者通常就在入院前等候区排队。

精益布局应该促进灵活的工作空间和空间设计。重新设计布局应该减少实施作业任务所需的全部空间和步行距离，并尽量减少使用部分人工。如果重新设计没有节省空间，那么我们需要理解导致空间增加的变量。在大多数情况下，空间增加是由于新设备的技术变更或预测数量的急剧增加。

重新设计布局的原则——必须遵守

指导原则 1：*没有孤岛*

基本原理：黄金法则不是在您的布局中建立孤岛。孤岛是我们孤立工人和阻止柔性工作的区域。我们经常在医院环境里看到这种孤岛布局。孤岛布局导致对部分人工的需求，这意味着一名员工可能只有50%的工作时间被分配到一项作业任务。

他们不能被分配更多的作业任务，因为他们或者没有工作技能，不想承担另一份作业任务，或者因为他们距离其他岗位太远，不能柔性地支援其他岗位。总之，存在一个障碍阻止他们柔性地支援其他岗位；备餐线就是一个例子（图9.13）。请注意，操作员被设备、餐具车或食品车包围，这种布局妨碍了操作员实施其他作业任务。

指导原则2：避免或限制使用门、抽屉和围墙

基本原理：围墙是糟糕的！抽屉里藏着杂乱的物料，其为"以防万一"的物料提供了一个贮存空间，并且增加了物料库存，换言之，"不需要"的库存中隐藏了多余的现金，从而对组织财务的现金流产生负面影响。如需安装储藏柜，请将柜门移除。如果必须安装门或抽屉，让它们"通透"，如此，当寻找物料时，物料就能被清晰、快速地看到。同时，通透的储藏柜和抽屉有助于实施5S，整理区域和保持区域的清洁卫生。

指导原则2：将会遭遇许多员工的反对。员工，尤其是主管和经理一定会想出很多理由，以解释为什么需要围墙、门和抽屉。因为员工们已经习惯了他们今天所拥有的工作方式和工作环境，让他们向开放的"共享"环境的范式转变，对他们而言，是一个全新的挑战。医院必须清晰地定义什么是"患者医疗区域"以及定义患者医疗区域到底需求和需要什么。我们设计了许多没有门和抽屉的"患者医疗区域"，在征询被允许的情况下，我们整理、整顿了医用物料和区域。

医院内很少部门区域真正需要围墙、门和抽屉，这是我们的真实发现。

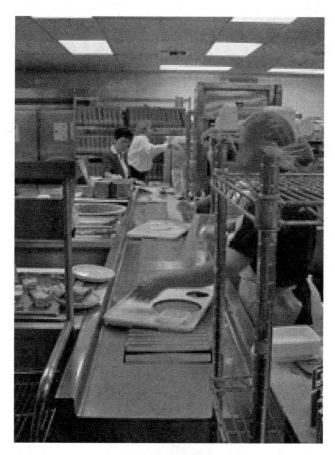

图 9.13　备餐线孤岛布局

　　经验教训：要有勇气去挑战传统的指导原则和规章制度，因为许多规章制度已经过时，可以被推倒重来。其中的一些原则是对监管要求或美国建筑师协会（AIA）指导原则的误读。很多时候，我们不得不求助于认证机构，以便澄清、补充或修订现有的指导原则，从而辅助精益设计。

指导原则 3: 灵活性

基本原理: 您今天所建造的, 明天可能就会发生变更。为水、电建设"网格", 方便于安装灵活度和扩展使用 (图 9.14)。建设水、电、气等公用基础设施网格可以提高未来空间使用的灵活性。网格式布局考虑了空气、水和燃气连接的"即插即用"。此外, 如果您需要将一件设备搬迁到另一个区域, 用以改善加工流动, 或者使用一条新的业务线, 那么改变布局顺序是十分有意义的。灵活的水、电、气等公用基础设施可以使布局变更成本更加低廉。维修人员应该按照"下次以两倍的速度移动"的范例, 搬迁每一台设备。一般来说, 建设水、电、气等公用基础设施会遇到阻力, 因为前期投入成本不菲, 然而, 在未来重新设计时, 会节省大量资金。许多组织以有限的预算启动项目, 当他们有限的资金用于基本项目时, 他们很难证明未来的成本规避措施是合理的。

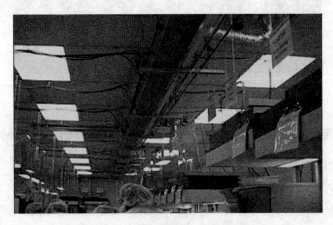

图 9.14 具备灵活性的公用基础设施

指导原则4：奥巴（OBA）标准

基本原理：架子和隔断板的高度尽可能不超过4英尺，这被称作"奥巴标准"。一位身高4英尺，名叫奥巴的日本精益教练，因为坚持现场工厂内任何东西都不能高于他的视线高度而为人熟知。因此，产生了可视化工作场所的"奥巴标准"。这样做的目的是尽可能避免在工作场所建立视线拦截器。奥巴标准也被称为"四英尺规定"或"1.3米规定"。五六英尺高的小隔间围墙和门在工作环境中形成了"孤岛"，或者局部的本位主义。小隔间围墙不应超过三或四英尺高，以鼓励视线管理（图9.15）。使用模块化家具，以便于家具移动，且便于单元或工作区域的重新设计、重新布局。我们看到越来越多的组织开始习惯于模块化家具的使用。办公室使用透明玻璃，借以鼓励开放办公的制度。

指导原则5：从步行距离和"人因工程"，限制伸手，尽可能在员工站姿作业等方面，审核布局和工作站的设计

基本原理：步行和多余动作是非增值的活动，被认为是"浪费"。步行和多余动作还会造成疲劳，影响组织的工时效率，所以只要可能，就需要消除或最小化步行、多余动作。坐姿作业会导致员工不必要的伸手，而上下活动可能比站立作业对人因工程，更有害。站姿作业，走动，而不是坐姿作业，会遭遇一些员工的抵触。当员工获得正确的机制，例如加厚的垫子和高工作台，以及检讨健康安全、环境时，我们可以劝服和战胜大部分（不是全部）反对意见。我们甚至发现，当区域被布局为单件流或单例患者流动，而且员工被允许坐姿作业，他们发

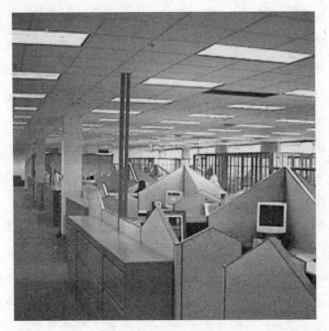

图9.15　精益办公室布局

现自己更喜欢站姿作业和走动。这些完全取决于员工实施什么
作业任务，以及他们可以在一个地方保持站姿多久。如果这项
作业任务需要持续的上下移动，或者员工必须长时间站在一个
地方（10或15分钟），那么他们应该保持坐姿，因为站姿和走
动不利于他们作业。每一种情况都需要被单独评估。总体来说，
我们的分析显示，对工作站作业而言，在设计合理的布局中，
站姿和走动比坐姿效率高出30%。

指导原则6：员工应该被安置在"工作单元"的内部，物
料补充应该来自外部

基本原理：将员工安置在内部有利于员工的走动，因为他

们能够柔性地工作于毗邻加工步骤之间，促进资源共享，并促成更短的步行距离。当需要物料需要补给时，从工作单元或区域外部补充物料，最大程度地限制了对"单元作业的活动"打扰。

指导原则7：布局的设计应该考虑流动和可视化控制

基本原理：必须为所有拟议的布局，绘制点到点图。这些动线图应该包括所有产品的流动，以及入库和出库的物料的流动。工作单元布局应该保持恒定，不管操作员数量多少（在合理范围内）。

指导原则8：将高级领导者和办公室员工的办公地点，与他们的产品/患者一起安置于（就近于）现场或区域

基本原理：高级领导者如何在独立的大楼或楼层中管理医院？我们的办公地点需要被安置于现场或者就近于现场。这有助于协助任何服务线的流动中断，并确保对任何员工问题作出快速反应。

指导原则9：不要在工作单元内计划返工

基本原理：如果您必须拥有一个返工区，那么要确保它是彻底的、明显可见的，并有人负责管理。在制品和现金流的统计数据、返工区的缺陷质量成本（COPQ）应该被公布张贴和可看见。

指导原则10：在项目的早期，绘制一张主体布局图

基本原理：主体布局可以在不到一天的时间内绘制完成，但有时，需要一周或更长的时间来修订正确。它不一定是完美

的，但可以作为核心团队的指南，也可以作为组织其他部门对未来的愿景展望。通常，第一次绘制主体布局，我们会得到80%—90%的正确率。

指导原则 11：布局批准

基本原理： 建立一个精益布局评审委员会。您的组织自身培育了一名精益布局专家，他有权力说"不"。这位精益布局专家应该接受过精益原则的全面培训，他有权对不接受的布局给出解释和建议。布局方案在提交批准之前，组织召开评审会议，参加者包括员工代表、厂务部或工程部门主管、流程责任人。逻辑清晰、理由充分且没有违反原则的改善提案应该被予以吸收和采纳。请谨慎安装新的设备，如果数据不支持，请勿因此追加额外的工作场地。每一次我们追加员工必须拥有的额外工作场地，最终都会导致额外工作场地浑然演变成收集垃圾的场地。相似的类比，诸如运动自行车演变成了衣架这样不争的事实。

指导原则 12：5S

基本原理： 万物有其位，万物在其位！每个场所都应该用标识标明设备名称、供应品或零件名称和所处位置。考虑任命一名员工或一个团队，经常实施 5S 改善，一年实施几次 5S 主题日，诸如倡议者碎纸机日、清扫日等。为每个项目区域的改善前后拍摄照片。在开始精益改善之前，对整个工厂的现状基线，拍摄视频。

我们如何知道布局是正确的？

这是一个难以回答的问题，然而，我们发现凭借直观的感悟可以回答这个问题。所有动线图都是有效的，以及相关测量指标支持流程效率的提升，此时您会知道布局是正确的。我们使用的一些测量指标是总体空间、步行距离、操作者数量、库存、零星工时的百分比，等等。当产品流动时，操作者步行距离最小化，快速完成换型（切换），且具有扩容的空间，此时，我们知道布局接近正确。请记住，随着我们继续实施改善或者扩大产能，布局可能需要改变。这就是为什么围墙永远不会存在于正确的工作场所，重要的是，将工作站和设备安装轮子，并能够快速断开连接等等，用以方便简单的、持续的布局变更。伴随着改善的实现，大多数布局会随着时间的推移而不断收缩变小。在布局设计中，把人的工作与机器的工作分开，是十分重要的。当布局就绪，在可能的情况下，我们需要立即实施和审核标准作业方法，平衡所有操作员的作业任务，并且尽快培训和交叉培训操作员，以便减少支援作业任务所需要的人员数量。布局应该设计为站姿作业/走动作业、移动作业，还要为标准在制品提供贮存空间。

在某些情况下，需要花费几天甚至几周的时间才能正确地规划布局。有时，我们发现必须远离布局方案一段时间，然后再次回到布局方案，此时继续规划布局或许更为高效。另一种正常情况是，我们建议将布局的全部或一部分旋转90度，看看效果如何。适用的情况下，确保体积最大的机器位于离工作入口最近的位置，是十分重要的。请记住，许多人在工作单元中按照正确的顺序设计布局，以便创建流动。然而，这仅是流动等式的部分因素。是的，按照正确的顺序和将作业任务更为紧密地联系在一起，您将会收获改善，这是事实，但如果您没有充分考虑过均衡作业或平准化作业任务，那么从本质上说，您只是完成了改善任务的一部分。换言之，没有实现均衡作业以便促进产品或服务的流动，也就没有消除潜在的瓶颈。

工作站的设计

我们总是让一线员工参与工作站的设计。在我们看视频时，我们发现员工实际上是在告诉我们如何设置他们的工作。目标是，在可能的情况下，建立站姿作业和移动作业。任何一位训练有素的人因工程工程师和安全工程师都会认同，移动作业和走动作业，比整天坐姿作业更加健康和高效。站在一个地方是糟糕的。当我们设置工作站时，我们把工作站设计成为站姿作业，如果有必要坐姿作业，我们在工作站放置"站立高度的座椅"。我们希望工作站尽可能灵活自如。这意味着工作站安装轮子可以随时移动，而且最好不安装硬性管道、导线管或者管道。工作站配置站姿加厚型垫子，这样工作站符合安全和人因工程的设计。精益、人机工程学和安全紧密地结合、共同工作，是我们践行"尊重人性"原则的一部分。在工作站设计方案中，一贯地，我们应该加入为残疾工人提供服务的元素。

让一线员工、一线主管和经理参与到布局和工作站设计的过程中，我们已经讨论了其重要性。通常，我们会发现，在每次换班时，根据下一位员工如何实施作业任务，工作站布局会发生动态变更。一线员工充分参与重新设计他们的工作站，是至关重要的，如此加强了一线员工对改善后布局的接受程度。通过重新设计加工流动，确定了基本布局，此时需要重新设计新布局中的每个工作站或区域，旨在确保以下：

- 需要什么供应品？

- 每个工作区域或工作站的供应品的放置位置、放置次序或顺序是什么？每个工作区域都是按照位置用标识标注。

- 需要什么设备？体积较大的设备往往驱动和决定整体的布局方案。我们称之为纪念碑。同时，需要考虑机械和电子的"安装匹配"的各种安装要求，例如，需要考虑高压电气连接、水管、气管、燃气管或通风孔/管道的安装要求。在最初规划布局的时候，没有考虑到一些设备需要连接其他的设备，用以支持它们的运转，诸如管线配置、冷却插件或液压模块等。

- 每个工作站的附近应该放置什么呢（传真机、电话、复印机等）？（同样，体积较大的设备将会驱动邻接放置，但请记住，支持邻接放置，在工作站的附近需要放置什么呢？）

- 需要多大尺寸和数量的供应品呢？

- 需要多少个工作站呢？

我们建议由一线员工和主管组成的团队成员，参与规划和设计工作站，并在图纸上标出所有供应品及其需求。工作站应该按照产品流动（而不是作业时间）来设计。团队需要决定库存和"缓冲区域"，或备用供应品的数量和位置，并讨论补料或补充供应品，以确定对工作站设计的影响。如果在流程中需要考虑"收集区"，例如在化验室重新设计中，在较大的"工作单元"中可能有多个样本收集区，对此应该予以讨论，以确保在工作单元设计中，样本收集区建设在正确的位置上。我们建议，如果多班次的员工共享工作区域，每班次的每位员工，均有机会参与工作站的重新设计和评审过程。同时，我们建议制定作业标准和审核标准，用以确保遵守标准。

当我们进行全面作业操作员分析时，工具和供应品的清单被记录存档。在实施工作站设计时，通常我们会与员工一起实施运行试点工作站布局。在可行的情况下，我们按部就班地、一步一步地将物料和供应品，按照正确的顺序排列起来，以便减少伸手和多余的动作。然后我们在工作站周围画出一个轮廓，或者用胶带粘住布局轮廓，并用标识标注。这是一个非常耗时的过程，需要员工和精益团队付出更多的耐心。当所有都准备就绪的时候，我们会请操作员运行工作站，然后进行必要调整，鉴于操作员通常会忘记组装一些物料或者一些物料事项没有置于正确的地方。当我们自信于一切准备就绪，操作员已经作业练习完成了，我们会拍摄他们的作业视频，然后坐下来评审作业视频。在评审作业视频完毕后，根据需要，我们将会实施其他布局改善或调整。当我们对工试点工作站布局的良好运行状况感到满意时，我们将考虑正式重新设计所有工作站。

可能会有这样的情况，我们将工作站上的设备或供应品的布局方式复制到其他工位上，以便产品持续进步，并使其他操作人员具备灵活性。如果我们在一个工作站上布局了所有的物料、夹具，但没有按照正确的次序放置物料，此外，在工作站中间安装了一个夹具，这将迫使操作员停留在一个操作地方，或许是坐姿作业，且其他人无法灵活参与和提供支持。

站姿而非坐姿看图表

在 X 医院的一个术前检查门诊部，我们设计了一个崭新的流程流动和工作站，用以收集患者的手术病历。本质上，这个流程流动涉及建立一条服务线，其中，所有的表格都按照收集的次序放在柜台上。医护员工们只是简单地拿起一张硬皮病历夹，然后从表格箱里拿起每一张表格，并把每一张表格放在硬皮病历夹的正确位置。在目前的布局中，由于护士工作站柜台的配置，我们无法将表格箱放置在更好的位置，医护员工不得不来回滑动他们的座椅，因此他们对此很是反感。三名员工中，有一名员工身体不适，以至于无法站姿作业，所以她拒绝了站立作业。我们请来了一位职业健康、安全和人因工程专家，他认同应该"站姿"作业。我们最后提出了一个折中方案，即安装一个新的站姿高度柜台，同时为另一位操作员提供了一个"站姿—坐姿"的工作椅。我们过去设计过一些生产线，为员工提供轮椅作业。

经验教训：站姿和走动通常比坐姿作业效率高30%。同时，我们需要能够开发出来对残疾人士同样有效的解决方案。

工作站设计总结

● 只要操作员能够在不同的工作站之间进行柔性切换，就没有必要设计工作站来满足节拍时间。依据节拍时间设计工作站的问题是，节拍时间可能会发生变化，那么每次当节拍时间发生变化的时候，我们都要面对工作站变化的窘境。

● 我们的库存数量正确吗？我们需要最少数量的中间在制品，用以满足节拍时间和平稳生产。在服务线或区域的标准中间，在制品数量是基于节拍时间和流程周期时间。

● 工作站的设计初衷是逻辑合理地制造产品或医疗护理患者。

- 需要基于满足当前循环时间或节拍时间所需要的操作员数量，工作区需要被设计为可以增加或减少两位操作员。

- 工作站应该使用最大的选项，用以满足高峰需求。

- 布局不应基于员工数量的变化而变更。

- 布局可能随着持续改善变更。

- 供应品和工具应该按照使用的准确次序摆放，即使需要重复的供应品，也应该放在触手可及的范围内。

- 确定正确的库存数量。

- 当设计工作空间时，请问自己以下几个问题：

- 您有门和抽屉作为物料的藏身之处吗？

- 家具是被螺栓固定的，还是容易移动的？

- 基础设施的状况如何呢？如果一件新设备必须移动位置，部分重新设计工作区域，会有多么困难或多么昂贵呢？

- 员工为了获取作业所需要的供应品穿梭于各流程之间，您是否计算过员工的步行距离呢？需要执行工作流动的相关员工，他们的工作地点位于哪里呢？员工之间是否会发生作业干涉呢？或者产品是否会发生混淆呢？

- 是否有围墙或者门阻碍流动呢？

- 您能否直观地识别流程中的瓶颈？

- 顺序实施的任务或流程是否位于彼此附近，促成共享资源和柔性互为支援呢？

主体布局和精益设计

精益和建筑师

建筑师确实需要学习精益，因为如今几乎每家医院的设计都不是精益的。许多医院要求我们评审一个截至目前为止，在设计阶段4或阶段6的新设计方案（参考表9.7），由于变更的成本很高昂，任何变更都是不可能的。

表9.7 设计的阶段

1	概念开发
2	方框图
3	粗略布局设计
4	区域设计
5	初始示意图
6	详细示意图

经验教训：现在我们会询问处于哪个设计阶段，如果处于最后阶段，我们会礼貌地拒绝评论。为什么呢？因为在设计的最后阶段，我们所做的只会让任何参与过程讨论的人士沮丧和烦恼，除非他们当真愿意花钱去实施这些变更。导入精益的最佳时间应该是在设计阶段1和最迟在设计阶段2。

当设计拥有多个门诊部的医院楼房时，不要设计一个中央挂号区。挂号区应该位于每个门诊部内。中央挂号区会造成瓶颈，延误患者，最终延误内科医生的诊疗流程。

在新建楼房或建筑物中，需要考虑布局邻接和设备安装放置。我们发现，与医疗建筑公司合作多年的许多案例中，建筑师认为他们在设计工作区时，已经考虑到了设备的安装放置及其过程。通常情况下，建筑师根据容积预测，从而增加空间，然后应用平方英尺乘数（作为计算单位）来确定支持项目所需的空间容积。最近，越来越多的建筑公司，运用精益原则，以帮助指导他们的设计过程，但当经理和员工要求"非精益"设计时，他们可能仍然不愿意倒退回到"非精益"设计。在分析建筑师所设计的布局时，为流程中的每个产品/患者绘制动线图。同样，总体目标是提供一个灵活的工作区和工作站的设计方案，以适应未来需求，并且提供一个有利于持续改善的环境。

我们当真需要增加更多的房间或空间吗?

大多数医院低估了精益设计的必要性。第一个问题，应该是我们当真需要增加房间或空间。当精益项目实施完毕后，再改善之前需要的额外的房间，实际上，可能不再需要了。

在 X 医院，我们正在致力于实施化验室的精益改善，包括核心化验室和非核心化验室（图 9.16）。建筑师被告知化验室预计在未来 3 年内产量将会翻倍。那么建筑师做了什么呢? 他们把两个化验室的建筑面积都增加了一倍。当他们把建筑面积增加一倍后，同一层楼就不再拥有两个化验室的空间了。因此，最终决定，将非核心化验室搬迁到一个两层楼建筑之外。在精益化验室项目结束时，我们将核心化验室和非核心化验室的建筑师步行距离减少了将近 30%。此外，这两个化验室本可以位于同一层楼。但是由于新楼距离很远，他们继续沿着那条路奔走于两个化验室之间。将非核心化验室搬迁到另一座建筑大楼，就此产生了一整套额外的浪费。

经验教训: 如果我们确实需要更多的空间或房间，最重要的是我们首先精简流程，也只有如此，才能将布局予以变更。重要的是，请记住，每个布局都需要尽可能地灵活。硬性管道、

非核心化验室的邻接

细胞学和组织学的登记入册的区域
· 区域现在集中安排在病理取材室的前面
病理取材室
· 远离细胞学和组织学区域
组织学
· 必须放在病理取材室的右侧
细胞学
· 紧邻组织学，因为化学品和供应流程的协同
· 所有载物玻璃片都放在一个中心区域供病理学家使用
流式细胞计数
· 相似的染色和载物玻璃片程序决定了组织学之间的协同作用
骨髓
· 脊髓样本从这里流向组织学和病理取材室
· 染色过程使用相似的材料和程序，例如组织学和细胞学
免疫组织化学
· 供应此处的所有物品来自组织学
· 相似的染色流程和相似的载物玻璃片准备流程

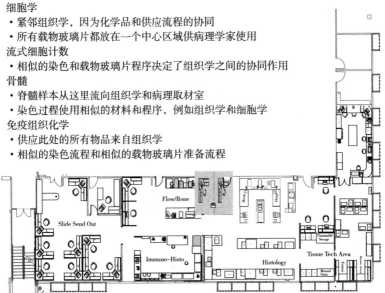

图9.16　精益化验室总体布局

坚实的围墙和不可移动的设备，以及集中化护理站、集中化物料和集中化供应品，都是糟糕的。在可行的程度上，我们需要在天花板上建设网格，以便水、电、气等公用基础设施能够即插即用。如此，前期投入成本可能不菲，但在未来重新设计时，会节省大量资金。

布局驱动劳动力成本——考虑邻接

观察一个布局中蕴藏着多少浪费是令人惊讶的。这是怎样发生的呢？虽然有些建筑师可能会考虑流动，但大多数建筑师不会考虑流动。他们倾向于将成品放到客户需要的地方，然后努力使其他一切流动条件都匹配，但这并不总是意味着产品是流动的。我们从来没有见过建筑师绘制动线图。这并不一定意味着动线图从来没有被绘制；只是我们从来没有见过他们绘制动线图。

当孤岛布局被设计出来的时候，我们最终要为那些空闲的部分人工买单。建筑师的建议中并未提及这项成本。大量的改善提案源自实施部门。然而，很多时候，并没有考虑到新的布局设计如何影响其他部门。

布局应该设计支撑支持区域、临床或医院的整体流动。整体的流动与部门内的流程同等重要——如果不是更重要的话。医院需要被视为一个覆盖多部门、信息流时刻交互的庞大系统。

X 医院要求我们设计一个带有精益快速通道的新医院急诊部，然而随后 X 医院决定不对现有医院的急诊部实施精益改善。我们建议他们，如果他们不对现有医院的急诊部实施精益，当他们搬迁到拥有精益设计理念、全新的急诊部时，他们将不可能实施运营。如果真的要这么做，全新的精益急诊部，在陈旧的流程模式下运营，会变得更加糟糕。

经验教训：如果医院要采用精益设计流程布局，就必须做好精益运营的准备。我们不可能设计一个精益医院，然后使用陈旧的批量驱动系统来运营它！

例如，在设计急诊部时，我们需要考虑放射科和化验室在总体布局中的位置。理想情况下，我们应该将放射科和化验室纳入到我们的急诊部布局中。如果不可能实现，应该考虑它们与急诊部邻接布局。

布局应该：
- 减少步行距离和过多的步行
- 避免孤岛，支持柔性多技能
- 包括物料使用点贮存空间
- 将 IT 系统连接至物料使用点

急诊部是医院的两个主要前门之一。另一个医院前门是外科患者和来访患者的常规入口。或是通往您的门诊设施和服务（亦即药房）的前门。急诊部应该拥有一扇为患者开启的前门和一扇为救护车开启的独立大门。或考虑为门诊放射科或者化验室化验设立独立入口。

经验教训：如果您想与独立的门诊设施竞争业务，您必须提供与门诊设施匹配的停车和便利通道。

运用精益设计的实际案例

- 外科应该将入院（挂号）作为候诊区的一部分，或者能够在外科区域提供登记预约服务，用以消除办理登记预约的步骤。
- 候诊区应该与外科在同一楼层，最好毗邻外科区域。
- 无菌处理和无菌物料应该与外科手术、术前和麻醉后护理病房置于同一楼层。

● 外科手术布局应该组成 U 型。除非设计封装手术流程，即独立的外科手术快速通道，接下来的术前和麻醉后护理病房应该是彼此毗邻的，这样医疗资源才能共享。

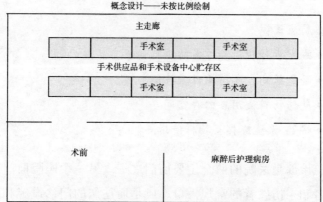

理想的外科手术布局是所有房间布局相同（通用的）。由于成本和实用性的原因，这不一定能实现。除此之外，根据医疗服务族别的需求，按照地理位置分配房间。

● 外科手术套间应该有核心区，基于核心区内医疗服务族别房间，手术相关的物料和设备贮存于核心区之内。

● 必须设置传递通道，以便在不需要进入房间的情况下，能够重新补料。

● 布局必须考虑：洁净等级受控的一侧是医护员工的入口，洁净非受控的一侧是患者的入口。

● 每个房间都应该设置使用点物料和相关设备（基于成组技术矩阵）。

● 考虑增加麻醉室，以便在术前给患者实施麻醉。两间手术室能够共用一间麻醉室。

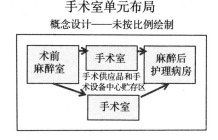

护理楼层

当设计护理楼层时，应该考虑在房间内增加使用点物料贮存，或者最糟糕的情况下，直接在房间外增加使用点物料贮存。许多医院已经如此操作了。请记住，集中化贮存区，集中化物料、集中化护理站、集中化药物等，连同它们本身，都会导致发生"集中化"的浪费。

大型的集中化护理站，一般来说，是"浪费吸引子"。我们必须去访问集中化护理站，在那里进行社交活动。许多医院正在转移到规模较小的使用点护理站，或者把护理站全部取消，取而代之的是室内或病房边侧保存病历。这些布局被称为"舱式布局"。

重症监护病房（ICU）楼层的位置应该靠近外科手术室。如有可能，患者的住院部可以按服务线分组。

其他的设计考虑

● 假使需要紧急手术，特别是针对 1 级或 2 级创伤医院，手术室应该位于急诊室附近。

● 化验室应该靠近急诊部区域和术前检查区域。

● 放射科服务对象分为住院部患者和门诊部患者。如果门诊量大，应该有一个外面的入口。放射科也应该位于外科术前检查区域的附近。需求驱动放射科区域的位置。所有布局都应该考虑到流程责任人和员工位于区域内或附近。

精益和监管环境

在精益布局设计中，您必须愿意挑战传统。我们也曾发生过不得不求助于监管机构的案例，比如医疗机构认证联合委员会（JCAHO）或者国家医疗护理管理局（AHCA），请他们批准我们的医院布局设计。我们偶尔会设计出不一定符合现有标准的观察室。例如，急诊部有检查室和候诊室（非患者护理区）的相关规定，但对我们建立的"观察护理"区域没有详细分类。等待检验结果的患者其实不需要正式的床或观察室，他们可以在观察护理区域内等待。而且，根据需要，他们可以得到有限的护理，他们等待直到所有的检验和结果报告出来。患者们接受了护理监控，但他们不是在真正的观察室里接受护理监控。如果实施护理，则在与该地区相连的观察室内提供。在美国建筑协会（AIA）、国家医疗护理管理局（AHCA）或者医疗机构认证联合委员会（JCAHO）的指导原则中，均没有阐述这方面的标准。

线设计标准

在设计新的流程布局或者"线"的时候，必须考虑一些关键的标准元素。同样地，术语"线"源于制造业，但它很容易转移至医疗领域的术语，因为医疗领域也有"线"。我们确实为客户提供服务，我们的流程在很多方面起到作用，比如装配线。

如"住院前检查访问"，其中预期的"结果"由一系列必须发生的任务或活动组成，用以实现该结果。

例子：术前检查前访问

场景1

让我们审核一下住院前检查的流程，它包括以下检查任务：抽血（化验室化验）、心电图、X射线、签署既往病史。我们的目标是在85分钟内完成所有这些检查任务，并且在患者离开之前，取回化验室化验的初步结果，以防需要额外的化验室化验。如此，确保患者不必回访。

在本例中，正确的布局或设计能够显著影响门诊实现85分钟目标的能力（表9.8）。这些是宏观级别检查任务的平均时间。如果当前流程按照这个次序实施，没有考虑实施每个任务需要多长时间，他们将永远无法实现85分钟的目标。这里并未包括观察到的7大浪费以及每个流程步骤之间的活动和时间，例如门诊区域或者化验室的标本传递的浪费，他们需要传递到另一个地方予以处理。

表9.8　门诊步骤——改善前

步骤	时间（分钟）	累计时间（分钟）
进入门诊部，登记	1	1
患者挂号（人口统计信息和财务）	8	9
取病历	25	34
签署同意书	5	39
做心电图	10	49
做X射线检查	30	79
抽血化验（70分钟出结果）	6	85

（续表）

步骤	时间（分钟）	累计时间（分钟）
收到化验结果	70	155
总计　目标<85 分钟		155

场景 2

如果我们重新排列作业活动的"线"，我们能够更加接近实现我们的总体目标。表 9.9 中的例子说明，从概念上讲，医疗护理流程能够与装配线的作业活动相同，这些作业活动链接在一起用以实现客户期待的结果。这个例子没有详细介绍医疗护理服务的搬运或共同位置，以及部门之间的毗邻状况，用以实现最大的医疗护理效率和最短的周期时间。这个例子确实提供了一个非常简单的视角，如何观察用线性的方式实施作业活动，同时，两个不同顺序的作业步骤会导致截然不同的最终结果。将化验室抽血作业步骤挪移至流程中的步骤 3，这样能够与必须实施其他作业活动"并行"处理，从而达成 85 分钟的目标。

表 9.9　门诊步骤——改善后

步骤	时间（分钟）	累计时间（分钟）	
进入门诊部，登记	1	1	
患者挂号（人口统计信息和财务）	8	9	
抽血化验（70 分钟出结果）	6	15	等待化验结果的时间从这里开始
取病历	25	40	25
签署同意书	5	45	30
做心电图	10	55	40

步骤	时间（分钟）	累计时间（分钟）	
做 X 射线检查	30	85	70
收到化验结果		85	
目标<85 分钟			

如果挪移作业步骤是影响客户体验医疗护理流程的唯一要素，那么实施此改善不费吹灰之力。然而，影响医疗护理流程的变量还有很多，例如小时需求和提供患者或服务的数量。

使用上面的例子，如果样本没有立即送到化验室加工区，或者，如果化验室按照"批量"处理，样本必须"等待"下一个批量循环处理，那怎么办呢？在设定最初目标时，这些可能是门诊流程未予以考虑的项目。当您不完全理解"部门之间"或流程工作单元之间所实施的作业任务的时候，如果使用平均循环时间，您最终会得到与平均流程时间（产生较大的标准偏差）相比，具有显著差异的结果。当超越您所够控制的区域时，下游可能会有改善的机会。为了优化流程流动，当审核流程的重新设计方案时，需要参考以下的标准。

精益物料和供应品

许多丛书都阐述了关于精益部署中的库存和供应链管理。精益库存或物流项目超出了本书的赘述范围。在任何精益实施过程中，需要考虑供应品补料、库存和物料管理相关的基本概念，我们如果对此未予以突出描述，我们会感觉有失职之嫌疑。

库存

当重新设计您的价值流时，我们需要理解流程中执行作业活动/操作需要什么供应品和多少供应品。例如，在您的组织中还未彻底实现精益的部门区域，我们随机走入一个门诊区域并打开抽屉，结果发现相同的供应品遍及门诊的多个场所。在重新设计工作区域和流程时，关键概念之一是在正确的时间、正确的地点，需要正确的供应品和设备或工具，用以实施作业任务。太多的供应品占用宝贵的空间且造成浪费。如果各部门把钱花在多余的积压供应品上，这些供应品没有得到及时跟踪，而且被发现藏匿在抽屉里等待过期而失效，那么各部门就没有可用流动资金用于实施其他作业活动。过剩库存总是问题表露的征兆。理查德·舍恩伯格（Richard Schonberger）在其著作《世界级制造业：下一个十年》（*World Class Manufacturing：Next Decade*）中提出建议，应该将库存周转次数作为评估企业持续改善能力的主要指标之一。

所需物料和放置

实施作业任务所需要的供应品（种类和必要数量）以及供应品的放置方式，是通过拍摄视频并观看员工作业决定的。正如前文提到的，实际上，一个训练有素的操作员会展示给我们，如何设计他们的工作站。在视频分析过程中，我们讨论了谁使用该供应品，为什么使用每个供应品，这个供应品是什么，如何使用这个供应品，以及应该将其放置在工作站内什么位置，以便容易方便获取使用。所需要供应品的数量可能会影响补料的地点和/或时间。供应品和设备的摆放顺序应该与医疗护理患者期间使用的顺序一致。关于共享工作空间所需要的放置地点和放置数量，各相关方对此应该达成共识。在工作站的布局和设计过程中，各个班次员工都应该参与其中，并给予智慧输入。这听起来很简单，但针对人的因素，我们需要实施大量的"变更管理"。此外，精益运用了一些技术来帮助维持工作站的设计，例如使用布局标识和布局轮廓图，供应品和设备据此放置，当设备被放错位置时，传递可视化提示。任何时候需要的供应品都应该放在供应品使用点。每天需要一次的供应品放置在稍远的场所，而每周或每月需要一次的供应品仍然放置在稍远的场所。

为每个零件做计划——需要的供应品/库存的数量

为每个零件做计划提供了一种机制，用以跟踪和确定所需要的供应品、当前需求和当前的状态库存信息。我们需要知道供应品的贮存位置，有多少将被补料和缓冲库存计划，以确保供应品能够满足高峰需求。虽然我们的许多有识之士，过去已经建立并运用了精益物料的电子表格，但他们似乎没有一个正式的名称，直到《让物料流动起来》一书的出版问世。为每个零件做计划（PFEP）可以用手工，但运用 Excel 电子表格，操作会更加容易。为每个零件做计划（PFEP）逐字列出流程或区域中使用的每个零件。然后，我们查看每个零件，以确定交付时间、每日所需数量、手边的供应天数、安全库存和正确的看板收容数的大小。这个相当大的 Excel 电子表格是动态管理的，需要大多数部门区域按照一定的频率对其予以维护，因为病历数量或者病历组合实时变化，从而影响最小、最大和再订购的数量水平。护士长或医疗服务组长对最小、最大和再订购数量拥有最终的决定权。

通常，"正确的地点"的工作站上有多少"数量"，取决于对供应品的需求、需要多长时间补充它、供应商的最小订购数量、供应商质量问题以及需求的变化，这些都会产生与重新供给物料相关联的 Beta 风险或风险因素。我们通常会增加一个叫作安全库存的供应品小缓冲库存，用以应对和防范这种风险。

每个临床领域都应该理解他们的供应品库存是什么，以及自己每天的需求，每天使用多少。此外，对于每一次供给，他们应该理解供应商的补料流程，包括物料如何提供（即物料箱、物料单位的收容数）和获得额外供应品所需要的交付时间，这将影响所需要的每种供应品的最小、最大和重新订货触发点。供应品数量、物料箱或容器的数量，以及设备或物料箱的大小将影响布局的货架的大小和数量。我们需要"正确的尺寸大小"的物料箱或容器，根据实际需求，保证物料供给。如果容器或物料箱的尺寸太大，就往往会造成库存积压。资金被过剩的库存所占用，将导致组织的现金流不畅的问题。此外，过度订购和过多库存增加了所采购物料过保质期的潜在质量风险。

标识

标识物料以及物料存储位置（如货架和物料箱），是十分重要的（图 9.17）。物料箱的前面应该有物料箱的存储位置，以及物料箱中的物料数量和描述。应该在物料箱的背面说明如何或在哪里重新提供物料箱。标识是可视化控制的重要元素，也是实施精益改善时的关键要素，有助于消除寻找物料的浪费。标识货架应该包含货架名称、指定的货架行和指定的货架行位置。在图 9.17 中，左上角框的位置显示 A-1-A，指明了货架 A 第 1 个隔板 A 的位置。

货架A

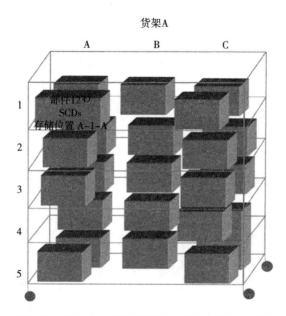

部件1237
SCDs
存储位置 A-1-A

图 9.17　案例——在货架的搁板上，标识具体的贮存位置

看板

　　看板是一个与精益、准时化生产（JIT）紧密关联的概念。看板促进库存供应补料。日语中的看板是一个常见的术语，意思是"布告牌"或"告示牌"。大野耐一成就于发展和实施 JIT，根据他的说法，看板是实现 JIT 的一种手段。

　　看板系统的目的，是通过提供库存作为缓冲区来控制物料的流动，以便同步两个断开连接的流程。因为看板是库存，我们需要不断地致力于物料数量的最小化。看板触发或看板信号可以是空的空间、空箱、一张纸、一个电子信号（灯、电子数据交换）、图标（例如，把高尔夫球滚下管子）。

看板是用来触发一次任务事件的信号。看板这个术语不仅用于描述系统，还用于描述系统中的各个箱子或卡。看板卡或空箱表示需要补料，也可以作为生产订单，以便开始补料。看板在很多书中都有详细的描述，所以我们在本书中对其只做简单描述。最简单的看板类型被称为双箱系统（图 9.18 和图 9.19）。一个双箱系统是由两个独立的物料箱组成，分别容纳相同品种和相同数量的物料，一个物料箱放在另一个物料箱的后面。当第一个物料箱空的时候，这个物料箱就被搬运离开，第二个满载的物料箱，就会滑入到第一个物料箱的位置。此时，

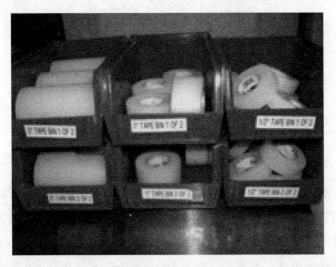

图 9.18 双箱看板系统案例。操作员首先从上边的物料箱中拿取物料。空箱作为补料的信号。这种设置的缺点是，操作员可能从两个物料箱中拿取物料，当第二个物料箱返回来的时候，带来先入先出（FIFO）的问题。

空箱是看板或者是补料信号。在多年的实践中，我们发现当使用这个简单的系统时，我们从来不会耗尽物料。当您依赖于电脑报告，告诉您何时再订购时，您最终会得到一堆您不需要的物料，而您已经用完了所需要的物料。运用看板补料，我们几乎永远不会短缺和断供任何物料。看板类似于再次供应牛奶，送奶工拿走空瓶，然后用满瓶替换空瓶。

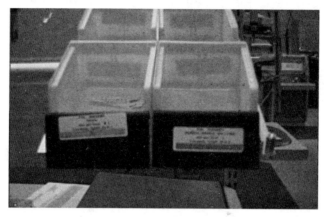

图 9.19　双箱系统，操作员从第一个物料箱中拿取物料，空了后第二个物料箱会滑下来。第一个物料箱作为补料的信号。操作员仍然从第二个箱子里取料，但是这种物料箱的设置更加简单、清晰。

看板系统也可以是一个单箱系统（图 9.20）。通常情况下，在一个单箱系统中，物料箱会被重新装满到顶部，就像商店重新装满面包一样。这被称作"面包工"系统。在一些部门区域，护士将已消耗的物料数量扫描进终端机。这些扫描信息立即作为数据传递给仓库或供应商，进行补料。这被称作销售点系统。另一种触发再次补料的方法，是在物料箱内画出一条水平线。当物料高度低于这条水平线时，就需要补料。

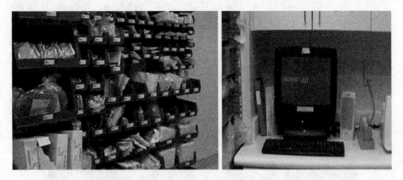

图 9.20　带终端的单箱系统。夜间根据 POS 系统的数据，补充物料

　　看板也可以使用卡片系统。在这个系统中，把卡片从空箱取出，放在一个盛放架上。它被称作空看板收集箱。以一天内一定的频率，物料员或"水蜘蛛"收集空看板收集箱的卡片。然后将卡片拿到物料贮存区，用以补料，或者将卡片从补料中取下，并放入另一个空看板收集箱，由供应商重新订购。卡片从原来的物料箱被放置到全新载满的物料箱。全新载满的物料箱被搬运至区域内原来的贮存位置。这被称作引取看板系统。看板系统拥有很多种类型，对此，大野、新乡和门田都有相关的文档记载。

　　当流程产量或生产速度发生变化时，看板系统控制生产系统中的库存。然而，看板系统具有两种主要失效模式。首先，看板系统的最初设计是基于"为每个零件做计划（PFEP）"，用以支持一定的最大用量。如果超过这个用量，就会出现零部件短缺。其次，如果看板卡片丢失，库存不会被替换。如果系统中有太多的看板卡片投入运营，就会产生过剩库存。需要对看板系统中的看板卡片进行持续的审核，用以确保所有的看板卡片都会出现在看板系统中。一些人抱怨这需要额外的工作时间，用以找到所有的看板卡片。如果在运行看板之前，实施物料的循环计数，那么就用这段时间审核看板卡片。对整个区域的员工实施培训（包含看板失效的警惕告诫），是十分必要的，特别是对于第一个安装看板系统的区域，尤为重要。

看板卡片数量的计算公式 =（总体补料时间 + 安全库存 + 缓冲库存）/ 周转箱收容数

看板补料

什么物料需要我们使用看板呢？

有时，看板系统被称为超市，因为超市是看板系统提案想法的前提。最为简单的方法是在用户定义的期间内，考虑看板的任何物料都具有持续的需求。这可能是在每天、每周、每月，有时，甚至是在每季度。订购或一年订购一次的物料通常不适合使用看板。一些公司利用变量系数（CV）来确定哪些物料使用看板或设置安全库存水平。

定时或者定量

看板通过两种方式进行补料作业。定时意味着每天在同一时间或一天几次实施物料补充。定时补料被称作"面包工"类型的补料方式，这类似于对杂货店的货架每晚重新补货（图9.21）。定量就像上文提及的双箱系统。物料箱随时有可能空出来，我们每次都是使用同样的数量来补充空箱。

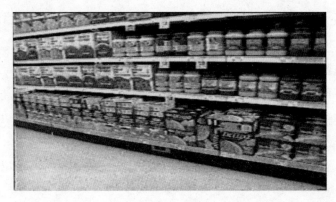

图 9.21 超市

看板的类型

看板及其类型在一本名为《丰田生产方式》的著作前六章中，有详细阐述。看板包含几种类型。看板的主要类型是引取看板和生产看板。请记住，看板是促使事情发生的触发器。引取表示拿着我的空箱，走到货架前，拿取一个载满的物料箱，然后留下空箱。空的可以用一个区域、仓库或者供应商来代替。如果有一个看板卡片系统，那么我从新物料箱上拿下卡片，把它放在空箱上。生产定货看板使用空箱，用以触发对区域生产的需求（对比工作指令或者工作要求），从而补充物料箱内的物料。

看板系统规则

只有当不能直接连接关联流程时，我们才会使用看板。只有在不能使用更为简单的系统（比如空箱或空间）时，看板卡片才会被使用。后道工序总是到前道工序领取物料。前道工序根据看板数量和顺序，实施生产或原料补充。如果您使用看板卡片，所有的物料必须附有看板卡片。物料必须 100% 无缺陷供应。由于看板是过剩库存，目标是通过平准化需求（物料的种类和数量）和缩短周期时间，来减少看板卡片的数量。

水蜘蛛补料

有时我们称物料员为"水蜘蛛"，就像经常四处乱窜的"水甲壳虫"一样。物料员或水蜘蛛给空箱补充物料、看板卡片触发时实施补料。水蜘蛛的概念也能够部署在物料供应系统之外，比如在化验室周围将标本从一个区域运输到另一个区域。我们的目标是，确保从事生产或为患者提供服务的操作员、员工一直在患者身边，不会因为不得不寻找供应品而被打断或产生不便。水蜘蛛补料提高了此部门区域的生产率和工作效率。

总成本物料管理

战略采购关注整个价值流中物料的总成本，而不仅是价格变化幅度或价格历史。总成本包括原材料成本、现场供应商库存、补料频率、管理费用消除、接收和检验成本、制造过程中缺陷和报废、工程响应时间、报价和问题、安装和工装、保质限期、质保和对供应商的要求等。

与供应商成为真正的合作伙伴

我们的目标是将供应商从一贯的敌对环境转变为供应商，成为您真正的合作伙伴或者您硬件设施的向外延伸。真正的合作，包括让您的供应商在设计阶段的早期参与，对所用物料、所需工时、缩短换型时间、标准化工装要求，提出节约成本的建议。例如，供应商可以建议，他们目前的库存物料或物料替代品可能更便宜。当供应商达成这些目标时，通过预先确定的分摊公式，向供应商提供交付、进度和质量的目标成本。真正的合作供应商不会削减利润率，他们会降低成本。目标是通过保持合理的利润率空间，让您的合作伙伴成为可独立生存的资源。合作供应商对生产中出现的问题，会作出迅速且正确的反应。

我曾经参与 X 医院物料管理流程工作。这个流程中的一个步骤是向分销商发布订单之前，对库存盘点（抽查）进行复核。这是对他们正在实施的周期盘点的补充。我们对此提问，复核盘点是否是增值步骤？每位员工的答复都是肯定的，因为我们必须照此实施。我问他们为什么需要照此实施。他们回答，他们不能总是确定永续盘存制度中的盘点是否正确。我问他们为什么会这样。他们回答，这是因为员工懒惰懈怠，以至于不愿意扫描他们需要的物料，或者没有时间扫描这些物料。所以我们对此再次提问："这果真是增值的吗?"答案是肯定的，每位遵守永续盘存制度的员工都必须照此实施。

关键是没有员工认为这是浪费。但事实上，我们"抽查"了这个物料管理流程，因为我们不能相信这个系统能够正确地判断出物料箱里到底有多少库存。所以我们检查物料箱，看看里面有多少库存，检查是浪费。因为我们实施一个流程并不会使它增值。我们必须能够看到和识别浪费，这些浪费或许在我们的流程中已经存在很多年了，我们必须训练有素和坚韧果敢，把它叫作浪费或 Muda。

内包和外包

行业中，有一种尽可能多地实施外包的趋势。运用精益思想，我们倾向于行走相反之路。在制造业中，我们多次将生产从中国和墨西哥撤回到美国，为美国所用。一般来说，当甲方外包时，他们放弃了对管理项目或服务的控制，并且任供应商摆布。如果您有真正的供应商合作伙伴，外包是省心和高效的，但如果您没有真正的供应商合作伙伴，灾难会不期而遇。

供应商早期参与

让供应商尽早地参与到您的精益改善活动，其目标是减少库存，此举能够节省大量的资金，而且应该成为支撑整体原材料成本递减战略的一部分。当供应商参与，并与贵司建立合作关系，他们就会收到质量、成本、服务和交付的进度报告卡。

同供应商合作——加强质量管理

长期协议（LTAs）应该包含质量内建的要求，最终目标是零缺陷。供应商应该持续地提出要求/挑战，用以降低产品成本，无论是通过改善设计还是从其流程中减少浪费。供应商应该颁布规定：要求实施精益六西格玛项目。交付应该是按照客户的要求，而不是按照供应商的交付能力。服务水平应该根据合同中预先共识的标准予以评级。供应商财务状况是任何长期协议的重要组成部分。大多数供应商的评级可以通过邓恩和布拉德斯特里特或其他信用评级机构获得。确保您的供应商财政可行，是很重要的。

电子数据交换

电子数据交换（EDI）是指供应商计算机和客户计算机系统

相互通信的能力。电子数据交换消除了对纸质采购订单或其他基于纸质交易的需要。很多时候，这些系统会让供应商看到客户原料的使用情况等。现在，市场上也有电子和基于互联网的看板系统。

预测

预测是任何物料系统的必要组成部分，但我们总是说"准确的预测"是一种自相矛盾修饰法。预测的问题在于，预测的时间越长，往往越不准确。JIT 的目标是缩短周期时间，因此，我们可以预测天数或预测周数，而不是预测月数。

柔性篱笆

柔性篱笆是为长期协议提供灵活性的一个概念。柔性篱笆着眼于长期协议的整体范围，并建立风险降低计划，用以应对预期产量增加 10%—30% 或减少 10%—30% 的情况。例如，我们可以支付给供应商保存一些额外的原材料，如此，我们能够在规定的时间内增加 10% 的产量。我们可以安排供应商总是生产完成原材料的 30%，以防我们的产量迅速增加。

第十章
在医疗环境中实施精益

执行概要

本章讨论 BASICS 模型中的实施（I）阶段，并讨论与全新布局、工作站和物料管理流程的整合。此外，本章的讨论还包含 5S、可视化控制、防错，以及 BASICS 模型中的检查（C）阶段和维持（S）阶段。

精益团队和主管必须证明新实施的流程能够按照预期执行，并在实施新流程之前，培训员工予以记录。领导的工作是持续地检查流程，用以确保流程正常运转。

被分配到工作区域的精益团队成员（包括主管、计划员、工程师等）负责维持改善获得的收益，并持续改善目标区域的标准作业。对已经实施完毕的改善项目，精益团队成员应该听取、询问员工和其他利益相关方的反馈意见。

精益之旅是至少 5 年的承诺，如果行走在正确的精益之旅，这个承诺应该无限期地持续下去。精益之旅需要高层管理者的认可、热情、驱动、坚定不移的承诺和对最终实现卓越的不懈追求。本章讨论了革新（Kakushin），其被定义为革命性变革，是一个方兴未艾、蓬勃发展的改善计划。

413

同时，本章强调了团队章程的重要性。团队章程不仅为团队提供路线图，还为团队建立了一个"拉动"管理，为领导者适时干预提供了一个结构化的方法，并为领导者建立了一种管理手段。

点改善培训不同于精益系统的改善实施。一般而言，点改善包含 5 天的课程、1 天的培训；在医院现场工作 3 天；周五上午，对已完成的改善活动，进行 PPT 报告。有时，在改善活动结束后，点改善会使改善后的流程难以维持和巩固，点改善是很棒的维持工具。"准备—射击—瞄准"是让管理层参与到改善活动并启动改善的绝佳方法，但作为一个独立战略，点改善方法很难获得真正的成功。

通常情况下，将精益思想植入一个区域，并实施精益启蒙培训，需要与专家一起工作数月，在专家离开很久之后，还需要进行大量的后续工作。这是一个真正的持续改善的过程。本章我们将要讨论不同的实施模型，并与 BASICS 模型进行比较。

实施精益的建议

- 努力工作并致力于让工作简单化。
- 尽可能实施异常管理。
- 如果不能一次做完所有的改善，请分阶段逐步改善。
- 帕累托法则（80%…… 20%……）。
- 怀疑者是积极的，悲观者是消极的。
- 反对者并不一定是反对您。
- 尽可能多地投入改善资源。
- 总是从最接近客户之处启动改善。

- 需求、节拍、流动、平衡（柔性）、标准化、改善。
- 发现您认为的瓶颈并不是瓶颈，是很正常的。
- 让所有员工参与改善。
- 任何员工都不应该因为持续改善而失去工作岗位。
- 不要尝试同时实施全部改善。
- 不要在抗拒改善的顽固分子（大批量生产坚守者）身上浪费太多时间。

本章，我们还将探讨不同类型的改善团队：

1. 问题解决团队：实施团队（实施改善或改革、精益或六西格玛）
2. 信息收集团队
3. 特许领导权团队

可视化管理系统构成要素是借助可视化，识别某项工作是处于正常状态或者不正常状态，而不需要真正的观察者查看计算机或询问他人。任何看到可视化管理系统的人士都应该立即注意到它。

可视化管理系统包含四个构成要素。它们是：

1. 5S
2. 可视化显示
3. 可视化控制
4. 可视化管理

第 10 章内容涵盖 5S：

- Seiri——整理和布置
- Seiton——整顿、贮存、保管放在正确的地方
- Seiso——清扫、使闪耀发光、打扫
- Seiketsu——清洁、在新系统内和新系统上实施标准化
- Shitshuke——素养、维持纪律性，永远将旧习惯改变成为新习惯

本章，我们将要回顾防错（Pokayoke）的概念和重要性，即自动防止故障装置。

本章，我们将要讨论 TPM（全员保全维护）和整体设备效率（OEE）。目标集中在消除机器停机时间和保持机器高效地运转上。

实施精益的建议：

- 建立领导力路线图
- 建立一个精益指导委员会——但由高级领导团队组成
- 精益顾问应该向首席执行官报告
- 建立一个精益的组织架构
- 事先赢得领导者和医生的认可
- 制订沟通计划
- 领导者必须积极参与精益改善活动
- 领导者必须领导和推动精益变革，而不仅是支持变革
- 不允许精益受到财务指标驱动下的削减全职人力工时的影响

- 致力于建立精益文化，而不仅是工具
- 坚持更新标准作业
- 不要奖励应急解决的员工
- 不要鼓励受害者综合症
- 会议是有效沟通方式，但过多的会议会适得其反
- 让每位员工都有机会参与到分析阶段
- 预先投入改善资源，永远不要削减改善资源
- 作为持续改善（CI）路线图的一部分，包括职责和可持续性的战略
- 采用并整合标准作业，建立一个改善提案和奖励制度
- 顾问离开后继续拍摄视频、实施作业分析
- 精益实施之后不要裁员
- 不要在使用工具上走捷径
- 培训是关键
- 预先确定流程责任人和团队领导
- 伴随着时间的推移，请考虑变革奖励制度
- 不要尝试缩短50%的精益实施时间线

关键知识点

- 精益是组织的一项长期承诺，永不终止；精益能推动意义深远的文化变革。
- 理解5S。
- 理解可视化控制和其他精益工具。
- 理解改善应该扮演的角色。
- 实施精益不容易，它需要承诺、毅力和计划。

如何实施精益的方法论

您可以对他们实施精益活动并与他们一起实施精益。我们更愿意与他们一起实施精益，而不是对他们实施精益。

我们现在进入了 BASICS 模型的实施阶段（图 10.1）。简要回顾一下，我们建立了项目的基线，评估了项目，并且制定和建议了项目的解决方案。通常，我们向高级领导小组报告。实施项目报告会，一般在 BASICS 模型中的每个阶段（BASICS 模型中的每个字母代表一个阶段）实施后进行，或者基于团队章程中已预先共识的里程碑节点，实施项目报告会。一些医院将项目报告会称为"收费站过关审核或阶段过关审核"。

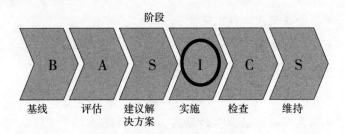

图 10.1　BASICS 模型——实施

本章将要讨论实施新布局、工作站和物料管理流程，它们在前几章中都分别予以阐述了。我们还将讨论 5S、可视化控制和防错，以及 BASICS 模型的检查和维持阶段。维持的核心内容是实施持续改善。我们将在本章后面详细讨论改善和点改善之间的差异。

实施精益系统——您准备好了吗？

您有改变您组织的迫切需要吗？您有救火平台吗？您是否对今天的工作方式和在您的整个工作流程中普遍存在的浪费，十分不满意呢？您愿意让整个组织都参与到精益活动中吗，包括贵司的董事会？如果是肯定回答，那么您已经准备好了。如果是否定回答，从长远来看，贵司实施精益的成功概率很小。记住：40%—80%的公司不能维持精益之旅或实施精益失败。

需要什么承诺？

我们告诉很多公司，实施精益是一个至少 5 年的承诺，一个没有终点的承诺！实施精益是一段精益之旅，而不是一个"快速修复"的解决方案。实施精益需要资源、计划和坚定的承诺。我们建议您提前为精益做预算，并用在项目中节省的支付这部分预算。

"项目"这个词用在精益中，有些不妥、值得商榷，因为"项目"这个词具有到达精益终点的隐身含义。从技术上讲，当我们结束一个精益项目时，才是改善的开始，这些改善对于区域、流程或整个系统正在实施的改变都十分必要。

实施精益改善不是一件容易的事情。并非每名员工都愿意认可这些变革。有时，在早期阶段，会有一些改善受害者，他们仍然循规蹈矩，使用以往的做事方式。虽然激发员工改变思维并认可精益，十分重要，然而您把全部时间都花在大约10%拒绝改变的员工身上，是不值得的。大野耐一在开始建立全新TPS 系统时，也遇到了同样的棘手问题。大野在他的著作《丰田生产方式》中指出，"用您的权威，激发员工改善"。当大野在丰田生产流程中导入看板时，他被迫利用自己掌握的职权。面对从领班到老板的许多抱怨，他不得不使用相当强力的方法，以敦促领班们服从这个看板系统，这导致许多员工抱怨：说他在做一些可笑的事情，应该被制止。幸好高层管理者信任他，告诉他别停。

大野坚持不懈地在丰田公司内导入新的 TPS 方式，终于他在全公司范围内成功推行了 TPS 方式，尽管不是一个顺畅、平稳的过渡。如果高层管理者不支持大野，我们今天所熟知的看板系统可能就不会存在。在大野的著作《丰田生产方式——超越大规模生产》中，将大野评价为"丰田生产方式之父"，其中一个段落中提到的观念：高层管理者必须改变自己的思维方式，如果推行精益成功，必须作出承诺，并表现出强烈支持精益的态度。这也意味着，高层管理者长期依赖的传统体制必须改变。

大野继续说，

组织的领导者必须了解内外部环境的变化，以及时代的要求和方向等因素。基于这些因素，公司必须指出从上到下做些什么。在生产工厂从下至上，员工必须提出改善人际关系和提高生产力的方法，并最终通过改善自己的工作场所来降低成本。我相信正是这种和谐与不和谐，这种自上而下与自下而上的风格之间的放大效应，导致在那里工作的员工们精神疯狂。根据我在生产工厂的经验，我知道在一开始，人们往往会抗拒改变，无论是大的改变还是小的改变，这样的氛围不利于变革的实施。然而，如果员工们疯狂了，我们就疯狂了！最后，我们强行通过关卡并成功说服了其他员工。开发 TPS 的整个过程是如此实施的。从 20 世纪 40 年代末到 60 年代初，在所有人的一片反对声下，它被称为令人厌恶的大野生产方式。人们拒绝称之为丰田生产方式。当我确认了方式的有效性并尝试实施时，每个人都强烈反对。为了克服这种阻力，我不得不采取吵架方式。由于这些数字对我不利，我别无选择——我疯狂了。这与"雄心勃勃"截然不同。

我们认为重要的是读者要意识到，无论是制造业还是医疗领域，大野的引用段落都适用。精益不一定是容易实现的，也不总是人们团聚一堂在一起歌颂实施精益的极乐世界。这点尤其属实，特别是由于一些公司只是利用精益来削减人力，所以许多人现在将实施精益等同于失业，这实际上是精益的对立面。在现实中，如果正确实施精益，精益可以保住饭碗并创造就业机会！

经验教训：无论什么时候实施精益，人们都会抗拒变革。作为领导者，您必须一往无前地坚持，支持变革，甚至可能是一段时间的"暴力"变革，直到新的文化"被接受"。

Kaikaku 是什么？

Kaikaku，改革或重组，是一个精益术语，在吉姆·沃马克的著作《精益思想》一书中特别提到它，它也是一本同名的书的主题。在这本名为 *Kaikaku* 的书中，Kaikaku 被描述为"一种意识和实际业务的巨大转变"。Kaikaku 涉及战略、实践或意识的巨大的、根本性的改革。

Kakushin

Kakushin，革新，是一种正在逢勃发展的改善活动策划方案，其被定义为由领导者（包括董事会）推动的革命性变革。例如，在 2006 年，丰田甚至质疑其基础的改善方法。结果，时任丰田首席执行官渡边捷昭将汽车零部件的数量削减了一半。这是 2004 年的改善计划，用以改善 173 个系统组件和降低采购成本 30%。

我们在本书中描述的将文化从批处理转换为精益的 BASICS 方法是一种不同于点改善类型方法的实施方法。BASICS 方法更接近于 Kakushin 和 Kaikaku 的方法，运用实施精益系统的方法论或者一些人称为改善系统的方法。这些通常是 4—14 周的实施周期，基于应用科学管理工具的时间研究和动作研究。

将流程从批处理转换为流动时，我们使用前面章节中描述的 BASICS 工具，用以评估和改善整个系统。然后，我们运用改善（基层员工的改善提案）和点改善，来维持和巩固，并驱动持续改善。我们的目标是在医院内营造一种文化氛围，在这种氛围中，大多数改善提案都来自每天在现场工作的基层员工，并给予主管和经理实施现场改善的时间。

当我们实施点改善时，我们所实施的套路与传统的改善闪电战有一点不同，因为我们继续使用"准备—瞄准—射击"的方法，而不是通常运用的"准备—射击—瞄准"的改善方法。我们挑选一个需要改善的区域，组建一个改善团队，对区域流程进行视频录像和分析，然后实施改善。我们对工具运用的场合越多，越熟练掌握工具。在一些情况下，对于较小范围的项目，我们能够在一天或更短的时间内，实施完成所有必要的 BA-

SICS 的工具。

精益试点的重要性

我们建议使用精益试点部门或区域。我们从项目范围内的一个局部小区域切入，运用精益工具，在改善整个区域之前，解决"重点扭结"的问题。在分阶段性的实施方法中，请每名员工都有时间表达自己的改善建议，并确保该地区必要的员工参与。同时，我们建议工程/设备维护、职业健康安全与环境部门，在团队中担当全职或兼职的角色。

建立服务线组织，保持改善的所有权

实施和维持巩固精益的真正关键，是创造一个从上到下的"拉动"精益。首席执行官需要为服务线组织设定目标和期望值，这些只能通过实施精益和六西格玛来实现。保持服务线流程所有者的改善所有权，是十分重要的，不要让改善所有权落入精益团队的职责上。精益团队可以在不知情的情况下，简单地做成项目任务书或者做成已计划的报告文件。为了取得长期的精益成功，这些任务必须由服务线所有者担任。

实施精益的反对声音和零售技巧

对改善持反对意见是有益的！

许多人士会认为，如果他们反对或想要讨论精益提案，会被认为是消极的态度。然而，这种想法完全偏离了目标，因为我们需要员工提出困难的问题。员工提出困难的问题并不表示他们是消极的。当问题得到了解答，是否代表他们参与到了精

益改善中呢？

在开始讨论前，我们需要理解和共识"反对的声音"的真正本质。当某人试图推销一个提案时，经常会遇到三种答案：是的、不是、反对，即这个想法或那个想法，怎么样呢？

请记住，如果有人反对一个提案，他们并没有说"不"。反对意见来自我们之前讨论过的范式。反对意见实际上是某人试图认可改变的一种方式。如果某人能够回答所有的反对意见并令反对者感到满意时，他就能够推销这个提案。因此，我们期待反对意见。当有人说"不"时，人们通常会回答"为什么"？"为什么"这个疑问是为了征求反对意见而设计的。当我们有了反对意见时，我们必须努力战胜它。有时，反对意见可以很快被战胜，而其他时候，持反对意见的人可能需要被培训，并参与一系列长期的讨论，或向反对者展示一个成功案例，描述他们的反对意见是如何被说服并转为支持的，即标杆学习。我们中的一些人需要看到成功的案例，才能相信它。当我们看到成功的案例时，就没有什么能阻止我们去追求实现它。当我们克服了所有的反对意见，我们的提案就需要"关闭"。

经验教训：关键是每一个反对意见都要得到针对性的妥善解决，否则您将无法收获全部的认可或关闭。

关闭型提问的类型
在零售推销中，有几个关闭型问题。其中一些是：

- 直接的关闭
- 间接的关闭

- 正面、负面的关闭

- 假定的关闭

关闭型提问技术也适用于变革管理，因为我们尝试向组织"推销变革"，或者在本例中是"推销精益"。让我们来探索不同类型的关闭型提问。

直接关闭就是询问对方是否愿意接受改变。然后在他们回答之前，保持沉默。

我曾经在一家瓷砖、油漆和墙纸连锁店负责零售工作。一天晚上，我陪同一对夫妇，花费了一个多小时设计他们的浴室。他们很难根据需求达成一致性的意见。我们布置了许多瓷砖和壁纸样品。当他们完成了挑选瓷砖和油漆这一困难的过程后，他们终于在壁纸上达成了一致。我问他们是否愿意"着手购买并把购买清单完整地写下来"。这时，我的一位销售员打断了我的话，问了我一个问题。丈夫和妻子开始讨论他们挑选的物品，不确定他们是否高兴，他们开始浏览更多的墙纸。就在那一刻，我感觉仿佛失去了客户。我们又一起浏览、选择了半个小时，然后他们又一次就想买的青睐之品达成了一致，那里正是我们第一次驻足浏览、选择的地方。我问他们是否准备好了下单、购买。这是关键时刻。丈夫默默地在一排排彩色瓷砖之间踱步，然后顺着墙纸那排，走回到我站着的地方。整个过程中，我保持沉默。然后他说："是的，让我们把购买订单完整地写下来吧。"

直接关闭提问，在精益改善过程中的应用，可以体现在直接询问某人是否愿意加入精益团队，或者是否愿意在他们的部门实施精益。

间接关闭提问是通过回答反对意见来完成的。事情是这样的，客户找到了他们喜欢的瓷砖。我问他们是否喜欢这块瓷砖。他们说他们中意这块瓷砖，但是希望它"不打蜡"。我的回答是："那么，如果我告诉您'没有打蜡'，您今晚会把它带走吗?"他们对此表示同意，我对此也表示同意，我们成交了。

正面、负面地关闭提问，是考虑到客户的最初陈述，正是他们正在寻找一个产品的关键特征。例如，我有一个客户，我一见到他们，他们就说想要一种必须黏结在地板上的瓷砖。我们看了几款瓷砖，他们找到了一款他们喜欢的。我的关闭型提问是："嗯，这是一款很棒的瓷砖，基于您需要的所有标准，这款瓷砖将非常适合您。唯一的问题是您必须把它黏结起来!"客户看着我，好像我是个白痴，然后说："但是，这正是我想要的。我想要一个需要上胶的瓷砖。"我说："哦，那好吧。"然后将此次销售记录在案。

我把正面、负面地关闭提问，运用于医疗领域的精益改善中。一位经理告诉我，他们想在急诊部实施精益，如此，他们能够提升急诊部的业务量。当我们结束参观急诊部区域并与员工交谈后，我阐明我的评估结论是，精益在急诊部区域会发挥巨大作用，但这位经理需要理解，如果他们实施精益，需要谨慎从事，因为他们的改善言论会脱口而出并传播出去。我向他展示了一些数据，用以证明我们每次改善急诊部流程后，在初始急诊部业务量的基础上，均看到了10%的业务员量增长。他回答说："这对我们来说不是问题，这就是我们想要的结果!"我说"好的"，我们在他们的急诊部中实施了精益；他们发现，凌晨 2 点过后，空荡荡的急诊部候诊室里的患者访问量增加了 10%。

假定的关闭提问是通过刚刚开始写下购买订单来实现的。在写购买订单的时候，听到丈夫和妻子之间的对话，说："你对此满意吗？你确定要这款吗？"他们同意这是他们中意的产品，并在订单底线上签字。

这些合情合理、合乎道德的关闭型提问技术，能够同样用来推销您期待的流程改善，并帮助战胜改善所遭遇的阻力。最重要的是记住，我们大多数人只擅长推销我们真正相信的事物。如果您真正相信精益原则，并一遍又一遍地看到精益的工作原理，精益会十分容易被推销和认可。

当有人反对在他们的区域实施精益时，我们首先需要确定反对意见是什么。如果反对意见是"这会让我的工作变得更有困难"，对此，我们的回答可能是，"那么您的意思是，如果我们能够向您展示如何让您的工作变得更容易，您会接受和认可改变吗？好吧，让我们向您展示如何让工作在长期内，变得更加容易。"当讨论结束时，我们就准备好提问最后一个问题："既然我们已经展示了在崭新的精益环境中，管理您的工作将会变得更加容易，那么您是否愿意与我们一起实施精益改善呢？"然后保持沉默，因为首先开口的人会输。

纠缠和关闭型问题

为什么在提出关闭型问题后保持沉默很重要？您曾经去过这样的商店吗？销售人员向您提出关闭型问题："您今晚会购买这款地毯吗？"当您仔细考虑的时候，他们会说："嗯，您知道这是一块很好的地毯，可以用很长时间，而且我们免费安装，它是同类地毯中质量最优的产品。"在您意识到之前，您想做的就是离开这位销售人员。

通过他或者她继续对产品的介绍，现在，他或者她给了您更多反感和离开的理由。

这种行为转化为"乞求"您去购买地毯，而这名销售人员孤注一掷地想要得到这笔生意。我们在改善提案和精益改善中，可以看到同样的行为。

经验教训：不要纠缠。根据数据和事实来推销您的精益案例，而不是别人怎么想。在您回答时请务必自信，相信自己并充满激情，用数据和过往的改善结果来支持改善提案，回答反对意见，完成销售！

实施精益的总体建议

- 努力工作并致力于让工作简单化。
- 尽可能实施异常管理。
- 如果不能一次做完所有的改善，请分阶段逐步改善。
- 帕累托法则（80%……20%……）。帕累托原则通常适用于精益实施的优先项目的分析中。优先专注于您能够影响的80%的项目，然后将20%的项目留到以后实施。
- 怀疑者是积极的，悲观者是消极的。我们鼓励怀疑者。毕竟，他们让我们保持诚实。悲观者相信改善是行不通的，所以您做的任何事情都是错的。如果您能转变悲观者的态度，他们就会变成改善狂热者，但这需要大量的时间投入，然而，他们可以成为您最佳的精益销售人员。

- 善于利用您的非正式的领导者，因为他们能够显著影响您的变革管理能力，用以实现对改善的认可和接受。

- 反对者并不一定是反对您。很多时候，他们只是开诚布公地认为，改善是行不通的。只要他们不是悲观者，负面情绪是可以接受的。当新流程启动并运行时，我们通常可以将反对者带入改善现场，让他们亲身体会改善所带来的成果。

- 尽可能多地投入改善资源。我们发现，您投入到改善活动中的每一名员工，都会得到十倍的回报。从长远来看，我们需要腾出主管和管理者50%的时间，用以实施改善。

- 总是从最接近客户之处，启动改善。这个改善规则从来没有让我们失望过，但它有点违反直觉。人们说，如果子流程运营不顺畅，那么最接近客户的最终流程也就运营得不顺畅了。虽然这点或许是正确的，但通过对后端流程的处理，我们为前端流程创建了真正的拉动需求。如果您首先全力解决前端流程的顺畅性，那么您所做的就是在后端的流程之前，创造了瓶颈流程。

- 需求、节拍、流动、平衡（柔性）、标准化、改善。

- 发现您认为的瓶颈工序并不是瓶颈工序，这很正常。人们只有在研究和分析问题的根源后，才会知道问题出在哪里。

- 让所有员工参与改善。待人如己——我们再怎么强调这条规则，也不为过！

- 任何员工都不应该因为持续改善而直接失去工作岗位。

- 不要尝试同时实施全部改善。按照轻重缓急，实施优先排序，使精力保持专注。如此，并不表示您不能同时处理多个任务，但同时处理太多的项目后患无穷。

●不要在抗拒改善的顽固分子（大批量生产坚守者）身上浪费太多时间。给他们一些时间，训练他们认可精益，但最终您可能不得不在公司内或者公司外为他们找一个新家。

团队章程

在启动任何项目之前，团队章程是一个必要的工具。团队章程包括项目进入和项目退出策略、预算和详细范围。团队章程是与团队、实施部门和领导者或指导委员会的合同。

在 X 医院，精益专家比尔（Bill）正在与他的第二家门诊部合作，实施精益改善。在第一家门诊实施的精益改善非常成功，甚至作为精益标杆，被其他医院参观过。当第二家门诊项目启动时，比尔与领导者面谈，回顾他的团队准备的团队章程。领导者认为他们已经实施了一个门诊部的精益改善，没有必要为第二个门诊部制定正式的团队章程。他们的错误是多么离谱！在项目开始的约 3—4 周，团队支持者/倡议者休假了几周。在此期间，团队的某些成员接管了团队支持者/倡议者的职位，疏远了比尔，并把他排斥在管理会议外。与此同时，门诊部领导团队认为他们不想参与改善，工作陷入停滞状态。因为没有团队章程（结果是一个没有被承诺的领导者团队），所以没有升级汇报体制。随着问题浮出水面，这个团队开始"内斗"。新员工的工作是负责项目管理（微观管理）团队，这让事情变得更加复杂。项目经理不熟悉精益或六西格玛。项目经理没有与比尔会面，也没有学习精益实施过程，而是与团队开会，制定他的规则，以及阐明他的项目将要如何运行。

经验教训：团队章程的意义不仅仅是为团队提供一个行动计划路线图，而且对团队的行动指南建立"拉动"，为领导提供一个结构化的方法干预，在初期改善实施的期间和之后，建立一个领导跟踪和维持巩固的管理手段。

团队章程是管理者承诺的象征，当团队遇到改善阻力时，团队章程为团队及其改善结果，提供了一个升级汇报体制和最终改善所有权。

不同类型的团队

改善团队的各个方面，很多书籍已经有所涉及。此处提及的目的，区分精益改善中涉及的不同类型的团队职责。当我们绘制价值流（VSM）时，我们制作了一个改善机会清单。这些改善机会中的一部分只是简单的任务，可以分配给个人（而且只涉及一名任务所有者）。一个改善机会被认定是一个改善项目，因为经过大量团队的讨论，其被确定为项目难度要比一个人能够或应该修复的更复杂，并且需要一个团队。我们将团队分为三类：

1. 问题解决团队：实施团队（实施改善或改革、精益或六西格玛）
2. 信息收集团队
3. 领导者授权团队

问题解决团队

问题解决团队包括高级领导者和管理团队，换言之，组织中每名员工的工作都包含问题解决和持续改善，即创新全新的范例。范例思想是精益思想的关键。我们必须认识到，当我们处于一个范例中时，这是非常困难的。

信息收集团队

信息收集团队只是负责收集信息和研究信息，并向授权团队报告。在名为《40 年，2000 万改善提案：丰田改善提案系统》的著作中，丰田描述了如何在工作之外利用信息团队收集的信息，以及如何有幸被选为信息收集团队中的一员。

领导者授权团队

董事会、首席执行官、高级执行官或者首席执行官领导的流程改善委员会授权实施团队，并提供预算和授权级别。

团队

在整个医院实施精益，员工们必须学会团队精神，协力工作，以共同完成精益改善任务。被分配到一个部门区域的员工，如果未被教导团队精神，他们的工作表现就会受到影响，工作压力也会增加。

团队经历四个成长期：形成期、震荡期、规范期、执行期。在团队形成期，团队处于探索时期。团队成员都十分谨慎、不明确表态。有时，当成员个体差异在团队中显现时，困惑和焦虑就会出现。团队协调者通过分享相关信息、鼓励公开对话、提供架构性分享机制，以及建立信任和尊重的氛围，提供帮助，用以消除团队内部的困惑和焦虑。

　　在震荡期，团队成员心怀戒心和防备。在此阶段，冲突是无法避免的。团队必须解决权力、领导力和决策的问题。团队成员将会挑战领导者的智慧和谋虑。团队协调者应该推动团队参与到小组问题的解决中，为展示不同的观点建立规范，讨论决策过程，并鼓励双向沟通（图10.2）。

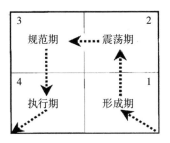

图 10.2　团队的四个成长期。心理学家布鲁斯·塔克曼于 20 世纪 70 年代开发的团队成长模型。塔克曼建议，一个高效的团队必须经历四个成长期。四个成长期是：形成期是团队成员见面并第一次一起工作；震荡期是团队成员开始"争夺"职位或者发生管理的内部争斗；规范期是团队规则敲定并被接受，团队开始遵守规则；执行期是团队开始高效且有效地开展工作。

　　在规范期，团队感觉他们已经平稳度过了震荡期。团队成员相互承诺要协力合作。团队保持活力的最重要因素，信任的氛围开始逐渐形成。团队协调者指导团队一起公开讨论问题点和关注点。一致决策过程中的积极反馈和支持将会帮助团队迅速成长。

　　执行期带来了团队认同感，和对团队及其目标的承诺。此时，团队已经学会了协力合作。团队内部交流是开放的，信息是共享的。团队协调者应该观察团队，并在需要时提供反馈。

鼓励持续的自我评估，指导团队成员充分发挥自身潜能。

主管的指导原则

- 成为领导者，领导工作区域。
- 营造鼓励员工遵守标准作业的氛围。
- 主持每日团队会议/碰头会。
- 做出及时且有效的决定。
- 能够分清轻重缓急并进行工作委派。
- 成为工作区域的榜样（态度、休息等）。
- 制定数字化的目标绩效并完成计划。
- 理解该区域应该如何运行，并理解如何以正确的方式运行。确保员工有工具和物料，以完成他们的工作。全面理解每一个岗位的工作任务。在标准作业和达到标准工时方面，能够对员工实施示范培训。管理区域内的标准在制品（WIP）。管理休息、午餐和工作开始时间。
- 确保按小时计算的每日图表和按天计算的每月图表被填写、更新。
- 正确部署员工，确保员工在他们的职责区域内工作。根据需要，员工可以实施柔性支援作业。如果您的工作区域有多余的员工，一定要将他们转移到另一个区域。
- 根据需要对员工实施纪律约束。
- 区域内有清晰的可视化标准作业书。
- 保持区域清洁。确保每次换班后，使用完的工具都物归原处。
- 对区域内的每位员工实施多技能培训，并按照一定的频率，实施工作轮换——每天、每周或每月。

- 为团队和高层管理者建立一个十大问题行动项目清单。

- 对团队提出改善，迅速有效地执行、行动。

- 随着改善提案的实施，更新标准作业。

- 参加生产会议并及时更新管理行动计划，在正确的时候，进行升级报告。

- 根据生产线的需要，员工能够柔性流动，以支援生产线，或者确保拥有能够柔性流动的多技能员工。

- 负责用正确的行动，对该地区的问题作出及时反应，并在按小时计算的每日图表中，对问题和对策予以记录。

对员工实施新流程的培训

下一步是对员工实施新流程的培训。新流程培训，通过实施团队基于视频分析作成的标准作业，加上与其他员工沟通标准作业的好处来完成。我们通常按照这样的方法，对小组实施培训，并征求小组成员的反馈意见。有时，为了让每名员工都同意标准作业的步骤，有必要把全体员工召集在一起、予以共识。大多数情况下，员工的作业并没有改变，只是调整了作业顺序或者调整了他们实施作业步骤的顺序。

培训的类型

对组织实施批量处理系统，对比于精益系统、精益原则、六西格玛、全面质量（TQ）工具和变更管理的概述培训，是十分重要的。培训应该关注于50%工具的因素和50%人的因素。对于那些已经实施改善的人士而言，您已经深刻理解到，相比于让人们实施改善，学习工具更加容易。

概述培训

精益概述培训可以在任何地方实施，培训时间从 1 小时到 5 天不等。我们建议对整个组织进行基本的概述培训。概述培训是培训和交流计划的一部分。虽然不争的事实是，精益不可能完全在课堂上学习，但如果课堂上的培训是正确完成的，那么很多精益工具能够在离开课堂后，继续使用。此外，还有高级精益培训课程和各种各样的精益认证选项。精益参与者以多种方式学习和体验精益原则。

在 5 天的培训中，通过参加理论讲座、互动练习和一个简单的精益改善活动，学员们学习精益概述。他们拥有团队合作和团队建设的经验，通常会在组织内外结识新朋友。学员包括那些将要实施第一个精益项目的员工、关键的相关方、供应商和试点项目的客户。我们实施精益概述培训，学员包括从总经理到现场一线员工的全体员工。在上课前，我们通常会拍摄试点项目流程的视频，并在课堂上进行分析。在学员下课前，他们被分配课后作业——实施至少一个改善任务。如此，创造一个改善氛围——当全班同学再次聚首时，全员继续参与、跟踪改善成果。当我们再次开课，全班同学再次聚首时，我们会鼓励学员们实施另一项改善，并动员其他同事也参与到改善实施中。我们提供免费午餐，午餐的门票是一份精益改善报告。当全班的每名同学都学习到精益理念时，实施每个精益改善项目会更加容易。精益概述培训成为更具规模、更加综合的员工培训计划的一个有机组成部分。非常有趣的是，我们有很多学员在一两年后又重修了我们的 5 天精益概述培训。优点是，当学员们实施并学会了如何运用精益原则和精益工具时，他们会继续从中获得新的知识和灵感。我们已经让各级医疗护理员工参加了我们组织的制造行业 5 天精益概述培训（通常，在他们开始精益之旅一年左右）。其他精益概述培训项目包括 3 天、2 天、1 天和若干小时的培训课程。

经验教训：如果未实施精益概述培训，实施和维持精益改善项目，会遭遇十分巨大的阻力和困难。

在岗精益培训

在岗精益培训是在改善活动中或实施改善过程中，予以提供的。在实施改善前，回顾、复习精益原则，以及所涉及的任何具体的精益工具，十分有必要。从本质上说，实施精益系统改善是对项目中所必需的每个精益工具的持续培训。这种在岗培训是弥足珍贵的，因为它完全是基于实际的项目实施，而不是课堂培训。精益概述培训应该是实施精益改善的先决条件。精益概述培训节省了大量的时间，用以说明实施精益的原则和理由，而不是在实施改善过程中，摸索、尝试精益的原则和理由。

高级领导者培训

高级领导者的培训应该与改善项目实施者的培训相同，但高级领导者的培训是很难完成的。学习精益最好的方法就是实践。大多数高级领导者认为他们没有时间学习，所以我们为他们准备了精益概述培训。此培训的时长一般是 1 天到 2 天半。我们已经有许多高级领导者参与到更多的精益活动中，其中包括：参加 5 天的精益概述培训，在实施培训期间顺道检查，并主导精益概述培训和主导点改善。

实施精益模型

精益实施方法模型描述了实现精益的不同方法，并将它们与丰田模型进行了比较（图 10.3）。图 10.3 的整个描述和讨论令人难以理解，因为"改善"一词出现在所有四种方法中。为了对此予以澄清，下面我们对四种方法分别予以解读。

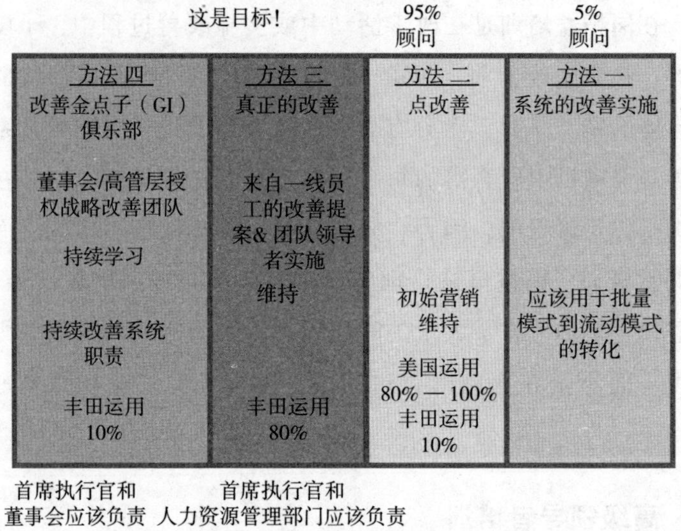

		这是目标！	95% 顾问	5% 顾问
	方法 四 改善金点子（GI）俱乐部 董事会/高管层授权战略改善团队 持续学习 持续改善系统职责 丰田运用 10%	方法 三 真正的改善 来自一线员工的改善提案& 团队领导者实施 维持 丰田运用 80%	方法 二 点改善 初始营销 维持 美国运用 80%—100% 丰田运用 10%	方法 一 系统的改善实施 应该用于批量模式到流动模式的转化

首席执行官和董事会应该负责　首席执行官和人力资源管理部门应该负责

图 10.3　精益实施方法论

● 方法一是基于在我们本书中推广运用的 BASICS 模型的实施模型，该实施模型用 PDSA（plan，do，study，act）进行改善和跟踪。

● 方法二是由点改善所组成。本章将详细讨论此方法。

● 方法三是精益文化的目标。其中，80%或更多的改善提案源自每天一线基层员工的贡献，并由团队领导或主管带领团队实施改善提案。

● 方法四由高级管理者层授权战略改善团队构成，他们着眼于世界其他地区的公司进行业绩对标，并经常评估公司的整体持续改善系统。

四种方法的一般性讨论

当部门区域运用BASICS模型已经转换为精益流动，我们使用方法二——点改善，作为维持改善成果的方法。偶尔，我们使用点改善，作为一种改善活动方式，向新公司介绍专职团队一周内完成改善的巨大力量。大多数公司和95%的咨询顾问一直使用方法二，致力于实施精益转型——从批量模式转换为精益模式。这些公司和咨询顾问的大多数培训教材和证书，都是围绕点改善开发的。我们将讨论从批量模式转换为流动模式的优缺点。一家公司在一条生产线上用2年的时间实施了7点改善的营运业绩，被该公司的另一个区域在运用BASICS方法后的营运业绩超越，该区域用了8周实施BASICS系统改善，关注从头至尾整体产品线的改善。BASICS是一个非常强大的系统。然而，点改善方法很少运用于方法三，方法三是精益文化的总体目标。方法四是利用优秀提案俱乐部对其他三种方法进行维持和持续改善。

改善（方法三）对比传统点改善（方法二）的活动方法

什么是改善呢？改善即改良、改进之意。Kaizen（改善）

是一个日文单词，Kai 的意思是改变，Zen 的意思是渐进。改善在英语中被诠释为持续而微小的或者渐进的改善。术语"改善"和"点改善"经常被混淆或者互换使用。点改善和改善是不同的概念。丰田的改善方法是将准时化（JIT）和自働化（Jidoka）作为丰田屋两根支柱，尊重人性作为丰田屋的支撑屋顶，标准作业、平准化、可视化控制、全公司质量控制（TCWQC）和全员保全维护（TPM）（图 10.4）作为丰田屋的地基。

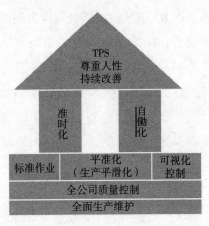

图 10.4 丰田屋

改善

改善是指提案系统，即每名员工每天贡献自己的改善提案和微小的改善创意。主管和经理至少在实施当日有 50% 的时间，用以实施这些改善提案。这些改善小提案每天都会转化成成千上万的改善建议，每年转化为组织显著的盈利能力和可观的利润收入。

点改善

传统的点改善需要一组 6—8 人的专职团队，他们用一周的时间致力于一项改善活动。点改善培训，通常为期 5 天，第 1 天是培训，接下来的 3 天，是在现场或者在办公室实施改善，并作出一份报告资料，第 5 天是"团队庆祝"。实际上，我们发现改善活动的时长从 1 小时到 2—3 周不等，尽管这些情况很少出现。在活动期间，由一支全职专职改善团队实施改善活动。

点改善需要非常具体的、聚焦的、现实的目标，能够在改善活动的时间框架内完成。通常，点改善由顾问作为"准备—射击—瞄准"改善活动予以营销、推广，并永远包含针对每一项改善活动的当日培训。每次改善活动结束后，改善团队成员会回到日常的工作岗位上，列出 30 天内需要完成的改善行动清单。"准备—射击—瞄准"的意思，是您没有制订任何计划，就去实施。

传统点改善方法的潜在陷阱

当前，许多咨询顾问使用点改善实施精益。当实施从批量模式到流动模式的大规模转换时，点改善可能会出现问题。重要的是要理解，对公司管理层推荐实施点改善是一次相对容易的销售，因为在一周内实施点改善，只需要 6—8 名团队成员，点改善通过实施精益获得管理层的支持。管理者不用做任何事情，只需要在这里或那里输送一名员工作为项目成员，参加一周的改善并发表改善报告。最初，他们对一个专职跨职能团队在一周内所完成的改善成果深感折服。基于 PPT 演示文稿，改善团队看起来取得了骄人的初始成果。请注意：点改善能够用以获得"快速成功",然而正如下文所讨论的那样,应该谨慎使用点改善。在许多情况下,改善成果都很骄人,但几个月后,管理者发现改善成果难以维持,也不明白为什么改善成果会难以维持。

下一个陷阱是大多数的点改善报告中,包含一个 30 天的任务清单。不幸的是,专职改善团队只有一周的时间集合在一起实施改善项目,所以没有一名团队成员保留在团队内,继续跟踪 30 天的任务清单。然后公司把任务清单分配给区域主管,但此举并不奏效,或者因为主管忙于处理日常的棘手问题,或者因为无法完成清单。结果,许多点改善不能维持改善成果。运用点改善作为实施策略的另一个问题是,一名成员在一周的活动中,只能完成这么多的改善。点改善旨在一周内做出大大小小的改善,很少会促成组织文化的转型。

大型医疗服务线如住院部、化验室、急诊部或手术室,只有一小部分服务线能够运用点改善,用来实施流程改善。例如,缩短手术室的手术换台时间,可能是一个改善活动的目标。如果您没有解决关键路径上的流程改善,将此改善在区域内推广或者在系统内推广并维持改善,那么改善成果就不会达成目标。此外,陈旧的流程仍然存在。在许多情况下,您仍然运用批量模式在改善区域内进出。如此,使得改善成果难以维持。

我们的改善成果没有达成目标……我们难以维持这些改善……我们无法完成我们的改善宣传速报和 30 天任务清单……我不能把那么多的员工放在改善推进办公室,或者基于公司内每 100 名员工实施一个改善活动的原则,我不能实施所需要的全部改善活动。在 X 公司的各个工作现场,这些评论十分普遍。

虽然一周改善活动在短期内立竿见影、成果显著，然而从长远角度审视，甚至在改善活动结束后的一周内，改善通常难以维持。顾问告诉我们改善难以维持，这十分正常。我们还被告知，我们最终可能会一年改变布局多达 10 次，这是正常的，因为每次改善活动都是关注流程的不同部分。对于点改善，重要的是去做，并改变一些事情；不要学习它，而要实践它。

如果您是一名医院管理者，正处在手术室典型工作周的忙碌状态中，想象一下，我来找您，说我们本周要在您的手术室区域实施一次点改善。我们将要改善整个流程设计，改善可能会提高效率，也可能不会提高效率，但这些都是十分正常的。我们想要仅实施"准备—射击—瞄准"和"动手去做"。或者想象一下，您正在建筑工地的施工现场，我说："让我们把钢制材料更换为塑料材质，因为塑料材质更便宜，我们可以更快地拿到塑料材质。"或者"让我们改变一下这个流程的布局。毕竟，如果我们第一次将事情做错了，我们今年只会重复做它 10—12 次，直到我们做到正确为止"。或者我是一名医生，我说我们不要使用标准方法做手术；让我们尝试新方法以改善手术质量和效率。我们不需要为此钻研学习或制订计划；毕竟，新方法可能会改善手术质量和效率。咨询顾问告诉我们，前进三步后退两步的情况十分常见。毕竟，您不能期望每次都能够第一次就做正确。如此逻辑听起来是不是十分荒唐呢？然而，我们正让自己陷入这种传统改善活动方法的泥潭。

通常，健全的管理技术和培训体系会拒绝传统改善活动的想法和方法，最少也会劝阻这种想法和方法。事实上，当我们在点改善培训课程中，开始阐述这种方法的时候，常常会遭遇质疑和惊讶；然而，由于改善顾问的声誉和电影短片中展示的令人叹服的改善成果，我们经常会被误导，认为点改善是灵丹妙药，我们正确的判断力被"只是去做改善"的哲学取代。这些电影短片没有展示改善努力失败之处，以及改善失败的潜在代价。

我们相信，作为一种独立的改善哲学，运用点改善方法对整个公司实施精益改善，不仅对美国，对全球制造、医疗护理和服务行业来说，都是十分危险的。如果没有完整地理解点改善方法，则会导致与预期改善效果相反的结果。然后，点改善方法成了一次失败的改善努力，或者是一次造价不菲的改善努力（顾问的时间不便宜），是一次失败的改善建议。我们相信许多公司实施精益已经出师不利了——因为他们体验了传统的点改善方法的苦楚，导致精益改善活动半路夭折。我们经常听到，"哦，是的，我们以前尝试过精益，但在这里精益行不通！"

第一次实施点改善的不足之处

1. "活动"一词本身并不表示持续改善之意，典型的改善活动方法是"准备—射击—瞄准，而不是运用准备—瞄准—射击"。点改善必须限定在一周内（实际是 3 个或者 3.5 个工作日）能够完成的改善任务上，然而公司通常试图在一次改善活动中解决更多的问题。他们往往对流程进行次优化，因为在一周时间内，只能完成这么多的改善任务。有时，不充分的时间导致改善难以落地，或者不充分的时间导致员工无法理解、消化或充分学习新的工作方式。一般，员工没有接受新流程标准的良好培训，在大多数情况下，新流程标准的文档记录不佳

(即使有文档的话)。所以，即使他们确实启动了新流程标准系统并予以实施，但如果员工由于生病而缺勤，主管将会不知所措。新流程标准建立的过程导致了变异的发生，由于改善活动的计划不周，一些区域被迫关闭了几天、几周甚至几个月。区域员工留下了改善的结果（在某些情况下是一片狼藉），却没有人支持清理留下的一片狼藉。很多时候，当人们匆忙"去做"或做出改变时，他们违反了安全、人因工程和地方以及国家法规。

2. 点改善很难作为一个整体的系统战略予以推广。点改善是一种缓慢的改善方法，并不适用于从初始批量模式到流动模式的转换。应对改善系统，通常点改善不具备周密的计划，而且当改善团队离开后，会发生许多意外的后果。在点改善期间，有限的时间只是改善了部分流程；我们没有时间回顾完整的流程改善，换言之，我们没有俯瞰完整的流程画面。我们发现，有时我们花费了一周组织全面质量（TQ）改善小组或基层改善小组，去尝试改善的一个流程，如果我们以系统的角度来审视它，这个流程可能早已被消除了。相反，我们浪费了宝贵的时间尝试改善这个流程。

3. 大多数点改善都是基于管理者认为问题出在哪里，但是没有收集相关的数据可以确定。如果点改善是在流程中间完成的，而且支持系统没有得到改善，那么很难维持改善成果。在流程的新精益部分之前和之后，我们仍然实施大规模推动式系统；因此，很难维持改善成果。通常，30天任务清单没有实施后续跟踪或者没有分配大量的人力资源来予以完成。平均而言，50%或更少的点改善成果会维持一段时间。通常，未建立现场审核系统去跟踪改善成果。

4. 团队排队等候实施"点改善"，因此，延误了改善时机。一家公司的一位主管找到我说，"我已经购入了这台机器需要的所有快速换产工装，但是，我们的改善无法进入改善活动日历，无法安装这些快速换产工装！"通常，改善周内，没有充分的时间让标准作业落地，并且维持和遵守标准作业，主管也不知道如何管理标准作业。许多公司成立了改善推进办公室。改善推进办公室成员包括改善培训师和作为改善活动的产出之一——释放出来的富余员工。基于概念而言，改善推进办公室具有推进精益改善的功能，然而，他们成功寥寥，而且容易成为裁员对象的靶心。此外，由于改善培训师是专职的，他们最终花费了大量时间在办公室做文件，而不是在现场实施改善或培训一线管理者如何领导改善活动。

5. 点改善满足了首席执行官用很少的投资换取快速回报的愿望。他们往往将周五的"秀场"转变为管理层的"秀场"，为团队提供免费午餐，并在已为公司完成的"改善"活动的清单上打勾。对于点改善的成功与否，一些公司用改善活动的数量作为衡量标准，而不是衡量他们应该监控的持续改善措施是否落地。

6. 实施精益，一些公司非常具有"积极主动性"。他们尝试分别实施丰田生产系统（TPS）的不同组成部分。在过去的几年里，一家财富100强公司已经启动实施了单独的精益改善活动，如5S、焦点工厂改善、看板、流程流动（TQ速度）、流程&墙壁流程图，更不用说实施了4天的全面质量（TQ）工具培训、改善辅导员培训以及点改善，等等。然而，他们不会整合全部精益工具的用途并使这些精益工具与精益文化相互融合。结果，改善变得难以维持。大多数员工认为，他们只是"等待精益的风头过去"，也就相安无事了。

7. 奖励制度没有相应的变革，用以支持持续改善。

8. 在许多情况下，点改善通常会促使改善团队更加依赖于顾问。当管理层看到第一份报告出炉，看到团队的改善热情高涨，管理层就被吊起胃口了。管理层想要从速展开更多的改善活动。管理层坚定了一个观念：我们只是需要奉献一个团队一周的时间，就能取得如此显著的改善成果。咨询顾问为每一项改善活动提供为期1天的相同培训，但这些并不足以让您学习精益或理解精益背后的哲理。因此，改善团队依赖于顾问的知识。鉴于顾问们鼓励建立改善推进办公室，用以协调改善活动，而公司没有足够的训练有素的员工。所以，通常顾问期待1—2年的工作合同。许多公司使用点改善的数量作为衡量标准，而不是用基于流程持续改善的措施是否落地来予以衡量。

点改善为何如此盛行呢？

坦率地说，点改善对咨询顾问而言，是使用顺手的市场推广工具，而且很容易向管理层和公司进行营销。点改善立竿见影、容易上手，只需要4—6名专职员工，实施1周的改善。一组专职、聪明、有才华、博学的员工在3—5天的时间框架内就能完成一项改善活动，这是令人叹为观止的。改善顾问们鼓励、激发团队在周四晚熬夜整合、制作改善报告。然后，团队向高级领导者报告他们的改善成功故事：缩短周期时间、减少步行距离、减少在制品、节省空间等等。然后，管理层垂涎于这些

"准备—射击—瞄准"改善成果，而且会安排更多的点改善。点改善或者改善闪电战成为一个非常容易的营销、推广的手段。同时，运用点改善能够容易和快速地培育新顾问。

1996年，我应邀参加了在日本举行的点改善。我们被告知，我们将会看到几家世界级的公司，包括丰田（Toyota）。日本教练们（Senseis）实施了一天的培训，同时培训内容会被翻译给我们，确保我们在课堂上能够听懂和理解。老师们授课生动，尽管90%的授课内容是我们在5天的改善活动中每隔一天接受的培训内容。

我们在一家日本电子工厂工作了三天。对于一个初学者而言，这次日本之行是非凡的，为传统职业经理人提供了非常必要的管理范例转变。我们的日本教练说："去寻找改善方法，把改善思维带回到我们的公司，我们就会实施改善行动。"当我们询问是否可以拍摄视频时，我们被告知："没有时间拍摄视频了……去做改善吧……"

请记住，到这个时候，我们已经具有几年的实施精益的经验了。像往常一样，从星期二到星期四，我们发现了许多改善的机会。然后他们想让我们熬夜到周四午夜，我们在晚上8点之前完成了改善报告。下一个意想不到的事情是我们的倡导者想让我们把我们没有收获的改善成果写进改善报告里。对此，我们表示了拒绝，并且回复：如果他们这样做了，那么他们自己可以提交改善报告。

我们认识到，这次旅行完全是为了大型秀场和营销更多的点改善。在与我们的倡导者咨询顾问指导交谈后，我们查明，任何我们想到的改善提案、他们已经想到的改善提案都将很快得到实施。如果需要工具或夹具，它会神奇地在一夜之间出现；然而，当我的一位同事对一台他们没有想到的机器提出技改意见时，我们被告知"他们必须首先研究一番技改的可行性"。周三清晨，我为他们的表面贴装线设计了一个新的布局。我们又一次被告知，他们必须首先研究实施新布局的可行性。如此，更加巩固了我的认知："准备—射击—瞄准"的点改善的主要目的是让美国、欧洲和其他国家开始实施改善，仅此而已。如果这是一种战略，那么它是有效果的，而且他们非常成功地实施了点改善方法。

我在一个组织的冠军俱乐部工作的两年中，在一次会议上，有人提到了改善闪电战这个话题。在座的每个人都展示了他们所做的改善成果。他们在点改善方面，都有类似的经验，我们在我的老东家也曾经实施过点改善，我们一致承认：点改善不是将整个工厂从批量模式转换到精益模式的正确工具。然而，改善闪电战会迅速营销和推广，并让公司参与进来，斩获初步的改善成果，激励他们启动一揽子精益策划方案。没有简单的选项，所以每个人都同意保留改善闪电战，因为有比没有要好。

经验教训：我们学到的第一课是，我们需要学习和领悟新的改善提案，而不是仅仅去做。"准备—射击—瞄准"是一种有效的方法，让管理层带领团队实施改善并开始改变思维，但"改善方法"作为一个独立战略，很难获得真正的成功。如果美国或任何其他国家想要真正成功地维持精益改善成果，就需要一种全新的方法，而不是点改善。当顾问离开后，由于维持改善成果的问题和未达成改善目标，大多数公司会改变他们的点改善方法，改变改善推进办公室的职能。今天，我仍然听到来自制造业公司和医院的同样抱怨。BASICS系统精益方法是解决维持精益改善成果的答案，但它需要时间和决心来实施精益改善，因为BASICS系统精益方法运用了"准备—瞄准—射击"的方法论，而且它需要高级领导者预先对项目和培训资源作出郑重承诺。

　　基于这些负面的评论，有人会认为我们对实施点改善持反对意见。然而，我们并不反对实施它！点改善有其独特的地方，应该是您的精益改善战略的构成元素之一，而不是您的整个精益改善战略。我们认为，点改善应该作为持续改善的管理入门，让员工参与到精益改善活动中。作为持续精益的工具之一，它能极大地推动持续改善活动，促进精益文化转型。

点改善的优点/成果

　　●如果抱以合理的期望值，设定正确的改善范围和给予改善团队充分的授权，点改善可以交付成绩斐然的改善成果，许多改善能在很短的时间内完成。我们一夜之间就彻底改善了整个布局。

　　●在目标特定区域内，可以显著提高生产效率和节省空间。

　　●高级领导者团队的可见性，高级领导者亲临现场、参与和督导改善促进了组织团队的建设。点改善展示了跨职能专职团队的快速改善能力，这十分有助于打破职能部门之间的壁垒。

　　●点改善是优秀的培训工具和维持改善工具，用以培育一个持续的学习型组织。

　　我们发现许多精益改善项目适合运用点改善方法。点改善

方法包括:

- 缩短设置/切换时间
- 5S
- 防错等
- TPM 试点
- 可视化显示或控制
- 较小区域的布局改善
- 在一周的时间框架内能够改善的流程,对员工实施新流程标准的培训,并给主管留下了一套完整的标准作业包

为了将点改善作为一揽子整体实施方案之一,我们首先必须建立一套综贯全局、一揽子的精益战略,并遵循"准备—瞄准—射击"的改善方法论,在一个区域内策划和实施多次连续的改善活动。丰田不是实施点改善而一跃成为精益组织。点改善的面世很晚,它在丰田被转换为精益流动模式之后。

经验教训:基于我们所阅读的书籍,在丰田,大约 10% 的改善来自点改善,10% 的改善来自领导者授权的改善团队进行的改善,80% 的改善来自员工和主管(团队领导者)在每天工作中细水长流的小改善。

我们已经修订并且编制了全新的改善模式,用以将点改善转换为饱含"准备—瞄准—射击"文化基调的改善活动,并且针对改善活动,实施定制式培训。我们不建议作成一份 30 天的改善任务清单,因为根据我们的经验,除非投入合理的资源

且管理者能力极强、训练有素，关闭未完成的改善任务，否则，对 30 天的改善任务清单采取后续跟踪及行动落地，是很少见的。

我们已经修订的改善方法包括：

- 高级领导者应该领导的改善活动和相关培训。
- 正确地特许设立、授权改善团队。
- 预先声明改善的目标状态和期望值。
- 关注团队的能力建设，提供适合的团队成员和资源。
- 在改善活动期间，改善团队必须是专职的。
- 给予团队资源使用的优先权，尤其是设备维护员工。
- 基于事实和数据，实施改善行动，使用 BASICS 工具、拍摄视频，并且使用"准备—瞄准—射击"方法。
- 为所有参与者提供精益概述培训。
- 每天与团队或者团队领导者一起跟踪改善实施状况。
- 在改善活动结束之前，确保所有改善记录在案。
- 确保提前通知改善到产品团队，并确保他们的参与。
- 实施改善。
- 在改善活动周的结尾时间，向高级领导团队汇报改善成果。
- 确保把所有剩下的行动项目，作为改善建议，转交给相关区域或职能负责部门。
- 与管理层召开后续跟踪会议，确保所有改善行动都已经关闭。
- 每隔 1 周或 1 个月（根据需要）实施一次改善跟踪审核

或者评审，以确保该区域的改善得以维持和巩固。

可视化管理系统构成要素

可视化管理系统包含四个构成要素。它们是：

1. 5S
2. 可视化显示
3. 可视化控制
4. 可视化管理

5S

不论是否作为一个单独的改善活动，5S 都是每个改善的有机组成部分。当我们对布局和工作站进行改善时，我们同时实施 5S 改善。一些组织追加了一个 S——安全（Safety），称之为6S。5S 是改善的起步工具，是一个更大的整体——可视化管理系统的有机组成部分。可视化管理的目标是让问题极易引起注意，并且是看得见的。

当工作区域整洁、干净、有序的时候，它是更加高效、更加安全的工作区域。5S 是建立和维护高效、安全的工作环境的一种改善方法。下面列出的是起源于日语的 5S 定义和美国的定义。根据出处，二者略有差异：

整理——实施 5S 的第一步整理，即区分必要物品和不必要的物品，并从不必要的物品中，保留正常运行工作区所必需的物品（如工具、夹具、工作标准、零件等）。扔掉那些不必要的物品。对于必需的物品，根据使用频度，分类存放于不同的工作场所。

整顿——实施 5S 的第二步整顿，将必需的物品放在任何人都能立即找到的位置——寻找时间为零。有序地摆放和贮存物品项目，能够按照所需顺序，迅速获取物品项目。物有其位，物在其位——所有必要的物品都有一个正确的存放位置，使用物品后要将其放回到保管场所。通过勾勒出来物品的外形轮廓（阴影板）或者标识贮存空间，确定物品正确的存放位置。

清扫——实施 5S 的第三步清扫，将岗位变得无垃圾、无灰尘，干净整洁，将机器保养得锃亮完好，创造一个一尘不染的环境。操作员每天打扫工作区域。清扫地板，擦掉机器污垢，保持工作区域卫生。确保每件物品整齐划一地放置。

清洁——实施 5S 的第四步清洁，将整理、整顿、清扫进行到底，并且标准化、制度化。寻找方法保持整体环境的整洁、干净。是否有更加容易的打扫方法，以减少灰尘、污垢和废弃物呢？尘封已久的文件如何从区域清除呢？我们能够消除安全隐患吗？

素养——实施 5S 的第五步素养，对于规定了的事情，大家都要按要求去做，并养成习惯。遵守工作纪律、行为举止文明、改善自身的工作习惯、参加培训和提升自身能力，使自身达到训练有素。因此，素养是 5S 最重要的步骤，目标是当 5S 系统在区域内建立后，人人都能养成良好的工作习惯并维持和巩固5S 系统。人人遵守规范化的工作标准，维持干净和整齐的职场环境。所有员工持续关注整体区域的 5S 维持状态和 5S 文化氛围，而不仅是个人工作空间的维持状态。

许多区域定期实施 5S 审核，以便跟踪 5S 改善之后的维持状态。区域团队使用 5S 审核结果来聚焦 5S 改善工作，设定改善目标：在下一次 5S 审核中提高审核分数。区域小组应该评估审核结果，集思广益提出改善建议，并采取必要的改善行动。

5S 点检表根据工厂的现场情况量身定做。化学工厂的 5S 点检表与单一组装工艺的工厂的 5S 点检表相比，会有不同的点检项目。请牢记：把安全作为 5S 审核的重要组成部分。

5S 包含两个主要项目——工作场所保洁（Housekeeping）和纪律。工作场所保洁的一句谚语"物有其位，物在其位"，同时，这也是员工纪律的体现。物归原处是 5S 中最难实施的部分。区域领导者为 5S 和整体精益制定了标准。如果员工没有将使用后的物品物归原处，而领导者视而不见，那么事实上，领导者就是奖励了这种违规的行为。如果我们想被认可为世界级的管理公司，我们就都需要参与制定最高水平的工作标准。

可视化显示

可视化显示是传递信息的指示板和公告板。可视化显示不强制执行任何行动，只是传递某个区域、机器或其他类型的信息。

可视化控制

可视化控制可以类比于人类的身体。当身体出现某种不适时，它会让您知道。不适的症状可能以发烧、疼痛、出血、水疱等形式出现。当您的身体发出不适的信号，您需要立即就诊处理，否则病情会变得更加糟糕。同理，医院、诊所也是如此。我们的目标是让问题显现、看得见，如此问题可以被立即解决，然后找到问题的真因并彻底解决，这样问题就不会重复发生了。

当您现场巡视时,工作区域会"与您交谈",将当前的状态传递给您。

可视化控制不同于可视化显示,可视化控制帮助提醒我们,但通常不会强制执行任何行动。例如,信号灯告诉司机停车,但信号灯并不强迫司机停车。司机停车,因为他们知道如果他们继续穿过十字路口,可能会导致严重的负面后果,例如发生交通事故或者收到交通罚单。可视化控制是传递提醒信号的控制工具,它帮助区域管理系统及时响应客户需求和环境中的变化。这些控制手段具有多种形式,但它们的共同之处在于,当可视化信号发生提醒时,会引起正确的应对行动。下面是一些案例。

- 当一张看板卡被放到看板邮箱时,便触发了再次生产或者补料正确数量的零部件。
- 在化验室,当一盏安东灯闪亮报警时,它向技术员发出信号,表示化验生产线需要引起注意了,或者向主管发出信号,表示机器出了故障,停机了。
- 当需要采取行动或有异常化验结果出来的时候,会有一个新的医嘱,此时急诊部的电子白板或跟踪板会发出信号。
- 在外科手术期间,电子跟踪板发出信号,表示患者当前正在实施的手术步骤,并发出信号——下一步需要采取的行动。
- 在药房,空箱或者在最小库存水平线以下,是可视化提示——需要补充药品了。

测量区域的流程绩效,可以运用可视化控制手段,由区域团队成员实时更新,从而驱动流程绩效改善。每日小时记录图

表是测量区域流程绩效的一种简单形式。当区域按照节拍时间
提供医疗服务或者进行生产时，区域便满足了目标绩效指标。
如果该区域慢于节拍时间时，将会在小时记录图表中说明，以
帮助团队跟踪对策和落实根本原因的纠正措施。每日小时记录
图表用于推动团队会议的问题解决，并成为最重要的问题解决
沟通工具。

我们的目标是创造可视化、一目了然的工作现场，任何人
到现场巡视时，不需要询问其他人，就能随时了解现场的进度
状态和我们的工作进展。

故事

具有讽刺意味的是，当我们在工厂建立精益现场时，我们
以急诊部作为精益现场的案例，予以说明。关于如何建立精益
现场，我们向参加5天培训的学员们提出了如下问题：

1. 每一秒都很重要吗？
2. 我需要在使用点使用所有的供应品吗？
3. 我需要站姿和走动做手术吗？
4. 每个人都需要理解自己的工作内容和制作标准作业吗？

上述每个问题都是响亮的回答："是的。"然后我继续说明，
并且询问工厂和急诊创伤治疗室的区别：

1. 每一秒都很重要吗？是的。
2. 我需要在使用点使用所有的供应品吗？想象一下，医生
说，"手术刀"，护士说，"等一下，医生，它在那边的柜子里！"
护士搜寻了一会儿，没有找到，说："一定是有人把它从急诊创

伤室挪到'核心'供应区了!"

3. 我需要站姿和走动做手术吗? 想象一下: 他们把您推进急诊部, 所有的医生和护士坐在椅子上的情形。

4. 我们需要标准作业吗? 想象一下, 如果所有的流程和作业都没有标准化, 会出现怎样的情形。

我们观摩了一个创伤病历的治疗过程。实际上在一间大创伤治疗室里有两间创伤分割病房。在我们等待患者到来之时, 创伤治疗室的医护员工人数越来越多, 他们充满了兴奋和期待。

在观摩创伤病历的治疗过程中, 很明显:

1. 每一秒都很重要。

2. 创伤医生需要一台仪器, 护士开始在所有的手术物料推车里搜寻这台仪器, 但是没有找到(损失了几秒)。护士询问医生她还会用什么手术器械。医生表示还有需要的手术器械, 并告诉她具体所需要的手术器械。护士找到了它们, 把它们交给了助理医生。

3. 每名医护员工都是站姿、走动, 团队看起来配合默契。

4. 每名医护员工似乎都知道自己的工作职责, 而且努力在医生到来之前做好手术器械准备。但手术器械遍及各处。有几次, 医生需要某种器材, 护士或者在创伤治疗室内没有找到, 或者跑到走廊的储物柜前去拿取(又一次损失了几秒和几分)。

在创伤病历治疗后, 创伤治疗室被打扫干净, 我们看了一下创伤治疗室的布局图和护士步行路线图, 这些图是我在观察创伤治疗过程中绘制的。我的脑海里立刻浮现出一些问题:

1. 为什么护士找不到需要的手术器械或者供应品呢?

2. 为什么另一位护士有好几次需要走到创伤治疗室的门外去拿供应品呢? 我们和这位护士攀谈起来, 护士说他们经常因为空的手术物料箱而用光所有的供应品。我们问她: 如果储物柜里没有供应品, 会发生什么呢? 她说她不得不跑到楼下的中央供应部。此时, 躺在创伤治疗台上的可是一位危重患者啊!

3. 如果在创伤治疗室同时治疗两例创伤患者, 会发生什么呢?

我们查看了手术物料箱, 发现有几个物料箱是空的。这时, 物料员走到现场查看手术物料箱。

我们询问他为什么手术物料箱是空的。他说他们一天只对手术物料箱重复补料一次。我们问, 当有患者躺在创伤治疗台上, 而物料箱空了时, 会发生什么呢? 他说: "哦, 他们就会跑到走廊的储物柜去拿取所需的供应品。"我们说: "但是创伤患者可能快要咽气!"他说: "自从 5 年前开始裁员至今, 我们一直是这样做的!"

然后我们询问是谁设置了手术物料箱的标准在库量。他回答说他不知道, 但是我们推断是物料部的员工设置了手术物料箱的标准在库量。现在我们不愿意再把创伤治疗室作为向工厂介绍精益现场的案例了。

可视化管理系统

可视化管理的目标是通过运用 5S、可视化显示和可视化控制, 使异常情况立即显现, 并结合分析根本原因、制定对策、运用安东、降低风险的举措、运用 TPM 和防误装置等，使显现的问题得以解决和改善。系统的目标是防止或减少缺陷。以汽车为例，可视化管理系统的构成要素在汽车中都能够找到。

假设您让汽车前大灯保持打开的状态，会发生什么呢？汽车会发出两束光，显示前大灯是打开的（可视化显示）。如果您将汽车钥匙从点火开关里拿下来，汽车会发出声响，使您意识到前大灯还处于打开状态。下一个控制水平，运用防错装置，即在预先设定的一段时间后，汽车会自动关闭前大灯。前大灯的灯光熄灭是可视化管理系统发出的最后信号。汽车现在通过减少错误和防止缺陷（避免电池用尽）来防止缺陷。在本章稍后的篇幅，我们将从主管的角度来讨论可视化管理。

六西格玛和精益

运用六西格玛来开始精益之旅的许多医院，产生了类似于运用点改善时所发生的困惑。与点改善相同，六西格玛也是一种管理工具。六西格玛工具用来解决流程中的变异问题。六西格玛工具和全面质量（TQ）工具基本上是戴明和朱兰质量工具的重新包装和重新上市。正如点改善，如果我们尝试在一个尚未达到"精益"的区域实施六西格玛工具，换言之，尚未建立流程流动、拉动、标准作业、5S、使用点物料管理等，那么要想达成盈利目标，唯一的方法就是解决关键路径的流程改善并维持改善成果。此外，我们如何在一片狼藉、没有数据的医院区域展示改善成果呢？六西格玛工具用来消除流程中的变异，并致力于推动实现零缺陷的精益目标。但从精益思想带来的文化变革的意义上来说，当组织尝试收获文化转型变革时，六西格玛会遭遇严重的挑战。真正的精益文化变革改变了整个组织的"思维和行为"。

根据我们的经验，组织在95%的情况下，应优先实施精益，例如实施清扫、让现场井然有序、实施标准作业、让所有问题浮出水面，并且是全员参与问题解决。在有序和拥有数据的工作场所，当问题出现时，运用六西格玛工具来解决问题。

六西格玛工具

六西格玛是运用统计测量的质量改善工具。如果企业达到六西格玛，就几近完美地达成顾客要求。六西格玛质量水平表示在过程中心偏移1.5个西格玛的条件下，每百万个机会中有3.4个缺陷。六西格玛包含了一组工具，例如FMEA、MSE、DOE、流程图和控制计划。六西格玛与精益的不同之处在于，精益要求公司实施重大的系统变革。实施精益推动组织结构和奖励制度的变革。我们的经验是60%—80%的改善源于精益。如果您首先实施六西格玛，就很难看到改善成果并维持改善成果，因为任何流程都未标准化。在精益圈，我们有一句谚语："变异是精益的敌人。"六西格玛能减少流程变异。因此，精益和六西格玛相得益彰，可以作为整合的改善方案。

精益目标是零缺陷——错误和缺陷的不同之处

六西格玛工具是用来测量、强调和消除缺陷。达到零缺陷的唯一方法是在错误发生之前消除它。因此，理解错误和缺陷之间的不同之处是很重要的。错误就是所犯的错误；缺陷是由于所犯的错误而产生的问题。新乡在他的著作中经常提到区分因果关系的重要性。举一个案例：错误是让汽车前大灯保持打开状态，而造成的缺陷是电池用尽。防误是精益的关键要素，防误提供了一种机制来消除错误，从而避免发生缺陷。

许多组织使用统计过程控制（SPC）。SPC 是一个优秀的统计控制工具，它在六西格玛质量改善之旅中，提供帮助，然而 SPC 不能保证零缺陷，因为缺陷在产生之后才被探测到。精益的目标是在源头，100% 地预防缺陷的产生。精益流程需要无缺陷的患者和流程来支撑 JIT 系统。JIT 的目标是获得正确的"高质量"零部件或者"用心准备的"患者。如果不是这样的情况，那么 JIT 系统就会崩溃并发生交付延误。

六西格玛包含各种质量控制和制订控制计划的策略。精益也有质量控制策略。新乡在他的著作《防误》中表达了质量控制策略。最终，在一个真正精益环境下，对质量控制计划的需求应该消失，因为任何异常状况都应该在工作场所中实时地、清晰地、立即看得见。然而，实际控制计划是需要制订的，因为对可能发生的错误实施 100% 的"防误"，是十分困难的，即使 100% 的"防误"成功是我们的质量目标。

POKA YOKE（图 10.5）

- 每 2000 例外科患者遭受手术残留异物的痛苦折磨。
- 手术残留异物中的三分之二是手术垫，主要是大块的织物，可以促进组织可视化，防止手术过程中的组织损伤。
- 手术残留异物可以使平均住院日增加 4 天，导致 57 人死亡，花费超过每年 15 亿美元。

Poka yoke（防误）是日语单词，意思是"失效保险箱"或

防错法案例——无线射频识别硬件
（专利申请中——技术解决方案小组）

手术海绵和无线射频识别标签

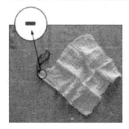

无线射频识别棒和无线链路

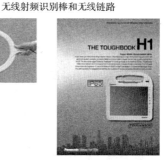

一个调谐到13.56兆赫兹的无线射频识别标签（RFID）天线被放置在一般用于处理手术海绵的桶中。天线安装在入口。天线在手术海绵通过的时候，读取到该海绵唯一的识别码，打开。这些数据解码后通过蓝牙（2.4 Ghz）发送到一个平板电脑单元，在那里，专用的软件会记录从开始到手术流程结束的所有的手术海绵的处理数量。如果察觉到有一块手术海绵残留在外科患者体内，一根拴在魔杖上的天线会通过身体来探测失踪的手术海绵，并在系统中进行核对。所有已核对的数据会通过WIFI（802.11 b/g）发到中央服务器的中介软件。这些数据会派生各种文件格式，用于整个企业的其他应用。

图10.5　无线射频识别案例

由技术解决方案小组 无线射频识别操作 @t-sgrp.com 提供

"防误"。Poka yoke 是精益流程中运用的任何机制，帮助员工避免（yokeru）错误（Poka）。防误的目的是通过防止、纠正错误或在人为错误发生时引起注意，来消除产品缺陷。新乡重夫对防误予以命名，使其成为正式的质量理念，并且采用防误这一术语作为丰田生产系统的关键元素。最初，防误被描述为防呆，但是由于意思是"傻瓜都不会犯错误"（或者"蠢人都不会犯错误"），所以名字被改成了更加温和的"防误"。

防误的想法萌生于丰田佐吉在纺纱织布工厂的现场观察。从那时候起，丰田汽车公司在过去的60年里一直在完善防误理念，并且一直力求质量完美。防误的第一步是自检。自检是每位操作员检查自己工作的质量。下一步称为连续检查检验。连续检查检验是每位操作员除了检查自己的工作外，还要检查前工序操作员的工作。再下一步是在源头实施100%的检查。源头100%的检查由机器实施，不是人工实施。达成零缺陷的唯一方法是在源头实施100%的自动化检查，并且捕获错误，而不是缺陷。这就是Jidoka背后的基本思想。这里举一个防误在家里的案例。

我们家的房子拥有一个连屋式车库，可直接进入屋内。从车库到房子的门就在我的办公室旁边。在冬天，当我的孩子们走进车库时，总是把门敞开。一股冷风吹来，然后源源不断地吹进我的办公室，让我意识到门是开着的。在接下来的几个月里，我想尽办法让孩子们进来时把门关上。我们和他们相谈得很好。我解释了为什么他们进来的时候需要把门关上，然后我们进入了令人沮丧的模式，每次孩子们进来的时候，我都对他们大喊"请把门关上"。下一步，我考虑某种惩罚或负面后果，促使孩子们引起注意并倾听我的要求。我每次都让孩子们回来后把门关上，即使这样也不是行之有效。后来，有一天我在当地的五金店闲逛时，注意到一种称为"自闭铰链"的装置。我购买了自闭铰链，刚一到家立即安装。当安装完毕后，我们家每个人的生活都恢复了和睦和安静。当孩子们进来时，门自己关闭了——没有冷风吹来，没有惩罚，生活是如此美好惬意！安装自闭铰链是如此简单的解决方案；然而，人们大脑的第一反应通常是责备我们感知系统的那些人——认为他们制造了问题。

经验教训：您不能在产品或流程中检验质量。

控制和警报装置的类型

- 接触装置：装置与产品之间建立接触。
- 定值法：零部件必须具有一定的重量，否则无法工作。
- 动作步进法：产品通过检验后，方可进行下一步。
- 设计缺陷：最终目标是通过设计产品或者流程精益来消除错误的发生。

当您清扫了区域并实施了标准化作业，流程变异就会显现。六西格玛工具用来消除流程变异。精益工具和六西格玛工具相得益彰，可以作为整合的改善方案。

因果关系的案例

- 流程：汽车跨越铁轨。
- 缺陷：火车在铁路交叉口与汽车相撞。
- 警告装置：使用标志和/或声音警告操作者。
- 控制装置：建造、安装门，防止汽车通过铁路交叉口。
- 设计缺陷：设计一个横跨或者低于铁路轨道的桥梁，用以预防错误和缺陷的发生。

经验教训：质量目标是从源头预防缺陷的发生。

全面生产维护

全面生产维护（TPM）涉及组织中的每一名员工，从最高级管理者到一线员工。在 TPM 的理念下，员工现在负责设备的维护和保养，负责日常检查清单（给机器加油，更换试剂），维修人员负责解决设备的疑难问题。TPM 就像保养您的汽车一样。您自己洗车，检查液位，放入气体，但如果汽车发生大故障，您就把汽车送到专业汽车修理工那里，进行维修。

　　TPM 在医院有各种各样的应用。医院内机器无处不在，但是我们并非总是想着机器的保养维护。无菌处理流程有清洗机和消毒机，放射科有 X 光设备，手术有"C"臂和麻醉设备，住院部护士使用药物存储机器，床边有监控生命体征的机器。所有这些设备都需要保养维护。

　　运用精益思想，当报告问题或者对机器进行小的修复时，护士便成了一线维修人员。

全员生产维护的目标

- 消除计划外的机器停机时间
- 提升机器能力
- 产生更少的缺陷
- 降低整体运营成本
- 考虑设计最低库存
- 提升操作员安全
- 打造更好的工作环境

综合设备利用效率

　　综合设备利用效率（OEE）的目标是对独立的设备测量指标实施综合评价，这些独立的设备测量指标的绩效看起来表现优良。这些独立的指标是：

1. 时间可用率——计划的可用时间（任何非计划的停机时间或换型时间不会计入到此时间内）

2. 机器运转率——预定运行机器的运行速率或速度

3. 缺陷率——良品百分率

假设我们正在运行一台化验室设备。我们利用 10% 的时间，计划机器停机，进行机器的正常维护。由于维修服务问题，我们不得不放慢机器的速度，所以机器的运行速度只有额定速度的 90%，我们得到了 95% 的正确的化验结果，换言之，5% 的标本需要重新化验。

这些独立的设备测量指标的绩效看起来表现优良，但它们隐藏了机器的真正利用效率。OEE 是将这些独立的百分比相乘（0.9×0.9×0.95），以确定机器的真正的能力（77%）。

全新的设备维护范例

在命名为 TPM 的生产力系列中，有一句十分有趣的引用："设备维护应该被视为产能推动者。"仔细考虑下面这句引述，当公司需要裁员的时候，我们通常从哪里开始实施裁员呢？我们通常从间接劳力开始裁员。"通常，第一个间接劳力的目标是指向设备维护员工。毕竟，他们真正做的是什么呢？如果我们必须提升设备维护水平，我们可以将设备维护进行外包，对吧？"

有时，主张外包是没有根据的，但有时，由于设备维护资源管理不善或缺乏职责、纪律。首先，解雇设备维护员工很容易做到，因为在纸面上是一笔快速回收的管理成本费用，但从长远来看，解雇设备维护员工会让我们付出什么代价呢？当我们解雇设备维护员工后，所有日常工作中的小的设备故障都无法排除，有时，甚至是更加糟糕的事——出于好心的员工尝试修复这些设备。随着时间的推移，我们的设备会全部停机、关闭或者停止运行。

经验教训：不要把设备维护员工看作成本中心，而应当把他们看作是利润中心。毕竟，设备维护员工是产能推动者。

医院的精益和设备维护

精益为医院设施的工程员工和设备维护员工提供了工作保障。我们不断地要求维修员工拆除储藏柜上的门，安装柔性的工作站，拆除墙壁，更新护理工作站，建立我们的物料使用点（POU）位置，并且制作试点模型。因此，在精益改善方面，设备维护员工实际上身兼两职。一个职责是帮助我们进行精益变革。另一个职责是考虑设备维护流程本身、实施精益！

在 X 医院，我们需要实施一些重大布局变更，用以支持精益。我们发现需要对通风、过滤系统进行重大检修和改造。这些改造对于我们的项目来说，并非必需，但对这些改造，医院早就该实施持续的维护。医院等着大型项目来追加投资巨大的任务，而不是为了编制预算考虑设备维护的需求。通风系统为我们的投资回报率增加了大约 200 万美元的成本。幸运的是，管理层选择将通风和过滤系统的改造当作他们系统的持续维护，而不是将其与我们的项目绑定。精益并不需要资本改善，但这是设备维护部门能够获得资金支持，进行设施改造的唯一途径。

经验教训：我们需要编制预算考虑预测性和预防性维护。

不要把设备维护员工看作成本中心，而应当将其看作利润中心。当削减成本时，首先削减设备维护预算和设备维护全职员工，这是十分容易的。如此，在短期内能节约成本，但从长远来看，成本会成倍地增加。

下面介绍一个与精益有关的设备维护案例。我们需要把一台大体积设备搬运到大楼的三楼。这台机器体积庞大，电梯装不下，但如果他们把机器拆为两半，就能安装在电梯通风井上。设备维护员工就是按照此方法做的。他们把机器拆为两半，搬运至电梯通风井上，然后把机器焊接回原状。设备维护部主管告诉我，他们创新出来一种新的维护范例："如果您打算搬运某种机器，并按照某种方式搬运机器，当下次您必须搬运它时，搬运的速度会快一倍！"

建设施工的挑战

实施精益时，会遇到建设施工的挑战；建设施工的要求来自监管机构、许可机构、联合委员会，以及美国建筑研究院的指导原则中所有对建设施工项目的要求。这些建设施工要求有助于让设备维护员工参与到团队早期的改善活动中，并且对他们进行精益原则培训，确保他们始终处于沟通圈、参与制订精益计划。TPM 不只是一个设备维护改善活动；TPM 是全公司层面参与的设备维护改善活动。启动 TPM 的最佳方法是为每台设备创建简单的审核表。

医院及 IT 信息系统

当我们绘制医院价值流图的时候，会清晰地注意到，通常在医院内存在多少不同的和不相连的信息系统。相比之下，大多数工厂通常只有一个物料需求计划（MRP）系统或者企业计划（ERP）系统。医院往往拥有化验室信息系统、挂号系统、保险核查系统、手术系统、急诊部系统、床位管理系统、药房和紧急系统、调度系统、全医院信息系统、电子记录软件系统、仪器跟踪系统、计费系统、物料管理系统、市场或者市场预测系统、桌面软件系统、条形码和其他扫描仪支持系统。这些还不是一个完整的信息系统清单，而且尚未包括绘制的所有手工信息。

IT 提供服务：数据备份和保留、风险管理、计算机帮助台、软件加载、计算机维护和升级、软件控制、网络安装以及共享驱动器。

在精益改善方面，IT 身兼三职：

1. 优化内部 IT 流程
2. 连接和优化整个信息流
3. 支持精益系统的实施和支持改善团队的数据采集

优化内部 IT 流程时可以使用本书所讨论的、相同的 BASICS 工具。第一步是对流程绘制价值流图，然后运用产品流程分析和全面作业分析工具。优化整体信息流程包括建立接口连接，以便所有不同的 IT 系统能够彼此通信。这不是一项容易的任务。现在，医院可以使用 ERP 系统。

精益团队需要不同层次的 IT 支持，以支持他们的改善之旅。初始需求是数据可以移植到 Access 数据库或 Excel 数据库。其他支持需求包括建立使用点打印机和向团队提供软件需求。

实施流程改善时，真正的关键之处在于，在流程"改善"实施后，才去购买软件用以修复问题或者优化流程。此外，软件具有灵活性。软件需要支持看板应用程序，和频繁的更新或者修改，用以支持标准作业的持续改善。重要的是，请牢记软件不能解决所有问题。在许多情况下，我们建议推迟购买额外的系统或者全部报废它们。精益的一个主要原则是不要将操作者和机器绑在一起，即手工作业和机器作业分离；使用检查块、检查框、触摸屏实施作业自检和异常停机。现在，有数本关于精益和IT的著作，其中一本著作名为《更容易、更简单、更快速，精益软件策略》。

BASICS——检查改善后的新流程

精益团队和主管必须证明在区域中实施改善的新流程达成预期效果，并记录、存档新流程文件（图10.6）。领导层的职责是持续地检查流程，以确保流程正常运行。为了检查流程，我们需要建立测量指标、标准作业和可视化控制。区域运行一段时间后，对标准进行持续的"微调"是必要的，然后进行持续改善。确保区域建立正确的测量指标（例如，每日按小时计算图表），所有员工都能够看到，同时每日的会议用以监控进度并征求员工的改善提案。当我们遇到问题时，通过问题解决流程，实时地解决问题。

BASICS——维持改善成果

被分配到工作区域的精益团队成员（包括主管、计划员、工程师等）负责维持改善获得的收益并持续改善目标区域的标准作业。对已经实施完毕的改善项目，精益团队成员应该听取、

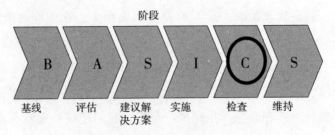

图 10.6　BASICS 模型——检查

询问员工和其他利益相关方的反馈意见。任何改善跟踪任务是简单和快速的行动。

维持工具

我们已经建立了维持计划、控制计划、二者合二为一的整合计划，我们需要认识到，维持计划有一点用词不当，其实施精益落地还不够充分（图 10.7）。当精益系统建立完毕后，通常，会有专职精益资源的退出策略。这便是顾问、内部顾问或者外部顾问离开项目组的时候。退出策略包含退出条件和交付成果，它们必须在退出之前交接、落实到位。

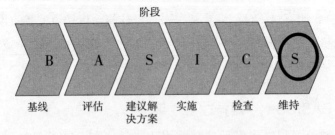

图 10.7　BASICS 模型——维持

控制计划通常包含区域必须继续达成的测量指标汇总清单。

当某个测量指标失控时，在控制计划中预先确定的改善行动，将被触发和实施，直到测量指标回到"控制范围之内或控制范围之中"。

维持计划略有不同，因为它包含控制计划和维持改善所必需的行动。但精益背后的理念是，我们不仅需要维持，而且需要持续改善。因此，应将维持计划重新命名为"持续改善计划"。

在大卫·曼的著作《塑造精益文化》中，描述了维持精益的四个必要标准：

1. 领导者标准作业
2. 可视化控制
3. 职责
4. 纪律

这四个维持精益的标准与团队领导、主管的角色转变的观念相融合，即他们必须从100%运营日常业务转变为兼顾运营日常业务和改善业务。实际上，丰田只是为一线主管创造了50%的时间，用以持续改善业务。通常，美国的公司如果两个主管有50%的空时间，我们或许会解雇其中一位主管。

领导者标准作业

我们已经将这个概念扩展到包含所有的标准作业。标准作业是帮助丰田收获、维持所有改善成果的重要工具。当某一区域的责任者从资深经理转移到新赴任经理时，标准作业提供了一种标准管理工具，而不会漏过任何管理职责。

可视化管理

我们在前面简要讨论了可视化管理。在建立和维持精益环境的背景下，我们将可视化控制扩展到可视化管理。最初，这些对于医院管理者和医生来说是很难理解的概念。大多数医院管理部门利用报告来管理他们的区域。报告有什么问题吗？报告的故事已经成为历史了，通常时间过去太久了，根本找不到问题的根源。此外，根据我们的经验，许多报告中的数据是可疑的，任何管理者依据这些数据进行管理或做出财务决策是令人恐怖的。

精益的目标是在一个实时的环境中进行现场管理。这对医院管理者有许多启示。我们需要深入基层，直接获取一手信息，以事实为依据进行管理，鼓励和挑战我们的员工去充分思考和解决问题。

假设您是一名主任，老板告诉您深入一线、现场巡视和观察浪费。您在第一次现场巡视中，会发现您的员工总是很忙。事实上，当您第一次走到现场时，您很可能会挡住员工们的路。您的大多数经理可能会花费 80%—90% 的时间去救火，花费10%—20%的时间去管理区域。您环顾四周看看现场的进度，但您看到的只是白板或电子屏幕。

您走到护士长面前，询问现场的状况。护士长说："您为什么在这里呢？哪里出现问题了吗？"不管怎样，她会告诉您等她忙完后再和您当面交流。在此期间，一位外科医生告诉您，他的手术被延误了，因为手术仪器没有准备到位。一位麻醉医师抓住您，抱怨术前护士没有准备好他/她的患者。一位护士告诉您，她被外科医生骂了一顿，因为未按照医生手术首选卡正确地备齐手术器械和供应品，她不得不跑到三个不同的供应品区域/储物柜处搜寻需要的器材和供应品。护士致电物料部，物料部回复他们没有人能给她送来所需要的手术供应品。

我所熟知的一位护士长突然向一位新赴任的主任报告。新主任每天在她的办公室召开业务跟踪会，护士长被告知需要参加。因为她参加了太多的会议，她的区域业绩开始下滑，业务跟踪会议的时间变得越来越长。结果，她管理的区域业绩不断下滑，最终她因为管理不善而被解雇。

经验教训：当"间接管理"办公室的员工不忙的时候，他们会自己创造工作，用以证明他们的工作价值。如此，为已经很忙的一线员工制造了更多的工作负荷。我们需要评估办公室环境的工作是否增值，并且审查每一份报告，确认它是否增值。

这些听起来熟悉吗？

这个案例代表了大多数医院的典型外科区域。每个人都在一种反应性的氛围中工作，危机管理占主导地位。我们的经理因为应急解决了系统问题，成为"救火英雄"而受到赞扬和奖励。那么我们如何建立一个可视化管理系统呢？首先，我们必须"精益"我们的流程，让产品或者服务流动起来。我们需要在物料使用点拿到所有需要的供应品和物料。我们需要实施区域5S，精心布局我们的设备。我们需要移除任何不必要的设备和供应品。当我们建立了流程，清扫了区域且把区域布置得井然有序后，我们就需要开始布置流程焦点测量指标，使其可视化、人人看得见。

职责

我们已经讨论了职责的重要性。在某些情况下，职责对医疗护理主管和经理而言，是一个陌生的概念。许多主管和经理需要教练指导和培训，以增强他们的分析技能和业务本领。在大多数医院，职责都是一个很大的管理问题。通常，员工们没有担当责任，也没有他们负责的测量指标。

在 X 医院，我采访了外科服务区域的每一位领导者。我询问每个人的问题之一是："您是如何被测量绩效的?"大多数人说，他们在年度绩效评估面谈中，被告知是否工作出色。我无法相信几乎没有人有任何测量指标。他们没有担当任何责任。如果他们确实有一个测量指标，他们不会告诉我们目前他们的绩效表现与测量指标不符。没有人知道周期时间或者质量指标。有位员工告诉我，他们达成预算指标，而且每个月都要接受严格的盘问，但即使没有达成预算目标，也不会有任何积极或消极的后果。

如果我们要遵循临床管理模式，我们需要在业务流程、分析技能、监督和领导培训，以及财务管理方面，对临床员工进行培训。我们还需要一段试用期，在此期间，临床医师能够看到和判断他们是否喜欢管理，或者是否愿意留在护理者岗位。

许多医院已经失去了他们的指挥系统，失去了员工对他们领导者的尊重。毕竟，领导者并不能真正地知道每天现场发生的事情。因此，领导者会做出反应，发号施令，以求改变现状。20 世纪 60 年代和 70 年代的人力资源运动让我们在工作区域几乎没有纪律可言。人们认为纪律是一个"贬义词"，我们发现流程标准未被记录和存档，领导者未获得针对性的培训或者未获得领导力方面的充分训练，以管理员工。结果，我们只能继续提升那些没有临床知识或者没有业务悟性的临床医生。如此，形成了一种组织氛围。其中，领导者不能或者完全不知道如何让员工承担责任。

我们需要回到在组织内部晋升提拔的时代，提拔那些训练有素、精通流程的梯队人才。我们理想主管的资质包括：做过一线岗位工作、理解一线岗位工作内容、具有培训一线员工的能力。大多数医院的作业文件的记录、归档都十分糟糕，如果精益要生存下去，这种趋势必须彻底改变。

当医院、任何公司的领导者不理解业务线或者服务线时，组织就处于危险境地。当必须请顾问帮助重组组织架构或提供（而不是推动）战略规划时，高层管理者的管理水平存在潜在的不足。

头衔往往妨碍精益改善

我们曾经工作过的医院中的岗位分级和工会的岗位分级一样多。岗位分级会造成浪费。在某些情况下，由于培训的需求，岗位分级是必要的，但在另一些情况下，培训会妨碍岗位灵活性。

对某些人而言，头衔意味着不灵活的托辞。例如，如果我是一名技术员，为什么让我扫地呢？那是保洁员工的工作。如果我是一名外科医生，为什么让我帮助缩短手术换台时间呢？阅读本文的许多读者可能是这些头衔规定的例外，但对许多人而言，这些头衔规定不是例外。

亨利·福特说：

因为没有头衔，没有权力的限制，所以不存在繁文缛节的官僚作风或者员工越级报告的问题。任何一个工人都可以去找任何人，这已经成为一种习惯。如果一个工人越过领班直接去找厂长，领班是不会生气的。工人很少这样做，因为领班知道自己的职责就像知道自己的名字一样，如果他不公正，很快就会被发现，他将不能再担任领班。我们不能容忍任何形式的不公正。当一个人开始因权威而膨胀时，他被发现了，他不再担任团队领导者或者回到机器前，担当操作员。大量的劳资纠纷是由下属员工不公正地行使权利引起的。我担心在太多的生产组织中，工人不可能获得公平待遇。工作和工作本身控制着我们。这就是我们没有头衔的原因之一。

福特还补充说："我们希望这些工人按照要求去做。组织的分工是高度专业化的，一个部门是如此依赖另一个部门，我们片刻也不能考虑让人们为所欲为。没有最严格的纪律，我们就会饱尝最大的困惑和不安。"

引述福特的话不应该被理解为管理的等级制度或者指挥系统不存在。如果有人到福特公司去找他的一位高级领导商谈解决问题，高级领导会建议那个人与他们一起解决这个问题。今天，福特创建的组织被称为分子组织。

纪律

在精益文化中，纪律是实施精益的关键所在。没有纪律，就会造成混乱。我们需要员工训练有素——彻底遵守标准作业，物归原处，跟踪审核工作，实施根本原因调查和分析，创造持续改善的环境。

员工参与

全员参与到精益改善分析和精益之旅中，其重要性不言而喻，如何强调都不过分，因为大多数组织在改善分析、识别浪费和流程再设计方面均没有失败；他们在维持"改善成果"方面，功亏一篑。维持流程改善成果的能力因素包含沟通、员工参与、培训、职责清晰、奖励制度、预期成果的清晰要求，以及各级领导者对维持和改善的重视程度。

您收获了所期待的改善成果；忍辱负重、理应收获

附加的维持工具

当精益系统改善实施完毕时，建议使用下面的维持工具：

- 一线主管技能训练（TWI）
- QC 圈
- 点改善
- 持续改善提案（来自一线基层员工的改善提案）
- 公司授权持续改善专职小组

无论采用何种方法，维持的最终手段都是持续地更新标准作业，用以收获、记录所有改善成果。

经验教训：首先实施精益，然后实施六西格玛。当您改善流程并建立流动时，清扫现场、开始制定标准作业；现在，流程变异十分显眼。此时，正是我们引入六西格玛工具的时候。

重复改善循环！

请牢记"持续改善"必须成为一种生活方式。一条线从批量模式转换成单件流后，使用改善活动作为维持改善循环的一种方法。改善活动时长可以是几小时或几天，但需要一个跨职能的专职团队来实施改善。

精益专家和精益大师

许多公司、医院和制造商认为培养出一位精益专家可以易如反掌、相当迅速。精益专家将被定义为精通精益工具且了解企业文化的精益人士。根据我们的经验，事实并非如此。如果精益人士没有曾就职于丰田环境中，非丰田公司培养出来的精益专家是否实至名归，是存在争议的，但前丰田内部人士编著的一些著作和文章，让我们对丰田文化有了更深层次的理解。

要成为我们认为的精益专家，平均需要用6个月到9个月的时间与一位精通科学管理、精益原则和变革管理的精益教练学习实践。在丰田，日本精益教练与NUMMI（前通用汽车与丰田在加利福尼亚州的合资工厂）的领导者在工厂现场，平均度过了3年甚至更长的工作时光，以传授丰田生产方式的精髓。对于美国的"马上要成果"和"缺乏耐心"的文化而言，与精益教练度过3年的工作时光，进行学习，是很难理解的理念。我们将精益专家定义为阅读过一定数量的精益书籍，除了独立主导实施点改善外，能够独立领导和实施精益系统，而且是接触过办公室、装配、机加工和设备安装等环境的精益人士。

我们还有一个分类称作精益大师。精益大师有一点用词不当，因为我们不相信有人真正精通精益，但这个头衔似乎在很多公司都被使用。精益大师头衔是指定精通精益且已经实施系统和点改善的精益人士，拥有 3 年到 5 年维持改善成果的跟踪记录。精益大师分为两类。一类精通精益技术工具，另一类是精通精益培训和"培训讲师"的培训活动。我们分为两类，因为不是每位人士都擅长举办精益培训班课程。

精益医院实施（系统改善和点改善）的经验教训

制定领导者路线图

制定一个领导者精益/六西格玛实施路线图是十分重要的。实施精益应该是达成组织战略目标的一部分，所以实施精益改善应该予以相同的跟踪和测量。没有制定领导者精益实施路线图就如开车没有指南针，或者射箭没有靶心。没有制定领导者精益实施路线图，会导致零星的成功和破碎的结果。

确保您的组织准备就绪

一些组织如果没有准备就绪，就不应该启动精益。如果没有迫切需要变革的决心或者根本不满意当前的工作方式，实施精益就不会成功。

创建一个精益的指导委员会——但是由高级领导团队组成

领导路线图的构成因素应该是建立一个精益的指导委员会。我会听到您说"我们最不需要的就是各种委员会了"。然而，这个委员会可以且应该由高级领导团队、团队的某个分支小组组成。精益是组织战略计划中的目标之一，与定期审核任何其他战略计划目标一样，需要审核组织是否达成了精益的战略目标。

精益指导委员会应该审核改善团队章程，用以确保改善项目与总体愿景一致，改善项目按计划完成。每个高级领导者都应该是项目推动者，并且与改善团队一起实施精益改善。指导委员会的目标是打破最困难的组织壁垒，和不容置疑的制度和工作方法，并以任何可能的方式帮助团队取得成功，致力于发展和繁荣精益文化。

精益顾问应该向首席执行官汇报

在许多公司从事精益项目的时候，我们向首席执行官以外的人士汇报改善工作。通常，我们会向卓越运营领导者或运营总监汇报改善工作。我们发现这种汇报是一种短视的做法。如果精益是一个战略目标，而这个目标是真正的文化转型，那么顾问应该向首席执行官汇报改善工作。只有首席执行官被授权能够打破组织中的所有壁垒。咨询顾问的工作效率和成功程度只能达到他们所报告领导者的级别。如果咨询顾问向运营总监报告，那么运营方面就可以完成许多改善，但其他各个局部职能部门都不会直接参与改善。各个局部职能部门可能在改善团队中配有一名成员，但这将是范围。当然，一切会都风平浪静，只要改善不是在您的区域内（可以说是在我的后院）实施。每当我们与公司的首席执行官或所有者合作时，我们在组织中的改善进度和渗透水平几乎是与他们不合作时的两倍。咨询顾问的工作就是"一路晋升到首席执行官"。

咨询顾问遇到的另一个问题是，许多情况下，他们汇报的指定管理者不一定要让上级领导知道真实情况。当咨询顾问报告的管理者离开岗位或者被要求离开岗位时（类似情况发生的次数可能超过人们的想象），作为接管者的上级领导不知道顾问们已经实施了哪些改善项目。如此，也表明该组织没有建立精益指导委员会和编制精益路线图。

在 X 医院，我们在第一个门诊部成功地实施了精益六西格玛。我们的计划是吸取我们的经验教训，在本医院内的其他门诊部推广精益六西格玛的改善方案。在第二个门诊部的实施改善是一场唇枪舌剑的斗争。第一个门诊部改善十分成功，第二个却十分糟糕。主要原因是缺乏领导力以及医生对诸多改善和标准作业不认可。我们向高级领导者建议，去下一个门诊部推广精益六西格玛改善方案前，必须首先彻底解决第二个门诊部对改善的认可度问题。出于预算原因和需要按时完成已经共识的实施计划，我们的建议被忽视，他们继续前往下一个门诊部推广精益六西格玛改善方案。正如我们所担心的，第三个门诊部的领导者和医生们抗拒这些改善，并且质问道，如果第二个门诊部不需要实施医生标准作业，为什么要实施医生标准作业呢？最终，各个门诊部的多点实施的改善方案都被搁置了，当然所有的问题都被归咎于精益。

经验教训：在彻底解决变革阻力问题和当前实施范例之前，请不要继续推广精益到下一个区域。

建立精益的组织基础

实施精益需要有一个组织基础，这应该是领导力路线图的构成因素之一。卓越运营团队最终应该回归到组织的员工岗位上。对此，一种主要的失效模式是，财务部将卓越运营团队认定为"容易被裁掉的员工"，用以在短期内增加组织利润。

预先博得领导和员工的认可

领导力路线图的构成因素包含沟通计划、培训计划和改善承诺书。让每位员工都在改善承诺书上签字。改善承诺书签字的目的是让每位员工都知晓改善前进计划和期望，并确保他们预先认可改善。未实施改善承诺书签字会导致实施改善失败。

沟通计划（图10.8）

有一种说法是，在任何类型的组织变革中，"您无法实施充分的沟通"。我们的经验是，这是最真实的说法。应该预先制订沟通计划，详细说明工具、频率、交付方法和项目责任者。举个例子，我们将通过电子邮件每月发行两期精益快讯，分发到自助餐厅，并且分发给流程所有者。持续交流的重要性如何强调都不过分！沟通决定一个项目是否成功和维持。沟通影响员工对精益文化转型的看法。

培训计划

若想取得精益成功，制订培训计划是至关重要的。培训计划应该包含短期计划和长期计划，以及一些审核或者评估过程所需要的培训计划。培训计划还应该包含发展基础设施，以支持持续改善的学习型组织所需要的持续培训。

领导力不能停留在象牙塔里

在"象牙塔"的办公室里，首席执行官无法成功实现组织

外科流程改善项目建议的沟通计划

会议	目的	负责人	关键任务	频率	持续时间	沟通方式	日期	会议地点	参加者/分发人
启动会									
数据支持	讨论四个手术室项目需要的数据，以及如何提供支持：1) 物料材料品质；2) 手术室绩效指标或障碍项目；3) 手术室物料安排的价值流视域的绩效改善项目；4) 人院前外科检查（PASS）的障碍阶段项目		满足分配数据支持的资源		1小时	会议	9月18日那周	手术室行政	
参与VSM	控制时间以支持数据收集以确保增值绩效，以确保时间收集和手术室安排时间相关的VSM		沟通要求提供可用资源——以支持价值流手术室时间安排的VSM		1次	电子邮件	9月18日	主要——手术室	13B
手术室时间安排的VSM和基线绩效项目	告知VSM计划和手术室时间安排的基线绩效项目，获得团队成员的时间承诺		告知流程所有者的角色和获得团队成员时间的承诺		1小时	会议	9月18日那周	手术室 行政办公室	
入院前外科检查（PASS）的障碍2阶段项目	与PASS项目小组讨论流程所有者的角色，以及承诺的时间，同时识别团队成员角色和获得时间的承诺		开会讨论PASS 第2阶段项目		1小时	会议	9月18日那周	手术室 行政办公室	
入院前外科检查（PASS）的障碍2阶段项目	讨论PASS项目流程图、章程文件，以及总体流程，特别需要安排计划团队成员和分配障碍项目上的时间		设定日程、建立会议日程		1小时	会议	9月22日那周	PASS 项目休息室	
VSM确认/PASS第2阶段项目	获得手术室信息（VSM），告知失败的手术室项目计划		为了获得VSM信息的访谈（VOC），通知失败的PASS项目，医嘱设置		30分钟	会议	09/22.08		
全体员工参加的流程改善（Process Excellence）的项目启动会	外科、关键处理部门、物料部门和其他受影响的员工的正式启动会		需要脚本回答会议的相关问题		利用每周员工会议的1/2小时（已有脚本）	会议	9月22日那周		外科医护员工，包括关键处理部门和物料部门的员工
医生启动会——待定	外科医生回答变革的正式启动会		需要脚本回答变革的相关关键问题，选择医生和地点		利用现有的看板和员工会议	会议	待定		所有医生

图10.8 沟通计划案例

的精益转型。首席执行官必须参与到改善活动中，现场巡视：观察流程、鼓励员工的改善行为等。真正"收获"精益成果的首席执行官参加精益培训，并参与到各个团队在整个组织中实施的精益活动中。首席执行官与员工交流改善心得，并与他们共进午餐。在某些情况下，首席执行官会将办公室搬到更容易接近的地方。他们不会道听途说或者接受借口；他们听到的是第一手现场问题，他们对领导者的"额外津贴"视而不见。除了与医生交谈外，他们还与患者交谈。他们认为裁员是管理层的失败。如果必要，他们是第一个申请减薪的员工。领导者必须以他们努力创造的精益文化为榜样。

领导者必须领导和推动精益变革，而不仅仅是支持它们

如果首席执行官没有参加过正确的精益培训，或者不支持精益，精益变革最终会失败。一个未参加精益培训的首席执行官，纵然处在支持模式下，也可能置精益改善于危险境地，因为文化变革从最高层开始，而最高层的决策仍然基于陈旧的批量处理环境。因此，纵然首席执行官相信他们正在支持精益变革，他们可能正在制造无法修复的伤害，却没有意识到。这是因为精益管理系统需要与陈旧的批量驱动系统采取截然不同的反应和行为。

领导者必须参与精益改善活动。您不可能通过2—4小时的 PPT 说教获得精益改善的成果

为了建立和维持精益文化，需要花费一些时间，用以理解

精益思想的深邃含义。若想成功地建立精益文化，需要实施精益标杆学习、阅读和理解什么是精益文化。为了逐渐理解精益工具和概念，需要领导一次点改善，或者参加一次精益改善实施和精益培训。

不要让精益变成财务利益驱动下的对全职员工的政治迫害

精益很容易变成财务利益驱动下的对全职员工的政治迫害。财务部门通常是我们实施精益时遇到的第一个主要障碍。因为陈旧的财务计算方法和成本会计，通常使精益改善活动最初看起来十分糟糕。如果组织全部的期望都是财务部门裁掉全职员工的解决方式，那么裁员这个词语就会散播出去，员工们会抗拒参加精益改善活动，抗拒任何视频或者改善工作，因为担心他们的工作岗位被取消。

致力于建立精益文化，而不仅仅关注精益工具

有些组织只关注精益工具。这些精益工具很容易与人的因素相比较。如果我们只是关注精益工具，您可能会实现"零星的卓越"，然而"零星的卓越"可能无法维持下去，因为精益文化尚未建立。

坚持更新标准作业

没有实施标准作业，精益将会失败。标准作业是将整个系统黏合在一起的胶水。没有标准作业，就不可能实施持续改善，也不可能固化已经实施完毕的改善。如果改善依赖于某位员工，当他离开公司的时候，改善也会随着那位员工不见踪影。

不奖励应急解决的救火方式

组织内，如果盛行陈旧的"时代英雄"和"应急解决"文化，精益将会失败。当我们应急解决了一个问题时，我们没有彻底解决这个问题，这个问题最终会重复发生！精益只在学会解决根本原因和解决问题的文化中存在，在此文化中，问题从来不会重复发生。

偏执综合征

在 X 医院有一名医务主任，他的任期超过了医院几届管理层。他担任外科医生委员会主席，是医院里所有外科医生和麻醉医师的"关键先生"。他沉浸于被信任的荣耀中——所有外科医生都向他吐露心声，他喜欢向管理层抱怨所有的问题。

他过去参加了许多流程改善项目，但没有一个改善项目是成功的，以至于每一个改善项目可能只是完成一到两个行动项目。这保护了他不受任何改善的影响，并使他成为同事们的"关键先生"。

当我们使用本书中所介绍的 BASICS 方法实施精益时，改善启动后势如破竹，改善的推进速度相当惊人。他不敢相信这一次改善排山倒海，发生了翻天覆地的变化，而且改善仍在持续。表面上，在我们每周一次的精益指导委员会的全体会议上，他对全员说，我们的改善多么的优秀。然而，他变得忧心忡忡，偏执地认为他的角色会发生变化，医院不再需要他了。他把这些精益改善看作对自己构成的威胁，而不是机遇。这让他焦虑不安，他开始抗拒精益改善。最终，他叫停了我们的精益改善项目，精益管理团队陷入了巨大的窘境，并拒绝批准我们的许多精益项目。因为团队是成功的，尽管他付出了不懈的努力，管理层最终还是对他有一个客观的评价，他是一位纯粹的"抵制改善的顽固不化者"。公司高层尝试指导他度过这段艰难的时光，但他认为在离退休还有一年的时候，他不需要改变自己的思维模式。最后，我们不得不和他一起工作，直到他退休。

不要鼓励受害者综合征

就像屺耳一样的受害者，总是有一种"阴云笼罩在他们头上"的感觉。他们不能接受精益改善，也不能在自己的区域内，为精益改善承担责任。尽管他们参与了改善活动，但他们认为精益改善对自己构成了威胁，将我们一起实施的改善任务，敏感地想象为"针对他们实施的改善"，尽管他们同意所有的改善任务。

医生抗拒精益

在制造业，我们发现维修工程师往往抵触精益。他们是非常独立的专业人才，通常开始时不希望实施标准作业的任何内容。在医院的世界里，某些情况下，维修工程师似乎被内科医生取代了。

在 X 医院，我们正在试行全新的急诊部系统方法。参与我们团队的内科医生是变革管理的构成因素，他们欣然接受变革。然而，内科主任不参加任何精益改善活动，完全不同意我们的改善方案。他拒绝与精益改善团队成员直接交谈，并且在向医院的首席执行官提交预算报告时，故意歪曲了急诊部医疗团队收获的非常积极的改善成果。这使得团队和急诊部的改善推广延误了几个月。在接受了内科医生的大量精益指导，并在最后亲眼看到了改善成果后，他接替了首席执行官的职位，但在那时，他已经给精益改善造成了不可挽回的损失。

当一些内科医生真正从心里接受精益理念并驱动精益改善项目时，其他大多数内科医生却在最初抵制精益或全然反对精益。当他们看到精益改善的积极影响时，最终会改变主意。这就提出了一个精益咨询项目应该在最初销售给谁的观点。大多数精益咨询项目，销售给了医院的行政部门。其实，精益咨询项目销售给内科医生/临床医生，获得他们最初的认可，才是在医院内实施精益的成功要素。纳尔逊医生是一名接受过精益培训的内科医生，他说："在医院或者门诊部实施精益的成功概率，与启动改善之前为吸引内科医生所花费的时间成正比。"理解他们的需求，揭开精益的神秘面纱，并且让他们承诺——参与到改善实验中来，这些至关重要。维持一个成功的改善，正如高级领导的持续的承诺，取决于内科医生对改善其专业工作的认可。对内科医生而言，更高效、更安全的患者护理流程的价值是维持生命的强大力量。

会议是有益的，但会议太多是糟糕的

会议在日常工作中是有实际意义的。会议帮助我们交流和分享信息或者解决问题。但会议都是真正必要的吗？在我们工作过的很多医院中，领导的"Office Outlook© "，日历上每天都是填满了各种会议，而且有许多会议预订了两次或三次！如果我们总是开会，我们就不可能管理我们的组织！

家庭作业：挑选一天并检查您的会议请求。问问自己，召开这些会议真的有必要吗？如果会议是必要的，您有必要参加此会议吗？有会议议程表吗？如果没有会议议程表，人们如何做好会议准备呢？这些会议是否真正增值，而且关注患者满意度呢？这些会议的时长是 1 个小时还是 15 分钟呢？

尝试将会议时长设置为实际的议程表时长，例如会议时长 37 分钟而不是通常的小时时长单位。如果我们把会议时长安排在 1 个小时，我们往往会想办法填满 1 个小时。如果是一个解决问题的会议，请尝试在现场或者办公室开会实施问题解决，无论问题的根源在哪里，讨论解决问题的方法。

让全员都参与到分析阶段

从项目启动时，让尽可能多的目标区域员工参与到实施精益的改善活动中。分析工具就是为此设计的。很多时候我们被告知一线员工工作忙，不能够被拉去观看视频。如果没有员工一起观看视频和参与浪费分析，我们只能猜测一线员工的作业任务。即使我们有其他员工实施这项作业任务，他们仍然不一定知道我们所拍摄员工的作业任务。这在每位作业员工的工序都不相同的环境中，表现得尤其明显。

需要强调的另外一点是，有些组织为了缩短分析时间，尝试先请改善团队实施浪费分析，然后让一线员工参与讨论视频。虽然可以这样做，但这是一个糟糕的过程。被拍摄作业视频的员工未从开始阶段参与到启蒙过程中，未观看他们自己的作业视频，也未参与引向改善提案的任何讨论。当他们被告知他们应该能够在现在作业工时的三分之一或者一半的时间内，完成作业时，他们也会对此通知极力反对。当他们参与完整的分析过程时，他们是决定省略工作步骤和参与后续改善提案的一员，然后是参与缩短工时的一员，他们返回至自己的工作现场，开始试用自己参与改善的新流程。

在尝试改变基础体制之前，请给予精益系统实施时间

任何新流程，都需要时间来工作。每位员工都往往抗拒新流程，因为新流程不同于以往流程。我们也受害于"意外后果"的系统思维法则。这条法则指出，无论何时我们实施改变，无论如何精益策划，我们总会忘记一些东西。不要担心，因为这个区域的员工会很乐意向你指出错误。因此，我们需要时间来解决"错误"问题，并且在废弃新流程之前使其正常工作，以回到以前的方式进行。给予新系统工作机会之前，不要对员工们最初的评论或者感觉反应过度，这一点十分重要。

预先投入资源

当开始第一个精益项目时，我们建议成立一个 100% 专职的跨职能团队来完成 BASICS 过程。我们已经尝试过项目"兼职"的方法，但"兼职"资源永远不会奏效。原因是日复一日的日常问题总是战胜改善团队的资源需求。虽然我们知道这非常困难，但重要的是让这些跨职能团队成员能够"回填"到本岗位中，以便让他们没有任何后顾之忧，能够全身心地参与到学习精益工具和实施全新的精益流程中去。

使职责和维持战略成为持续改善路线图的一部分

在整个实施计划中，必须考虑如何后续跟踪项目的实施进度和维持巩固改善成果。请记住，维持意味着不间断的、持续的改善。我们通常实施控制计划，并针对每个项目，实施维持计划。由于精益管理系统对组织而言是全新的，我们已经认识到流程所有者不具备纪律、精益知识、资源或者职责，来维持改善收益并持续改善。

在 X 医院，维持改善成果成了一个大难题。当项目完成时，精益团队继续实施改善，用以维持改善成果，组织认为流程所有者的工作是维持和继续驱动改善。我们同意！但如果从精益成熟度的角度来看，流程所有者目前还不知道需要做什么来维持改善成果，也没有精益教练指导他们标准作业，那么他们最终会无法维持改善成果。财务部门表示，他们的工作不是维持改善成果或者确保达到财务部门预先推动的投资回报率。卓越运营组织的员工说，他们的工作不是确保维持改善成果，因为他们正在实施下一个项目。此外，医院内部也进行了重大的业务分担重组。如此，在一定时间内给医院造成了相当大的困境，在我们离开的时候，这个问题还没有得到根本解决。

请勿让无法维持改善成果的事情发生在您的组织内。在您的精益领导力路线图中要包含维持改善的行动计划。鼓励人力资源部门发挥作用，"加强"员工能力发展，协助领导建立职责和纪律的文化。这是一套需要教授的新技能，我们正在努力创造的全新精益文化的愿景和期望。

听取您的精益顾问/专家的意见

许多公司在实施精益 3—6 个月之后，会有一种自我认知，他们认为自己知道的足够多，可以自己独立实施精益改善了。每一家公司似乎都经历过这个阶段。人们经常会有一种自我认知的危险，知道的越多，他们会变得越危险。为什么公司雇用精益顾问进行指导呢？许多次，我们询问自己同样的问题。他们拒绝组建精益指导委员会；他们不再听从精益顾问的意见，而是做自己想做的事情。然后，他们回到精益顾问那里，询问为什么精益不起作用，并把精益失败的责任归咎于顾问。

那么，我们该怎么做呢？作为精益顾问，偶尔，我们不得不让他们碰一下钉子。这是他们学习与成长的唯一途径。任何一位优秀的精益顾问都会承认，自己还有很多不知道的地方。我们一致保持空杯态度，坚持学习的状态。当您认为您知道一切的时候，您已经到了离任的时候了！

采用并整合标准作业，建立改善提案和奖励系统

丰田最初是从亨利·福特那里学到改善提案系统的。丰田的改善提案系统在一本名为《40 年，2000 万改善提案：丰田改善提案系统》的著作中有详细描述。这是一本引人入胜的著作。他们的模型不是建立在一个意见箱的基础上，而是通过团队领导（主管）每天鼓励改善提案并实时实施改善提案。如果改善没有达成预期效果，他们就继续尝试新的方式，直到改善成果显现，或者他们会回到以前的方式，第二天再尝试另一个改善提案。当改善提案实施后，团队领导会更新标准作业，以便永久地以文件的形式固化改善提案。

顾问离开医院后继续观看视频

我们和 X 医院合作了两年多。他们每季度都会邀请我们回到 X 医院，实施"伙伴性关系的继续指导"，继续指导的具体内容包括与他们的团队一起坐下来，审核他们的改善项目和工作中的改善活动，并提出改善建议。此外，我们在 X 医院继续指导期间，总会挑出需要改善的地方。通常，继续指导的时间超

过一周。

我们做的第一件事是依据 BASICS 模型，建立基线测量指标，通过视频观察作业流程。我们会仔细研究 BASICS 模型工具并针对项目对工具的需求，做出相应的改善。最终，X 医院一位卓越运营人士对我说："我认为我们应该在顾问离开医院的时候，继续依据 BASICS 模型，通过视频观察作业流程，实施持续改善。"（即：在实施 BASICS 模型时，不要走捷径，需要依据 BASICS 模型的顺序，实施改善）

我们不确定这种现象为什么会存在，但似乎当我们离开医院后，日常活动就会取而代之，似乎没有时间依据 BASICS 模型实施改善了。他们往往回到"鲁莽做事、无架构的行事风格"。

在精益改善项目中，我们一直成功地使用 BASICS 模型和 PDSA 模型。这些模型从来没有让我们失望过，但如果您不小心，人们往往会回到以前无架构的行事风格。

不要为不打算理解精益的好处的经理们保留职位

我们面临的最大改善的障碍之一是一部分经理或者主管，他们永远不会"理解精益的好处"。"他们不会认可精益和达成精益状态"。通常，他们遵循"要么听我的，要么走人"的管理哲学，或者他们只是简单地把整个精益看作对他们工作岗位的一种威胁，因此他们乐于遵循以前一直循规蹈矩的工作方式。针对这些经理和主管，我们的对策是训练和指导他们改变思维和行为，使他们理解精益的好处，但最终，十分明显，这些经理或者主管不会"认可"精益。很多时候，这些经理、主管进入了一种"停滞"模式，他们总是高谈阔论——精益有多么好，表面上同意团队实施改善，但在幕后，他们故意拖延时间，尽一切可能阻挠团队的改善进度。

我们的经验是，40%—70%的一线主管和经理不能进行从警察到教练的角色转换。如果您保留他们的职位，他们会扼杀改善项目，并将改善项目的失败归咎于精益或六西格玛。将他们转移到另一个区域是明智之举，在那里他们可以成为独立的贡献者，或者干脆让他们离开组织。转岗或者解雇经理、主管是难做到的，大多数组织等了很长时间才解决这个问题，然后想知道为什么他们没有得到改善成果。

这与持续实施的员工评估联系起来，评估我们是否有正确的员工乘坐正确的公交车——是否支持改善活动，以及评估他们是否坐在公交车的正确座位上——领导我们进入到更高的绩效管理水平。实施精益，对英雄的需求就荡然无存了。这位通常被美誉为"当月英雄"的关键人物不得不放手并专注于流程改善，到达这个时刻，同样是十分困难的。

实施精益之后不要裁员

如前所述，我们的目标是实施持续改善之后，永远不要裁掉任何员工。这并不代表如果面临经济衰退就不能裁员。丰田和其他公司已经探索出来一种通过雇用临时兼职员工，来应对经济衰退的方法。当您在丰田工作时，这是一生工作保障的承诺。当您离开丰田时，他们不会邀请您回来。

使用工具，不要走捷径

在精益改善中，如果我们跳跃使用工具或者使用工具走捷径，那么我们的改善成果也会大打折扣。

鼓励以精益的方式设计建筑

传统的建筑师不是以精益的方式设计建筑的。最好是在绘制图纸之前，在企划项目概念阶段，聘请一位精益顾问，参与建筑的概念设计，这是意义非凡的工作。

将"改善先锋"吸收到改善团队中

当在多个区域或院区实施精益时，如果前一个院区的改善团队能吸收一名来自下一个即将实施改善的院区的员工，会带来改善的最佳效果。我们称之为"改善先锋"。这是一种非凡的团队工作方式，它为下一个院区的改善，播下了成功的种子。

培训，培训，培训

精益培训是永不落伍的话题。精益深邃，需要学的知识不胜枚举。正如我们所说，市面上有 300 多本精益著作，其中的许多经典的精益著作已经绝版。预先制订精益培训计划并按照计划实施，对成功落地精益至关重要。培训不能替代在一线现场实践精益的经验，然而良好的交互式课堂精益培训确实对成功落地精益，扮演着举足轻重的角色。最初的精益培训，以不同的时间间隔，时长最短为 1 小时、3 个月，或者更长时间。

最终的目标，是在人力资源和管理层的指导下，精益培训和不间断的持续改善文化成为团队或团队领导者的职责。在您必须培训下属精益时，您会真正领悟到精益的真谛！

建立升级报告流程

建立正确的升级报告流程，以帮助改善团队或者主管消除改善的障碍。很多时候，员工们害怕向老板申诉问题，或者老板自己可能是问题所在。如果没有升级报告流程，这些问题就会被隐藏起来，而不是浮出水面。升级报告流程应该由首席执行官负责。有几次，在精益项目实施期间，我们不得不去找首席执行官做出最后的裁决。

预先确定流程所有者和团队领导者

制作文件和沟通是组织中每位员工的角色和职责。

在 X 医院，我们采访了一位经理，询问他向谁报告。他说，他向该部门的两位主任报告。我询问了这位经理最终所报告的每位主任，但两个人也不确定是谁向他们报告。我向区域管理者询问经理向谁报告。他说他向主任 1 报告工作，并质疑我为什么询问这个问题。我告诉他，我询问的人士没有一位能够确定工作报告的隶属关系。然后他说："嗯，他也向主任 2 报告工作。"一位主任负责行政部门，另一位主任负责临床医疗。如此造成了许多困惑和混乱，并导致了员工推诿、不承担职责的窘境。

经验教训：如果其他都不行，问问自己："谁拥有这个职责？"如果回应中哪怕有一丝犹豫，那么就暴露出组织内职责不清晰的问题了。

变革奖励机制

如果我们实施全新的精益系统，但保留原有的奖励机制，结果会怎么样呢？全新的精益系统制度将会无法维持。我们必须变革奖励机制以匹配全新的精益行为。这些应该被包含在精益路线图内。

精益成熟度的路径

员工和公司都要经历不同的成长阶段。这些成长阶段遵循传统的变革模型。仅通过员工或者组织询问的问题，就能判断他们在精益成熟的路径上所在的位置。例如，如果员工询问："这里精益行之有效吗？或者精益会帮助我们提升工作效率吗？"对此，我们能够判断出他们还未开始实施精益。当有员工说"我们现在的改善速度的确不快"时，我们知道他们已经进入了对精益理解的新阶段。

一段颠簸崎岖的道路

很多时候，特别是在建议改善方案或者实施改善时，团队会遭遇到问题和挫折。一位法律专员或者法规专员会告诉您一些事情不能实施，或者不知怎么的，团队无意间惹恼了某位成员。我们把这些小的磕磕绊绊称为"一段颠簸崎岖的道路"。当时，这些问题看起来像是重大的疑难杂症，但当我们解决了问题，它们就变成了微不足道的小问题。我们需要考虑正确的沟通方式。有时候，在这些"智慧碰撞"中，面对面的沟通是最好的方式。

多个地点精益部署战略

工作地点/区域的选择

我们通常建议构建一支由跨职能的团队成员组成的改善团队。我们根据下列准则选择改善试点和改善试点线：

- 最重要的是，改善必须成功。

- 我们必须拥有开放、进取的领导力团队，他们愿意参加团队的改善活动、承担职责和流程所有权，推动和维持改善。

- 我们需要流程所有者在改善活动中花费 80%—90% 的时间。

- 改善试点区应该证明 BASICS 工具是行之有效的。

- 在有意义的情况下，我们应该能够将改善成果传递到其他院区，并将流程标准化。

在没有足够的资源的情况下，尝试同时实施几个项目

在实施点改善或实施精益时，资源成为一个成功关键因素。如果无法提供资源，就不要启动精益改善活动！我们已经看到并参与了许多功亏一篑的改善活动，因为实施区域虽然确实期待作出改善，但无法释放必要的人力资源或拥有资质的员工，使改善落地和取得成功。

多名顾问指导同一项目时，务必注意改善方法的相互冲突

多名顾问在同一个区域指导改善，具有优点和缺点。如果顾问之间互相补充、达成共识，并且明确定义了改善期望目标，或者使用完全相同的方法实现这些期望，这就不是问题。但是，在同一个区域指导改善，当每名顾问使用不同的实施模型、技能组合或者方法时，就会产生问题。指导改善时，运用标准化的方法和标准化的问题解决模式，是十分重要的。优点是，组织将从每位顾问那里学到不同的知识。缺点是，对那些实施具体行动的员工而言，他们可能会感到十

分困惑，不知道应该遵循哪个流程，以及在意见分歧时，不知道哪个顾问是正确的。这些对咨询顾问而言，也是棘手和困难的，因为大多数咨询顾问不喜欢分享他们的工作方法、方法论、软件或培训资料。

不要尝试将实施精益的时间线缩短 50%

请谨防一种心态和行为——总是希望将下一个改善项目的实施时间可以缩短 50%。当每家医院和医院的多个地点策划改善项目时，这些似乎都曾经发生过。虽然实施改善可以提速，但并不表示这是一件好事，也不表示改善项目的实施时间缩短50%。我们需要花时间让员工们参与到改善活动中，传授他们精益工具的使用方法，并且想出那些我们正在实施的，而对于下一个区域而言所特有的项目。记住"人"的因素，变革是困难的，需要花费时间实施变革管理。如此宝贵的经验似乎总是要通过艰苦的实践、努力才能学到和领悟到。

千篇一律的改善方法

尽管横跨不同医院和门诊部的许多区域的布局和功能是极其相似的，但是我们发现没有一个区域是完全相同的。因此，我们强烈反对使用"千篇一律"的改善方法。为了博得现有员工的认可，在每个精益实施项目中，按部就班地运用 BASICS 模型实施分析，是十分重要的。如此，并不意味着确定了改善方案后，就不能快速地实施改善方案，重要的是不要尝试太快地实施改善方案，否则改善成果将无法维持。请牢记，精益要求员工们以不同于以往的方式思考。如果他们自己不亲身体会，真正识别自己在流程中的"浪费"，他们将难以接受任何新提出的流程。

改善提案和客户满意度

我们的经验是，医院乐意采纳"改善提案"和实施以员工为中心的改善活动，与患者满意度百分比之间具有高度相关性。这些医院拥有从上至下的领导层的大力支持，实施任何能够让患者满意的改善。一些医院改善了急诊部的就医环境，并取得了成功，他们聘用了一位非临床的"患者招待员"，他/她唯一的工作就是与患者交谈，主要是倾听患者的心声，用任何可能的方式给予患者帮助。

以下是我们在盖尼媒体的患者满意度排名前 90 分位的医院中，所观察到的一些最佳实践。以下是他们已经采取的一些举措：

1. 医生奖励制度：他们的医生奖励制度包含四项表彰：

（1）人道主义奖；（2）对患者的杰出服务；（3）对医疗系统的杰出服务；（4）对同事的杰出服务。医生们由衷喜爱这些表彰，医生奖励制度由行政管理负责。

2. 卓越绩效的五大支柱是一种绩效管理的形式。卓越绩效的五大支柱认可到以下 5 点：（1）最好的服务，（2）最好的员工；（3）最好的质量；（4）最好的增长；（5）最好的成本。

3. 对新员工实行 90 天的试用期，并由团队/同龄同事面试，团队领导者有权和定向分配来的员工终止聘约，基于以上，大大提高了员工的保留率。

4. 改善提案编写指南：承认现状问题、介绍改善提案、实施时间、作业标准的预期和感谢。

5. 团队领导者依赖于员工的工作效率。鉴于部门的优异成就，团队领导者获得奖金。团队领导者很少辞职或者离职。团队领导者拥有对团队及其流程的全部管理所有权。

6. 服务走廊的油脂交流白板：设置这些白板的目的是方便部门之间的交流。基本上，一块巨大的交流板允许每一名员工传达信息。我们在一家大型全国连锁酒店里也曾经看到过这种用于部门间交流的白板。

7. 月冠军：每个月都有一个 30 分钟的表彰会活动，表彰那些在社区服务中做志愿者的员工。他们的名字被陈列在走廊两侧。

8. 医生满意度展示板：医院每月从医生那里得到一个评分。160 多名医生参加了评分活动。在受访的医生中，按照百分比对每个科室进行排名，即在 82% 的受访医生中，95% 的医生对某一科室给出了满意的评分。

9. 改善创意展示板：这是改善提案奖的重量级获奖者的展示。如果医院从员工的改善提案中节省了 5000 美元或更多，员工将获得节省金额的一定比例。

10. 医院关注盖尼媒体优先指数，这是调查报告中排名前十的问题。如果这些问题均得到了解决并被掌握，那么盖尼调查报告的其他部分成为优秀业绩的可能性就非常大。

11. 统一工作服：每个部门都穿标准的、独一无二的统一工作服，每个区域都很容易被患者、患者的家人和其他员工识别出来。折扣和销售安排由制服公司来医院为员工提供服务。

12. 实时通信机制/电话系统：每个护士持有楼层对讲电话或者移动医疗 Vocera©。患者们有护士的电话号码，这样他们就可以针对自己任何需求，随时呼叫护士，例如请护士提供止痛药。

第十一章
高级领导者和精益

执行概要

高级领导者已经经历了许多质量改善活动，他们需要深刻理解精益的价值，以获取精益改善的成功。精益对他们的组织而言，是一场深刻的文化变革，高级领导者必须理解如何促使自己的组织具备竞争优势。

他们需要对组织内的资源和职责负责，并且建立数据测量系统来确保精益的成功。高级领导者必须制订沟通计划，承诺对包括董事会在内的公司各级员工，实施精益培训。沟通是成功的关键因素。他们必须确保资源的投入和员工回填至原来工作岗位，以便员工能够安心地投入到精益改善项目中。

高级领导者必须以身作则，必须现场巡视，也就是说，他们必须切实看到一线现场作业是如何实施的。他们必须排除改善过程中的障碍：领导者需要帮助设定控制流程。这样，当精益改善活动开始后，领导者能够确保精益改善活动持续地成功。领导者创造一个公平公正的文化，作为文化变革的背景，这是十分重要的。医生的参与，对于精益改善的成功，至关重要。

此外，本章讨论了企业内的各种组织结构，指出美国企业往往有许多组织层级，导致沟通不畅，实施精益更加困难。本章还讨论了如何选择一名精益顾问和成功所需的专业知识。

关键知识点

● 高级领导者负责推动组织内部的文化变革。

● 理解领导者在支持精益改善活动、评估精益指标、消除障碍、设定目标和分配资源方面所扮演的关键角色。

● 通过带头垂范领导精益改善活动（即现场巡视等）——展示承诺和支持的重要性。

● 与各级员工的沟通是至关重要的。

我们成功地运用了精益理念和工具，避免了食品生产中心数百万美元的扩建成本，节省了大约 350 万美元的非核心化验室建设成本，利用节省的资金重新设计了内部化验室，并且在我们的急诊部建立了精益快速通道，如此，大幅度减少了在我们所有院区患者流失数量。

——拉斯·荷曼，FACHE

基督复临信徒健康系统，佛罗里达分部，

佛罗里达医院总裁兼首席执行官

介绍

精益和质量改善项目往往无法通过高级领导者引入公司。通常，中层管理者启动实施精益和质量改善项目，这些项目如涓涓细流，进展缓慢。通常，高级经理们认为他们对质量改善项目理解深刻，但他们对质量改善项目的理解往往不像他们认为的那样深刻。

您不需要去日本观摩精益标杆现场。在美国，有很多可以去现场参观的精益标杆公司，包括丰田。大多数行业协会都提供面向实现精益的公司的参观、学习，包括卓越制造协会、制造工程师协会、工业工程师协会、医疗系统协会和医疗护理改善协会。

去过哪里，做过哪些改善

重要的是，我们需要认识到，多年来高级领导者已经经历了很多次质量改善活动。许多人仍然记得参与质量改善的年代，全面质量管理（TQM）、持续质量改善（CQI）和字母汤改善活动等，在当时都是非常流行的质量改善活动。尽管许多高级领导者对这些改善活动中的大多数只有短暂的记忆，但他们也只是听从执行顾问和专家们的心血来潮。许多高级经理对以一组首字母缩写或者新的"原声摘要"的术语——这些代表新的质量改善活动持有怀疑甚至悲观态度，这不足为奇。此外，许多来自其他质量改善活动的成果不能驱动文化转型，也不能反映在我们实施精益后，所看到的真正改善成果。

除了对质量改善活动的肤浅理解外，许多高级领导者相信他们对这些改善项目的了解比对自己的了解还要多，大多数人认为高级领导者们对如何提供高质量的患者护理，有十分清晰、深刻的理解，秉承这些想法并不令人惊讶。直到高级领导者亲自参与到六西格玛和精益的改善项目中，他们才开始明白他们能够做什么和不知道的是什么。在当前经济困难时期，实施成本也是一个重要的障碍。

学习精益对大多数高级领导者们而言是十分困难的，因为他们都忙于运营和领导的职能。即使花时间坐下来、静下心来学习精益和其他质量改善活动的想法也是相当令人望而生畏的，因为等待批阅的文件满满地堆积在他们的桌子上。将精益引入一个组织内最为困难的任务之一，是高级领导者必须对组织内最高层领导者进行"教练"，让他们理解价值水平、承诺水平以及为实现精益组织投入的时间和精力。如果高级领导者以某种方式找到一些学习时间并切实理解了精益及其积极影响度，他们会发现精益改善不仅是另一个质量改善活动。精益提供的概念和工具将从根本上改变组织开展业务的方式，从长远来看，最终使其作为领导者的工作更加容易。

竞争优势

在美国，我们当前的医疗支出模式是不可持续的。通过提升组织内的效率，具有不断递减医疗成本和不断提升护理质量的能力，是十分重要的。随着医疗护理的竞争越来越激烈，单位成本的补偿越来越少，组织的效率提升将会变得更加必要。高级领导者不仅需要以基线视角理解潜在的财务影响度，还需要领导组织成员充分理解消除浪费将会减少流程步骤的数量，从而减少缺陷或错误发生的机会。这最终将有助于提高向客户（内部和外部）提供的服务和护理的整体质量，伴随着时间的推移，最终改善成果会对组织产生积极影响。

伴随着医疗护理提供者和系统调查的医院消费者评估（HCAHPS）的建立，医院越来越意识到质量和患者满意度的声誉可以推动消费者的选择。他们现在认识到，有必要将患者视为客户，因为在一个非常公开的论坛上，他们必须对其客户服务跟踪记录负责。高级管理者需要再三强调获得客户之音（VOC）的重要性，以便从患者的角度充分理解什么是医疗增值，这些可能不同于他们过去对组织的看法。充分理解精益理念和原则，部署精益工具、优化运营，将会成为一种竞争力模式，从长远来看，能够实现公司的可持续性发展。伴随着时间的推移，精益将从仅被用于获得公司竞争优势转变为公司运营、求得生存的管理模式。

　　经验教训：精益是今天的竞争优势，也是明天的生存方式。

董事会培训

　　每一个精益系统的实施或者精益之旅都应该得到源自组织的指导原则和价值观的支持。

　　不管是在战略层面还是在运营层面上，董事会在组织中扮演着更为积极的角色。伴随着董事会承担的职责越来越繁重，不仅是对一个组织的财务健康，对该特定机构的质量和成果，董事也必须了解公司正在实施的质量和改善的举措。董事会负责确定组织的战略方向，因此他们必须接受精益培训，以理解精益的价值，并从高层推动精益转型。自上而下的精益领导力对于推行和维持精益，以及承诺大量项目资源，用以实施组织改善，是十分重要的。我们需要认识到，董事会的高级领导者们在时间承诺、以往质量改善经验等方面，与其他高级领导者一样，面临许多相同的挑战。但董事会的高级领导者们必须理解精益对组织的潜在、积极的影响度，以充分支持精益改善活动。有趣的是，许多医院的董事会都有来自制造业的成员，而不是医疗行业的成员，正如制造业或者服务型公司，医疗行业开始启动实践精益。当前，来自制造业的医院董事会成员正在就精益改善的好处，启发医院董事会的其他成员。此外，卓越运营组织应直接向首席执行官和董事会报告。这将促使全体员工关注精益变革的重要性，同时能为大多数高级领导者直接参与精益部署的改善活动，创造良机。

精益和六西格玛之间的差异

高级领导者经常发现，他们必须扮演一个角色——解释倡导精益和六西格玛的原因，以及精益和六西格玛之间的差异。虽然这两个工具集都是从客户之声（VOC）开始的，但精益专注于通过标准化作业来提升流动和交付速度，并通过减少非增值活动和消除浪费来提高效率。在精益文化中，组织中的每位员工每天都会实施微小的、渐进的改善。

六西格玛是一个更加条理化、系统化的模型，旨在通过减少变化来改善流程。医疗护理的组织经常认为运用六西格玛工具启动改善，是十分困难的，因为流程中充满了浪费和大量的变异。对改善流程产生最大化的积极影响度，我们首先运用精益概念和工具，消除浪费和优化流程，然后运用六西格玛工具减少波动。

大多数项目或者改善活动都是运用精益和六西格玛工具的组合，因为二者能够很好地协同工作。

为实现精益改善的成功，请清晰地描绘现状

高级领导者通过参加医疗论坛、阅读著作或者参加正式培训，来熟悉精益概念、工具和好处。他们首先确定组织内有迫切需要改变的区域。大多数情况下，绩效评估是基于患者、医生、员工的满意度评分的，而这些区域的绩效较差，患者数量减少、某个区域的绩效指标长期无法提升。

有时候，精益项目会在潜在的资本投资之前启动，用以验证、巩固或者重新设计业务扩张的必要性。高级领导者必须精心选择匹配于企业目标和战略的精益项目，促成整个医疗团队认可精益并参加到精益改善活动中。高级领导者的职责包含：参加到"项目或者改善活动的选择"中，确保项目区域和潜在改善活动界定了一个合适的项目范围、清晰的现状问题定义，改善预期目标符合现实并匹配于组织的战略计划。

我们已经与许多高层进行了对话，讨论了组织中从何处启动精益改善活动，许多情况下，最大机会启动精益改善的区域，已经经历了持续的组织挑战。他们可能管理薄弱，或者尚未获得正确的支持，无法作出必要的改变以取得成功。对高级领导者而言，评估和理解精益改善活动可能遇到的潜在挑战，并且愿意消除障碍，提供推动精益改善成功的必要支持等，这些都是至关重要的。

任何改善活动或者项目选择的一个关键要素，是为改善活动确定清晰的职责、角色和责任。高级领导者必须确保所有相关方都理解改善活动计划、时间线、期望和可交付成果。在正式实施之前，高级领导者需要与区域领导和员工进行现实的、清晰的沟通。重要的是，高级领导者需要展示持续的、强大的、

积极的支持水平，用以表态实施精益或六西格玛是组织内具有最高优先级的工作。沟通十分重要！每名员工，包括一线员工、主管、经理和团队成员应该理解需要达成的目标，精益改善活动将如何帮助临床区域达成目标，精益改善活动将如何影响他们（员工和经理），如果达成可交付成果，员工和经理会获得什么好处，等等。这些都是变革管理中会遇到的基本问题，而且在整个改善活动中，需要设法解决和反复解决。员工需要清晰地理解组织正在努力实现的目标，以及在帮助组织实现目标方面，他们所能发挥的作用。这些沟通可以采用多种形式，包括：与区域管理层一起参加部门会议，亲自启动项目，举行每周的项目进度更新会议，进行各部门轮换，并且与实施改善的区域员工进行持续的互动，等等。

在每周的项目进度更新会议中，回顾项目目标、时间线，留出充分时间给予核心指定团队成员们，讨论项目挑战、成功和经验教训。

资源和职责

高级领导者与区域经理、主管，甚至财务部门一起探讨，提供必要的项目资源。通常情况下，员工们应对如此工作量感觉被压垮了，从日常工作中抽出时间到100%专职参加精益改善，是一个十分困难的转换。高级领导者负责选择改善团队，并鼓励跨部门合作，将合适的人才带到会议桌前。高级领导者必须投入所需的资源和时间，用以改善流程，精心设置舞台和铺平道路，为改善团队确定正确的角色和责任。

经验教训：鉴于这些改善项目不需要"兼职"资源，高级领导者必须准备好将改善项目团队成员"回填"至原岗位。总之，团队日复一日的改善工作总会结出丰硕的改善成果。

这些是高级领导者的职责，也是精益改善活动成功的关键，需要时间来改变他们的组织文化。高级领导者需要意识到，参加改善活动的团队将花费20%—30%的时间用于培训概念和工具，花费70%—80%的时间用于应对文化因素方面的变革管理。一些组织创建一个独立的"预算"，这样从事改善活动的员工工时，就不会"计入"部门预算。

经验教训：企业文化转型通常需要3—5年的时间，需要一系列的保证因素，包括公司的首席执行官和高级领导者团队充满改善激情和献身精神，他们传达组织愿景，传达一脉相承的信息，并坚持建立一个强大的价值系统，价值系统的核心理念是提升客户价值，切实尊重和感恩员工。最终，当精益成为我们习惯的工作方式时，每位员工都是精益团队中的一员。

在医疗领域中，经理们通常是从内部提拔的，管理部门区域经验尚浅。一线护士谙熟于护理专业，可能会被安排在管理岗位上，但她们可能只有有限的管理经验或者培训。在某种程度上，这是医疗领域所特有的。因此，项目的选择和确定合适的期望值和目标，变得尤为重要。此外，领导者必须愿意让员工、经理和团队成员敢于承担风险，并使他们在错误中吸取教训。

精益应该是行动的所在

精益团队、卓越运营组织和区域领导者的办公场所必须定位于改善行动所在的位置，这一点十分重要。许多医院已经把卓越运营组织或者质量部门转移到其他大楼，有时甚至转移到其他医院或者门诊部。精益小组必须在现场进行改善指导，任何精益改善活动都必须让一线员工们看得见。这是文化变革中十分重要的因素。精益改善活动必须每天摆在每位员工面前，并在整个组织中实时发布改善成功案例、故事。

消除障碍

认真倾听、提出问题、准备在适当的时候帮助消除障碍，确保精益改善行动在正确的轨道上。经常遇到的障碍包括文化、责任区域划分、职责挑战、团队资源可用性以及财务驱动因素（例如预算限制或者资金需求）。有时，可能需要为重新构造布局确定新设备或者提出资金需求，高级领导者在组织内部声援资源需求，可以发挥关键作用。

精益是一种不同的思考和管理模式。有些区域的经理或者员工在业绩方面出现了问题，可能是能力原因——没有必要的技能，或者可能接受和采用精益作为一种全新的业务模式。

高级领导者经常面临这样的问题：他们是否让"正确的员工坐在公交车的正确座位上"？我们的经验是，每一个精益改善活动都会有员工"更换座位"或者"下车"的事情发生。大多数情况下，经理们或者员工们认识到，如果他们不想要参加文化变革，会选择转岗其他区域或者离开组织。当这些挑战呈现时，高级领导者将会发挥关键作用，确保正确的领导者身居正确的职位，推动改善进入到下一个阶段。区域领导者必须对持续改善和推动持续改善活动负责。

高级领导者必须愿意通过人事变动和聘用人力资源经理，帮助解决人事方面的障碍。如果区域高级领导者认为精益改善的结果可能是裁员，那么必须制订一个将员工转移到其他区域的计划。通常，员工流失会为那些被岗位释放的员工提供空缺岗位机会。我们不建议在精益改善活动期间或者围绕精益改善实施裁员。这将证明适得其反，"实施精益就是裁员"的谣言将像瘟疫一样传播。然后，让组织内部的其他区域参加精益改善，将十分困难。

如果人力资源在早期阶段就参加精益改善活动，在裁员发生时，他们可以为员工提供岗位机会的建议；对于抗拒精益改善成功所必需的文化转型的员工或经理，他们可以提供出路选择的建议。通常情况下，在我们为岗位释放的员工找到新的归宿之前，我们会在现有的或未来的流程改善团队中，为他们找到岗位。

驱动结果的测量

领导者的下一个重要解决课题是建立流程的测量指标。在医疗领域中，这一点尤其重要，因为医疗护理的质量测量指标常常难以评估。在医疗领域中，职责和测量指标对精益改善活动十分重要；没有职责和测量指标，精益将无法维持。"一线"管理和日常会议是十分必要的，其促进与一线员工的沟通，听取一线员工"汇报"日常工作，并接收他们的反馈意见，以获得持续改善的机会。

结果测量指标是医疗护理的黄金测量标准；然而，在医疗领域中，我们必须经常测量流程或者护理流程。在护理患者流程中，有很多作业步骤。通过改善这些作业步骤，我们假定，在许多情况下，临床文献支持改善的结果。举一个例子，急诊部治疗一位心脏病发作（代码 STEMI）的患者，鉴于临床文献支持更好的结果，医生开了阿司匹林。患者的发病率和生存率成为结果测量指标。临床文献支持很多类似的医疗流程。它们会带来积极的结果，正是如此假定下，我们研究这些护理测量指标的"流程"。领导者必须建立一个可视化仪表盘，定期跟踪这些测量指标，以实际证明前后结果是我们所期望的，这一点十分重要。在许多情况下，单个机构的测量指标的数字不够大，或者时间框架不够长，无法看到结果，此时，对标其他公司的测量指标是十分有意义的。

建立一个实时观察数据的测量系统也是十分重要的，如此，才能做出快速、有效的响应。患者护理和质量结果是时间敏感因素。在月底查看数据，只能在"事后"发现我们有问题，这没有什么价值。此外，我们也要关注单个数据，而不仅仅关注平均值或极端值，用以了解我们是否改善了此流程。只看数据极端值是没有意义的，因为流程的变异或许是一个问题。我们有一句谚语："变异是精益的敌人"，我们必须将标准差变异保持在最小。

最初的挑战是，在医疗护理流程中，很少具有遵循正态分布的流程。由于没有部署标准作业，而且不同班次的员工的作业手法不同，所以存在极端的变异性。我们必须通过精益改善活动，来稳定作业流程，并理解客户关注的重要价值。精益改善的目标是消除非增值步骤，从而减少流程变异，通过清扫，使现场井然有序，突出显现流程中剩余的真实变异。

责备谁呢？

测量数据的目的是专注于改善流程。有时候，当出现问题时，责备某人或者某事，很容易也很诱人。我们必须认识到，至少有90%的时间，流程或者"系统"是错误的，而关注他人会误导我们。医疗领域中经常使用的一个例子，是当出现问题时，我们默认做"更多的教育"，专注于个人学习。通常，这不是正确的方法。通常，当我们回顾这个流程时，我们发现它已经失效一段时间了，简单的再培训不会解决问题。我们必须回顾和分析这个流程，用以确定真正的系统性根本原因。

我们需要发现系统中允许员工犯"错误"的地方。我们如何在核心流程中，建立"防止人为错误"或者防错机制，用以防止错误和由此产生的缺陷的再次发生呢？我们必须超越依赖个人的知识、培训、经验、技能和记忆。没有人会有意地决定今天他们来公司上班的目的是故意犯错误。许多行业都采用了防错机制，用以消除错误的行为，充分理解人们不想犯错误，当他们犯错误时，尤其当人们生命处于危险时，他们会感觉十分糟糕。

您测量的，是您自己

高级领导者需要制定标准！他们需要选择他们想要达成的测量指标或者测量数据，匹配于组织目标，并向管理层提供清晰的测量标准：测量什么，谁负责，如何评估结果（基线、目标和延伸目标），测量结果的报告频率（时间线，每日、每月、每季）。重要的是，测量结果需要在部门内实时发布，而不仅仅是在杂乱的布告板上报告或与其他文件堆放一起。

在医疗领域中，我们经常遭受信息过载的困扰。我们忙着将如此多的信息传递给一线员工，以至于我们天真地认为，我们所掌握的信息非常少。我们需要将数据简化为信息，并对我们的员工进行一些重要的指标培训。这些信息应该在每天上午的部门会议上，用可视化的形式，进行分享，如此可以快速地查看和评估。选择具有代表性的数据点，用以测量核心流程的能力，具有清晰的测量标准，并在执行仪表板上实时报告，用以监控流程业绩，这些对于持续流程改善和实现组织卓越，是十分必要的。

控制或者维持流程

高级领导者必须监督为所有改善建立的"控制或者维持"流程。如果高级领导者未跟踪精益改善，经理和主管会认为精益改善不是优先工作。这意味着，当实施了精益改善之后，就必须进行实时测量流程，以跟踪流程的绩效。精益和六西格玛最困难的部分，是确保流程处于"受控"状态并持续改善流程。应该持续对流程实施改善前后的测量，否则我们不能确定流程的改善是否被予以维持。高级领导者的职责是审核测量指标数据，使区域经理和员工理解测量指标的期望值，设置岗位职责。这些举措或许对员工产生积极或消极的结果，目的是建立测量指标的职责和纪律。

目标测量必须在精益改善活动（"基线化"）的启动阶段就建立起来，而且随着改善的启动，必须不断地深入改善，否则，流程会倾向于倒退，回到以往效率低下——"我们一直是这样做的"模式（图11.1）。

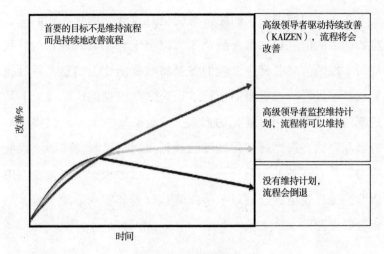

首要的目标不是维持流程
而是持续地改善流程

高级领导者驱动持续改善
（KAIZEN），流程将会
改善

高级领导者监控维持计
划，流程将可以维持

没有维持计划，
流程会倒退

改善%

时间

图 11.1　改善曲线

如果未实现测量指标的期望值，那么高级领导者必须与流程所有者一起，确认根本原因，制定纠正措施行动计划。

任何部署的流程都应该具有关键测量指标，这些测量指标通过源于一线现场的指挥链，逐级报告给主管/经理、主任和高级领导者，高级领导者能够判断流程的实施状况，并且能够识别来自各方面的挑战。这些测量指标应该纳入到领导者标准作业中。高级领导者应该指导各个区域的领导者，让他们对维持和改善流程测量指标负责，帮助他们成长。

经验教训：当高级领导者的奖金取决于测量指标时，通常，测量指标会被改善。问题是："这是正确的改善吗?"答案是：正确的改善的驱动力源自给予流程所有者正确的工具——让他们自己决定如何改善流程。错误的改善是高层领导者给予所有的改善答案，而且仅关注结果。

精益和审核

审视丰田模式，在他们开发的精益流程中，有若干关键领域。第一个是审核。审核可以以多种方式呈现，审核在确定日常改善机会方面，发挥着关键作用。运用审核，监控最近刚刚实施完毕的改善项目的维持性，以便理解控制或者采用改善对策的级别。

在医疗领域，审核可以采取书面审核评估的形式，或者采取"巡检"的形式，在巡检过程中，高级领导者的重点是指导区域领导者，如何全面思考和实施持续的、可视化的流程改善。当然，前提是管理层和领导者在"实时"地关注关键流程测量指标，并对这些测量指标实施日常审核。如此，区域领导者可以立即采取纠正措施，并取得最佳效果。

高级领导者设立清晰的、可视化的职责，职责范围是从一线员工到高级领导者，职责包含流程审核、测量指标报告、更新行动计划，用以解决挑战、监控审核的结果、员工反馈机制、改善提案的实施，并将持续改善纳入领导者标准作业。高级领导者应该"以身作则"，实施领导者标准作业，用以推动持续的绩效和改善。

文化变革

在医疗领域中，患者或者患者家属通常不被认为是"客户"。领导者必须推动员工充分地思考客户的需求和客户认为的增值是什么，这就是精益的核心。领导者必须开始理解基层现场的精益流程，并且更好地理解工作场所中发生的事情。领导者必须进入一种倾听模式，鼓励上下级之间的交流。经理们和员工们看到高级管理者参与并领导精益改善活动，这是十分重要的。例如，领导者现场巡视或者现场巡检，观察现场问题、直接收集现场一手事实，了解工作现场的情况。

高级领导者需要推动组织更多地考虑如何满足客户的需求。高级领导者必须培育自己的员工，通过学习"询问5次为什么"的技巧，识别根本原因的方式，进行问题解决。如果领导者未改变他们的行为和未改善奖励制度，企业文化就会回到以往的状态。只有首席执行官和高级领导者团队才能改变这种文化。

"项目心态"

许多公司面临的挑战之一是摆脱所谓的"项目心态"。公司启动一个又一个的项目，希望"发生奇迹"。即使这些项目是精益导向的项目，公司迟早会没有足够的员工来继续实施这些项目，或者每个项目可能会分配给同一位员工。我们在几家公司工作过，他们有很多同时进行的项目。当员工们将关注点调整到新项目上，最早的项目似乎就失去了控制。这就是为什么文化转型如此重要。我们必须走出"项目心态"的思维模式，朝着基于以流程为中心的改善，建立变革环境的方向前进。

人为错误的因素

当前的医院文化和培训，加上多年的传统、范式和糟糕的医院信息系统，导致了我们今天看到的破损的医院系统。内科医生们不得不面对这些系统的挑战，做出反应和应对对策，因为他们的服务报酬越来越少，医疗事故保险却是一飞冲天。一些州已经限制了他们的保险判决。自从1986年以来，38个州对连带责任规则进行了改革；23 个州制定了限制非经济损害的法规，目前 18 个州制定了此类法规；34 个州限制了惩罚性损失赔偿。然而，医生也是人，医院的员工也是人，所有的医生和员工，即使是最优秀的，也会犯错误。为什么呢？因为根据对几个黑带大师的调查，人最多不到 1—3 西格玛水平。这意味着医生们平均每百万机会中，会有 66800 个错误，甚至更多。虽然大多数错误都是微不足道的，但偶尔也会发生重大的错误，即使是最优秀的医生。

我们绝不能低估隐瞒医疗错误的诱惑。一项已发表的研究报告显示，承认犯过严重临床错误的住院医生中，只有 50%向医护同事透露了自己的临床错误，只有 25%向患者或者家属透露了自己的临床错误。在另一项针对非专业人员的已发表的调查中，只有 1—3 名曾经经历过医疗错误的受访者表示，涉及医疗错误的医生们曾经通知他们发生了医疗错误。还有一项调查，询问欧洲的医生是否会向患者披露医疗错误，结果发现，尽管 70%的受访者认为医生应该提供此类医疗错误的细节，但实际上只有 32%的医生会真正地披露所发生的医疗错误的细节。相似比例的美国医生（77%）也持有相同的观点。

一位英国研究人员解释了这种不愿透露的态度，指出犯了医疗错误的医生经常质疑自己的能力和害怕被发现；他们知道自己应该坦白，但是"害怕潜在的惩罚可能性"。这些恐惧的反应在医学训练期间得到了强化；医学院和住院医生实习期的文化暗示医疗错误是不可接受的，并指出努力或者性格的失败。

护士、医院和任何在医院工作的员工都会遭受医疗错误的风险。医院正在努力营造一种对患者诚实的"公正"文化，同时，尽量不增加医疗错误的索赔金额。当社会总是在寻求责备（尤其是在美国法律体系内）时，您如何推动一种"公正"的文化呢？医生有多年的工作习惯——无论是好习惯还是坏习惯——都会受到社会和我们法律体系的影响，同时也受到新技术不断制造的道德困境的影响。当我们实施精益时，我们开始遭遇这些旧习惯。值得注意的是，多年来医学和医疗技术发生如此巨大的改变，但在大多数情况下，我们的流程并没有改变！

经验教训：部署精益的能力与组织内部的文化直接相关。文化变革是实施精益的最大障碍，缺乏系统性思维是运用正确工具和实施改善的最大障碍。

公平公正的文化

精益文化变革需要包含以往被称为"免责"的文化。这或许不太切实可行，因为免责文化既不理想也不实际。全新的术语将其更准确地称为"公正"文化。这是一种全新的文化，当流程运转不畅时，人们会从运营的角度，批判性地审视系统存在的问题。如果这是医院系统的流程问题，会在医院系统的层面上，实施问题解决。如果确实涉及个人的职责的问题，如拒绝遵守标准作业或者遵守新制度，则应采取正确的纠正行动。因此，这并不是一种真正的免责文化，而是建立一种公平、公正和担当职责的文化——关注于准确的水平、有效的方式解决问题，使患者始终处于每位员工关注的最前沿。如果一个流程已经问题繁多、千疮百孔，而且多年来没有被遵守，那么当错误发生时，惩罚某个人没有遵守这个流程，似乎是有失公允的。

在精益模式中，文化建立在"尊重人性"的基础上。无论我们称之为"公正"还是"免责"，这种全新的文化对于实施、推广精益至关重要。在精益环境中，鼓励员工自由地发现和分享问题。我们的目标是让每个问题都能暴露出来，找出根本原因，然后采取行动解决问题，这样问题就永远不会再次发生。如果员工不敢承认错误，我们永远不会知道问题的存在，或者，在最坏的情况下，问题会显现出来，最终导致一些严重的后果，例如医院感染或者患者死亡。如果员工们对在他们的流程中识别浪费和暴露问题感到不舒服，精益将不会在组织内传播。

一个优秀的模型确保对项目的各个方面进行清晰的评估，评估关注于安全、质量、交付、成本、库存和士气等关键维度。丰田生产线上的一名新工人在作业时，意外地刮伤了汽车前挡泥板下侧。他仔细考虑是否需要通知班长，毕竟没有人会看到。他拉下了安东绳，班长走了过来。工人把刮伤前挡泥板下侧的问题告诉了班长。班长询问他，刮伤是如何发生的。工人一五一十地告诉了班长刮伤的经过。他们共同提出了一个短期（临时对策）和长期解决方案，用以彻底解决这个问题，如此，刮伤问题就永远不会再次发生了。午饭时间，班长把每位组员叫到一起，表扬那位工人拉下安东绳，把质量不良问题及时告诉了他。每位组员都为他鼓掌。

经验教训：您的医护员工是否在问题发生时，能够立即勇于承认错误呢？如果我们不把问题暴露出来，我们就不能解决问题。如果您的企业文化建立在恐惧和惩罚的基础上，员工就不会暴露问题，所有人都是失败者。

正如我们从上面的故事中看到的，有两种解决问题的方

法——一种是积极的，一种是消极的。一些医院在建立这种
"公正"文化方面非常成功。其他医院可能只是刚刚启动"公
正"文化之旅；然而，建立"公正"文化确实是实施最困难的
项目之一，因为它可能需要组织文化转型。

沟通，沟通，和更多的沟通

精益环境的一个重要因素，是领导者建立一个双向沟通的
机制，让一线员工利用他们的经验安全地识别流程中存在的问
题，并愉快放松地提出他们认为有价值且应该付诸行动的改善
提案。这些改善提案应该获得管理层的认可。一种方法，是建
立一个布告板，用以跟踪、公开和诚实地记录任何员工的改善
提案，并建立一种对话机制，用以获取某一特定改善提案的更
多信息（图 11.2）。然后必须对这一对话采取行动，建立一个接
纳改善提案的进度跟踪并使改善提案付诸实施。接纳、评审、
落地改善提案的一系列进度跟踪都应该在一个公共论坛上发布
和讨论，让员工们觉得他们的改善提案是具有价值和被认真对
待的。为员工建立提出改善提案的机制，并公开展示改善提案
的影响度，将会有效推动持续改善循环，培育员工敬业度，且
有助于维持精益。

沟通是文化转型的关键促进因素，每天早上召开晨会可以
促进沟通。晨会应该是一个快速的会议，5—10 分钟，也被称为
"站立会议"或者"碰头会"。这些会议应该解决当前的问题，讨
论困难的问题，讨论患者状况的变化。它们还需要解决护理效率
问题，这在当前环境中未必是一个标准议程话题。这些会议话题
也可以包含分享流程变更的新信息和分享流程变更的结果。

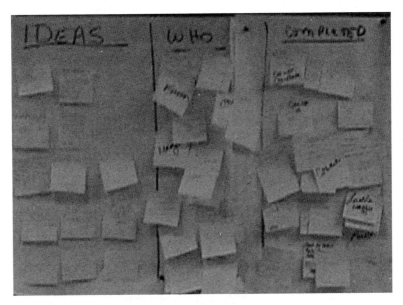

图11.2　改善提案板

此外，为了实现转型变革，高级领导者必须建立持续的沟通渠道——与经理和员工共同分享组织的战略目标和强调组织的优先工作。他们必须确保每个员工都理解如何帮助组织达成目标。如果不持续地强调，注意力和优先工作就会逐渐消失，实现战略目标的进度也会放缓。

GEMBA——找到现场问题真相的地方

日文 GEMBA 译为"现场"、"实际的工作场所"或者"真正的工作场所"，在那里，价值被创造出来。精益最重要的一个方面是"现场巡视"或者去现场。现场应该是一个可视化的工作场所，通过让问题立即暴露和看得见，现场"与您交谈"（图11.3）。现场巡视为高级管理者、经理和主管提供了亲临现场、

培养员工的机会——强调组织的优先工作和鼓励员工充分思考
如何彻底解决问题。高级管理者亲临现场，观察现场所发生的
问题，才能指导员工解决问题和培养员工解决问题能力。高级
管理者促成员工们积极参加与组织重要课题相关的交流，并从
员工们那里获得直接反馈。

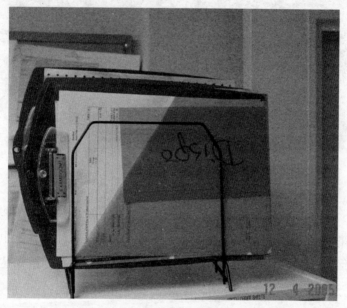

图 11.3 急诊部出院患者档案放置架的可视化控制，按照先进先出（FIFO）的顺序

高级领导者或者经理可以为每个现场选择主题，用以深入
探讨和解决已被识别的潜在问题，然后鼓励区域领导者利用机
会——询问五次为什么——确定问题的根本原因。必须创造一
个透明和互信的职场环境。清晰、简洁、开放和诚实的对话必
须得以延续。改善提案和反馈必须被接受和评估，而不需要一
个初步的回应。没有"愚蠢的"改善提案。

在医疗领域中，现场巡视医院或者医疗办公室，与患者、供应商和一线员工交谈，有助于建立向上和向下的关键沟通。现场巡视让员工看到高级领导者团队的承诺，反之亦然。一线员工在非常真实的日常工作基础上，与高级领导者团队交流他们工作中存在的问题。

您上一次与一线员工在自助餐厅共进午餐，是什么时候呢？与一线员工共进午餐是日本航空公司总裁兼首席执行官西山由纪夫（Haruka Nishimatsu）的例行公事。在周日早上 CNN 和 CBS 的采访中，西山由纪夫说他喜欢与员工共进午餐，"与一线员工共进午餐可以提高员工的士气和动力"。他的哲学是"没有员工处于顶层或者底层"。老板和员工们处于同一工作环境。您要么一起和员工分担工作和做出牺牲，要么公司垮掉。他接着说："如果工作中发生了问题，不要责备担当工作的员工，而应该责备员工的领导者。"西南航空首席执行官加里·凯利（Gary Kelly）在同一采访中表示："如果领导者以一种方式对待自己，而以另一种方式对待员工，这样的双重标准的管理行为行不通。"

同样重要的是，高级管理者也是患者群中的一员，以感知患者所需要的价值，因为患者是医疗护理体系的最终客户。高级管理者可以以一种非常直接和有意义的方式，对医疗护理工作中的积极方面和待提高方面给出中肯的反馈。

现场巡视时，您应该提些什么问题呢？

- 您的挑战、问题和重要问题是什么呢？
- 您今天做了哪些改善呢？

- 审核——更新最新的审核信息了吗？它们有哪些问题呢？
- 需要我提供哪些帮助呢？

经验教训：高级领导者必须是开放的、平易近人的。请走出象牙塔，亲临现场，在现场第一时间了解您的医院里发生了什么。

会议

会议往往是公司内存在的一个祸根。会议占据了大量的时间，而且往往占据了许多高级领导者一天内的大部分工作时间。会议本身不一定不好；然而，在许多公司，会议次数和会议效率都造成了巨大的时间浪费。站在精益的视角，如果时间实际上没有用于为客户增加价值的工作，那么就必须质疑这些会议的价值。包括会议应该被精心策划，会议的目的是什么，会议的产出是什么，以确保会议完全用于提升更好的产品（患者护理）。许多正在进行精益转型的组织，实际上，是通过消除对内部客户或者外部客户没有价值的冗余、无效的会议，在会议设计中，有效利用会议架构化和严谨性，来"精益"会议流程。各公司正转向指定的"无会议日"，推动经理们拿出更多的时间来管理一线业务和员工。

为改善提案付钱

一个复杂的问题是何时对改善提案给予劳动补偿。答案并不简单。有些人认为，为改善提案付钱就是为员工们本应该做的工作付钱。还有一些人认为，改善提案和节约的价值应该转移回员工个人身上。许多公司引入了某种类型的收益分配或者奖金制度，在这种改善提案分配机制下，按照改善效果分级，同级效果的改善提案，所有员工的改善提案奖金金额相同，而不是按照他们工资的比例支付改善提案奖金。改善提案分配机制是一个公司的决定，所有方法都各有利弊。许多精益组织的目标是消除所有浪费活动、冗余和建立无错误、无缺陷流程；如此可以消除作业步骤，减少循环时间和消除返工，从而提高每位员工的工作效率。通过提高工作效率，我们需要更少的员工人数做同样的工作，因此公司将会变得更加赢利。这些改善收益应该与员工共同分享。目标应该是比竞争对手多支付20%—30%的工资，从而吸引和留住最优秀的员工，并促进招聘和留住人才。丰田的改善提案系统在著作《40 年 2000 万个改善提案》中，被予以描述。通常，员工们能因为改善提案获得少量奖金，但当他们收到奖金时，他们会与同事们一起分享。毕竟，没有同事的支持，他们就不会成功实施改善提案。

医生的敬业度

对于医院和医疗护理机构的高级管理者来说，最困难的挑战之一是聘用医生。越来越多的医生感觉到来自外部世界的压力，包括财务和行政方面的压力。医疗保险、患者的经济负担和持续的医疗事故等不断攀升的行政管理问题显然增加了医生日常工作中的压力和焦虑。随着我们向"住院医师"模式的转变，医生也感觉注意力不那么集中，对医院管理不那么投入。许多医生正从这种环境中走出来，由住院医师承担这些工作。住院医师可以采取合同制、雇佣制或者独立制。根据医生所承担的职责，其他医生与医院签订长期或短期的工作合同。让医生从事他们认为是针对医院需要的工作，是具有挑战性的。大多数医院流程被视为医院问题，而不是医生问题。通常，医生很难专注于精益改善，很难理解彻底解决这些医院问题会让他们的生活更加容易。一些组织预先与医生签订一个"变更合同"，其中明确地规定了精益改善活动的期望值和医生必须参加精益改善活动。就像适用于医院的其他流程一样，精益工具同样适用于医生的流程。一些医生改善了他们独立办公室的运作模式，并看到了改善的好处。拍摄作业视频、观察作业浪费是显现改善机会的最佳途径——急诊部医生、外科医生实施作业改善——改善流程基线或者在更短的时间内获得相同的收入。将医生带上精益之路，让他们参与直接影响他们日常活动的精益项目，是十分重要的，因为他们的反馈为医生提供了对改善流程的思考方法。医生参与精益改善也有助于促进接受新流程，且是十分有益的，因为医生可以看到，医院管理层正在致力于精益改善活动，这些改善成果将会直接影响到他们的工作流程。我们已经让那些抗拒精益改善的员工去找他们的医生"盟友"，用以尝试解除建议改善给他们带来的困惑。然而，如果区域医生了解正在发生的改善，他们可以帮助进行变革管理，并且平息潜在的情况。

指挥系统中的一位关键人物

多年来，我们理解到，中层管理者偶尔会成为组织前进车轮上的"一枚重要螺丝钉"。中层管理者的角色处于首席执行官和一线现场领导者之间，但他们担任主任或者更高的职务，他们通常是想出名。他们不是团队成员（但他们说话的方式很像团队成员），他们对发展员工不感兴趣。来自高层的信息通过中层管理者，被过滤到他们的报告中，当然这是基于中层管理者想要传递的信息，然后这些报告中的信息被传递到他们的经理那里，如此没有任何信息让这位关键人物看起来糟糕。

在一家公司，一名员工得到的信息是，他们不可能满足某个指定客户的交付时间。即使他们告诉了直线经理，直线经理还是不让他告诉他的老板——总经理。在另一家公司，一屋子"老家伙网络"的总监们在生产计划上，对一位新任总经理撒了弥天大谎。总监们自信地表示一切都按计划进行，实际上并非如此。为什么呢？以往，前任总经理从不离开他的办公室，所以总监们想告诉他什么，就告诉他什么。如果新任总经理没有亲临一线现场，他就永远不会知道真实的生产情况。您是不想参加下一个生产会议的！

这些说明我们组织内存在哪些问题呢？我们看到为什么丰田培育领导力文化，专注于亲临现场，亲眼看到流程中存在的问题。

高级管理者和组织结构：层级太多的问题

组织内的层级问题在于，每一层都认为自己必须显山露水——出名，并在流程中烙下自己的印记，每一层都必须参与决策过程。指挥链中的每个人都在流程中增加了至少一个步骤。每一层都使决策过程更加漫长、更加不精确、更加扯皮。每一层都为缺陷和转化错误提供了机会。因此，当您的信息传导至接受者时，信息可能是面目全非、无法识别的。

在汤姆·彼得斯的名为《速度就是生命》的视频中，北太平洋铁路公司（Northern Pacific Railroad）的首席执行官迈克·沃尔什对他公司的组织层级所遭遇的问题，进行了解释。他谈及他如何在120天的时间里，砍掉了六成管理人员，因为他无法通过组织层级来做出决定。沃尔什说："这是当今美国商界的一个大问题。总的来说，您有一群沮丧的首席执行官，因为他们不能让组织对他们决定要做的事情做出及时响应，因为层级和官僚主义的结合只会让他们失败。就像我以前说过的，公司要么让您疲惫不堪，要么让您坐以待毙，或者两者兼而有之！"

经验教训：组织中的层级越多，决策和对市场变化作出响应所需的时间就越长。层级越多，组织的响应速度越慢。将C级领导者——首席执行官、首席新闻官、首席营销官、首席财务官，从一线现场移除得越多，组织收获的"预期成果"越多，组织的反应性也会更强。

"间接管理部门"员工的层级

我们发现，司职"间接管理部门"层级或者岗位的员工们，一般没有满载的工作负荷，他们往往会为我们这些已经焦头烂额、承受繁重工作负荷的员工，创造更多的工作。为了证明他们的"间接管理部门"岗位的存在价值，间接管理部门的员工把我们和我们的一线员工绑在一起开会，以至于我们难以监督、管理一线现场。这就为那些向他们汇报工作的员工创造了"两难的窘境"。间接管理部门的员工发出看似无穷无尽的电子邮件要求——制作报告、汇报信息和状态，以及召开无数次会议，第一轮会议、第二轮会议……他们的颂歌口号是"我们是企业的员工，我们在此帮助您的工作"！

经验教训：那些在间接管理岗位上没有满载工作负荷的员工，为我们其他员工创造了没有价值的工作。只要有可能，就要将间接管理岗位转换为一线现场岗位。

高级管理者的要求

通常，高级管理者提出一个看似简单的要求，有时却会把整个组织搞得鸡犬不宁、天翻地覆。例如，一位高级副总裁向副总裁询问一些信息。这些信息可能不是高级副总裁真正需要或想要的东西，或者说对于高级副总裁来说无足轻重。但是，副总裁会召开会议，请副总裁助理在会议上复查高级副总裁的信息要求，并决定如何回复这个信息要求（以使他们看起来十分专业和充满智慧的方式）。副总裁助理请来院长，告诉他们的需求。院长去找各位主任，并要求召开另一次会议来决定如何获得数据和信息——回复这个信息要求。主任们召集护士经理开会，以了解相关信息。护士经理召集护士开会，以了解相关信息。然后护士经理们开会，商讨并确定他们对主任的回复，当然回复一定会使护士经理们看起来十分专业。然后主任和院长再次碰头开会，复查数据信息，并且美化这些数据信息。他们制作了一个精美的演示文件PPT。然后，医院管理层和副总裁助理一起审核这些数据信息，紧接着，副总裁助理召集会议，与副总裁一起审核数据信息，副总裁再将审核结果整理一遍，随后提交至高级副总裁。

对于一些高级领导者的要求，在认为信息足够完美可以提交至高级领导者之前，在不同层级上往复循环几次。我们都能想到类似的工作实例。回想一下，您上一次编制预算的过程。

精益的目标是使组织更加扁平

运用精益，我们的目标是使组织扁平化。组织层级的目标是五级或者更少！

丰田的五级——丰田层级结构

1. 班组长
2. 经理
3. 总经理
4. 副总裁
5. 总裁

丰田公司总裁的工资不超过公司员工最低工资的 11 倍。丰田仍然遵循终身雇佣制模式；如果您离开丰田，您将永远不能回到丰田工作，但您仍然可以在丰田的附属子公司工作。丰田公司的组织结构类似于一个有生命活体和呼吸的有机组织。事实上，近年来，美国首席执行官的收入远远超过了其他国家首席执行官的收入。在美国，平均而言，首席执行官的收入是典型美国工人收入的 475 倍，收入差距如此悬殊，令人难以置信。

在扁平化组织中，如何影响决策过程呢？让我们从只有一名员工的公司开始说起。做决策需要多长时间呢？伴随着公司的发展，做决策会变得越来越复杂。一开始，所有小公司的经理（3—10 人）都有很多头衔，角色和责任是共同分担的。我们的经验是，当公司达到这一点，即他们的领导者开始专门从事或者被分配至一个区域、部门（例如，担任物料主任兼副总裁、护理主任、化验室主任、财务主任等）时，局部本位主义的问题就会开始萌生，地盘争夺战开始爆发，开始争夺第一的位置。这些就是被称为"大公司病"的开始。

事实上，我们亲眼看到了挂号中心（集中化服务）拒绝缩短他们的作业周期，因为他们不隶属于实施改善部门，他们的主任要求他们达到 25 分钟的作业周期。因此，挂号中心只能每 25 分钟看到 1 例患者，尽管这会让患者们在大厅里等待。毕竟，这不是患者的问题，甚至不是等待的患者的问题；这是正在给患者办理登记部门的问题。为什么他们看到患者速度要比他们的工资标准更快呢？

我们看到的护理部不接收新患者（即使有病房），因为那些患者是急诊部患者，不是他们的患者。我们看到物料部员工因为对某个人或者区域的某个人"生气"，而拒绝补货，这样的行为令人不快。我们看到负责运输的员工不愿意帮忙，因为他们认为"这不是他们的工作"。组织内层级越多，越会滋生局部本位主义和集中化体制，组织的管理状况会越加糟糕，最终受害的是我们的患者，而他们本应是我们最重要的客户。

这对高级领导者意味着什么呢？首先，我们必须意识到这些局部本位主义和集中化体制的问题可能正在您的组织中发生。其次，我们必须意识到，我们必须减少组织层级，并将尽可能多的员工岗位转换为一线现场岗位。当您实施精益流程时，您应该能够削减或者转移 30%—50% 的间接管理部门的员工！这里有多少节省呢？

精益组织中的价值流经理

精益的目标是建立整个价值流并有对整个价值流负责的价

值流经理。职能经理仍然是需要的，但作为价值流矩阵的一员，他们应该向价值流经理报告本职能的工作状况。在一些医院，这些被称为服务线；然而，在不同的医院，服务线的概念是不同的。在制造业中，价值流在过去被称为小业务单元，价值流经理会有一个完整的跨职能组织向他/她汇报，会负责整个价值流的运营——从销售和市场到产品交付——都要负责。在医院，价值流更难确定。有些人会认为手术室和急诊部是价值流，然而它们并不能涵盖患者的完整的医疗护理流程。那么手术室和急诊部果真是价值流吗？在我们看来，价值流将是一条服务线或者类似服务线的组合，这些服务线覆盖从患者到达医院，到患者支付费用。

随着我们向精益转型，传统的工作岗位也在悄然发生变化。我们不再需要五到六名营养科主管了。为什么呢？因为现在精益生产线被布置在一个占地更小的区域，可以运用可视化控制，可视化信号如看板驱动补料。我们的需求变得更加可预测，浪费也减少了，如此，触发客户发送订单变得更加容易了。我们现在看到启动合并工作角色的必要性，即技术员和秘书等，如此，推动了工作灵活度和多技能培训的需求。

医院高级领导者与医生、护理高级领导者一起协力，需要重新思考整个医院组织，使其与最佳的客户价值和优质护理水平的目标保持一致。

外部咨询顾问的角色

当您刚刚启动精益之旅的时候，利用外部资源来引导您迈入精益的正确轨道上，可以节省很多时间和金钱。咨询顾问应该实施精益咨询业务，是建立在知识转移和帮助组织培育自己的内部精益人才的基础上。咨询顾问应该是一位变革代言人和变革催化剂。

在某种程度上，咨询顾问应该从一位精益教练转变为一位精益资源。咨询顾问的服务报价范围各不相同。在签订咨询服务合同前，最好寻求并查实咨询顾问的推荐信。您应该加入一个附加条款，如果您因为任何原因对顾问不满意，您可以立即终止他们的咨询服务，并仅对由此产生的费用负责。

大多数咨询顾问都会在一年内为自己支付费用；然而，当您使用传统的会计方法时，这是很难测量的。如果需要启动精益改善活动，您应该预先同意咨询顾问的指导意见，对精益节约收益的定义达成共识。伴随着时间的推移（2—3年），大多数医院意识到为每个项目确定投资回报（ROI）并不是一个增值的过程，它会浪费大量的时间，用以收集数据和证明数据，大多数医院的改善成果的数据从未被跟踪。首席执行官和高级管理者学习实施精益，因为这些是正确的事情。您可能要过几年，才能看到真正的基线改善成果，因为在整个系统中实施精益改善，需要滴水穿石的时间积累。

总结

精益转型是一场由高级领导者领导的文化运动。为了实现精益转型，各个级别的高级领导者都必须具有足够的精益知识，并充分理解精益对组织的积极影响度。精益源于关注客户的价值，通过减少错误和缺陷的机会，以及消除浪费的活动，来改善质量和安全，因此精益可以提供企业战略竞争优势。消除缺陷和浪费将在患者安全和不良事件的控制方面产生经济回报，而且能提高工作效率、缩短交付时间和增强能力。高级管理者们必须通过"实践诺言"，通过现场巡视，在整个组织中的垂直维度和横向维度，建立第一手的、清晰的视线岗位职责，沟通组织的优先工作。这需要主管和经理的耐心、教练和指导，以及在怀疑论者的挑战下，保持坚韧和毅力的态度。如果您把目光投向丰田，您会发现，这段精益之旅、汲取的教训和成果将是非常值得的。

对高级领导者的建议——剩余任务清单

●以身作则。看望您的精益改善项目团队。在您的办公室实施5S改善。将您的办公室搬迁至一线现场或者在现场增加一间办公室。以身作则，驱动问题解决的思维模式。参与或者领导点改善。消除PPT演示文稿和转换到A3问题解决的思维模式。不要浪费时间回顾您的报告中所做的好事——关注问题是什么，强调并告诉经理们要自己思考和解决问题。现场巡视——与您的外科医生交流谈心，与您一线现场为外科医生服务的工作人员交流谈心。帮助克服如下综合症："不是在这里发明创造的"、"不是我们的工作方式"和"不能做——因为法规、法律、政策的限制"，等等。请切实理解，40%—60%的一线主管从"陈旧的工作套路"转变为"教练模式"很困难。现场实施5S改善、平准化或者标准作业审核。

●对您的董事会成员、职员和员工，实施精益培训。请考虑建立一个培训中心。建立领导力发展计划。

● 建立一个以行动为导向、注重执行力的精益文化。将持续改善作为战略计划的一部分。实施方针管理（战略部署）。建立精益系统实施计划，由精益指导委员会督导。不要把期望寄托在精益改善团队上，要把期望寄托在一线现场流程所有者上。在整个组织中，创造一个"精益拉动持续改善文化的氛围"。

● 鼓励问题分享。建立反馈循环，如此您就能听到您需要知道的，而不是您想听到的。与员工进行越级式会议，更好的沟通方式是与他们共进午餐。定期召开精益和六西格玛分享与表彰的全体员工大会。建立（有报酬的）外科医生/麻醉医师反馈委员会。

● 组织重新调整。将间接管理部门的员工转移到一线现场岗位。实施最低层级管理者的继任计划。考虑向价值流经理责任制的管理模式转移——领导跨职能的价值流。消除组织中过多的层级。不要将领导者的办公室安排在一座单独的、远离一线现场的办公楼中。取消"月度最佳员工"和高级管理者津贴。考虑限定工资上限和完善奖金分配制度。考虑终身雇佣制。培训和建立精益会计，将成本控制会计培养为精益项目领导者。

● 制定以流程为导向的测量指标，而不是以结果为导向的测量指标。

● 运用方针管理，使得自上而下的战略目标部署，与自下而上的一线现场员工的支持保持一致。

第十二章
经理和主管的角色和责任

执行概要

主管和经理需要积极参与，帮助制定团队章程，澄清和定义精益改善项目的范围，建立测量指标并在整个精益改善活动中提供支持和指导。本章探讨了中层管理者如何认知精益，这些可以由他们的领导者诠释精益，来予以说明。关键的问题是：

1. 改善活动计划的清晰度
2. 期望值
3. 管理可见度
4. 高级领导者的角色
5. 精益顾问的角色
6. 时间线
7. 资源
8. 奖金/奖励
9. 精益培训

经理必须积极参与这个过程。最初，40%—50%的中层经理抗拒精益改善活动，因为精益改善活动被认为可能会对他们的工作岗位构成威胁。精益通常最初被视为一项单独的工作任务，但最终精益会变成员工们的日常"工作"方式。

重要的是，经理需要选择核心员工参与精益改善活动而不是选择"可放弃的边缘"员工。经理必须为这些关键项目挑选最优秀的员工，他们具有未来成为组织内前途不可限量的领导者的潜质。本章，运用可视化系统和其他精益工具，我们会讨论救火式问题解决方式和彻底解决根本原因的方式。针对管理重点和批判性思维的重要性，我们会讨论标准作业和流程审核的概念。持续的流程审核是精益变革文化的重要因素。

在精益组织中，通常，员工对本工作岗位感觉非常满意，从而提高了员工的保留率。

本章，我们将会讨论授权责任以及不同层级授权的重要性，例如：

1. 被指导做什么
2. 询问做什么
3. 建议并且采取行动
4. 采取行动并且立即通知
5. 采取行动并且定期通知

授权问题和授权的速度，以及授权所需要的权限级别，十分重要。

主要学习

●理解创造期望绩效的关键角色，以及经理和主管在实施精益中所扮演的角色。

●理解选择合适的员工和创造积极工作环境的重要性。

●理解向员工正确的授权和授权所需要的权限级别。

如果您真的很优秀，您就知道您可以变得更好……

————林赛·白金汉

Fleetwood Mac

精心设置舞台和铺平道路：经理和主管的角色

主管和经理（以下简称管理团队）需要积极参加精益改善活动，帮助制定团队章程，定义和阐明精益项目的范围，建立测量指标，并在整个精益改善活动中提供支持和指导。

参加精益改善活动时，中级管理层需要理解的源自高级领导者的问题：

- 组织内精益改善活动的可见度有多明显呢？这是您领导的第一个精益改善活动吗？对于精益项目"目标"的看法可能会被临床区域管理团队消极地看待。
- 问题是什么？需要改善什么？如何定义精益项目的成功呢？对精益项目的成果有何期望呢？
- 精益项目范围是什么呢？
- 精益项目的时间线是什么呢？
- 高级管理者在精益改善活动中的角色是什么呢？
- 针对成功实施精益改善活动的目标，高级管理者对经理和主管在其中所扮演的角色和承担的责任，有何看法/期望呢？特别是当经理和主管从未接触过以往的精益改善活动。
- 他们是否正在接受精益顾问的支持和培训呢？
- 需要向临床区域经理和主管提供哪些资源呢？
- 经理和主管是否能够将参加精益改善活动的员工和其他

资源回填到原工作岗位呢?

- 如何计算资源的回填成本呢? 许多医疗护理组织都是受限于劳动力资源, 在文化上, 它们并不积极地容纳精益改善资源。

- 精益改善活动会影响任何奖金分配吗?

- 关于精益改善活动, 经理、主管和高级管理者之间的沟通期望是什么呢?

- 实施精益, 对他们有什么好处呢? 对于不确定的恐惧可能导致员工不愿意参加精益改善活动。

- 如何在整个组织中沟通精益改善的进度状况和结果呢?

管理团队在整个精益改善活动中所展示的支持水平对整个项目的成功, 有着重要的影响。根据我们的经验, 最初, 40%—60%的中层经理会抵制精益改善活动。在许多情况下, 中层经理选择在实施过程中或者实施之后, 改变自己的角色。在某些情况下, 他们还会以巧妙的方式蓄意破坏精益改善活动的实施。

一些经理和主管可能担心他们没有能力去做被要求做的事情, 通常, 精益改善活动会帮他们避免习惯性思维。如果您补充一个事实, 即精益改善活动的目的是暴露责任区域内的所有浪费, 这可能会吓到许多人, 正如任何变化, 他们可能认为这些对他们的工作岗位或者他们作为经理的形象构成潜在威胁。

经理和主管应该把精益改善活动看作展现他们才能的机会。他们需要熟知精益理念和工具, 期望在他们的临床区域内推动精益持续改善。实际上, 我们结识的每一位欣然接受精益改善的主管和经理，都迈入了他们的职业晋升通道，并在组织中得到了职位晋升。很多人已经成为内部精益顾问和精益六西格玛绿带。内部精益顾问是一个完美的职业晋升通道，而且融合了临床护理专业知识与流程改善。

您果真想知道我看到了什么吗？
您果真想知道我的观点吗？

查理·陈（Charlie Chan）曾经说过："您的眼睛看到了，但它们没有仔细观察。"我们认为这句话描述了我们所有流程中，所固有存在的浪费。一个人必须训练自己能够观察到存在的浪费，然后他才能开始去消除浪费。

当您雇用人分配一位内部或外部的精益顾问，他们参观您的医疗护理部门、门诊部或者行政管理区域，在您看不见浪费的地方，或者可能不能看见浪费的地方，或者不愿意承认浪费的地方，他们看到的浪费无处不在。对于如何将咨询顾问所看到的浪费与被参观区域的员工沟通，或者作为外部精益顾问的角色，将所看到的浪费与潜在雇主沟通，存在不同的哲学或者策略。

面对 muda（日文：浪费），一位日本教练并不羞涩于抚摸我们的鼻子。日本教练会告诉我们，作为一名经理，我们是多么愚蠢，任由这些浪费继续下去。

一位经理询问我们参观了他的区域后，看到了什么。我们告诉他，我们认为这是一个完全混乱和彻底一团糟的区域！实际上，他非常认同，并感谢我们如此坦率和诚实。然而，我们发现，残酷的诚实方法并不一定奏效。在另一家公司，我们采用坦率和诚实的方法，经理们对我们的回复很反感——我们再也没有被邀请回到该公司！

所以现在我们的开场白总是首先询问："您果真想知道我们看到了什么吗？"如果对方果真想知道，我们会很高兴地指出我们看到的一些浪费，并诚实地告诉他们。如果他们做了肯定的回答，且变得怀有戒心（正常的行为），我们就会停止反馈，因为我们知道他们认为自己能够消除浪费，但实际上他们做不到。管理团队必须学会能够戴上他们的精益眼镜，客观地识别他们工作区域中实际发生的浪费。

经理和主管的主要责任和工具

以下各小节将会概述经理和主管的主要责任。

沟通

同样重要的是，文化变革从最高领导层开始，并在整个组织中传播到一线基层员工。当实施任何形式的精益变革时，管理团队永远不能进行充分的沟通。这就是改善行动需要开始的地方。

一线员工必须开始尝试以不同的角度审视自己的作业方式，并且必须适应这样一个事实，即他们一致这样作业并不意味着这是正确的作业方式。一线员工必须开始寻找浪费和效率低下之处，在一个能够与直线经理进行自由、开诚布公的沟通环境中，信心满满地进行工作。

这是医院环境中的一种文化变革，在此环境中，工作往往是一种极端的形式——以任务为导向。护士们必须改变他们的思维方式，从简单地观察给患者服用药物或者把患者从 A 处移动到 B 处的任务，到从患者或者医院的角度观察这个流程。对任何一线员工而言，这都是一个非常困难的改变，因为他们可能对当前角色的日常职能，感觉完全被压垮了。新型计算机系统将创建"任务"列表，作为患者例行医疗的一部分，使得改变他们的思维更加困难。

在向员工沟通精益改善活动所有相关信息方面，管理团队起着关键作用。沟通的重要性怎么强调也不过分。我们有一句谚语："当他们厌倦了听到精益改善的信息时，他们可能刚刚开始真正了解精益改善。"我们应该使用多种通信手段，例如会议、沟通白板、内部简报、企业内部网、电子邮件等。

与您的员工沟通是十分重要的，如此员工就会理解您正在尝试改善什么，以及此改善为什么对组织和患者如此重要。一线员工不应该将此改善视为一个新项目或者改善行动，而应该将其视为改善和培育全新精益环境所付出的持续努力的一部分。

在医疗领域中，大多数一线人员都是非常乐于助人和以患者为中心的医护员工，重要的是，他们认为自己的角色是改善患者的护理。他们需要理解，更好的护理不仅是在一天中完成特定的医疗护理职能，而是在他们的作业标准范围外，观察整个流程。他们需要从跨职能的角度来观察整个流程，这是一个重大的文化转变。您希望您的家人得到怎样的医疗护理呢？

如果精益仅仅被视为一个新项目，精益将不会非常有效。重要的是，要让领导者出现在各个现场，帮助创造这种文化变革，但"自下而上"的工作方法是支撑这种文化变革的有效模式，在此模式下，员工寻找改善机会，并且与他们的领导者分享这些改善机会。

大多数员工认为精益是他们工作的附加任务。刚刚启动精益，这是真实的员工心态。员工花费时间学习和运用精益工具，然而，日常工作仍然需要予以完成。但伴随着时间的推移，精益成功转型如期而至，此时，精益成为"我们习惯的工作方式"。精益转型听起来容易，但事实上并非如此。如果您是一位经理或者主管，正在经历初期的精益系统实施和文化变革阶段，这是十分困难的精益转型的初期阶段。

护理经理必须面对的挑战，包括遵守标准作业，审核标准作业，让员工们负责维持纪律。一些员工会欣然接受精益变革，另外一些员工则会与之抗争。护理经理将会遇到来自那些反对精益变革员工的消极性和抗拒。做好心理准备，鉴于一些员工可能尝试蓄意破坏精益变革；一些人甚至致电医疗组织认证联合委员会（JCAHO）和国家机构，另外一些人则会偷偷摸摸地在背后与您战斗。必须移除那些永远不会认可精益的员工，或者移除那些让其他员工请求转岗的员工。

在一本名为《浸礼会教徒医疗卓越之旅》的著作中，首席执行官艾尔·斯塔博费尔德列举了以下案例：

1995年10月，我步入董事会会议现场，当场宣布我们将在9个月内将患者满意度得分从18百分位提高到75百分位。这是一个全新的但（我希望！）可实现的目标，我相信取得一些速赢改善对我们的成功至关重要。当我宣布这一消息后走出房间时，我的一位高级职员把我带到一边说："您意识到您刚才在房间里做了什么吗？您让我们走向失败！"9 个月后，当我们不仅将患者满意度得分提高到 75 百分位，而且超过这个数字时，那位高级职员已经不在本组织供职了。他和其他一小撮不愿意接受我们新文化的员工被取代。

那么，为什么会发生如此多消极的事件呢？实施精益对那些对自己的工作感到满意的员工而言，带给他们很多不确定性。任何经历过精益变革的人都会承认精益变革是非常困难的。尽管人们都在谈论当前的问题，但一般来说，人们还是对自己的工作和现状感到满意。他们可能经常抱怨某些事情或者条件，但在内心深处，他们要么真的喜欢工作的现状，要么擅长管理多年来形成的非正式工作流程。这些将我们带回到变革不等式：

$$C \times V \times N \times S > R_{变革}$$

人们果真具有迫切需要变革的认知吗？如果人们不具有迫切需要变革的认知，他们就不会做出任何改变。高层领导和管理团队必须"为员工创建迫切需要变革的危机平台"。

作为一位领导者，您不一定是每位员工的朋友，也不一定是一位优秀的主管。必须有负责编制工作计划、制定工作纪律、制作文件等工作。

请牢记，精益会对每名员工施加、给予不同程度的影响，而精益给员工带来什么好处的答案，将会根据他们的观点而改变。例如，我们说精益缩短了单台手术时间，现在我们的单台手术时间是 9 小时以内，改善前单台手术时间是 10 小时。外科医生会十分高兴，因为他们提前结束了一天的工作。然而，员工们会以不同的方式看待此改善成果。一些员工认为此改善带来积极成果，他们能够按时下班了，而另一些员工认为此改善带来了消极的影响，因为他们损失了 1 个小时的加班时间，这影响了他们的收入。重要的是，需要站在他们的角度理解精益改善，并与他们合作，将改善放在一个积极的光环下。

识别合适的资源和提供合适的资源

区域经理或者主管会被要求识别合适的员工，直接参加由精益顾问辅导的卓越流程"核心团队"。核心团队汇集了主题技术专家，并且推动精益改善活动。入选的精益改善团队成员是员工的非正式领导，他们帮助促进同事们输入更多的改善提案，并且帮助沟通需要实施的改善任务。很多时候，我们发现经理或者主管选择员工参加精益改善活动，因为这些员工工作空闲、他们是可放弃的边缘员工，或者工作负荷很轻。一个没有接触过精益的经理或许没有意识到，选择具有未来成为组织内前途不可限量的领导者潜质的核心员工，是推动组织传承、基业长青的重要因素。

经验教训：*最终，团队的成功与否取决于团队成员的素养和能力潜质。如果改善团队汇聚了最优秀的人才，就会收获最优秀的改善成果。*

很多时候，经理和主管认为不得不"放弃"自己的员工才能加入精益改善团队，是一种被迫接受，因为他们可能得不到额外的预算资金，用以回填员工的空缺。另一些员工可能会感到负担沉重，如果他们承担了同事的工作量，而这些同事可能会被视为在工作间隙阶段，分配到精益团队中。这些问题都具有挑战性，但我们越快速地改善流程，工作就会变得越轻松。

重要的是，经理和主管需要与同事们沟通，告诉他们为什么要选择这些员工参加精益改善。成为精益改善团队的一名成员是具有挑战性的。在精益改善团队成立的最初阶段，团队成员会被同事们排挤，这种情况并不少见。经理和主管的职责，是在整个项目过程中，为团队成员提供支持，并且有效地沟通，提供积极的工作环境。当先期的精益改善活动实施完毕之时，管理团队需要创造持续的流程改善活动的机会，推动立竿见影的快赢改善成果和建立持续改善机制，推动其他区域的精益改善。

时间管理和"火灾"

作为管理团队的一员，您需要亲身经历，或者必须与员工打交道，他会在精益改善活动实施前、实施中或实施后对正在进行的改善作出反应，并做出抵制。护士对我们改善流程的请求的正常反应是："我们没有时间这么做呀！"他们为什么没有时间呢？通常，因为他们太忙于做日常的工作，或者仅仅是正在与日常的"救火"做斗争。为什么他们每天都要救火呢？火灾来自哪里呢？火灾和低下的效率无处不在。

大多数人对这些"火灾"爱恨交加。员工们说，他们讨厌与火灾做斗争，并会抱怨救火行为，但在内心深处，员工们获得了极大的满足感——征服和扑灭（至少目前）这些火灾。此外，大多数员工会因为完成了不可能完成的任务并节省了时间而获得奖励或者认可。伴随着时间的推移，这可能会令人身心俱损。救火是医护员工与生俱来的一项技能。大多数员工、经理和主管都非常擅长救火和应急解决内部的正式系统。

有一句谚语说："今天的问题来自昨天的解决方案。"例如，老板决定他或者她胜任解决某个特定问题，并告诉该员工实施解决方案。与此同时，一名患者投诉，一名审核员出现在现场，并发现护士没有遵守一项作业标准；有员工打电话请病假或者不得不早退。然后，主任想要一份关于患者服务问题的报告或者分析，此外报告明天就要提交了，您开会迟到了。那么这些火灾从何而来呢？这些火灾来自组织或者临床区域中，当前文化和流程内所固有的行为和变异……从本质上而言，火灾来自系统问题！救火是反应性文化的标志。

经验教训：救火不能解决问题；只有实施根本原因分析才能彻底解决问题。只要我们救火，我们就可以把火扑灭，但火灾一定会再次发生。通过实施精益，我们用精益管理系统技能取代救火技能。

因此，将"火灾"视为流程问题、时间管理问题或者人员行为问题，最终是我们"系统"的问题。这些问题不能全部通过写信或者指责个人来予以彻底解决。这些都是系统性问题，需要系统性的解决方案。经理和主管需要对精益概念、原则和工具，具有扎实的理解。这样，当精益改善活动发生变化，员工提出问题和产生忧虑时，经理和主管就能够自信地解决这些问题和忧虑。

经验教训：为了实现精益，我们需要完善系统。火灾最终会消亡，管理变得更加轻松。责备员工会妨碍暴露系统中的固有问题。请记住，过量的物料、等待时间和空闲时间都是系统中暴露问题的迹象。

标准作业与医疗护理

精益改善活动的关键因素之一是为日常执行的流程制作标准作业，用以消除错误，提供清晰的角色和任务，并减少活动、任务或者流程中的变异。通常，推行标准作业时会听到"哦，您想让我们成为机器人"。我们无法回避针对标准作业的各种看法。从高级领导者到一线员工，所有员工必须理解，标准作业的目标不是让员工们成为机器人，而是要提高我们的工作质量，并创造实施持续改善的机会。

护理学校培养我们成为批判性思考者，而且美国文化充满个人英雄主义色彩。因此，在美国，无论环境如何，实施标准作业都会遭遇阻力。然而，如果我们不实施标准作业，每个人的工作方式都不一样，质量问题会层出不穷、苦不堪言。同样，我们也失去了改善此流程的机会。假定我们有一个包含步骤1、2、3、4的流程；我们都按照不同的顺序来实施这些步骤，我们找到消除步骤2的方法。当我们告诉每个人要消除他们的步骤2时，会发生什么事呢？每个人都会消除一个不同的步骤。假定我们有一个化验室的样本正在此化验流程中，我们离开，去吃午饭。如果每个人做化验步骤的顺序都不一样，又怎么有人能够从我们停止的步骤开始，继续做化验呢？接替的人不得不花费时间评估已经完成了哪些化验步骤，以便继续做化验。漏步的概率是多少呢？

一位新化验室技术员开始在一家诊所工作。标准作业的内容是在抽血后，立即在血液样本上用标签标明患者的名字。技术员没有遵守标准作业，而是把血液样本试管放进口袋（批量）里面，然后召唤下一位患者进入采血。在仅一周的时间内，他3次混淆了患者的血液样本。我们都知道此举是多么危险！技术员拒绝遵守标准作业，最后技术员被替换离岗了。

经验教训：一旦精益系统已经落地，在招聘员工的面试过程中，必须传达我们全新的精益期望，即我们希望所有员工都能遵循标准作业，并希望每位员工每天贡献自己的改善提案。

我们必须花时间说服医疗护理工作者，让他们实施标准作业时仍然具有"批判性思考"的特质。临床判断和批判性思考将永远是医疗护理工作的一部分。这个问题等同于让医生相信，标准医嘱不是食谱药品。我们希望我们的医生使用检查表，但我们需要他们的专业知识，用以应对计划外或者不寻常的情况。以证据为基础的医疗护理运动有助于采用标准医嘱组合。我们仍然需要医生治疗未定义的、例外的和大部分仍然是"艺术"的医学课题。

请记住，标准作业已经在医疗领域中得到了很好的实践；医生被指导如何使用标准作业。通常，他们在如何门诊、记录病史和体检等方面，运用标准作业。此外，主观、客观、评估和计划（SOAP）的注释、状况、背景、评估、建议（SBAR）、通用协议、记录患者医嘱时间和输血流程也是便利采用标准作业实践的案例。正确的标准作业方法有助于保证质量和依法保护我们。当遭遇抗拒实施标准作业时，提供标准作业如何运用于医疗领域，以提高质量、安全和沟通的案例，是大有裨益的。计算机化的医嘱输入（CPOE）正在帮助建立标准作业、用药医嘱防错、药物相互作用。

当标准作业编制完成，并投入执行阶段时，审核标准作业的遵守率，就会变得尤为重要。审核标准作业的遵守率是主管和经理的工作。审核的频率是可以讨论的，但审核标准作业之所以重要，有如下原因：

1. 保持质量和流程控制是重中之重。注释：只有将质量内置于标准作业，才能保证质量。

2. 标准作业是维持和保持有纪律的精益环境的关键。

3. 审核员不仅通过审核，确保员工遵守标准作业，而且要不断地寻找改善机会或者征求员工的改善提案——改善流程，以便员工能够更加轻松地工作。

4. 我们需要确保坚持更新标准作业中任何新的变化点。

在 X 医院，我们在术前检查区域实施标准作业。负责区域的护士长说，她已经停止了审核标准作业的工作。当被问及原因时，她说员工们按照什么作业顺序，对她而言并不重要，只要他们实施作业任务就行，她认为审核标准作业没有意义。护士长还说，她被告知，由于每位员工都达到了周期时间（和绩效测量指标），她不再需要实施审核工作了。请考虑，如果您是她的经理，您会做出什么样的回答呢？

我们的回答是：她会被询问是否认为患者的安全十分重要。然后，在实施标准作业前，她会被提醒有关质量方面遇到的所有问题。有人解释说，审核不应该被视为增加她的工作量的另一项任务，而应该被视为确保患者质量和安全，以及寻求进一步改善的机制。当审核完成后，应该立即将审核结果反馈给被审核员工。如果发现问题，我们需要召集全体员工，找出根本原因、集思广益，制定再发防止的对策并实施解决方案。任何个人都可以实施审核，假定他们已经接受了如何实施审核和记录结果的相关培训。通过彻底解决问题，使问题不重复发生，我们作为护士长或者经理，工作会变得更加轻松。如果我们能找到从源头上防止错误发生的方法，那么审核的必要性就会减少。

在现场实施监督和审核之时，我们需要确保在正确的时间内，按照正确的顺序，执行标准作业的步骤。

审核标准作业就像平衡您的支票簿。您永远不知道银行会不会犯错。

仅因为员工满足，或者超过了周期时间、测量指标，并不意味着他们必须遵循标准作业。在这种环境下，唯一可以确定的方法就是进行审核。流程中总会存在一些变异，尤其是当作业任务涉及与患者面谈时，因为每次面谈或许需要不同程度的互动方式。当我们发现周期时间存在的巨大变异时，通常，意味着员工没有遵守标准作业。需要注意的是，我们在医疗护理区域所使用的精益术语——标准作业，与制造业使用的标准作业相比，略有几分宽松。医疗领域中的某些区域确是在使用工作标准而非标准作业，这是因为患者缺乏可重复性且患者之间存在固有的变异；然而，这不应该作为不继续使用六西格玛工具减少变异，以追求真正的标准作业的借口。

经验教训：只有当我们消除审核的必要性时，我们才能消除审核。审核不一定是精益的，而是一种应对措施。我们的目标是建立具有实时反馈的可视化控制机制，如此当发生问题时，我们能够及时解决它们。当流程在可控状态下，并建立了实时反馈机制时，我们不再需要审核了。

实施

当改善试点的工作完成，全新的精益流程在区域内启动时，必须为实施工作留出充足的时间。当流程所有者和精益改善团队完全实施新流程之时，通常只是完成了实施阶段80%—90%的工作。在实施的初始阶段，有时，我们会维护两个独立的系统：同时并行——旧工作方法与新工作方法。的确，实施的初始阶段是一个混乱的和困难的时期。它基本上是有组织的混乱；一旦该区域转型为精益模式，回报就会如期到来。相比于传统管理，精益管理更加轻松，更加趣味盎然；然而，我们精益管理方式来自以前管理方式的蜕变。

实施改善或者优化调整到一个全新的精益流程，需要基于事实，而不是人们的想法。对某一流程实施改善时或者建立新流程时，在尚未搞清楚流程有何问题的情况下，或者尚未获取足够的数据显示流程有何问题的情况下，出于某些原因，一些员工希望立即改善流程。如果我们允许这种情况发生，我们最终会在没有数据，基于直觉或者观点的情况下，实施改善。说也奇怪，在许多情况下，他们想要实施的改变，往往与旧流程相似。在这种情况下，我们该怎么办呢？如果我们屈服于改变，我们就会回到旧流程的运转模式。这是一种选择吗？旧流程运转如何呢？必然的，我们将会遇到和以前一样的问题！

经验教训：作为经理或主管护士，重要的是指导和训练员工，基于数据、事实和正确的精益原则，实施流程改善，不要在实施改善的步骤方面走捷径，不要"匆忙地"改变流程。

刚刚实施精益方案的新流程非常脆弱，需要给予支持、培育和时间，以便在进入"控制"或者检查结果和维持阶段时，新流程稳定下来。现在，是时候在组织内建立持续改善文化了，即从员工那里获得改善提案，实施持续改善或者实施改善活动，用以持续地推动改善氛围。

问题行为

有一个常见的警句，人们在讨论行为时经常听到："您得到了您所期望的。"这句话在生活中的许多情况下，都是真实和适用的，它同样适用于工作场所。最终，作为一名经理或者主管，您会得到组织或者文化奖励的行为。这些行为可以是"期望的"，或者是"不期望的"。

家庭作业：确定组织、区域或者流程中，最期望行为和最不期望行为。如果是期望行为，确定这些行为如何得到奖励，并保持这些系统的有效运行。确定不期望行为背后的任何奖励，并制订计划消除它们。用较喜欢的行为代替不期望行为，改变奖励制度以鼓励全新的期望行为。

奥布里·丹尼尔斯（Aubrey Daniels）的一本著作，名为

《激发人们最好的一面》可以帮助完成这项家庭作业。在这本著作中，丹尼尔斯先生讨论了"基于事实"的绩效测量方法，以及绩效结果的必要作用，包括积极的和消极的。这是一本总体简化的著作，但我们发现，在组织文化、绩效管理等方面，这本著作会给予读者很多建设性的指导。

理解员工对公司的满意度

家庭作业：请在一张纸上，分别从一名普通员工、一名经理、一名首席执行官的角度，罗列出 10 件让人满意的事情。您在这些清单上看到什么共同的项目了吗？

无论我们在组织中扮演什么样的角色，我们大多数人都希望了解人们对我们的期望，并被授权去实现这些期望。为了取得成功，我们必须得到明确的方向、组织的优先工作，以及创新流程的能力——为了安全地、有效地完成我们的工作。我们需要能够获得正确的工具和供应品来完成我们的工作，让我们觉得我们顺利完成了工作，我们是成功团队中的一员。如果流程、区域或者人员在失控状态，且流程尚未标准化，这些是不可能实现的。

结合运用精益和变革管理工具能够帮助我们取得成功。精益改善活动发生在一线现场，要求经理、主管和一线员工共同参与、建立问题解决文化。为了实施正确的改善，员工必须学会识别浪费，并能够提出改善提案和采取行动，用以消除浪费和缺陷。

打造精益文化和精益环境的另一个好处是达成员工满意度

和随之而来的员工忠诚度。员工热衷于参与到改善组织的活动中，并最终改善患者的护理水平和提高患者的治愈率。这种员工满意度可以转化为更低的护士流动率，以及更加健康、更加高效的工作环境。朝着此方向不断增加文化变革，可以提高效率，提高员工满意度，从而建立积极的方向变革，这可能会在未来挽救就业机会。在留住员工方面，可以节省大量资金。

管理和主管的绩效

我们的精益原则之一是员工没有空闲。我们称空闲时间为"纯粹的浪费"。一位优秀的经理或者主管可以同时身兼数职。对许多人而言，同时身兼数职是一种习得的行为。作为管理者，我们的精益目标之一是将至少50%的时间用于持续改善、将50%的时间用于运营业务。我们继续使用救火比喻，消防队员没有任何时间，在一天工作结束的时候，实施持续改善，最终火势"燃尽"。我们能够生存和改善的唯一方法是控制火势，并尝试永久性地扑灭它们，这样余烬就无法重新燃烧。只有这样，我们才有时间开始改善我们的流程。我们实施的改善越多，就越能够控制火势并最终扑灭火灾。对此，经理们可能会采取抗拒的态度，最初会觉得难以置信，但永久扑灭这些火灾，最终会让他们的工作变得更加轻松。

想象一下，如果每位员工在需要的时候，都能够获得他们需要的物料，如果每位员工都以同样的方式实施作业任务，员工被授权识别浪费，并且想出消除浪费的各种改善方法，管理这个区域会容易多少呢？

我们在这里遇到的问题是彻头彻尾的恐惧。一些经理担心他们是否还会被组织需要。在过去，他们将流程的关键信息牢牢抓在自己手里，使得任何人都难以取代他们。现在，他们被要求分享这些关键信息。

他们的流程被拍摄成视频，我们把他们的"脏衣物"暴露给所有员工看！这会导致一些抗拒，有什么好奇怪的吗？这就是为什么管理"人"的因素和精益变革管理部分是如此重要，并教导管理者将精益变革视为机遇。

但最终，您更愿意坚持什么原则呢？您更愿意提拔一位微观管理者、坚定的消防员和今日英雄吗？或者您更愿意提拔那些承认不再需要他/她担任该职位，并按照精益原则完成工作的员工吗？如果您是一名员工，您是想永远做一份无聊的工作，还是想继续成长、发展、轮换岗位、提高技能组合，使自己变为更受欢迎的人才呢？

授权

精益改善活动需要一定程度的授权舒适度。让一线员工参与问题解决，并支持他们采取改善行动，这些要求管理者必须能够授权和把过去可能出于各种原因没有授权的工作，委托给员工。经理或者主管可能会选择不授权，因为他们认为其他员工没有资质胜任这项工作，或者没有雇用合适的人选，因为没有正确地阐述职位描述或者清晰地定义工作角色。有些经理什么事情都喜欢自己亲力亲为。可以说在"微观管理"中，了解每一个细节、做出每一个决定，是一种舒适的体验。

经理可能不擅长扮演教练或者导师角色。一位领导者的工作职责之一就是培养我们的员工。我们如何克服授权的挑战呢？这是通过授权行为来实现的。经理们需要坚信他们的员工有能力和技能，去独立完成任务。信心是通过员工的成长来收获的。为此，我们使用了一种叫作授权或者自由度级别的工具。授权级别由以下五个级别组成：

1. 被指导做什么
2. 询问做什么
3. 建议并且采取行动
4. 采取行动并且立即通知
5. 采取行动并且定期通知

这些自由度级别代表经理、主管、直接下属或者团队之间的舒适度。自由度级别可以用于个人任务、职位描述和团队项目等，让我们针对每一个级别，进行讨论。

第一级

第一级的案例场景包括在开始工作的第一天或者员工接到新任务之时。员工们都是新手，他们甚至不知道洗手间在哪里。他/她将在哪个级别工作呢？第一级的员工只能做他们被指导的工作，通常不会多做或者少做。在此模式下，您可能会发现员工无所事事地站在那里，因为他/她已经做完了工作。如果被问及他们为什么不告诉别人他们是空闲的，他们会回答："我没有被指导需要这样做！"在某些情况下，第一级阶段和第二级阶段提供了很好的机会，询问员工是否看到我们似乎正在做的任何浪费或者"愚蠢"的事情，可以得到改善。

第二级

伴随着员工在任务或者工作方面的进步，以及管理者对工作有了更好的理解，他们对员工或者团队的舒适度也会提高。此外，员工在工作中会感到更加舒服。然后，经理会指导员工开始询问下一步要做什么。

第三级

在此级别上，管理者对员工更加放心，员工对工作任务更加具有信心和能力。现在，员工被告知建议他们认为下一步应该做什么。如果他们提出了一个问题，他们被要求在给出答案之前思考一下答案是什么。讨论问题和解决办法，并决定是在行动过程中共同作出的。这些迫使员工开始独立思考，这些是让员工走出"微观管理"模式的第一步。这些也会提高员工们的士气，因为他们现在用他们的想法和建议，为组织做出贡献。

有一次，我在经理办公室与经理进行交流，我们的谈话不断被电话打断。每次接听电话时，他都认真聆听问题，然后将解决方案告诉给打电话的员工。当问题引起他注意时，他完全不知道自己在做什么。他总是这样做。

经验教训：这是一名微观管理者的明确标志。每一个决定都必须通过他们的指示！作为老板，我们都有一定的满足感，因为我们能够将事情做到完美，能够做所有的决定。但我们做的每一个决定都在压制我们员工的能力，并危及公司的发展。为什么呢？因为我们没有培育我们的员工和建立继任计划所需要的"板凳深度"。在一些组织中，我们迫使经理们在一天内将双手绑在一起，用以迫使他们向员工授权。在一天的工作临近尾声时，他们无法相信，授权是如此艰难，他们的传统习惯是如此根深蒂固。

在精益环境中，每位员工的能力都应该尽可能快速达到第三级水平。他们需要不断的培训和指导，才会顺利达到第三级水平。一旦您知道了"指示"标志，那些在第三级水平上遭遇麻烦的经理，就会暴露出来。当员工带着问题面见经理，却没有准备好解决方案或者建议，而经理只是简单地回答问题或者提供解决方案时，员工的能力被迫停留在第二级水平。大多数时候，经理未意识到自己的行为阻碍了员工的能力发展。但当把问题的答案或者解决方案提供给员工，下一次他们遇到同样的问题时，他们会如何应对呢？经理们将被请求提供解决方案。有些员工乐此不疲，因为这样，他们就不会对自己的行为承担任何职责或者责任。他们实际上把请求经理提供解决方案看作工作保障，因为他们永远不会做出错误的决定或从中吸取教训。

作为一名经理，您发现自己无法完成每件工作，因为您一直在回答每名员工的问题或者提供问题解决方案。经理成为消防队队长，并且被授予了消防队员的帽子。虽然我们中的一些人士可能会从中体验到某种快乐或者满足感，但这不利于员工的成长。我们正在剥夺他们发展和成功的能力。我们奖励他们不独立思考，并鼓励一个非学习型组织。在某些情况下，经理将这些看作工作保障，因为通常没有人能够替代他们。另一方面，由于没有人能替代他们的位置，他们在组织中的升迁可能会有困难。

家庭作业：下一次员工来找您并提出问题时，最重要的建议是询问他们："你认为我们应该做什么呢？""你给我什么好建议呢？""迫使他们进行独立思考并将他们提升到授权级别的第三级。

第四级

在此级别上，经理对员工的工作能力非常满意，员工或者团队完全能够胜任工作任务。员工被告知："从现在起，我相信你会采取正确的行动，实施正确的解决方案来解决问题，或者完成手头的某项工作、任务。"然而，经理也会告诉员工立即将所采取的行动通知他。这只是为了降低疏漏风险，以防员工漏掉工作步骤，或者没有将工作步骤思考完整。员工是值得信任的，但经理期望确保工作第一次就做正确，或者在必要时提供"损害控制"。经理必须确保第四个级别的员工有一个清晰的职业发展规划，以便在组织内晋升，从而推动员工充分发挥他们的潜能。

第五级

在此级别上，经理和员工之间以及整个流程都非常融洽；员工工作能力突出，可以被完全信任并委以重任。员工被告知他们可以做任何必要的决定，并通过每周会议、每月会议或者季度会议，向经理进行工作报告。

授权收获的经验教训

●授权不要过快。如果向员工授权过快，您或许认为他们已经准备好了，事实上，他们可能没有所需的时间。

●确保授权级别的清晰度。我们看到许多精益改善团队都是为了解决问题而成立的。团队召开会议、碰撞智慧、提出改善提案、实施改善提案。可以在不影响其他部门的情况下，实施改善提案。确保授权级别的清晰度十分关键，如此，才能理解经理和员工期望达成的目标。这在个人和团队层面都十分重要。

- 针对不同的任务，个人或团队具有不同的授权级别。例如，个人擅长的任务可能在第五级。经理对个人在某项任务过程中的表现完全满意。授权一项新任务，同一个人在达到熟练程度之前，处于授权第三级水平。不同的问题也可能需要不同的授权级别。高风险或者高成本的任务可能会拉低授权水平。

- 员工在被指定的授权级别上进行工作，必须拥有权力和资源。个人或者团队需要在所需范围内执行职能、任务，以达到指定的授权级别。这是对经理和员工的双向测量标度。

- 授权级别是评估员工能力的有效工具。员工识别与他们的工作相关的任务，并创建一个任务列表。针对完成的每一项关键任务或者总体工作，每位经理会对他们认为员工所处的授权水平进行评分。如果员工能力与授权水平之间存在差异，则为持续的讨论和员工发展提供了一个良好的框架。

用星球大战类比精益教练的成长之路

在某个时刻，精益思想咔哒一声，电灯泡亮了，年轻的精益学徒开始"真正地看见"。他们开始看到不同的浪费级别，理解精益工具和原则是如何真正有效地减少浪费。他们可能还未完全相信精益会起作用，但他们正在沿着正确的道路前行。

　　任何经历过精益之旅的人士都可能会回想起一些趣味盎然的精益体验，包括：培训、练习、视频分析、研讨会或者对话，这些精益体验让他们大开眼界。当他们打开了眼界，他们就会使用这些精益工具继续前行，直到他们得到足够的培训和经验，真正相信精益是有效的。

　　使用《星球大战》中"原力"的类比，并不是牵强的。人们可能需要几个月到几年的时间来了解"原力"，并且真正相信精益原则和精益哲学是行之有效的。《星球大战》中的名言与精益理念十分匹配："不要试一试，没有试一试，只有做，您以为您是绝地武士吗？您必须忘却您所学过的，留心您所学到的，拯救您自己，感受原力；当心黑暗（批量）的一面。"

　　我们发现所有这些警句都适用于那些正走在精益教练道路上的精益实践者。没有试一试。当我们实施精益改善时，我们需要在解决方案中使用防错机制，这样错误和缺陷就不会返回。重蹈覆辙、返回到以前的工作方法……会导致黑暗的一面！

　　很多时候，尤其是当我们的教育水平较高时，我们必须忘却一些已经学过的理论知识。我不得不忘却所有在经营管理课堂上学过的成本核算。传统的成本核算方式阻碍了精益的实施。几乎我们所有人与生俱来具有"批量模式更好"的范例。这就是精益的"黑暗面"，它总在与我们斗争。

　　您以为您是绝地武士吗？在精益的下一个新阶段，年轻的精益学徒必须选择达斯·维德的成才路径或者尤达的成才路径。达斯·维德的成才路径经历了"我们现在知道了一切，我们相信我们是对的，我们不再需要教练了"！他们认为他们是绝地武士，甚至在他们接近绝地武士之前。多年以来，丰田一直都没有把自己的门徒单独留在 NUMMMI 工厂（通用和丰田在加州的合资工厂）。然而，在大多数公司，他们实施了一个精益项目，并被授予精益段位腰带，管理层认为他们的工作已经完成了，他们可以单独做自己的工作了。在 6—9 个月后，他们想要改变培训流程和实施流程，缩短 50% 的精益改善项目的实施时间，在实施精益改善的步骤方面走捷径，然后他们想知道为什么会在维持改善成果方面遇到困难。

精益在线培训

培训从来没有最佳的时间段。您必须抽出时间参加培训，但不要认为您可以在线完成所有培训。

在 X 医院，我们被告知暂时搁置精益培训。医院没有时间和金钱组织培训。我们强烈建议不采用这种方法，但被告知无论如何都要照此实施。所以，我们一边走路一边培训团队成员，效果很好。当然，当我们推广此培训方法到其他区域时，遇到了许多阻力，因为员工们没有意识到或者理解我们想要传达的精益概念。他们正在开发的在线培训项目一年后仍未完成。我们告诉他们，在线培训可以让员工们学习术语，但不能通过在线培训学习精益的所有知识。最后他们同意了我们的意见，我们给他们的管理层讲授了精益培训课程。

经验教训：当领导者团队能够开展精益培训课程，并期望他们的员工也能够培训精益课程时，这是一个强大的工具。对区域内的每一位员工进行精益培训，在员工大力认可精益且源源不断地提交改善提案的氛围下，促成精益改善的进展会更加快速、更加顺利。

　　经验教训：精益之旅是一个不断学习的旅程。只有通过实践，我们才能切实学到真正的精益，有时通过失败，我们才会真正地吸取教训。减少浪费和医疗流程中的变异，以提升盈利能力，实施精益可以挽救您、您的工作岗位和您的组织。"留心您所学到的"，愿原力与您的精益之旅同行！

第十三章
财务、市场和我们的医院

执行概要

医院倾向于关注与全职人力工时（FTE）、医疗供应品相关的成本，往往不看实际的成本，也不看经营一家医院的隐性成本。财务人员通常负责预算，只关注成本与预算是否一致。他们通常不考虑：

1. 隐性成本
2. 传统会计与精益会计
3. 不准确的或不完整的数据

隐性成本对财务绩效的影响是巨大的。在医院里，没有跟踪记录的事情比有跟踪记录的事情损失的钱更多。医院跟踪全职人力工时、医疗供应品，但通常不跟踪库存金额、库存周转、过量及报废的库存、已开封但未使用的医疗供应品、用于补充库存的劳动力、人员流动/培训的成本、被 IT 问题影响的员工、集中式的打印、集中式的部门、糟糕的区域设计/布局、花在应急解决上的时间，或者花在寻找设备和供应品上的时间。

其他的隐性成本包括：

- 管理会议及救火的成本
- 占用手术室、治疗室等待麻醉医师或外科医生到达的成本
- 没吃就丢掉的饭菜的成本
- 员工和医生的空闲时间，以及非必要寻找时间成本
- 患者没有看病就离开急诊部的成本
- 外科手术、处理被取消或延误的成本
- 事情没有在第一时间做正确导致的返工成本
- 医疗错误或者医院感染的成本
- 解雇部分员工的成本

很重要的一点是，要把关注点从减少全职人力工时变成建立一个流程改善的文化。

经常有人抱怨医院里的空间不够用。这通常是由空间和流程管理不当导致的。裁减全职人力工时是一种短视的方法，是一种"懒惰"的管理实践。

不去有计划地识别和消除不同形式的浪费、识别和理解隐性成本，就提出削减预算，可能会影响质量、服务和患者满意度。

精益的预期结果是：

- 生产力提升 20%—80%
- 医疗交付时间缩短 75%—99%

医疗保险和医疗补助服务中心（CMS：Centers for Medicare

and Medicaid Services）一直致力于"在传统的医疗保险费用项目上实施价值驱动医疗的路线图"，践行美国愿景：以患者为中心，高质量的医疗服务，这将在未来的岁月中发挥作用。

预算流程在一些医院可能需要花 6 个月或更长的时间，组织花了大量隐性的、没有跟踪的成本，准备和协商预算。

我们在很多医疗机构发现"费用采集"的问题。护士可能觉得照顾患者是最重要的，不理解为什么必须采集他们的所有费用。

库存的不准确和糟糕的库存控制已经详细讨论过了，库存管理不完善的成本是巨大的。糟糕的流程和物理布局，导致昂贵的固定资产类设备需求增加。设备和物料的标准化有机会带来巨大的成本节约。

信息系统（IS）成本和隐性的 IS 成本已经说过了。组织需要意识到组织内计算机系统的影响。如果计算机系统不好或性能慢，缺乏整合或无法实现"彼此对话"，会给组织带来消极的影响，从而降低效率；另外，一些系统的维护成本非常高。

有一个讨论，是关于使用点（POU）供应品及物料管理、库存控制和供应计划在医院设置中所扮演的关键角色。医院库存数量不精确是非常失败的标准，会带来很高的成本。很多医院喜欢集中式管理供应品和存货，那恰恰是批量处理的另一种形式。

配置员工：患者人数调查管理是所有班次护士排班的方法，如果人数减少，会让护士提前回家，不付薪水，如果想拿到全职工资，就要被迫使用年假。这是一种糟糕的做法，是被动的日程安排。员工需要拿到他们的全职工资，否则可能没法满足每月的支出，会影响员工的士气。在医院，我们被告知要关注全职人力工时, 但非常重要的是要知道哪类全职人力工时和哪些技能组合是需要的。

边际效应和挣值分析 (EVA), 反映了资本收益和净资产收益, 是非常重要的财务指标。关注增长和收入管理, 而不是削减成本和全职人力工时, 非常重要。关键人群或运营一个急诊部/手术室的最少人数是一个非常重要的概念。

精益会计与传统会计是不同的, 我们所设定的标准, 是利用实时指标制定的、以数据为基础的目标。我们的目标是在不影响质量、安全或患者满意度的前提下, 持续地缩短标准时间。如果正确实施精益, 将不再需要差异报告, 因为其已经在标准作业和可视化控制中解决了。精益会计完全不使用传统会计标准。在精益会计中, 我们通过价值流收集成本。我们不区分直接成本、间接成本和费用。成本会计人员进入直线组织中, 参与流程改善工作, 在信息及分析方面, 辅助价值流 (或服务线) 经理的工作。

关键知识点

- 理解存在于医疗系统中的隐性成本的重要性及价值。
- 不要只关注全职人力工时, 要评估流程和盈利能力。
- 理解在精益环境中, 我们必须有不同类型的会计。

成本不是计算出来的, 而是降低出来的。

——大野耐一

我们从不认为任何成本是固定的。因此, 我们将价格降到可以带来更多销量的值。然后我们努力实现这个价格。我们不担心成本。新的价格推动成本的下降。

——亨利·福特

一家医院和连锁诊所有限公司（HCC）的首席执行官（CEO），在早上九点到达后，坐在办公桌旁思考生活多么美好。他在不断增长的市场中排名第一；他的外科医生有些抱怨，但总体来讲是满意的。在标杆数据库中，他所在医院的指标与其他医院相比处于平均水平，大部分质量指标都达到了，因为他的财务人员真的在管控医院的成本，所以成本是受控的。事实上，他们刚刚通过了预算，而且在过去一年里削减了10%的全职人力工时（FTE）。外科的市场预测看上去不错（10%—15%的增长）；尽管，急诊部门（ED）需要等待4—6个小时，患者做手术需要提前3—5个小时来。虽然15%的患者没有看医生就离开了急诊部门，但多年以来一直是这样的。实际上，患者转移率在去年仅增加了1%。他们有了新的反馈和建议系统，他们觉得效果很好，组织中的每个人都告诉首席执行官他想听到的话。董事会成员在今晚的会议上会非常开心，生活会很美好。

几个月后，首席执行官听说附近一家规模较小的医院正启动精益项目，精益来自丰田生产方式。首席执行官深信制造汽车与经营医院毫无关系。首席执行官踏实了，他认定这个项目不过是本月的一个调料。他心想："我们不是制造业，我们是临床医生，制造汽车与治病救人是不一样的。"

随着旺季的到来，HCC一个大的外科医生团队去了附近的那家医院，但这并不奇怪，因为他知道，他们瞄准了那条服务线，没必要惊慌。到夏天，他听说其他医院的急诊等待时间减少到平均不到1小时，同时患者就医时间为30分钟或更短。他们的 LWBS（未看医生离开）的比例低于 2%。

又到了预算季节，财务人员告诉首席执行官，他们必须再削减 10% 的全职员工。首席执行官问为什么。财务人员说，外科手术的市场没有达到预期，急诊量也下降了。首席执行官说："但市场是增长的。"财务人员答道："是的，但附近医院夺走了我们的外科医生和市场份额，所以我们不得不削减全职员工，才能完成预算。"首席执行官反驳："如果我们继续削减全职员工，我们的服务水平将会下降。"财务主管说："不会，因为我们的患者人数下降了，服务水平将保持不变。"然后他们减少了 10% 以上的全职员工。

在接下来的一年里，首席执行官发现，他们医院更多的顶级外科医生去了附近的医院。手术数量下降，医院开始亏本。财务人员告诉首席执行官，他们需要裁减更多的员工，因为医院正在亏损。首席执行官问他的外科医生为什么离开。外科医生答道，他们在附近的医院，可以在相同的时间内完成更多的手术。首席执行官心想："我们的手术换台时间是多少？"但随即打消了这个念头，然后开始整理今晚董事会会议所需的 PPT。在首席执行官完成了他认为非常精彩的展示后，董事会要求他辞职。

介绍

来自医疗保险和医疗补助服务中心的数据："2007 年，美国在医疗护理上的支出高达 2.2 万亿美元，超过 1990 年 7140 千亿美元的三倍，超过 1980 年 2530 千亿美元的八倍。遏制这种增长已成为一项高优先级的重要政策。政府、雇主和消费者越来越难以跟上医疗成本的增长。"医疗成本的增长给国家带来了巨大的负担，理解成本增长的原因并消除当前医疗支出增长的势头变得非常重要。仅削减成本是没有用的，应该用更少的钱，做更多的事情——精益。

本章将分成三个部分。第一部分论述精益的收益，第二部分论述隐性成本，最后是关于传统财务和精益解决方案对组织的影响。我们介绍了很多医疗组织中传统会计陷阱的故事，希望对读者有用。我们也介绍了一些经验教训，用来说明新思维方式和新系统的必要性。第三部分由精益和精益会计解决方案构成，这是不同的思维方式和财务报告的方式。

付出代价——理解经营企业的成本

我们认为，在医院里，没有跟踪记录的事情比跟踪记录的事情损失的钱更多。我们跟踪了哪些数据？全职人力工时和医疗供应品。但通常不跟踪库存金额、库存周转、过量及报废的库存、已开封但未使用的医疗供应品、补充库存的劳动力、人员流动/培训的成本、被 IT 问题影响的员工、集中式的打印、集中式的部门、糟糕的区域设计/布局、花在应急解决上的时间，或者花在寻找设备和供应品上的时间。所有这些都会影响生产力、运营成本和资金。

在 X 医院的一个项目中，我们看到一个护士花了 25 分钟时间在手术室（OR）里寻找医生要的一个物品。最后是在另一间屋子中找到并取走的。下一位护士发现她需要的物品不见了的时候会做什么？患者没来之前布置好手术室，我们在手术上浪费了多少时间？每分钟或每秒钟的手术成本是多少？再强调一遍，这些成本一般都没有被跟踪。如果不能完全理解和跟踪这些经营的成本，那么就无法发现改善的机会，从而错过改善。

有时候，我们被邀请去讨论部门或医院的新布局设计。在X医院，建筑师设计了几个孤立的空间，因为他们认为这是各部门所希望的。最后，每个设计师似乎进入了"我们不能把它放在那里，所以我们把它放在这里"的模式，而不考虑流程的流动。供应品通常集中式放置，使员工多走了很多路。布局可能使您的人工成本增加两倍到三倍。但财务部门从来不会从使用成本的角度考虑布局。有些建筑公司也开始在设计流程中运用精益的原则，但并非常态。

"结果驱动型管理"

首席执行官（CEO）和首席财务官（CFO）通常是结果驱动型管理。我们这一章节的目标不是"痛斥"或动摇会计、财务专业。这个领域的人是非常有能力和才华的。有些规则和法律是必须遵守的。但是，将财务的角色从报告机构转变为组织中财务驱动"结果"之一的理念，现在已不限于在一流商学院的教学中，而是深深植根于我们的组织中。在过去几年里，我们发现，这个理念会带来破坏性行为（参考安然公司，次级抵押贷款和后来的银行救助，通用汽车，马多夫投资证券公司，LLC庞氏骗局等）。在这里，我们的目标是强调在传统会计方法中固有的系统问题，展示存在于其中的一些陷阱。我们希望，下面的内容可以引发思考，并本着需要的精神用于持续改善。

您的组织将如何定义精益的收益？

当一个组织处于应用精益的早期阶段，而且还没发生文化变革的时候，管理层发现收益的作用是从财务上证明"精益活动"的有效性。毕竟，在这个阶段，精益并没有成为他们的经营方式。预期结果取决于如何将精益"带"到组织中来。我们发现，一般而言，最初的期望通常是以"底线"的形式带来全职员工的减少。

举例来说，我们回顾一下本书之前讨论的预期的精益结果。每一个结果都被列在表13.1中，如果结果可以很容易转化为硬性收益，定义为"针对预算底线"的全职员工成本的节省；软性收益，有贡献但无法直接量化为"底线"预算的降低。避免产生成本（是实际收益，但仍然没有使"底线"成本降低；但这是一种资金的节约）。

表 13.1　预期结果分解

预期结果	硬性收益	软性收益	成本避免
生产力提升 20%—80%	√		
患者等待时间缩短 50%—90%		√	
患者满意度提高		√	
医疗交付时间减少 75%—99%		√	
住院日的大幅缩短——每位患者的住院日从以天为单位缩短为以小时为单位		√	
占用空间减少 20%—50%			√

（续表）

预期结果	硬性收益	软性收益	成本避免
步行距离减少 75%—95%		√	
流程缺陷降低 10% 及以上		√	

很多财务主管再三问我们，精益活动将如何影响底线，在项目结束的时候，他们可以从预算中移除什么。这在一定程度上是由于精益通常是在组织迫切需要变革的时候引入的，而且最可能需要底线节约。

不能说表 13.1 中列出的节省都是有收益的，都会带来临床、服务和操作流程的改善，从根本上为组织的财务做出贡献。但根据我们的经验，很多财务领导，特别是在最初的精益实施中，仅希望知道他们将减少多少全职员工，以及何时可达成（因为这将直接影响当年的预算）。

X 医院考虑扩大食品生产中心，食品生产中心隶属于营养服务部门。在学习了精益后，他们开始了一个改善活动，以确定在投资方案中，是否可以简化流程，消除浪费，减少（或避免）投资方案中的成本。组织中一个具备财务背景的高管启动了这个精益项目，但在项目中途离开了公司。区域管理层全力支持这些工作，精益活动继续，最终证明不需要扩张，给组织节省了数百万美元的投资。此外，改善活动开始时所提出的指标也获得了提升。几十万人力成本的节约被找到（这个收益是巨大的，相当于几个全职员工成本的节省，因为员工的工资并不高）。

活动接近尾声时，精益团队聚在一起展示活动最终的结果。

有几位出席的高管对这个活动知之甚少，因为突然离职的高管并未向他的上级、同事介绍精益活动的可交付成果或进度。

区域管理人员、团队成员、咨询师和参与这个项目的成员非常清楚改善所取得的进展。最初指派给团队的关键交付成果是决定是否需要扩张面积，以及是否需要数百万美金的投资。团队非常兴奋地展示结果。文化变革是从区域管理层开始的，他们曾经认为扩张是必需的，后来被说服可以在不扩大面积的情况下，通过消除浪费和优化流程实现。

在团队汇报的时候，很多高管点头认可区域管理层及团队的业绩。然而，报告过程中，一位主要关注点在"今天全职员工/劳动力节省"的新财务经理无视成本避免的好处。因为他太专注底线结果了，减少新增或扩建所需的数百万美元投资，在他眼里，没有产生硬性收益。不理解成本节约是这个活动的目标，做法有点短视，他继续质疑并与团队、精益咨询师争论为什么没有更多的劳动力节省。用他的话说，"任何称职的精益顾问节省的劳动力成本都是他们工资的 10 倍"。他的做法使团队觉得，不扩建所节省的数百万美元微不足道。

他只关注"劳动力节省"，这使他无法看到真正的项目收益。如果扩建工程按计划进行，今年将需要更多的劳动力来经营扩大的营养服务区域。还不包括额外的"隐性成本"，例如运输和多余的动作浪费，当我们仅关注在通过"减少劳动力"降低成本时，这些浪费我们通常不会考虑。

经验教训

1. 持续地监控，并让新的参与者和关键干系人了解活动的最新进展，制订行动计划，强化参与和"认可"，以使目标保持一致。清晰地描绘出"浪费"，及其如何影响到组织的软性成本和硬性成本，有形的、无形的收益，这将有助于精益文化的变革。

2. 预先决定精益收益的类型，组织认为有价值的收益类型，以及如何统计及谁负责统计。是否考虑成本避免？如何定义物料节省？确保这些设想的收益都被写在团队章程的前面。

3. 仅把全职员工节省看作底线是非常危险的事情，会误导流程改善和精益。还有很多隐性成本在传统的财务报告中没有被揭露出来。

隐性成本——第六级浪费

这部分专门介绍第六级浪费。这层浪费是隐藏在明显的浪费后面的，而且很难被发现。它不会出现在财务报告中。新乡重夫提到，"真正的问题是人们对浪费视而不见……最危险的浪费是我们没有识别出的浪费"。更广为人知的是隐性成本。隐性成本的案例有：

- 管理会议及救火的成本
- 占用手术室或治疗室，等待麻醉医师或外科医生到达的成本
- 因为患者没有在房间（餐食是批量处理的），没吃就丢掉的饭菜的成本
- 员工和医生空闲时间及寻找时间的成本
- 护士必须经常跟进其他部门情况的成本

- 人们没有看医生就离开急诊部（LWSD）或不遵医嘱（AMA）的成本

- 由于患者没有准备好，迟到，没有医疗许可，或设备故障等导致手术或处理取消、延期带来的成本

- 无处不在的返工（FPY）成本

- 医疗错误或医院感染的成本

- 缺乏测量患者医疗交付时间的指标数据（如住院日）。住院成本中额外的不支付成本是多少呢？在等式的另一边，一间开放式的房间的成本是多少呢？患者住院期间每分钟的成本是多少呢？

- 解雇部分员工的成本

- 早上7：30手术室手术没有按时开始的成本

- 患者人数调查管理的成本

这只是一些关于隐性成本的例子。在提供可负担、高质量的医疗服务的成本中，我们每天都可以看到数以百计甚至更多的隐性成本。如果认真研究，消除隐性浪费可以影响今天乃至未来医疗改革的能力。但为什么这些成本是隐藏的？答案是，因为我们不跟踪它们，而且没有系统地暴露它们。

很多组织习惯了日复一日的应急，不考虑应急行动的代价。事实上，当这些浪费被消除后，将带来更好的产品或服务，同时减少返工、缺陷，可以以较少的质量成本得到较高的质量。然而，大部分情况下，当财务挑战出现时，多数组织首先采取的成本削减措施是劳动力或全职人力工时的减少。

隐性成本中的浪费就像吸血鬼，会榨干组织的血液。和吸

血鬼一样，我们常常注意不到它们，且难以消除。

　　为什么我们不跟踪这些隐性成本？因为大部分情况下，我们没有准确的数据，可能是信息难以量化，或者没有合适的资源去手工收集数据，又或者我们只是认为他们不重要。我们跟踪什么数据？预算和全职人力工时！为什么？因为这些数据容易跟踪和呈现！过去"一直"跟踪，且在行业内是被认可的。所以我们的重心，我们称之为"结果管理"，而且结果是由财务确定的。多少财务人员在现场做过护士或技术人员？多少财务人员经营过一个急诊部门或者外科部门？

　　因为组织需要收入，需要达成预算以维持运行，跟踪和报告组织财务健康程度是财务部门的职责。因此，在世界各地的大多数医院和公司中发挥着不可或缺的作用，但在许多情况下，他们缺乏或没有行业的知识。这是"大公司通病"之一。最后，我们没有改善我们的流程，而是迫于压力裁减全职员工，以达到财务的目标。责备谁呢？只能责备我们的系统、我们的文化和我们的业务管理计划。责备别人也解决不了问题。谁最终创建文化？管理层，文化反过来创造了我们的系统。只有首席执行官和资深管理团队可以将关注点从削减全职员工转移到"流程改善驱动文化"上。如果您的流程改善了，就会获得结果。

　　财务人员在大部分医疗组织中扮演着重要的角色，因为他们每年为了通过预算周期，都会试图通过强制减少劳动力来提升生产效率、控制成本。管理人员每月都面临削减劳动力和供应品成本的压力。我们并没有否认管理劳动力和医疗供应品的好处，但这并不是控制成本的唯一方法。

　　只关注全职人力工时和供应品成本降低会导致什么样的行

为呢？很多时候，经理们被告知，他们需要减少百分之 X 的劳动力成本和费用，这意味着要减少员工，而且每月要仔细检查加班、供应品的费用与预算之间的差异。我们发现，此时，经理们往往取消或者不招聘新增、"空缺"的岗位。因为他们没有改变他们的经营方式，经理们必须看一下流程，识别出可以减少、取消的服务，或者将这些服务转移到另一个区域，以实现预期的结果。尽管这样做可以"减少劳动力成本"，并且达成预算，但一般无法获得真正的生产力"改善"，还可能影响到所提供活动和服务的质量及安全。一般来说，这些问题在"爆发"前是无法被察觉的，但可以肯定的是，当这些职位被取消后，某些问题就会出现。

在 X 医院，护士部门被要求削减部门内的加班。在调查工作内容的时候发现，该部门的护士通常要花费 2—3 小时陪伴危重患者去准备手术，等待患者从病房到准备手术的地方，再到手术。这个工作/服务多年来一直由护士负责。为了达成预算，他们单方面决定取消这个服务。外科手术部门不得不忙着解决在手术等待的过程中照顾危重患者的问题。

经验教训：在没有计划识别和消除浪费，以及识别和理解隐性成本前就削减预算，会影响质量、服务及患者的安全。会使那些在"充满浪费"但人员减少的情况下，完成相同工作的员工的工作负担过重，或者服务减少，减少服务可能会影响患者的满意度或安全。

医疗保险和医疗补助服务中心（CMS）仍然致力于"在传统的医疗保险费用项目上实施价值驱动医疗的路线图"，践行美国愿景：以患者为中心，高质量的医疗服务。这篇发表于2008年的论文提出了制定基于价值的采购（VBP）目标。

基于价值的采购目标：

- 财务可行性：传统的财务可行性在哪里。
- 医疗保险费用项目为受益人和纳税人提供保护。
- 支付方式的激励：医疗保险支付与价值、质量和提供服务的效率相关联。
- 承担共同责任：在他们的社区内，在医疗方面，医生与供应商有共同的临床和财务责任。
- 有效性：护理是基于证据和结果，以更好地管理疾病和预防并发症。
- 确保访问：改革后的医疗保险费用支付系统提供了平等的高质量、负担得起的医疗服务。
- 安全和透明：基于价值的支付系统为受益人提供与医疗相关的信息，包括质量、费用及安全。
- 平稳过渡：支付系统支持不同的服务提供者及机构间的合作协调。
- 电子健康档案：价值驱动的医疗支持信息技术的使用，可以提供高质量、高效及协同的服务。

尽管很多目标是"基于支付系统"的，但其前提是为客户（患者）、付款者（CMS），以及最终帮助建立医疗系统的纳税人提供价值，实现其所购买的服务的价值。理解在整个医疗过程中的价值流，能够识别和消除隐性浪费，将会提高交付高质量、高性价比的服务的能力，并且使组织开始在医疗保险和医疗补助服务中心推荐的 VBP 模式下工作。

患者人数调查管理的隐性成本

"患者人数调查管理"被吹捧为继医疗护理行业的"切片面包"之后的第二大亮点。患者人数调查管理是所有班次护士排班的方法，如果日程发生变化，会让员工提前回家，不付薪水，或者迫使其休带薪年假。这是非常糟糕的实践，等于懒惰的管理安排。它延续了将应收账款延长至 45 天、60 天，甚至 90 天及以上的思路。什么时候这样的做法在商业世界中被认可了？这是对人性的尊重吗？这难道不是一种糟糕的管理吗？这会对员工士气造成什么样的影响？在有些医院，他们通过减少一定比例的全职人力工时以达成预算。所以 40 小时一周变成了 36 小时一周（0.9FTE），少支付 4 小时工资。这和食品行业缩小容器尺寸但收费不变是一样的。为了影响组织"缩减"成本的流程，理解经营成本非常重要。

经验教训：这是人才的浪费。我们应该学会恰当地规划我们的人员安排。如果我们有多余的人，我们为什么不能用他们进一步改善我们的流程呢？可以考虑列出我们过去没有时间做的或者正在做的所有事项，将每一个事项以小时为单位分开。当我们的护士有时间时，让他们完成这些事项。或建立护士和/或技术人员可以参与的质量圈。

人员安排不当的隐性浪费

各部门往往根据我们所谓的实际能力安排人员。制造业也如此。举例来说就是，根据人们每天看到的表面情况来安排我们部门的人员，没有基于事实和数据进行管理。另外的例子是，当所辖区域的需求出现了预期外的增长或大范围波动的时候。有时额外增加的员工只需要工作3或4个小时，却被安排了8小时轮班。由于这只是高峰时段的需求，他们可能没有接受过其他任务的交叉培训，其余时间他们无所事事，或者找些事情做以填满他们的工作时间。

　　没有恰当管理需求周期的情况下，主管将会去找他们的管理层要更多的员工。区域的员工会抱怨各种各样的事情，例如太忙，或者工作太多，有员工休病假，甚至抱怨安全问题。很多时候，这些抱怨与增加的需求、多年前某些意想不到的事情相关，但是他们总以为它是刚刚发生的。

　　很多事情源于流程中多年以来固有的浪费。因为我们变成了"温水中的青蛙"，忘记了过去的样子，所以很难清晰地发现这个情况。管理者要求主管和员工一起为争取更多的人或空间而战。随着浪费的逐年增加，他们都可以说服管理层，通过增加更多的人员、空间或设备等，临时"解决它"。多年以来，旧模式一直持续，使我们习惯了用现有的员工工作。渐渐地，有经验的员工会厌倦和离开，剩下的人忘记了在没有现在这些问题的时候，是如何完成工作的。

　　通常我们会发现，人越多产生的浪费就越多。我们经常看到管理人员配置人员的时候是根据希望而不是需求。这是多种原因造成的，可能是来自特定班次的员工的人员要求，或经理的工作日程中没有跟踪和监控他们的临床区域的需求。在客户需求发生变化的时候，没有及时调整员工的工作时间。通常经理们坚持传统的"倒班时间"，而没有分析他们是否应该根据需求的周期交错安排员工的工作时间。这些都导致了员工与需求的不匹配，带来浪费，从而产生中介或加班的成本。

如果没有标准作业或培训计划，问题会越来越严重。因为每个人接受的都是来自不同人的培训，其结果是，完成相同的任务或工作的时候，所用的方法不同，带来质量或安全的隐患。根据现状能力制定所需空间和劳动力的决策是非常危险的，成本也是非常高的。精益通过分析流程和收集数据，在此基础上做出合理的"数据驱动"的预算和人员配置决策，即基于事实的管理，使我们摆脱这个陷阱。这种情况在制造业和医院都存在。

当精益团队首次参观诊所的时候，我们经常从员工处听到这样的话："我们没有足够的空间，我们没有足够的房间/床位，我们需要更多的人，或者我们缺乏所需的供应品或设备。"

当我们问管理层以往如何编制和调整预算的时候，大部分情况下，他们会说："嗯，我问一下相关的人。"可见，预算是根据感觉、过去的经验和假设的。很多时候，数据很少，甚至完全没有，所以仍然需要更多的人和更多的空间。难怪财务部门总是关注通过裁减劳动力来减少全职人力工时。

但是增加空间或人员就真的解决问题了吗？我们会争辩，这在一段时间内是有效的，但它只是隐藏了潜在的问题。在一段时间内，"用浪费隐藏浪费"，问题会变得比原来还要糟糕，因为问题的根本原因压根就没有被找到和解决。组织（包括财务）没有流程跟踪这些隐性成本，通常标准也不完善，或者标准是基于购买的标杆数据库中的数据制定的。财务部门在预算过程中做他们最擅长的事情。确保组织在财务上是可行的，他们的时间用来推动和坚持削减全职人力工时、供应品，希望经理和总监认可并达成看上去不可能完成的目标。如果经理们知道如何识别和消除浪费，以及如何优化他们的流程，许多被认为不可能实现的目标都是可以实现，甚至可以超额完成的。一旦接受培训，经理就需要与财务合作，确定目标，制订改善计划（这可能是一个要花很多年的旅程）以实现目标。

X 医院要削减成本，要求每个部门减少劳动力或全职人力工时，放射科决定让他们的一位技术员离开，其他人都很高兴，因为他们节约了一个全职人力工时。但是，付出了什么呢？从长远来看，他们可能无法满足门诊患者 CT 扫描的需求，所以他们把时间表缩短了 40%。门诊 CT 扫描可以产生巨大的收入，但没有人看到，或者没有人意识到他们正在失去这笔收入。

经验教训：对任何类型的改善来说，在不清楚影响的情况下，削减全职人力工时完成预算是一种短视的方法。全职人力工时是一个容易实现的目标，但这种做法是无知管理的症状。成千上万美元因隐性浪费在医院中损失掉。财务上减少成本的目标应该需要一个"流程改善"，或制订一个如何实现消除浪费的计划。

最少员工人数和关键人群概念相关的隐性成本

很多医院的流程（由于布局和技能组合）需要"关键人群"操作。关键人群被定义为，任何时候，只要有一个人进去该区域，所需的支持该区域的人数。当组织内的员工等于或小于关键人群人数的时候，他们可能满足了我们全职人力工时的目标，但会损害患者的服务质量、满意度和交付时间。要记住，一位患者可能会将其不愉快的经历告诉至少十个人。例如，如果我们在急诊部门将员工人数降到最低，让患者等待了很长时间，他们下次会去哪里？这将对患者流失率带来怎样的影响？我们是否测量过？如果患者在一家医院等待门诊，他们下次会去哪里？患者是客户，客户变得越来越聪明，即便是在医疗领域。最终，他们将选择"方便客户享受服务，即看病容易"（ETDBW）的医院，除非在这个区域内他们没有别的选择。如果他们在某家医院有了一次不好的服务体验，他们会去同一家医院接受另一项服务吗？削减全职人力工时本身就是目光短浅的行为，但回到我们的商业学院及整个财务系统中，这是每个季度的（短期的）重点。所以，用一位精益老师，马克·詹罗格的话说，"我们算这些数的成本是什么？"如果我们有能力从竞争对手处获得更多的市场份额，为什么不相应地增加员工并发展业务呢？只要他们不断地寻找机会消除浪费，为了实现增长，要允许各部门招聘员工。我们发现，对医疗组织来说，这是一个非常难以接受的概念和做法。

预算流程中的隐性成本

正如我们所讨论过的，我们惊奇地观察了不同医院的预算编制过程。组织的财务部门决定整体需要削减的数额，汇总后，按照部门分解，发给每一个部门，作为该部门接下来一年的预算。预算包括为保持组织财政健康所需"减少"的部分。经理和总监经常需要至少一个月的时间来准备，以决定接下来一年他们需要做什么，打算削减什么〔多数是减少劳动力（FTE）和供应品〕，以达成财务部门给的预算。为了完成削减，随着谈判过程开始，部门与将要离开的人员、服务之间开始不择手段。

我们看到预算的过程在有些医院持续了 6 个月甚至更长的时间。在预算期间，组织花了大量隐性的、无法跟踪的成本进行准备和谈判，而其他事情都被搁置了。经理们和总监们都忙于准备预算会议或者参加预算会议，无暇顾及其他。很多情况下，正如他们所言，想要增加预算的准备都是徒劳的，"钱不够；我们需要您提出更多削减成本的建议"。最后，财务部门规定所有经理最终的预算。这带来一个问题，"我们为什么不把这几个月的工作从这个过程中去掉，告诉各部门最终要给他们下达什么任务呢？"通常，预算数字被压得这么低，最后肯定会有回馈的。似乎预算过程不达到某个痛苦阈值就是不完整的。

在 X 医院，财务部门告诉外科，他们必须在他们的外科预算中增加 1000 台手术。增加手术是他们能够证明预算合理的唯一方法，因为手术数量决定了人员和供应品的预算。没有人确认过在当前市场上增加 1000 台手术的可行性。没有做过市场占有率的分析，也没有人为了实现这个目标制订相应的市场营销计划。尽管外科经理提出异议了，但这 1000 台手术仍然加到了未来一年的预算里。另外，外科现有的流程可能根本无法处理增加的 1000 台手术，所以他们接下来花了一年的时间，每个月解释为什么他们无法完成预算里的 1000 台手术。然后战略调整了；随着精益的实施，他们开始在原来忽略的地方发现了数百万美元的收入。多次会议后，财务部门允许他们将 1000 台手术转化为获取额外的收入，并以此达成他们的财务目标。

预算通过后，人们如何测量它？这些假设有多少是现实的？假设背后的数据质量如何呢？一年中有多少被占用和浪费的时间可以用来做改善和减少浪费呢？我们并不是说财务部门不应该问尖锐的问题和期待良好的财务绩效；但是，这里有另一个好的方法可以参考应用，以实现相同甚至更好的目标。

未记录费用的隐性成本

在很多医疗机构里，我们在很多业务上发现了"费用记录"的问题。护士可能觉得患者是最重要的事情，也许没有理解为什么需要记录他们所有的费用，或者没有觉得这是他们自己工作的一部分。费用记录是一个次要的、可以事后考虑的问题。我们发现，这些"深深隐藏"的浪费，在大医院里，变成了每年成千上万的损失。当试图让更多区域的数据可追踪的时候，例如急诊科挂号的记录，我们发现，费用记录通常不是一个被跟踪，并与管理人员、员工分享的指标。

物料补充的隐性成本

物料相关的隐性成本在很多医院都存在。材料有多少次没有存放在所需的地方？会有什么影响？财务如何体现材料缺货的成本？

X医院的物料部门每天补充一次物料到创伤室。我们问物料部门的人，当一个箱子里的物料用完了，护士们该怎么办？他们回答道，护士们穿过走廊到医疗供应品储藏室，或者打电话到中央供应部门获取所需供应品。如果物料没有了怎么办？回答是，那么就不得不打电话到附近的医院。"没什么大不了的。"他们经常这么做！

过量的库存给我们的现金流、空间、货架、补货等造成了多大的损失？给组织增加了多少额外的劳动力？如何确保在需要的时候，在正确的位置和正确的时间有库存的同时，降低库存持有的成本？但这些成本在财务系统或记分卡等任何地方都获取不到。库存项目中经常发现数万美元报废或过期的库存。

　　X 医院没有正式的物料清单。他们的很多物料都转给了可以管理库存的分销商。医院和合作经销商的角色并没有被很好地定义，这导致交接的过程中存在推卸责任和浪费。我们发现盘点的实物库存仅占每年实际采购的供应品总金额的 10%—15%。财务每年会插入一个"适合的"数字，以确保医院达到盈利的数字。

可以解决我们所有问题的软件的隐性成本

　　X 医院的无菌处理部门（SPD）计划了一个改善活动，却因为正在安装手术器械追踪系统而延期了。我们建议他们，在与他们一起建立精益流程前，不要用这个追踪系统。我们也提出，在改善完成后，可能不需要这个追踪系统了。但因为他们的 25 万美元已经批了，他们不想在年底前失去这个投资的机会，这笔钱没法转到下一年度去花，不花只能放弃。所以他们还是采购了这个系统。因为他们要使用追踪系统，精益活动直到一年多后才开始实施。当我们问他们追踪系统用得怎么样的时候，得知他们已经不用了，因为没有人维护，负责实施这个的 SPD 主管也已经转去了其他部门。

集中式化无菌处理流程相关的隐性成本

　　将无菌处理部门（SPD）集中式到偏远的位置，例如地下室或某个楼层，而不是手术室或需要使用的人群集中式的位置，成本是什么？

在 X 医院，需要我们提供关于无菌处理和手术室物料供应的相关建议。我们建议将其从地下室移回到外科楼层，那是它原来的地方。委婉地说，得到了一个充满政治意味的回应。毕竟，他们花了大量的钱购买了一个新的大型清洗机。投资回报（ROI）显示，把它搬到楼下是有道理的，因为他们现在有足够的空间将该区域集中式起来。向下挪了两层似乎不是什么大事儿，只对那些不想将其搬到楼下的护士有影响。

当我们分析这次变动的时候发现，实际上，尽管显示投资不到一年可以获得回报，但与节约相比，浪费了更多的隐性成本。以前，器械穿过走廊被拿到无菌处理部门。小型的清洗设备速度很快，多数物品可以手洗。大部分情况下，手洗实际上更好、更快，因为遗留在器械托盘上的骨碎片和其他各种各样的碎片会卡在洗衣机里。自从他们开始一次处理一车后，器械的周转时间变成了 1.5—2 小时。因为新的 SPD 区域在楼下，需要乘坐电梯，盛放使用过的器械的车会一直存放在楼上，直到有人想起来运到电梯里，送到楼下。这么做的另一个后果是，手术器械会从车上掉下来，落在电梯井的底部。每车器械的清洗流程需要 20 分钟，但清洗机运行的时间是 45 分钟。把一套手术器械从清洗机中取出，放到冷却的架子上。由于手术器械推车是被"批量"推下楼的，非常混乱，当 SPD 的人员将成套的手术器械放回去的时候，经常有一些分开的手术器械找不到了，所以这些手术器械都堆在桌子上，等着剩余的手术器械被找到。如果只缺一两个手术器械，他们会补一个新的或者用一个相似的器械"替换"。消毒又花了一些时间，还有额外的冷却时间，所以现在处理一套工具的总时间大概是 3—5 小时。是过去处理时间的两倍。在将这个流程挪到楼下的时候，所带来的这些隐性成本都没有被考虑。为什么把它搬到楼下要花更多的钱？除了改造这个区域的投资外，他们还不得不买更多的手术器械，因为周转的时间太长了。手术器械是非常昂贵的，而且，很明显，这些成本没有考虑投资回报率，没有人费心在搬家后重新计算投资回报率。

经验教训：有时候，找到一个大规模变化中所有的 X 是非常困难的事情；但退一步，尽可能考虑充分是非常重要的。医院的布局是非常重要的。距离越远、批量越大、周转时间越长，所需要补充的设备越多。有时候，手工流程比取代它的机器（自动化的）更好。

库存管理的隐性成本

当我们参观 X 医院的时候，我们询问他们的库存准确性。他们不确定，估计是95%左右。在用录像观察取料人员的工作时我们看到，第一步是打印领料单，人工检查一遍清单中的物料。在拿取物料之前，他们会计算清单上他们知道的数量有问题的主要物料。有时候，每天需要处理几百个物料。计算之后，他们在系统里，根据手工统计的数据，调整库存数据。在观察操作人员或员工调整数据的时候，我们看到，有些数据录入是错误的，不得不重新调整。我们觉得，现阶段库存的准确率在40%左右。当所有数据被调整完后，他们重新打印一份领料单，然后开始挑选手术所用的供应品。每天工作结束的时候，他们会做一个"循环"盘点。他们随机地手工统计和调整了一组物料。循环盘点的结果是大概80%的准确率，这是在所有日常调整结束后。

永续盘存制度本来是应该的，但该系统存在很多固有的问题。有多少工作时间因系统和流程的缺陷，"损失"在返工和调整上了？第一个问题是所有人都有权限使用这里的供应品，却很少在取走供应品的时候填写记录，特别是夜班。下一个问题是，调整过程中的人为误差因素。这是因为并非每个物料都在系统中，无论是准时化（JIT）库存还是非准时化库存，供应品都会不停地变化，但又没有好的流程通知物料处理人员。这会导致第二天的订单无法如期出现。只要其中一项录入到系统中的信息出现了错误，整个订单就会被取消。受到影响的主管只有在第二天收到或未收到订单的时候，才知道订单是否取消了。

经验教训：通过观察或对一个流程进行录像，得到的发现是惊人的。很多钱被物料处理人员浪费在返工上，浪费在需要的时候没有物料上，或浪费在打电话通知受影响的部门上。每个医院都有类似的问题。问题不尽相同，但确实都存在，只不过是隐藏着而未被发现。

整个医院在系统层面缺乏标准导致的隐形浪费

在 X 医院，手术前检查的部门花 7 分钟把数据录入到第一个系统中，然后再花 7 分钟将同样的数据录入到第二个系统中。为什么？因为没有数据集成或从一个系统到另一个系统的交互信息的接口。询问的过程中我们发现，所需的接口最初就没有购买，因为他们必须降低系统的投资费用，以达成 ROI。

经验教训：整个医院缺乏标准化的成本是惊人的。但是，这些成本因为不被考虑，所以在典型的财务报告系统中也会被忽略。

软件解决方案中的隐性成本

我们多次看到，昂贵的软件解决方案被标榜可以解决医院的所有问题。通常，医院会做一个比较好的系统成本的调查，但没人调查维持系统供给（运行）将会花费多少钱，包括为了保持系统的完整性，录入所需数据所用的员工数量。另外，一旦采购了系统，很多时候的目的就是降低成本。一般来讲，组织会为最初的培训和实施拨款。但有些时候，组织并不是派最佳的员工去培训，而是派"有时间"的员工去参加培训。这通常会带来糟糕的结果，很多时候系统的设置是不正确的。

很多 IT 供应商所提供的 ROI 是基于使用了系统的所有特征和功能得出的。组织希望得到这个 ROI 却很难达到，因为预算削减，无法获得适当的资源，不能完全使用预期的所有特征和功能。即便在最初实施的时候有足够的资源，也会在识别最终用户的学习曲线，以及为了一直保持数据完整性为当前和未来用户提供适当培训的资源方面，出现失败。在许多情况下，需要重复学习，以强化在最初实施时可能学到或没有学到的内容。所推出系统的类型可能会对一些区域的未来很多年产生巨大的影响，例如收费方式，收入确认等。

在 X 医院，IT 部门采购了一个新的软件，但最终用户（护士）没有参与到软件选购的流程。在调查阶段，无法确定用什么标准来证明采购的软件是合适的，但标准肯定不是周期时间。当我们对新旧两个系统的时间研究进行对比的时候，数据显示，终端用户在新系统中输入信息的时间要比原来长三倍，因为他们需要在新增的几个屏幕中操作，才能达到过去的结果。另外，系统的性能和响应时间也变差了。

护士遇到的另一个问题是，在软件的安装过程中，电脑重装了程序，他们的文档被发送到一个距离护士站50码（大约46米）的集中式打印的地方（组织希望信息流向一个"安全的"的打印机）。事实证明，没有比紧挨护士站的打印机更安全的打印机。我们在分析这段视频的时候，首席执行官突然打断了，马上尴尬地打电话给 IT 部门，并解决了这两个问题。

在 X 医院，IT 安装了一个新的计算机系统。在我们对新系统进行录像并做时间研究的时候发现，新系统太慢了，耽误了患者的治疗。向主任展示录像的内容后，他"临时"允许我们在系统升级时手工处理文书工作，使系统内的文件编制流程更有效率，因为手工操作比新系统快 3 到 4 倍。

经验教训：当实施新 IT 系统的时候，理解系统部署对当前状态和未来状态的影响非常重要。不要想当然地认为新系统会提高生产率、效率、质量，会更安全。对受到影响的活动进行录像和/或模拟，对于确定需要进行哪些改善以简化流程非常有用，有助于我们的流程变更获得管理层的批准。有时候，需要恢复原有的手工流程，在您的流程"改善和优化"后，再安装新的软件系统。

精益解决方案和精益会计

精益是基于事实的管理，发展消除浪费的概念，运用数据驱动的工具和算法。一旦我们在一个区域实施精益，对于理解哪些任务对客户是增值的，以及完成这个流程的必要条件（基于时间的工作任务）变得更加清晰了。这些数据是基于确凿的证据，而且有录像分析为依据。

令人惊讶的是，很多次，当我们到一个地方的时候，都发现他们正打算增加员工、床位，或房间，但当我们研究这个流程并计算后，我们告诉他们，真的不需要。

实施精益后，如果管理层要求减少人员，现场主管有标准的数据包，可以看到对部门或者对价值流的影响。事实上，在需要增加人员和资源的地方，也应该使用精益工具。

随着精益在更多领域的应用，预算流程变得更加简单，组织中的财务人员的角色也应该发生变化。事实上，财务分析师会看到，找出可以提升生产力或减少劳动力的区域变得简单了。因为精益计算的结果准确地确定了每个区域所需的能力及人力，所以预算变得简单了。一些精益的组织采用了"超越预算"的管理，提供每个月的财务预测，使他们自己摆脱了年度预算流程的陷阱。

精益通过消除浪费和简化流程，找到了其他方面的运营的节省。当把整体收益流的改善作为目标的时候，我们通常会发现收入的增加。在会计上，我们发现很多机会，改善应付账款、应收账款，以及资金分配和预算流程。在药房，我们修正了流程，消除了配药流程中的浪费，减少了过期药品等。

在精益之旅的早期，那些没有看到过精益日常运营和文化变革重要性的财务管理人员很难完全接受。如果我们不能让他们提前参与到团队中，我们常常会先做一两年精益活动，等精益思想的变革生根发芽后，再使财务人员认可精益。不幸的是，短期内，很难看到与精益医疗改善活动相关的直接的财务绩效。

经验教训：让财务领导阅读精益会计，送他们参与精益会计研讨，或者提前找一个精益会计专家顾问。确保财务人员参与其中，支持团队，并且提前有组员参与到您的团队中。

精益不是短期解决方案或"快速修复"。尽管我们可能在某些区域立刻看到一些改善的结果，但通常要花2—3年的时间才能看到真正持久的结果开始影响底线。别忘了，丰田花了50多年的时间应用精益原则持续改善，才在汽车制造领域成为世界第一。

精益——一切都是关于流程，而不是劳动力或全职员工的减少。

我们坚决拥护提高生产力。生产力提升一般是精益生产的副产品，我们所追求的是改善流程，建立流动，让客户体验最好。我们不仅可以获得生产力的提升，还可以改善质量（减少缺陷）、安全（错误减少）、空间需求、员工士气等。极其重要的是，不要只关注全职人力工时的降低，更要拥抱在应用精益理念和工具的过程中，为组织文化变革带来的全部影响。

我们在一个区域里开始建立精益流程的时候，通常只影响部门整体流程和预算的一小部分，所以在开始阶段只会影响总体成本和ROI的一小部分。到最后，组织达成结果，不需要证明ROI，精益成为一种持续改善和"只做正确的事情"的工具。

成本会计标准——传统会计与精益会计

下面的讨论会有点长，因为这部分是与精益产生冲突的主要领域之一。我们与首席财务官最开始的讨论主要围绕成本会计标准和精益是如何做的。应该指出，如果医院不用劳动标准，工作分配往往是根据经验和日常需求。

精益会计方法

在精益会计中，我们取消了成本会计标准和传统意义上挣得小时的概念，成本会计人员回到直线组织中，从事流程改善的工作，为价值流（或服务线）经理提供信息或分析的支持。在精益实施的早期，对于那些关注于财务的人来说，这远远超出了他们感知到的怪异指数（PWI）的范围。我们发现，通常需要花 2—3 年的时间，才能使财务领域的人员支持标准和精益会计的概念。所以，我们将用接下来的几页，尝试指出传统成本会计体系中的问题所在。

经验教训：几年前我看到过的最好的成本会计的运用，是在一家知名的世界 500 强企业中，让成本会计人员成为精益项目负责人或团队成员。

挣得小时

这个系统是根深蒂固的，甚至在有些公司里，这是在运营分析（例如劳动管理报告）方面唯一使用的指标。在医疗领域，人工预算通常是根据分配给不同人员的劳动标准制定的，通常是"挣得"的，且与患者、产量直接挂钩。公式中包括各种参数，例如患者天数，调整的患者天数，所做的化验检查，疼痛敏锐度的调整，为使某一区域所建立的"所做工作的挣得小时"而创造的其他方法。所有算法试图达成一个目标：确定所需的工时，使挣得的劳动或分配的劳动力，随着产量的波动而波动。如果产量高了，就挣到了更多的工时。如果产量低了，那么管理层就必须根据产量调整人员配置（例如根据"患者人数调查"，提前让员工回家，设法达到劳动标准），以免超出或达不成预算。

此外，还有一种固定人员，这些人员与产量的变化不直接挂钩。这既是好事儿，又是坏事儿。如果劳动标准很宽泛且产量增加，那么临床区域通常会有超出实际所需预算的余额。这可能导致管理者管理更加松懈，因为他们知道他们可以达成预算。然而，从不利的方面来说，如果劳动标准不准确，临床领域永远有理由向管理层解释为什么它超出预算。柔性多技能劳动力的减少，使临床区域感到他们一直在为获得提供服务所需的足够资源而战。

在很多医院，标准通常利用标杆数据设定。和所有标杆数据一样，这些数据也有一些问题，问题有：对定义的解释，如何建立的劳动标准不透明，被用来做标杆比较的实体是否是一样。因此，劳动标准可能无法反映组织的现实情况。

为了决定如何制定外科手术标准，我们与一家提供了生产率和标准数据的大型医疗运营分析公司的销售代表进行了会面。标准是基于一系列的观察和员工访谈，然后与"类似的"医院进行比较；但一些标准的设定是错误的。例如，某个临床领域的标准包括某部门的成本，而其他医院提供的"相同数据"中不包括该部门。那么这个比较数据就是错误的。

标准和差异报告

典型的差异报告通常发布得较晚，包括很多历史信息和无法解释的信息。确实，我们花了几个小时甚至几天调查和试图解释管理偏差。有何益处？

因为这些信息通常无法"随时"获取，运营经理必须知道他们的预算与实际人员配置之间的关系。当经理或主管看到一份显示他们超出预算的报告的时候，就更努力让员工回家；如果达成预算，就不管了。这与他们所在单位或部门实际发生的情况几乎没有关系。绝大多数情况下，他们不会以小时或天为基础，管理员工，了解过程中发生了什么。相反，他们管理预算。不能多也不能少。他们没有推动改善；如果他们达成了预算的劳动力分配，就心满意足了。

精益会计方法

精益会计是不同的，我们设定的标准（例如标准作业），是基于数据为基础的目标，利用的是实时指标。我们的目标是在不影响质量、安全或患者满意度的情况下，持续降低标准时间。如果恰当地实施精益，将不再需要差异报告，因为其已经在标准作业和可视化控制中体现了。精益会计根本不使用任何标准。目标是根据我们要未来状态图计划制定的，以便改善，它源自我们的需求、运营和财务规划，源自我们的战略部署，源自我们的战略计划，通过方针管理，贯彻到我们的组织中。

成本会计标准的问题

如果组织决定使用标杆数据并实施劳动标准，驱动预算和劳动管理，那么就需要理解，一旦引进和采用了劳动标准，他们将往往保持其不变，这需要非常大量的调整工作。当管理者或员工的绩效优于标准的时候，他们可能想挣更多的钱。如果他们的劳动标准非常宽泛，他们不会自愿调整劳动标准以反映更严格的标准。这如何推动改善呢？

当临床区域击败了标准，他们可能调整它（提升标准）。如果完全认可"标准"这个事情，这可能是理智且合理的，但仅仅是提高标准，这样的行为会使这个部门失去动力。当他们弄明白标准需要提高的时候，为什么每个人都致力于提高标准呢？这对他们有什么好处呢？这是"士兵"的动力。无论是一个员工还是很多员工，作为一个团队，就他们所完成的工作达成一致。每个工作更努力的人都会遭到来自同僚的嘲笑，或汽车被同事"用钥匙"划坏。

经验教训：与普遍的看法相反，传统的成本会计标准很少驱动改善。英国医师协会合伙人布莱恩·马斯克尔说："想想看，如果那样的话，所有医院都成了世界级的了。"

传统成本会计问题

典型的成本会计标准的计算公式如下：

$$工作时间 \div 服务的数量$$

但是，如前所述，成本会计标准可能非常具有误导性，当它作为指标的时候，可能导致一些疯狂的行为。这类型的标准有这些问题：

谁设定的标准？他们是如何设定的？多久更新一次？谁负

责更新？我们到底想测量什么？当我们在标准中只使用直接人工时，可能会产生误导。所需的间接人工是多少，是否计算了？您如何定义护理楼层的产出？它真的可以仅由每位护士每小时护理的病患数决定吗？还是每位患者住院日的挣得小时？如果患者的严重程度不一样怎么办？重新计算标准吗？

提供标杆数据的公司利用活动推动指定的劳动标准和其他变量，很多时候，管理人员没有接受过标准是如何被制定出来的培训，或者如何管理标准的培训。一旦发生知识转移，大部分情况下，如果一位管理者晋升或离开了，下一任管理者没有接受过培训，现在要管理报告中的数字，却不理解该变量的构成。

另外，我们多次发现，即便是负责过多个领域的优秀管理者，也不知道该领域用的是固定的劳动力模式，即不考虑产量变化的调整，还是用灵活的劳动力模式。我们多次发现，事实上，在那些使用固定劳动力模式的领域，需要灵活劳动标准。挑战在于，随着这一点被揭示出来，很多时候，财务部门不允许管理者增加预算，分配的标准需要"符合当前的预算"。很多时候，这并不是与按照劳动标准执行实际任务所需要的成本的比较。虽然，劳动标准面临巨大的挑战，但我们从来没有发现一个标准，不能通过精益改善达到或获得显著提升。

经验教训：主要的警告和危险是，人们在劳动标准的测量上，仅为了满足标准，但他们没有做持续改善标准的工作。

"劳动标准报告说我们应该雇用 3 个人——精益会计说不!"

X 医院正在使用一家知名的标准报告公司。在我们精益了一个术前检查部门后,设定的劳动标准保持不变。由于生产力提升,在相当长的时间内,我们的绩效已经是当前标准的 175% 了。根据严格的标准的定义和标准指示的操作,每一个看过报告的人都认为我们的人手不足,而且事实上,经理在几周前就已经要求给整个部门增加 3 个人了。

术前检查部门精益会计方法案例

在 X 医院,我们的精益改善的一部分是修订预约日程安排,用微软的办公软件表格(Microsoft Offices Excel),根据部门内新的标准作业和周期时间创建一个员工排班模式。我们又实施了日终可视化电脑报告,追踪生产率和每日需求。我们安装了一个平准化系统,均衡工作量,并追踪部门内所有单个周期时间。通过这些实时数据,我们知道不需要增加人员,而且事实上,当有额外的变化的时候,可以在人数不变的情况下,完成额外的产量。这个模块是手工操作的,但每天仅需要 15—30 分钟的时间进行更新。劳动报告不再需要了,当然我们不得不遵循它,因为它是财务劳动管理系统的一部分。值得注意的是,我们收到的发给每一位手术室经理的每月"劳动标准"财务报告上的工作时间都有错误。我们能够解决这个错误的唯一方法就是在精益中实施的手工的数据收集。这回避了问题:多少其他部门的"劳动标准"报告有错误?

经验教训:只是因为"劳动标准"报告上说需要额外的人,

但如果这个区域实现了精益，这未必是真的。

技能组合 vs 全职员工人数和成本

　　医疗是一个复杂的劳动环境。在很多流程上有点死板，只能由特定的技能来完成。全职人力工时（FTEs）的概念被用在医疗行业和制造业。一个全职人力工时通常是 2080 小时/年。

　　经验教训：财务往往关注全职人力工时，而不关注全职人力工时所需的成本和技能组合。我遇到的一个挑战的例子是，当把重点过分放在全职人力工时差异报告时，无心的结果就是使管理者主要负责汇报数据的差异，而不能从大局着眼。

考虑下边 X 医院的案例

　　手术室服务线的协调人员负责手术换台，当她分析手术换台流程的时候，她发现，如果有两位手术助手帮助她在同一时间清洁手术室，而不是由一个人串行完成，可以减少手术换台时间。她把这件事告诉了她的主任。他们讨论了好处，发现和一个护士相比，无需在整体预算上为这个两位助手增加额外的花费，却可以提前结束一天的工作，或者他们可以增加其他手术，带来更多的收入。虽然他认可了她的建议，但没有照她的建议做，因为在每月预算回顾上，他不仅要对预算负责，还要对挣得的全职人力工时的差异负责。增加的手术助手小时数在当前模式下是不计入挣得小时的，而且会在额外的全职人力工时数据差异报告上增加一个红旗。他觉得他会接受额外的审查，因为现在财务团队负责人高度重视全职人力工时，即便不影响预算。她的改善要求被否定了。

精益会计方法

我们已经在多个项目的特定流程中，用一位技术员代替了护士，这种做法的全职人力工时成本更低，并且我们过去用护士代替了技术员，用技术员代替了秘书，或者用3级技术员代替了1级技术员，这样做会导致成本的增加，即便全职人力工时数保持不变。

经验教训：我们需要在正确的工作中掌握正确的技能组合，以便维持灵活性，并降低部分劳动时间。预算数字不仅要包括全职人力工时，还要包括预算金额。

精益会计方法

并非所有标准都是有问题的。精益的标准是基于硬性数据的，我们使用这个数据指导我们的决策。制定标准不同于标准化。随着我们从财务部门转移到价值流，我们做些什么？对组织结构的影响是什么？有人可能提出，精益确实有标准，我们都同意——但不是传统成本会计体系的概念。它是一个不同类型的体系。

在精益中，我们不需要在一个月后发布"劳动标准"报告。一旦我们实施了精益，我们知道了总的劳动时间和节拍时间，或者所需的周期时间，我们就可以决定合适的人员配置。然后我们实施可视化控制，使其立刻显而易见。

经验教训：精益是减少浪费和暴露隐性成本。精益工具使得浪费显而易见，并且容易被量化，前提是，精益项目对该区域的影响程度。

控制经营成本——可行吗？

很多组织——包括医疗行业——面临决定谁最终对患者价值流负责的问题。价值流与成本控制相关。患者入院时，可能对所有提供的服务增加一个"患病率"（DRGs），包括放射科、外科手术、医疗供应品等，谁负责成本控制呢？当服务的成本由一组职能部门（局部的本位主义）管理时，人们如何在整个流程中设法消除浪费。这种组织架构向医院提出了一个挑战，因为他们试图控制成本，以满足固定的报销。例如，药品相关团队（DRG）105（心脏瓣膜置换术），一个主任可能负责心脏病的楼层、特护病房、分级监护室和导管室，但可能负责或不负责外科、挂号处、运输、放射科，或者化验室等部门。这些地方会影响住院天数和分配给该 DRG 的患者所使用的资源，医生也对住院天数和所用资源有非常大的影响，但并不是价值流的直接组成部分。

分配运营费用

如果财务部门以所占面积（或其他方法）分摊运营费用，我们会觉得我们不知道真正的成本是理所当然的。例如，如果放射科和术前区域所占面积相等会怎样？哪个部门的运营费用会更高？很明显，答案是放射科，因为核磁共振成像（MRI）设备和此区域内运转所需的电能的花费高。如果我们平均分摊这些成本，术前区域的成本会提高，但放射科整体的成本会降低。多年来，很多制造业企业都有这样的错误。在一家制造业企业中，使用成本会计方法，最终关闭了最赚钱的生产线，而留下了最不赚钱的生产线。

精益会计方法

在精益会计中，我们通过价值流收集成本。我们不区分是直接成本、间接成本，或者运营费用。我们不用挣得小时数和吸收会计。

实施精益会计之前，在可能的情况下，我们利用边际收益来理解可以从改善中得到什么。我们认为人工成本是固定的，当我们使用边际收益时，我们仅考虑变动成本。另外，我们建议，大家要理解每个区域真正的运营费用。我们也喜欢通过修正边际收益的方法查看所有全职人力工时，而不是将直接员工和间接员工分开。包括集中式的和监督的人员。通过这种方式，可以看到总成本，而不是分开的直接和间接成本。做决策的时候，我们看到其对价值流成本及利润率的实际影响，包括对价值流里每个人和每件事的影响。无论如何，纪念碑——像放射科，例如 MRI，计算机断层扫描（CT）等——带来一个问题，我们不得不用更简单的方法分摊。

另一个好测量方法是挣值分析（EVA）。这个指标关注投资的回报，或者净资产的回报（RONA）。

我们为什么？我们为什么不能？

我们为什么需要跟踪每一台手术中的供应品？完成手术的人力成本是多少？增值活动是多少？在制造业，我们把 C 类和 B 类物品成本作为费用；对于 A 类物品，我们管理并记账。在医院为什么不能也这样做呢？

部门和价值流（也称为服务线管理）

传统医院是按部门组织的，随着中央集权的不断加强，这种情况变得越来越多。集权化和专门化使区域和部门成为局部的本位主义，药品相关团队会计鼓励这样的方式，由部门做预算。药品相关团队的成本被汇总到主任级别，需要对成本控制负责，每个部门独立管理。

精益会计方法

一些医院开始转向服务线概念。如果这是许多年前医院在专业化出现之前的结构，我也不会感到惊讶。如果设置正确，这些服务线等同于精益的价值流。对医院来说，这是相对比较新的概念。医疗保险和医疗补助服务中心正在努力建立全球的支付，正在急症护理阶段（ACE）演示测试，使用捆绑医院或医生支付心脏和/或骨科费用，所以能够看到患者的价值流变得日趋重要。

我们并不总是同意医院建立服务线，但我们同意这是正确的前进道路。一些医院在急诊科和手术室建立了服务线。我们认为这需要进一步的思考和分析。选择急诊科或手术室当然很容易，因为这里是医院患者的来源。外科通常是很多机构收入的主要来源。通常，他们试图提升市场占有率，战略性地选择服务线，例如心脏科、神经外科，或者骨科。本质上，这些是价值流。

一个真正价值流的案例是心脏病患者的价值流。价值流将从患者访问他/她的主治医生或心脑血管医生处开始，接着入院治疗，或者通过急诊，直接入院或手术，然后到心脏护理楼层，最后完成支付结束，或收到医院的后续跟踪电话结束。我们将有一位价值流经理，负责"拥有"整个流程，从流程改善到市场推广和业务增长。甚至，在心脏外科价值流中也可能有价值流的子流程，例如介入内科患者价值流，取决于人们认为观察所提供的服务的最佳方式。

一些部门很简单。在一个急诊部门里，一个标准的急诊部或共用急诊部应该是自己的价值流。支持服务线，像运输、挂号、配药、病历等，通常贯穿所有价值流，应该变成分散的，按照"使用点"方式，分到每个价值流中。集中式的区域，像放射科、化验室等，应该考虑分散化，在未来有很多化验检查的点。例如，每个急诊部门应该有个实时的、便携的 X 光检查设备，可能的话，将放射性程序检查的一部分，放到临近的区域，可以快速地、实时地接近使用点位置，拿到化验结果。这和制造或运输的测试台相似，它们最初是集中式的，但最后分散到每个装配线的结尾。

最复杂的是急诊部门和外科手术。需要对其进行分散，以确定潜在的价值流。例如，已经挂号的急诊患者可能是多个价值流的前端，例如心脏、血管，或者是普通外科。

来自 BMA 协会的著名经验会计专家布莱恩·马斯克尔说：

所有在价值流水平上完成的财务报告都很少或没有分摊。已经提到，我们根据所占面积分摊设备成本（但我们不能完全吸收它们），我们分摊纪念碑（MRI 等）。设备成本分摊完成仅提供给服务线管理人员一个降低他们所用空间的刺激。我们希望在不需要得到更多面积的情况下，增加业务。典型的纪念碑是放射科/影像科、化验室、药房等。从长远来看，我们将会拆开这些纪念碑，将其放到服务线组织下。财务报告改成价值流或服务线的周报。服务线经理负责损益表，我们建立了得分表，展示运营服务线/价值流的测量结果，包括每周的运营测量、财务结果、能力利用率。能力显示了我们的人员花了多少时间在做有产出的事情上，花了多长时间在没有产出的事情上，以及剩余的可用能力。得分表用于报告，做决策，以便理解精益改善的影响，以及随时了解价值流绩效。

您经常用其他医院做标杆吗？

标杆管理是一个流程，我们可以拿我们的机构和其他相同的机构做对比。但是，真正的标杆管理包括选择一个流程，不仅是将其与相似的公司进行比较，还与拥有相似流程但不相似的公司进行比较，然后实施改善。例如，如果您想学习如何处理订单，您可以去一个网络公司，他们擅长流程。很多时候，只看标杆数据的问题是，向标杆测试公司提供的内容不一定与您公司的度量方法一致。组织需要完全理解他们所参考的标杆，确保参考的有效性。

X 医院打算做个改善（KAIZEN）以提高长期护理之家用餐的方式，目的是提高客户满意度。这个改善将包括当地一家旅馆的一位经理，和街对面的麦当劳的一位经理。

对于一些流程，像营养服务，也许以快餐店或者旅店的"客房服务"作为标杆会更好。对于账单和收款，我们可能以保险公司或信用卡公司作为标杆。

在标杆数据上的其他考虑包括：数据有多好？定义是否是清晰的？每个人测量手术换台时间的方法都一样吗？例如，标杆数据定义的可能是患者从进入到离开的时间。但是一些医院可能基于他们的系统可收集到的数据有不同的测量。组织内对患者进入也有不同的定义。对于护士来说，是当担架穿过房间入口的时候开始算，对麻醉医师来说，以患者来到手术室开始算。每个部门可能都不清楚指标由哪些变量构成。例如，早上7：30手术开始具体指的是什么？是开始"做手术"的时间，还是"患者到手术室"的时间？如果是患者到手术室的时间，是患者离开术前准备室（度量标准是早上7：30+6分钟）的时间，还是患者进入手术室门的时间？

医生和成本结构

为什么外科医生觉得他们常常被告知该做什么，行政人员一直在改变规则，但没有人听他们的？我们似乎没有表现出我们对外科医生的珍惜，以及感激他们的重要性和他们带来的东西。直到他们把问题提给首席执行官。

为什么不让医生在降低我们医院的成本结构上，扮演一个更重要的角色呢？一家医院的好坏，取决于它有多少技能高超、训练有素、才华横溢的医生。没有医生，什么都没有。工具和材料对外科医生来说非常重要，因为生死攸关。医生在我们医院的成本结构中扮演角色了吗？答案是非常明确的"是"。通常，组织不直接和医生分享他们行为的影响，因此错过了一个合作降低浪费的机会。我们已经看到，一旦医生有机会看到和理解他们的影响，他们愿意参与改善医院流程、财务盈利能力的工作。当与他们的同行相比时，这可能是非常有力的，在与医生合作时，我们再怎么强调确保数据准确性的重要性也不为过。

经验教训：固定资产、外科手术器械、所需供应品的成本，都受到医生的影响。我们需要医生作为我们的合伙人，参与到降低总体价值流的成本中。

标准化的设备

在精益中，我们的目标是根据手术类型，标准化所有外科医生的首选卡，在某种程度上是有意义的。很多外科主任会发现这样做的价值；但还有很多人发现在他们当前环境下这么做是另外一回事儿。全面地标准化设备和供应品可以节省一大笔钱；还可能有安全方面的好处，员工不需要接受功能相同但类型不同的设备培训。我们如何实现？我们需要医生提前参与，调整激励机制，推动我们所希望的行为。部门（在未来，是价值流）需要及时获得准确的数据。我们发现，医生通常并不知道他们所用的医药用品中哪些是可用的，哪些成本比较合适。如果未来建立了全球（绑定的）医院费率，这将变得非常简单。我们需要修改医生的合同和关系，鼓励均衡化的工作量，标准化医嘱、设备和供应品，并安全地缩短患者的住院时长。

精益和市场

随着成本的降低，增加"市场"或发展业务变得重要。很多情况下，如果市场没有增加，精益改善的影响将无法实现。随着浪费被消除，组织可能看到，医疗交付时间降低了，他们可以用同样或更少的员工，在相同时间内，提供更多的服务。市场营销需要有前瞻性的计划，发展更多的业务，填满新的可用能力。我们遇到的很多医院缺乏强有力的市场营销部门。有些则可能拥有胜任的营销人员，但他们往往在组织策略、运营的基础设施和市场之间，不能清晰地达成一致。一些市场部门有计划和很好的想法，但很多时候，他们没有很好的数据支持他们的预测。

一家医院确定了外科手术增长的目标，建立了新的看上去合理的商业计划和战略，但缺少硬性数据的预测。提供的预测是"软性"的，换句话说，是人们希望会发生什么。他们断定会获得市场份额，但没有清晰的规划，使运营的基础设施与增长计划保持一致。

在 X 医院，市场部门断定医院需要发展神经外科业务。他们为有潜力给医院增加患者数量的神经外科医生定了目标。计划成功了，神经外科的患者数量增加了。然而，下游出现了问题，缺乏足够的器械、供应品，术后恢复，以及容纳患者的病床。

没有人负责整个神经外科服务线。为了追求更大的市场份额，市场部团队让运营团队做出如下承诺：从早上七点半开始，预约医生的时间并有专门的小组。但运营团队没有清晰的计划去执行这个承诺，所以当外科医生到达的时候，他们无法交付。市场人员认为他们的工作是增加业务，执行了它的计划，缺乏整体参与，产生了意想不到的负面后果。

在价值流模式下，这个故事不再适用。因为价值流的建立，市场也由价值流经理负责。价值流经理需要考虑市场在服务线中的协调合作，整合市场计划和运营，确保成功整合以支持持续增长。

　　市场会提供客户的原始声音，包括内部的（医生）和外部的（患者），跨组织帮助识别涉及服务期望的客户需求。现在，它可以前瞻性地提出计划，交付客户的需要。例如，如果组织决定推出一项营销活动来增加急诊的患者数，组织不仅需要确保急诊部门内有足够的病房或处理空间，及时满足客户需求，也必须有能力将患者从急诊部转移到住院病房，以支持预期的"各种症状的"患者。

　　价值流经理应该提供小时需求期望（预计的/期望的），并确保有一个与之相适应的急诊医生、护士的配置计划，支持预期增长。对于外科手术的增长也是一样的，外科部门应该提供器械、物料的正确数量，手术时间选择，以适应新的增长。

　　我们已经看到一些组织制订了扩大手术规模的计划，却没有将计划传达给麻醉团队，当需要麻醉团队支持增长的需求时，对麻醉团队来说是个挑战，也没有意识到需要招募员工来执行外科手术规模增长的计划，这导致医生和医院关系紧张。随着业务量的增长，支持服务，例如放射科、化验室、药房、病历管理，甚至住院医生等，都可能因为需求的增加而受到影响。至关重要的是，增长计划应在整个患者护理的连续价值流中进行沟通，并制订适当的计划以确保它们能够满足需求。

　　医院可能需要考虑重新定义哪些部门是产生成本的部门，哪些部门是带来收入的部门。例如，对很多医院来说，外科手术会产生巨大的收入，需要作为收入中心被看待而不是成本中心。一旦组织认为外科是一个收入中心，它就很容易申请适当的资源，包括人和资产，支持业务的增长。

　　这些似乎都是常识，但对组织来说，通常很难在当前成本会计环境下清晰地理解精益的财务收益。花了 6 个月，甚至几年，结果才被充分认可。因为患者的价值流跨越整个医疗过程，一些改善活动可能依次实施，持续很多年，才能产生巨大影响。鼓励流程中的财务管理团队参与非常重要，要让他们理解价值，协助精益团队和管理人员量化结果，才能使他们"认同"和采纳精益文化，转向精益会计。

在精益价值流中为服务定价的时候，我们采用目标成本法。当得到共识，采纳精益价值流的方式后，我们使用客户的声音来理解每个价值流所创造的价值。这使我们回到等式"售价-成本=利润"，客户确定销售价格。我们算出每项服务能收取的费用，从目标价格中减去所需利润，计算出价值流中的成本水平。

然后设定精益实施或改善活动的目标，驱动成本的降低（通过消除浪费），在财务上重新确定服务线。在医疗行业，价格事实上由保险公司和政府决定，所以（在某些方面）就简单多了。但仅看这些数字而忽视为患者创造的价值是错误的。如果我们可以把客户价值计算成实际数字，那么我们可以用客户价值驱动精益改善。这对很多医院来说是很难的概念。

经验教训：精益和精益会计原则彻底改变了我们看待传统财务方法的方式。一旦精益是围绕价值流组织的，就会出现一种全新的范式，给整个组织带来巨大的变化。

第十四章
精益文化意味着什么

执行概要

重要的是每个组织：

1. 理解精益文化是什么样的，或者我们所说的"人的因素"

2. 实施精益文化的评估

3. 建立精益文化的路线图

4. 识别出持续改善的障碍

5. 努力保持和改善

在一个文化变革中，50%是人，50%是科学的管理。

只有您每天都在挖掘和实施组织中每个人的想法，精益文化才能实现。这是为客户提供他们所需的高质量、及时、低成本的服务的文化。需要用自下而上的视角，长期把关注点放在以下方面：发现根本原因，人们每月提出新的想法，使库存保持在最低水平，均衡工作负荷，远离批量可视化指标。

- 对过程要有耐心，但要坚持结果
- 不要把努力和结果混为一谈
- 创造一个"没有借口"的环境

● 短暂地停下来反思一下您的成功，然后继续下一个

实施精益文化的高层级步骤详情：

1. 越级看您的员工在想什么
2. 教育和培训
3. 为精益建立拉动
4. 创建精益实施计划
5. 建立或利用现有的资深管理团队，作为精益指导委员会
6. 基线指标
7. 试运行——利用 BASICS 实施模型
8. 每日现场巡视
9. 利用方针管理/政策部署工具维持
10. 建立持续改善的环境，在整个组织中鼓励每天提建议并实施

通过精益，我们尝试不断地改善绩效，把绩效提高 30% 或 50%。通常会有：

● 技术的障碍
● 科技的障碍
● 文化的障碍

第一个障碍几乎都是最高管理层和财务，他们必须被纳入培训的流程。一家真正精益的公司不考虑投资回报率（ROI），因为他们知道这是正确的事情。在组织中，这是领导者的一种学习和文化的调整，特别是在财务领域，因为传统上，他们关

注"底线"结果。人力资源部门（HR）需要从招聘流程开始促进、支持和帮助推动精益文化。很多医疗组织仍然用老式的主观员工评估体系。该体系应该由支持360度反馈的客观和主观标准取代。

关键知识点

● 意识到文化的变革需要时间，在整个企业范围内采用精益是必需的。

● 理解管理人员必须创建拉动的精益文化，驱动和促进文化变革。

● 理解创建精益文化的步骤。

● 理解反对变革，以及阻碍精益的技术、科技和文化障碍。

● 理解必须解决管理层的障碍，才能评估和实施精益。

管理层必须参与其中；您不能坐在办公室前搞精益。您必须穿着牛仔裤和工作靴，自己搬机器。

——乔麦·克纳马拉

ITT 控制技术，全球运营，副总裁

精益的组织传播

到目前为止，您可能已经比较好地理解了精益是什么，精益的概念、理念，以及在整个组织采用和实施精益，给组织带来的好处。为了在组织内传播精益，必须发生文化的变革。为了建立精益的文化，必须理解精益文化的构成是什么。

客户必须是精益文化关注的重点。这意味着组织必须有办法获得每个流程的客户声音，并和员工沟通。组织必须开发和采用关注流程的指标，以改善患者体验。

这个主题在一些最近的出版物中被广泛提及。《丰田文化》，作者杰弗里·莱克（Jeffrey Liker），对丰田精益文化做了详细的探讨。大卫·曼（David Mann）的《建立一个精益文化》概述了精益文化的重要组成部分。杜安·鲍姆加德纳（Dwane Baumgardner）和罗斯·斯卡菲德（Russ Scaffede）的《领导力路线图》为公司的首席执行官和董事会成员提供了一个实施精益文化的指南。在《美国浸信会医疗中心的卓越之旅：创造一种令人惊叹的文化》中，艾尔·斯塔博费尔德（Al Stubblefield）描述了他改变传统医院文化的路程。这些都是非常好的参考，加在一起，提供了一个综合的路线图，告诉您文化变革是什么，以及如何做。每本书的前言都阐述了文化是信仰与价值体系的直接反映，体现在首席执行官和资深管理团队身上。虽然其他人可以影响文化，但文化的变革是从管理团队开始的。

我们将简要讨论与实现精益文化相关的以下主题：

1. 理解精益文化是什么样的——"人的因素"

2. 精益文化评估

3. 实施精益文化的高层级的步骤

4. 持续改善的障碍

5. 努力保持和改善

理解精益文化是什么样的——"人的因素"

当您仔细熟读所有这些主题后会知道，没有"一刀切"的解决方案。每个组织都是独特的；但是，有一些通用的准则、方法和遇到的障碍可供参考，还可以从正在经历精益文化变革的组织中获得更多的经验教训。

我们已经指出过很多次了，只有当您每天挖掘并实施每个人的想法，精益文化才能形成。组织中的每个人都持续不断地、不屈不挠地努力消除浪费，以最高的质量，在客户需要的时间，最低的成本和最棒的患者体验，向客户提供他们所需的服务。这是一种人们喜欢来此工作的文化，他们不惧怕被裁员或患者人数调查管理，且可以获得比在竞争公司更多的报酬。管理层是企业文化的表率，对所有员工都是开放和可接近的。

标准作业，在某种程度上是有意义的，由接受过训练，且以自己的工作为傲的员工制定。标准作业普遍存在于组织的各个层级，无论何时何地，员工都可以找到他们所需要的标准作业；如果没有找到，他们有权利制定标准作业。鼓励员工和医生使用可视化控制使产生问题的根本原因浮现出来，可视化控制可以直观地看到他们的患者/客户，以及他们的期望和质量。

这是包括了职责和纪律的一个可视化管理系统，一线的员工理解这个控制系统，并知道他们如何为战略计划中的具体目标做出贡献。主管是从内部提升的，具备知识、责任感，可以培训员工标准作业。人们作为一个团队工作，理解每一位患者都是"他们的"患者。员工接受交叉培训，理解工作是平等的（即任何人都可以拖地板或者捡起垃圾）。幻灯片被 A3 报告或其他的一页纸的标准形式代替，提供了一种跨部门沟通的通用方式。管理层是以一套价值观为指导的，对他们的社区有社会责任。他们尊重并发展他们的员工，培养其对公司的忠诚，鼓励员工思考。精益的组织从价值流的角度达成共识，每天关注于整个流程的改善。上边所述的是一些重点，不包括所有内容。

50%人的因素的改善

一些人不认为所有人都必须参与这个旅程。我们所谓的"人的因素"，不能被低估，必须被重视，而且为了成功不断努力。实施精益六西格玛工具，并不容易，但和实施"人的因素"的文化变革比起来，就显得轻而易举了。

要理解，如果您所在的组织是一个服务组织，人是决定一个组织能否充分部署精益的最关键因素。这是因为，很多时候，在服务型组织中，消除浪费是通过流程改变和开展标准作业完成的，无法通过按顺序排列的设备、改变布局来实现或作为辅助。

需要人们"接受"正在实施的流程改变和标准作业。只有部分人接受或没人接受，将会很难持续。虽然谈论人的因素，以及公司的价值观或指导原则非常容易，但建立这个环境非常难，需要投入巨大的工作量和惊人的毅力，而且必须是从上层开始推动的，才能达到最后的成功。所花费的时间不应该被低估。

人和任务——我们需要平衡

如果目标是实现真正的文化变革，那么每位员工都应该以最少的浪费完成客户所定义的活动。这种期望的行为需要通过沟通、培训，以及来自组织内高层的强化，根植于组织内。很多公司仍然不能、不愿，或只是不告诉大家如何建立精益文化中"人的因素"。通常，我们认为人是可替换或可舍弃的，我们不努力发展他们的才能。我们称这样的行为是第八大浪费：人才的浪费。

如果过度关注"人的因素"，那么我们会在一线失去规则，人们往往会做他们喜欢做的事。我们会损失生产率，而且会听到这样的声音："您怎么能指望人们整天工作?"

在一次精益系统实施的过程中，有一位员工表达了他激动的情绪，因为他原来不需要整天工作。他每天百分之六十至八十的时间都是无所事事地看着其他人在他对面不停地工作，承担手术的重任。这位员工向我们抱怨，我们不能让他全天工作;要做到这一点，需要很长的时间，例如几个月，慢慢才能习惯整天工作。然后他去人力资源部门抱怨。这是一个真实的故事。

您也会看到这样的现象，管理人员不得不"收买"他们的员工去完成管理无法完成的任务。在丰田，每位员工都是从一线开始，甚至工程师们都是从生产线开始，以便他们理解这个系统，汽车是如何被制造出来的，他们的员工在制造汽车的过程中经历了什么。有趣的是，许多原则都是美国提出，在第二次世界大战后教给日本的。但不幸的是，美国没有继续利用这些原则。

在医疗行业，我们发现管理人员通常不知道员工需要做什么才能完成他们的任务。部分原因是很多工作需要执照或专门的培训。从一线开始做起，对于管理人员或其他支持人员并不是惯例。当他们加入公司的时候，他们就被安排在与他们的执照、学位相匹配的位置上。另外，让员工互相跟踪了解他们所做的工作并不常见。就算跟踪了人们所做的工作，他们也没有花时间从患者的角度理解整个流程。例如，我们发现，手术室的员工不理解术前检查、术前区域或恢复区发生了什么。而另一方面，很多临床人员被晋升，因为他们是好的"临床医生"，却在管理员工方面，没有做过充分的培训或准备。这可能带来人员与"数据"或科学管理发展的不均衡。

愿景

为了实现文化变革，组织的领导必须能够定义并清晰地表达公司朝什么方向走，以及改善的"下一步"看上去是什么样的。乔尔·巴克（Joel Barker）说："一个领导者是您选择跟随他到一个您自己不会去的地方。"成功的精益公司，会在组织内清晰地表达并传播他们的精益愿景。丰田将这一愿景与其创造所谓"健康的或文化的偏执"或永不停止的"迫切需要变革"的担忧相结合。他们在整个公司内建立这个健康的"偏执"，不管他们在行业中的地位如何。当他们达到一个重要的里程碑时，也不庆祝，因为这是预期的。他们总是担忧竞争，担心他们的变化不够快，或者增长太快。他们通过"担忧"不断地推动改善。

组织的价值体系

您的组织中是否有一套真正赖以生存的价值观？典型的价值观是正直、信任等。成功的精益公司有一套指导原则和价值观，且公司确实以此为准则。例如，截至写这篇文章时，丰田从 20 世纪 50 年代开始就没有解雇过永久雇员，即便在 2008 年和 2009 年不景气的时候。很多公司有这样的价值观，但似乎只是名义上的。他们说他们信奉价值观，而所做的决定不一定基于他们的价值观，也不以价值观为准则。组织的领导者必须以身作则，成为他们价值观的榜样。否则，他们的员工会开始不再信任他们，也不会遵守这样的准则。以价值体系为准则的公司在员工评价中也把自己的价值作为主观标准。

在《领导力路线图》这本书中，作者用前半本书的篇幅说明原则和价值观创造系统。当我们把这本书给高层领导的时候，他们往往略读前半部分。当我们问他们对前半部分怎么看的时候，他们几乎总是回应："哦，这些我都知道，有点浪费我的时间。"

我们认为，这些章节的关键在于，人们会发现说起来很容易，"我知道每个组织都有价值观"，且首席执行官们知道价值观对公司很重要，但最后，组织是否真的将价值观运用到日常实践中了呢？

然后询问领导者们，他们的员工能否说出他们公司的价值观。如果我们问您的员工下面的问题，他们会如何回答？"您的领导们是否遵循这些价值观？您的领导们在做决策的时候是否基于这些价值观？领导们是否将价值观付诸行动？"

很多时候，答案是"不"！这一点很重要。我们都知道价值观很重要，但很多公司不能"说到做到"。"说到做到"的公司是巴里·韦米勒（Barry Wehmiller）。目标杂志人物首席执行官，鲍勃·查普曼（Bob Chapman）说，"真正体现以人为核心的独特的管理系统，丰田生产方式强调可持续性的原则。"查普曼先生提出公式："人+流程＝绩效"。我们认为这体现了人的因素在精益中的重要性（表格 14.1）。

表 14.1　我们相信

我们相信，企业有机会通过提供一种文化环境来对我们的社会产生最积极的影响，在这种环境中，员工可以意识到自己的天赋，应用和发展自己的才能，并在追求共同的鼓舞人心的愿景中，因自己所做的贡献而获得真正的成就感。

巴里·韦米勒："我们相信"

在巴里·韦米勒，我们领导力的指导原则定义了一个基于信任、尊重和真正致力于团队成员的个人和专业发展的动态的企业文化愿景。每天都努力按照这些原则做，我们将我们的组织价值观付诸行动，并通过影响员工日常工作的方式来推进我们衡量成功的目标。

我们相信，建立一个真正成功的环境——员工最好的一面被挖掘出来，并随着时间的推移转化为强劲的商业业绩——是我们领导者面临的挑战。

我们相信，每次互动，我们的客户都有权利与有能力的人进行积极且深刻的沟通，这些人关注我们客户的需求，关注他们对我们的产品和我们的服务的体验质量，并且关注与我们互动时的体验质量。

我们相信，帮助团队成员学习是我们的责任，不仅是我们业务、产品和服务的基础，也是实现创建一个充分授权和有成就感的环境的领导力技能所必需的。

我们相信，乐于实践精益（L3）领导力工具将会充分调动我们团队成员的头脑、心灵和双手，去创造具备竞争力且符合客户的需求的产品和服务。

我们相信，精益与我们的领导指导原则的融合，对于确保我们的员工能够有效地完成工作，从而获得回报和可持续的未来至关重要。

我们相信，补充领导岗位我们所做的决定是至关重要的，因为这些人是我们独特文化的管家。

我们相信，我们独特的文化与清晰的愿景的融合是强大的组合，对长期发展至关重要。

> 我们培养伟大的人，他们做不平凡的事
> 包装、工程 &IT 咨询，瓦楞、纸张加工

来源：罗伯特·查普曼，CEO，巴里·韦米勒，10 月 1 日，2009 年

查普曼先生用下面的话来阐述这个等式。

大概 8 年前我们意识到，我们没有做到任何"宣称的价值观"。我们"认为"我们已经有了一个"很好的文化"，但如

果您随便问一个人，那是什么，每个人都很难答出来。大概 8 年前，我们召集了几个人，理解我们正在尝试的一些领导力活动，我们决定"研究"关于领导力的文章，为这次会议做准备。在会议的过程中，我们开始谈论"好的"领导看上去是什么样的，我们阐明了领导力的指导原则。在此之前，我们对增长、价值和流动性都有一个总体愿景，所有这些都是财务方面的。由于我们明确了领导力的指导原则，我们将"愿景"细化到人、目标和绩效。它从根本上讲的是我们如何接触人的生活，但要做到这一点，我们需要一个鼓舞人心的使命，然后通过努力达成/实现使命！它彻底改变了我们的使命感。我们最近把它上升到另一个层次，并讲出了我们的信仰！我们的感觉是，以上这些都是和谐的，随着时间的推移而进化。我们称其为 L3，领导力才能的鲜活遗产，因为我们正在努力发展和践行领导原则，这些原则是深刻的，将被深深根植于我们的组织中，作为持续的领导力实践，延续下去。我们相信，企业有机会通过提供一种文化环境来对我们的社会产生最积极的影响，在这种环境中，人们可以认识到自己的天赋，应用和发展自己的才能，并在追求共同的鼓舞人心的愿景中，因自己所做的贡献而获得真正的成就感。我们发现，在丰田系统，以及所有精益领导力的实践都是围绕数据、消除浪费、提高库存流转、提高质量、改进财务绩效，而且我们"意识到"精益在员工激励方面，是强有力的领导力实践，让我们充分利用团队成员的头脑和心灵，而不仅是他们的双手，在他们的日常工作中，为他们的每日工作创造一个更有成就感的环境。这是精益的问题。我们做这件事的理由是错误的。很明显，"如果"我们知道如何提问，大家就会无偿地把他们的头脑和心给我们，这是解决过去数十年来为人们的双手提供报酬的方法！精益是一个非常好的提问方式！

　　家庭作业：您的组织在日常运作中是否践行了您的价值观？您的客户、患者是否可以看到？您的组织是否真正地使用原则评估和指导决策？

忠告之珠

- 对过程要有耐心，但要坚持结果。
- 不要把努力和结果混为一谈。
- 创造一个"没有借口"的环境。
- 短暂地停下来反思一下您的成功，然后继续下一个。

管理对精益文化变革的抵触

　　每个组织都会抵触变革。抵触变革体现在考验、苦难和过去变革努力的结果中。如果组织过往的历史证明，开展的其他活动不成功，那么对变革就会更加抵触。如果高层管理者不支持或不推动，变革不会长久，因为员工不会优先考虑精益。成功的精益公司通过创造一种迫切改变的需求，并提供一个积极的、未来或下一步渴望实现的愿景，克服阻力，然后行动并提供资源，以支持愿景的实现。

精益文化评估

　　家庭作业：表格 14.2 是一个自我评估，可以判断您的组织在精益之旅中所处的位置。我们已经选择了那些与不同文化类型一致的属性。这可以用来帮助评估您的组织。在您认为最适合您的组织的地方填上"X"。

表 14.2　传统的和精益的

传统的医疗行业文化	标记"X"	精益六西格玛的医疗行业文化	标记"X"
关注短期		关注长期	
结果导向的指标		流程导向的指标	
指标在电脑里		指标对于任何人都是可视化的	
管理人员拥有数据		每个人都拥有数据	
财务驱动改善		质量和客户声音驱动改善	
财务驱动的决策		分析和增值活动数据驱动决策	
很多的管理层级		很少的管理层级	
专制的		参与式和"自下而上的"	
重管理		从最底层开始授权	
管理层告知要做什么		管理层提问、挑战员工，并提供帮助	
管理依靠的是"直觉"和经验		管理依靠的是事实	
鲁莽的问题解决方式（没有数据驱动）		运用 A3 根本原因分析方法——分析数据，驱动问题的彻底解决	
治标不治本的问题解决方法		永久的"根本原因"的问题解决	
错误被惩罚		错误被奖励	
不鼓励员工思考		鼓励员工每天提出新的想法	
员工没有目标		方针管理——看到战略规划的视线	
"这是急诊部的患者，不是我的"		每一位患者都是我们的患者	
批量为主		流动驱动	

（续表）

传统的医疗行业文化	标记"X"	精益六西格玛的医疗行业文化	标记"X"
过量生产		仅在需要的时候生产需要的产品	
需求及人员配置不稳定		均衡负荷，人员配置基于需求	
被动的环境		主动的环境	
救火的方式被奖励		救火的方式被消除	
很多库存		最小的库存，没有藏匿物	
到处是浪费		改善是到处都是可视化的	
员工每天都很沮丧		员工每天都有成就感	
员工在别人背后说		每天碰头会议显现员工的担心和改善提案	
很少或完全没有标准作业		文档化的标准作业（并且员工遵守）	
很少或者没有审核		很多审核	
员工的工作重复和枯燥		员工的工作有意义，有收获	
对任何事情，都有很多寻找		采用5S组织的区域职责划分	
有很多幻灯片展示		一页纸A3报告展示	
员工擅长一项工作		交叉培训和跨职能的"灵活"团队	
没时间培训，太贵		强制培训，每年最少40小时	
第一天——在职培训		培训前的前两周学习企业文化	
雇用任何有呼吸的人		严格的筛选标准——团队合作和纪律	
人力资源支持表现不佳的员工		人力资源支持经理和员工的训练，"使其坐在公交车的正确座位上"	
主观的评估		客观的和主管的评估，并包含发展和继任规划	
特别行政待遇		没有行政待遇	

631

（续表）

传统的医疗行业文化	标记"X"	精益六西格玛的医疗行业文化	标记"X"
高级管理者衣冠楚楚、不去现场监督管理、教练和指导员工		高级管理者考虑的是训练和指导员工	
高级管理者在象牙塔里		高级管理者和经理们的办公场所必须定位于一线员工工作的现场位置	
高级管理者在餐厅和休息室		高级管理者与员工在自助餐厅一同就餐	
裁员		高级管理者们首先接受减薪，没有员工被裁员	
认为员工是可抛弃的		我们投资于我们的员工，珍惜他们	
组织的局部本位主义		价值流组织	
日常设备维护		全员生产设备维护	
接收		使用点（授权质量管理）	
库存贮存		使用点物料存储（POU）	
质量成本是售价的一部分		防错	
假精益		认真的精益	
财务		精益会计	
经理们总是救火和疲于奔命、被动地应对工作		管理者们 50% 的时间在做改善	
采购是下订单的机器		采购/计划/调度的协同	
外科医生首选卡		通用的首选卡	
点改善活动		真正的持续改善	
人力资源（HR）		精益文化	
最小化的职责		分级的指挥管理系统，各级具有清晰的角色和职责定义	
管理层 100%经营业务		50%的管理时间安排做改善	
达成目标		从不满足于目标	

来源：来自 ITT 控制技术公司董事长 吉姆·多夫授权的输入思想。已授权。

这个评估只包含精益文化的几个特性。您的组织处在哪个位置？

评估的问题和讨论

您的员工有动力做好工作吗？他们是为他们的工作感到自豪，还是得过且过？他们是否因为组织使他们觉得自己有价值，而愿意付出额外的努力？公司是否鼓励员工忠诚？对公司忠诚曾经是人们所希望的，今天却不被鼓励。所以安然事件不足为奇。我们好像迷路了！

激励和持续改善

成功的好处是，此后您不会再怀疑自己。真正激励人的方法是给他们一个令人向往的愿景，然后带着他们实现。让他们觉得自己是这个取得成功的团队的一分子，成功的组织的一部分。如果您期望您的员工投入额外的时间，您是否也投入了额外的时间？管理团队是否能成为您的员工所期望的行为榜样？您的员工会说他们在用世界级流程为一个世界级的组织工作吗？

按所有当前的标准，您可能认为您的组织已经是成功的了，但请记住——成功会带来自满。您真的要持续的流程改善，还是在严格地执行以财务为基础的改善？后者让中层管理人员通过患者人数调查管理或者持续削减服务、员工达成。您上一次改善流程是什么时候？您上一次创新是什么时候？用约翰·哈维·琼斯先生的话来说，"如果您不进步，那么就是退步"。您的组织越自满，您在竞争中就越脆弱。

曾经有一段时间，裁员或患者人数调查管理被认为是管理的失败。但今天，变得司空见惯了。毕竟，在传统模式下，人被认为是可以牺牲的。我们在培训他们上投入了多少并不重要。我们如何对待我们的客户？一些公司事实上将他们的客户称为"单位"，而不是患者。评估表的哪一边与您的组织最切合？如果答案是传统的，而且您发现您体现出更多传统组织的属性，不要失望！

精益文化的目标是比您的竞争对手少 20%—30% 的劳动力，但比竞争对手的工资高 15%—30%。人们应该因为更有效率而得到奖励。这样做的好处是什么？员工留任将空前高涨。我们都知道，在工作和文化方面培训员工是非常昂贵的。今天，您的员工离职率是多少？跳槽在过去意味着您不称职，但是现在，如果您不换工作，别人会觉得您有问题！

在过去，公司的另一个关键要素是"内部选拔"的概念。丰田今天仍然在这样做。但在美国，更常见的似乎是"外部选拔"，员工的意见不像外部顾问的意见那样受到重视。

在有些公司，有些人不断地竞聘他们的工作，这形成了一种什么样的环境？戴明所倡导的管理必须远离恐惧管理，但在很多公司都充满了恐惧。在医院，我们通常看不到恐惧管理，相反，几乎没有或根本没有管理责任。

回到评估。您是否诚实地评价了您自己？您的员工是否同意您的评价？为什么不让他们中的一些人填一下看看呢？举个例子，在医疗服务提供者及系统的医院客户评估（HCAPS）中有一条"推荐的意愿"。管理人员不仅要考虑患者是否愿意向他人推荐您的医院，还要评估您的员工是否愿意在社区内向客户推荐。您的员工是否希望在他们工作的医院接受服务？

改善的第一步是识别需要改善的地方。但这就足够了吗？

是否迫切需要变革？还记得这个变革的公式吗：$C \times V \times N \times S >$ $R_{变革}$？完成检查清单后，如果您没有迫切改变的意愿，那么您现在不妨把书放下，收起来，日后您准备好了再做参考。如果答案是肯定的，那么请务必继续读下去！

家庭作业：回顾您在评估表中的评估结果，列出精益文化和传统文化的特征及行为有差距的地方。

实施精益文化的高层级的步骤

步骤1：越级看您的员工在想什么

召开越级会议，在没有他们的经理或主管的情况下，和比您低两个层级的员工会面。询问经理或主管您将会从他们的员工处听到的内容，看答案的接近程度。然后与经理、主管讨论所听到的，在相同的基础上实施改善。在这个过程中，经理或主管不能受到惩罚。

步骤2：教育和培训

在精益文化中，首先要教育自己。阅读精益书籍，找到一位精益老师（知识和工具的实践者），找到一个精益医院或精益工厂作为标杆，参加精益研讨会，参加 SME、AME、IIE、LEI 或其他精益组织，参加精益培训研讨会，参加精益管理圆桌会议等。尽您所能学习精益六西格玛相关的知识。学习精益方法之间的区别，例如点改善活动和精益系统实施项目。记住，精益文化始于高层。

用精益培训您的董事会人员，并得到他们的支持。任命一组人监控精益活动。建立一个标杆团队。丰田在董事会级别有不同的委员会，协调和支持它的持续改善活动。

　　培训您的资深管理人员。设定改善的期望，让每个区域制订改善计划，并监控计划的实施情况，帮助他们扫清障碍。建立一个由精益六西格玛榜样组成的执行团队。考虑采用"午餐和学习"讨论精益书籍或实施其他反馈式教学技术。给组织中的所有人培训全面质量、精益和六西格玛工具。引入案例，强制培训，高管们不能携带黑莓手机参加培训。如果您是首席执行官，您学会精益六西格玛后，领导一些培训，或者加入一个实施团队。

步骤 3：为精益建立拉动

　　如果您是首席执行官，整合您的愿景、价值观和精益实施计划。然后让每位管理者详述和汇报他们流程的周期时间及整体的医疗交付时间。

　　告诉您的资深管理团队，他们必须把周期时间在去年的基础上降低 50%，为精益建立拉动。确保您的战略计划中包括了持续改善的战略。确保在每一次会议上，您都强调精益和 A3 问题解决。真正维持精益组织的唯一方法是推动精益目标的实现，即目标仅通过使流程精益才能实现，特别是当您已经拥有专门的精益六西格玛资源后。这些目标必须从首席执行官级别推动，建议精益活动的拉动文化。没有这个拉动，专门从事持续改善的人不得不"推动"精益。"推动"越多，您遇到的阻力会越大。最初，通过授权给精益资源会得到很好的结果，但他们无法独自维持下去，因为他们无权管理各部门的人。

步骤 4：建立精益实施计划

建立组织范围内的实施计划，包括您的精益愿景、价值观、培训和沟通计划，以及交付里程碑。确保所有的职能部门和价值流经理在计划中有发言权。沟通您的愿景、价值观和指导原则。将这些内容印刷在钱包大小的卡片上，发给组织中的每个人。沟通、沟通、沟通！消除"空白"，确保每个人都沟通相同的信息。如果缺乏沟通，员工会猜测，而且很多时候，猜测的信息是您不希望的。利用各种各样的技术来传递信息，因为不是每个人都会对相同的沟通方式做出响应。要知道，并非所有人都打算踏上这个旅程，做好准备尽快处理。

精益系统的实施计划要寻求并获得董事会和医生的批准。可以考虑让每个人签署一份"精益变革合同或医生变革承诺"，概述愿景和将会用到的方法。不要惧怕因在您的战略中包含了改善而修改合同；每位签署者必须同意按合同办事，否则就去别的地方找工作。

回顾您的组织结构图。在组织内，推动职责和纪律。您的组织中是否有正确的人，且在正确的位置上，让您的计划能进入下一个阶段？每六个月到一年，回顾您的计划、您的指标和您的组织。

步骤 5：建立精益指导委员会

把您的资深管理团队转变成您的精益指导委员会。记住，从现在开始，精益成为一种文化，您的经营方式。

家庭作业：确定大 Y（即，对于您的医院或部门交付系统，您最期望的输出或目标）。然后列出所有对大 Y 有影响的输入

（Xs）。检查是否有支持每个 X 的指标。您会惊讶地发现您很少这样做。

步骤 6：基线指标

为您的当前绩效指标设定基线。为每个部门的每个流程，建立"关注流程"的周期时间和交付时间的指标、目标。这意味着，您的管理团队必须非常熟悉每个部门内的流程和子流程。建立流程为中心的指标，以支持结果导向的指标，您现在拥有并理解他们之间的关联了。每个部门是否练习了大 Y？从一线员工到高层管理者，目标方向一致，确保每位员工都清晰地理解，他们的工作对组织战略目标的直接影响，以及他们如何为组织的成功做出贡献。

到各处拍摄基线视频和图片。您会惊讶地发现，事情变化得如此迅速。拍照是值得的，可以为员工建立改善后的样例。

步骤 7：实施一个试点——利用 BASICS 模型

找一个试点区域，实施一个精益项目。如果您需要帮助，雇一个专家指导您。通常需要 6 个月到一年的时间学习精益工具。丰田有自己的精益老师，他们会花 3 年的时间，在怒米工厂的丰田生产体系中，培训和指导美国的管理人员。

启动实施从精益培训课程开始。精益培训课程最适合正在实施精益的团队，或为您的组织提供精益的概述。精益不能在教室或线上学习。人们必须学习精益的原则，然后去实践/实施这些原则。我们发现，1 天和 5 天及以上的研习会作为支持的工具，对精益文化的建立是非常有帮助的，得到了很多人的推荐支持。

您可以在精益项目、点改善中实施 5S 或启动 5S 打扫活动，例如，一些组织有"垃圾箱日"活动。5S 可以非常有趣。但很重要的一点是要提早计划 5S。我们不是"如果对必需品存在疑问，就将其丢弃"的粉丝。我们看到过数百万美元的设备被以这样的方式丢弃。建立一个处置和报废流程。

再说一次，一旦开始了精益培训，首席执行官以及他/她的下属就应该变成培训师。持续实施改善，继续改善已经实施的项目/区域，不断推动他们走向世界级水平。

步骤 8：现场巡视

离开您的办公室！到处走走！审核，和员工聊聊。离开您的象牙塔，鼓励员工提出建议，并询问员工您如何可以帮到他。取消所有的报告，在每个区域设置可视化的指标展板。记住，如果改善过程指标，就会得到结果。这是信念上的大飞跃，但是需要精益文化的成功建立。和您的员工共进午餐。鼓励他们思考；不要给他们答案，询问他们指标是什么。考查他们的精益理念。

步骤 9：维持——方针管理和提案系统

实施方针管理并使其制度化，通过自下而上的支持，予以实现。然后建立正式的、精益的提案流程——不是一个建议箱！丰田的提案系统在《40 年 2000 万想法》这本书中有详细介绍。认可、奖励和宣传成功案例。记住，奖励不一定是金钱上的。可以每年举办活动，认可最佳的改善。

步骤 10：持续改善

每六个月举办一次精益文化的测验，并将结果报告给董事会级别的精益委员会。更新你们持续改善的路线图或"计划"，以便不断缩小差距。

对于精益文化，我们每天的员工目标，最好用乔尔·巴克（Joel Barker）的话来表达，"当您将先进理念的范例与 Kaizen 或持续改善结合在一起时，您的范例曲线的速度会增加。现在当定居者询问是否安全的时候，拓荒者会说，当然安全。但没有什么留给您了。"

要做到这一点，我们必须每天改善我们的工作。正如乔尔·巴克所说，"百分之一的十分之一就行了，但您必须每天做。"

最初，听起来没什么，但想象一下每人每天百分之一的十分之一的力量：

1% 的十分之一×10 天＝1% 的改善×100 天＝10%×1000 天＝100%

X 公司大概有 125 年的历史了，一直在抱怨自己持续遇到的问题。我们希望 X 公司认真考虑一下真正的改善，所以我们抓住一个机会，诚实地问他们，"你们经营已经超过 100 年；现在不应该已经精益了吗？"幸运的是，尽管我们提出了坦诚的质疑，他们还是邀请我们和他们一起做出巨大的改善。有时候，您必须促使公司"迫切需要变革"。

持续改善的障碍

有三类主要的障碍：技术、科技和文化。

1. 技术障碍的案例

- 缺少沟通
- 缺少数据
- 流程变更

这类障碍可以通过团队授权解决，清晰的项目章程、变更管理和沟通计划。

2. 科技障碍的案例：

- 信息系统
- 设备/基础设施成本
- 新的科技，例如 RFID 系统等
- 集中式和分散式设备的决策

这些可能比较难以解决，但先理解这些挑战很重要。如果组织的基础设施是由很多 IT 系统构成的，且系统之间无法通信，雇用技术团队或在精益实施团队中安排兼职、全职的 IT 人员可能是一个解决方案。

有些时候，在对 IT 软件或系统进行变更的时候，需要保持开放性，以便可以临时恢复到手工流程。有时可能需要临时冻结新科技的推广，直到该区域"已经精益"了，例如，浪费已经被消除，流程已经被优化。

资本和运营资金应该在项目前期预留出来，以便应对那些可能已经被该区域或 IT 部门知道了的挑战，一个建议，要为增强的功能预留资金。

3. 文化障碍的案例

- 神圣不可侵犯——范例——不是这里发明的，"我们一直是这样做的"
- 组织的障碍——关注本部门/局部的本位主义，缺乏人力资源部门的支持
- 缺乏领导的支持，导致管理人员采用拖延战术。
- 财务上，结果导向，驱动，短期思维导致回到以结果为中心和鲁莽行事。
- 把所有东西都放到电脑里
- 没时间培训，或培训成本太高
- 裁掉您的黑带或专门的精益资源
- 期望精益专门资源主导变革

这个障碍是最难的，想要克服，需要首席执行官创造：

- 一个开放的文化，任何人或事都可以接受质询
- 清晰的实施路线图
- 一个"基于事实管理"的文化
- 每位员工签署变革的合同
- 实时的可视化控制
- 以身作则，清晰地沟通

如果中层管理者"接受了"精益，他们会告诉您，他们最大的障碍几乎都来自高层。我们再三听到这样的话。中层经理们会说"他们（高层）不理解精益或者我们在做什么"。另一个障碍是财务。他们告诉我们，"财务仍然希望 ROI 结果导向的

指标"。很难让财务分析人员或经理理解关注结果的指标的影响，需要半年的时间才能实现底线结果。财务人员通常会告诉中层经理，"我们不关心精益会计，因为我们必须答复审计和监管人员"，因为这是组织开展业务的方式。

下一个部门障碍是人力资源。例如，在精益改善期间，有一位护士长不想参与精益。人力资源的解决方案是为这个护士长做一个 6 个月的发展计划，然后这个部门的精益项目就停滞了 6 个月甚至更长时间。

克服每个障碍类型的努力

经验法则是，技术障碍需要 1 倍的努力可以克服，科技障碍需要 10 倍的努力可以克服，文化障碍需要 100 倍的努力才可以克服。只有首席执行官和他们的领导团队才可以真正克服文化的障碍。为什么？因为首席执行官是唯一一位对组织中的每个人和每个部门都拥有权力的人。

努力通过精益来保持和改善

正如我们所讨论过的，为了让一个组织真正接受精益，并确立其战略上的地位，需要一场文化变革。我们已经看到很多组织的管理者和员工一直把精益"放到口袋里"，他们相信精益，而且已经看到结果。但是，如果精益不能成为组织经营的方式，改善最终会变成我们所谓的"精益亮点"，或者一个打了折扣的版本。当该区域的员工或"信徒"离开后，组织将不能实现他们所能达到的目标，或无法保持，甚至可能会回到他们以前做事的方式。因此，很重要的是一个组织要从领导力和文化角度开始理解其运作方式，才能认识到在运用精益哲学时可能会面临的挑战。这是精益的整体成功率如此低的原因。

如何让首席执行官支持

为了维持精益，首席执行官必须支持。这并不意味着他们从一开始就支持，虽然这是最理想的。他们的参与程度，取决于他们对精益的了解程度。鼓励他们去阅读相关的书籍，参观标杆企业，参加高管精益研讨会。

您试图在传统组织中建立精益文化是相当困难的。在传统组织中，首席执行官和财务长官看中短期的、快速的和大的投资回报率。在传统的组织中，如果他们在一个或一系列项目中看到快速的结果，他们会做出最好的反应。很多时候，精益已经持续了几年，但首席执行官仍然没有完全接受。这主要是来自首席财务官的压力。我们通常会与首席执行官、首席财务官就他们对这个努力的投资，以及他们是否认真实施精益并将其融入他们的文化，进行非常坦诚的讨论。这样的谈话在不只一家医院进行过。

故事……精益在县级政府

伊利县行政长官克里斯·柯林斯（Chris Collins），从商界来到政界，使六西格玛成为他的政府的重点。他高知名度的职位，引起了人们对这一体系的注意……他的六西格玛负责人比尔·凯里（Bill Carey）说，第一批项目已经产生了 490 万美金的收益。新增的项目正在进行中，或正在计划中。

为保持提供正确的资源

开展精益的时候，很多组织引进一个外部的资源或专家扮演老师的角色，在精益理念和工具方面指导、培训管理人员。组织的负责人需要明确顾问的角色。顾问的工作应该是确保组织最终能够在内部传播精益方面自给自足。

顾问的工作是与管理人员、团队一起改善，而不是替他们改善。要取得成功，必须是一线流程负责人负责，否则精益无法持续。需要流程负责人事先负责这个项目、时间表、控制和维持计划以及项目的整体成功。顾问，无论是内部的还是外部的，在这里帮助和支持他们。必须有内部或外部顾问的退出策略，以便将该区域过渡给流程负责人。在团队解散后，流程负责人仍需要继续持续改善的循环。

专门的精益组织资源对于开展变革是有必要的。最重要的是，在临床区域内，有专门的流程改善资源或精益专家，专门推动改善的持续循环。随着时间的推移，这些资源必须返回到组织的管理和一线角色中。因为很多医疗组织最初没有设置这样的角色处理职责、纪律和义务，需要开发这个技能组合。

医疗行业需要保护这些专门的精益岗位，这些岗位往往被视为"容易砍掉"的岗位，因为觉得他们与一线患者护理无关。组织应该让未来的潜在领导者担任精益专家的角色，培养他们未来的角色，并将他们纳入继任计划。当精益专家回到直线组织的时候，他们将强化精益的理念，并作为未来的领导者，帮助在组织内推动文化变革。我们一次又一次地见证过，如果缺乏好的发展计划，或者管理层不接受，精益专家将会离开组织。

经验教训1：我们需要给所有中层管理人员和主管制订发展计划，提供充足的培训，以便在精益文化的环境下成功地管理。

经验教训2：如果打算投资高技能培训和精益专门资源，您必须给他们提供和构建具有挑战性的发展计划，以及对他们未来的展望。每一个专注于改善活动的人最初都会担心他工作的未来，因为他的工作和部门、价值流没有关系。

人力资源和精益

人力资源应该帮助协调、支持和推动精益文化。很多医疗机构仍然沿用旧模式，非常主观的员工评估体系。基于个人的主观判断并不罕见。在新的员工评估系统中，会由主观评价和客观评价两部分组成，还有3—5年的发展计划。主观部分应该根据他们践行公司的价值观的表现评估。客观部分应该根据他们达成目标的总体表现评估，是由员工和主管为了满足战略计划而共同制定的。

丰田为此使用了一个系统，称为方针管理。方针管理提供了一个机制，使每位员工可以理解他/她的个人目标是如何与组织战略目标相关联的，以及如何影响到组织的战略目标。组织必须不断地关注并理解差距，以便获得下一步的愿景。这不是目标管理（MBO）的方法！

为了鼓励正确的行为，需要评估员工如何践行新公司的价值观和指导原则。如果员工不能践行和示范公司的价值观，即使他们已经超出了他们的客观目标，也需要一个流程纠正他们的行为。价值观（人的因素）和工具（客观）部分必须是相等的分量。不这样做将会偏离精益的文化。

每个领导者都应该评估他如何发展自己的员工。评估应该包括专业成长计划，概述员工的愿望，和他/她在未来1—5年所期望的职位。经理和员工应分别填写评估副本，就他们一致或不一致的地方进行面谈，然后一起研究这个差异。当进行了差异讨论并达成一致后，员工应该记下他们计划在明年实施的行动，以弥补差距。这变成了他们的发展计划。

发展计划应该包括一个持续培训计划，可以是读书、正式的学校课程、在线研讨会、研讨会、电影、标杆学习等。员工、主管和同事之间的 360 度评估技术，对于客观反馈，是一个非常有用的工具。

保持持续改善的文化

如前所述，目标是保持持续改善的文化。丰田在如此长的时间内一直保持这个文化是个奇迹。保持是精益之旅中最难的一部分。这个文化的失去非常容易和快速。新系统是脆弱的，除非工具和"人的因素"渗透到组织的高层中。

我们看到，很多公司因为董事长/首席执行官或首席财务官的变化，失去了他们努力建立的文化。我们看到，很多公司因为首席执行官和首席财务官不能完全理解新的系统，而失去了这个文化。我们看到，很多公司因为丢掉了"工具的部分"，不再录像，不再以事实为依据，回到"鲁莽行事"的文化，而丢失了精益文化。随着赔偿额的下降，挑战财务变得更加困难。当然，这是最关键和最重要的时刻。所以，我们该怎么做？最好的例子是理解丰田是如何做到的。

丰田一直是典范。他们已经成为学习型组织。他们一直专注于建立"做客户想买的车"。他们从不忽视客户。他们时常对管理人员进行系统方面的基础培训。他们已经完全改变了他们的系统和组织，用来支持精益理念。他们的首席执行官不关注每天的股票价格和一年赚了几百万美元。他们重视员工的价值，但也制定了严格的要求和监控纪律的遵守性。把所有东西黏在一起的就是"标准作业悖论"。这个悖论是，标准作业是严格的，每个人都必须遵守，但又是灵活的，每个人每天不断尝试改善每个操作，然后更新标准作业。如果您问丰田，我敢打赌他们会告诉您他们还在研究这个系统，而且尚未知道系统的全部秘密。如果他们觉得自己还有很长的路要走，这对我们其他人意味着什么？无论如何，我们需要不断地追求卓越，即使是大公司也会迷失方向，看看丰田在过去经历的那些前所未有的召回挑战吧。调查研究是否发现他们的经营方式发生了根本性的变化，才导致他们的质量受到质疑？我们只能在这一点上推测，并理解精益之旅需要勤奋和毅力才能保持航向，而这要从高管开始。